复旦国际关系评论

FUDAN INTERNATIONAL STUDIES REVIEW
Vol. 30/2022

U0397260

《复旦国际关系评论》第三十辑／2022 年

FUDAN INTERNATIONAL STUDIES REVIEW Vol.30 / 2022

主办单位：复旦大学国际关系与公共事务学院

主 编：秦 倩

全球卫生与国际关系

复旦国际关系评论

第
三
十
辑

上海人民出版社

目 录

非传统安全视角下全球公共卫生法治的转型机理与路径探究
——以《国际卫生条例》为分析核心 *

【内容提要】 以《国际卫生条例》为代表的全球卫生法治应当确立"人类安全健康"的理念，秉承合作共享价值导向。在路径选择方面，应当强化国家责任意识和责任机制，促进与各国国内法治的衔接，补强全球公共卫生治理的协作机制。

【关键词】 非传统安全；卫生安全；卫生法；全球卫生治理

【Abstract】 The rule of law in global health governance, represented by the International Health Regulations (IHR), should establish the concept of human safety and health and uphold the value orientation of cooperation. There are three possible paths, strengthening national responsibility awareness and accountability mechanisms, and promoting convergence with the rule of law within countries, and strengthen collaborative mechanisms for global public health governance.

【Key Words】 Non-traditional Security, Health Security, Health Law, Global Health Governance

* 本文系北京市社科基金研究基地重点项目"再社会化视域下北京市精神残障者社会权利法治保障完善研究"（项目编号：19JDFXA004）的阶段性研究成果。

** 张博源，首都医科大学医学人文学院卫生法学系副教授，法学博士，硕士生导师。

新冠肺炎疫情是百年以来人类面临的最为严重的公共卫生危机,其广泛而深远地影响国际政治经济、全球治理和安全格局,推动中国与世界关系发生更为深刻复杂的变化。当前,席卷全球的新冠肺炎疫情暂时还没有停歇的迹象,疫情应对成为全球各国政府的首要任务。无论本轮新冠疫情将在何种程度上影响未来世界的格局,人类共同的卫生健康、卫生安全等重大议题,各国都无法回避且亟待破解。尽管合作抗击疫情越来越成为各国的一个重要共识,中国提出构建"人类卫生健康共同体"的呼吁,为全球公共卫生合作治理提供了重要理论资源。然而实践表明,从2020年初疫情爆发至2020年4月20日联合国作出"公平获得医疗卫生产品作为全球优先事项"的决议,各国对于联合国秘书长古特雷斯的合作抗疫呼吁缺乏积极的行动响应。这种"有共识、无行动"的窘境,消极影响了全球疫情防控的进程。在"逆全球化"裹挟之下,一些西方国家基于"自然免疫"的"反向操作",不仅进一步加剧了全球防疫合作的难度,也为构建全球性卫生健康共同体设置了诸多障碍。《国际卫生条例》作为全球公共卫生治理的基础性法律文件,在历次全球大规模疫情爆发应对中的实施效果倍受争议,对世界卫生组织(WHO)的批评声浪和信任危机此起彼伏。上述诸端带给我们的问题意识是,《国际卫生条例》(以下简称《条例》)能否适应当下以及未来全球传染病防治、生物安全风险治理的现实需要?面对构建"全球卫生健康共同体"这一人类使命,亟待从方法论的视角审视全球公共卫生立法的理念基础、价值取向和制度样态,探寻全球卫生治理的底层逻辑,寻求国内法治与各国法治之间的最大公约数,为建设人类卫生健康共同治理的法治话语提供法理支撑。

一、应运而生:《国际卫生条例》的制度逻辑

严重传染病的全球传播,并非完全客观化的、以科学化为表征的风险过程,而是包括国家、公民个人在内的多元行为主体,基于不同的风险认知、决策模式等因素的制度化过程的综合结果。脱胎于1892年《国际卫生公约》的《国际卫生条例》,历经人类与疾病抗争的百年历史,为全球公共卫生治理提供了基础法制框架,在指导人类抵御疾病跨境传播的实

践进程中发挥着重要作用。《条例》有着比较突出而并不自洽的风险逻辑主线,贸易、人权等因素融入,构成全球公共卫生治理领域法治的鲜明特色。

（一）风险管控疆域的广域化

《条例》的变迁史就是人类应对健康风险的成长史话。其调控疾病的范围从早期屈指可数的几种传染病外推至众多关乎人类健康的风险范畴。1892 年,作为《条例》早期制度雏形的《国际卫生公约》,就是基于 1830 年至 1847 年欧洲霍乱的人类早期卫生合作的一项制度遗产。《公约》主要适用于防控霍乱、黄热病和鼠疫三大传染病。1951 年,《公约》涵盖了 6 种疾病。随着斑疹伤寒、回归热、天花先后移出《公约》,至 1995 年,《条例》与《公约》的疾病防控种类并无二致。艾滋病、病毒性出血热等疾病的广泛传播,暴露出《条例》缺乏早期检测和快速应对的弱点。2003 年 SARS（非典）疫情促进《条例》获得积极而重大的进展。2005 年修订后,《条例》将其所辖疾病范围确定为"对人类构成或可能构成严重危害的任何疾病或病症,无论其病因或来源如何"。就危害来源而言,不但包括严重急性呼吸道综合征（SARS）等传染病,更包含影响健康的生物和化学物质或核放射材料的自然发生、意外泄漏或故意使用等危害。这无疑彻底拓展了世界卫生组织应对全球健康风险的广泛程度,在给全球健康治理带来希望的同时,无疑加大了全球公共卫生规制的风险敞口,风险因素的多元化直接给世界卫生组织的全球协调能力带来严峻挑战。

（二）制度逻辑的工具性和不彻底性

全球疾病防控是典型意义上的风险治理,这无疑是《条例》必须因循的价值主轴。《条例》对于全球卫生治理尤其是构建传染病防控国家间合作的初级制度架构方面具有显著的奠基意义。然而,《条例》并非对一个纯然的全球卫生治理法律制度文本,更不是纯粹意义上的国际疾病预防控制法,其预设的底层逻辑是,在协调全球卫生治理的进程中,权衡贸易、卫生、人权三种不同的价值目标。《条例》第 2 条阐明其立法目的,是以针对公共卫生危害,同时又避免对国际交通和贸易造成不必要干扰的适当方式预防、抵御和控制疾病的国际传播,并提供公共卫生应对措施。显然,公共卫生应对措施的适当性,与贸易和交通的便捷性之间需要作认真权衡。将对贸易、旅行和人权关切注入全球卫生治理之中,固然表达了立法者对全球卫生治理的美好愿景。然而,《条例》具体制度规范的展开过程中,商业利益、人权考量与卫生防疫决策之间的微妙平衡难以实现。第12条规定,在决定某个事件是否构成国际关注的突发公共卫生事件时,总干事应当考虑疾病传播自身风险程度及其科学依据,还需要评估决策对国际交通干扰危险度。第43条规定,缔约国决定是否执行部分特定的卫生措施也应当基于科学原则和科学证据。并且,额外卫生措施对国际交通造成的限制以及对人员的创伤性或干扰性不应大于可合理采取并能实现适当程度保护健康的其他措施。第23条规定,在通常情形下,未经旅行者本人或其父母或监护人的事先知情同意,不得进行本条例规定的医学检查、疫苗接种、预防或卫生措施。上述规定会在一定程度上影响全球疾病防控措施的实施。2005年后历次全球传染病大流行中全球公共卫生应急机制的失灵就是一个典型例证。而在严重突发传染病的全球爆发流行之际,以让渡人类健康权益的方式维系缔约国贸易和公民自由权,显然违背了《经济、社会和文化权利公约》的主旨精神,该《公约》第12条规定"人人有权享有能达到的最高的体质和心理健康的标准"。还把预防、治疗和控制传染病、风土病、职业病以及其他的疾病,作为对缔约国实现健康权的重要措施之一。健康权的发展经历了从受民法保护的人格权到受宪法保护的社会权的变迁过程。[①]国际人权文件中的健康权基本上是围绕着社会权的理论架构进行诠释的。国际人权法视域下的社会权国家义务规范的演变表现出从弹性义务走向刚性义务的趋势。[②] 1990年,联合国经济、社会、文化权利委员会第五届会议第3号一般性意见明确要求,各国为国民提供基本的初级保健作为各国不可减损的核心义务。《条例》规定是否为缔约国"变通"履行国家公约义务提供了"遁词"这一点颇值得商榷。总之,"三重叠加"的价值诉求冲淡了《条例》作为全球疾病控制"准据法"和"示范法"的卫生安全核心价值,无形之中也增加了实施进程的不确定性。

（三）以"国际关注的突发公共卫生事件"机制,作为传染病全球治理的重要工具

"国际关注的突发公共卫生事件"机制是建立全球疾病预警机制和国

---

① 林志强:《健康权研究》,中国法制出版社2010年版,第34、56页。
② 王新生:《略论社会权的国家义务及其发展趋势》,《法学评论》2012年第6期,第15页。

际公共卫生合作机制的一个重要触发机制。2005 年,《条例》围绕着"国际关注的紧急公共卫生事件"(PHEIC),设计出一套国际通报与应对规范。《条例》修订以后,围绕着国际关注的紧急公共卫生事件的宣布与应对,世卫组织的规范性角色就此生成,①其职权可以归纳为通过官方与非官方渠道收集并分析疾病爆发信息的权力,以及提出包括国际旅行与贸易措施在内的应对政策建议的权力。世界卫生组织对于国际关注的紧急公共卫生事件的认定,是采取公共卫生应对措施的必要前提。根据《条例》第 12 条的规定,国际关注的紧急公共卫生事件的认定,包含两种不同风格的决策方式。如果疫情国认同世界卫生组织的初步决定,总干事将就临时建议征求突发事件委员会的意见并最终作出决定。若未能取得一致意见,疫情国是否发生国际关注的紧急公共卫生事件以及其应当采取的必要措施,均直接适用第 49 条规定的决策程序。缔约国是一个向突发委员会陈述者的角色,总干事虽然也会就临时措施及其变更与缔约国作必要的沟通,但是其终局决定权则更加具有自主性。这种决策机制又必须以缔约国在地方、国家两个层面拥有必要的发现、评估、通报的能力,缔约国 24 小时内及时的信息通报为基础条件。

二、毁誉参半:实施效果的制度"病理"

《国际卫生条例》在构建全球疾病控制法治框架方面的积极作用是毋庸置疑的。其把世界卫生组织管辖范围拓展到具有国际重要性的所有公共卫生风险,并旨在建立一个协调一致的全球防范框架。实践地看,审视制度设计的宏大愿景与全球公共卫生治理的实效与秩序之间的落差,不难发现《条例》的形成和发展其所赖以为凭的社会基础和世界风险格局发生深刻变化,非传统安全威胁因素明显加强,国家间安全威胁,已经逐步演变为全人类共同面对的威胁。《条例》的实施效果并不理想。在埃博拉疫情期间,近四分之一的世界卫生组织成员国实施了未受其认可的旅行

① 汤蓓:《PHEIC 机制与世界卫生组织的角色演进》,《世界经济与政治》2020 年第 3 期,第 48 页。

禁令和其他附加措施，严重干扰了国际旅行，造成严重后果，受影响国家造成消极的政治、经济和社会后果。①全球传染病治理实践即便是当下全球新冠肺炎疫情防控也概莫能外。全球传染病治理机制失灵，反映出《条例》适用面临的三个主要障碍：

（一）缔约国国家核心能力障碍及其国情制约性

国家能力障碍是导致全球传染病治理机制失效的内在原因之一。《条例》非常注重推动国家公共卫生系统的建设。要求所有缔约国利用现有的国家资源发展、加强和保持监测和应对的核心公共卫生能力；发展核心能力以监测、评估、通报和回应潜在的"国际关注的突发公共卫生事件"。然而，这取决于所有国家在国际支持网络的帮助下发展其发现、评估、通报和反应的能力。缔约国必须遵循《国际卫生条例》附件 1 规定的当地（社区）层面、中层和全球层面的核心能力清单的要求。例如，国家层面必要时在 48 小时内评估紧急事件的所有报告，并立即通过国家 IHR 归口单位通报世界卫生组织。国际卫生能力建设与传染病应急防控分别属于不同类别的全球卫生治理范畴。根据《条例》给出的国家核心能力实现"时间表"，每个缔约国在世界卫生组织支持下"尽快"满足监测和应对核心能力的要求。这一规范有悖常理之处在于，人类历史上多次被世界卫生组织认定为国际关注的紧急公共卫生事件的传染病，恰恰是在大多数国家尚未完成监测、发现和回应突发公共卫生事件的国家核心能力建设的情况下爆发流行。国家核心能力建设受到国家治理体系和治理能力的根本性制约，历程注定漫长而曲折，无法一蹴而就。因此，这一制度规范与《条例》注重消极通报和卫生控制措施的应急治理制度风格难以调和。非强制性地要求缔约国利用现有的国家机构和资源，来满足《条例》的核心能力要求，对于卫生资源短缺国家卫生无疑构成持续而严峻的挑战。缺乏国家核心能力建设的具体策略和制度支撑是《条例》难以奏效的一个根本原因。

（二）机制障碍下卫生措施的谦抑性、滞后性

《条例》虽然成功搭建了全球公共卫生治理平台，但是与之配套的疫

① World Health Organization，Report of the Ebola Interim Assessment Panel 5（Geneva：WHO 2015）.

情决策、资金支持等重要机制仍有待完善。"国际关注的紧急公共卫生事件"是《条例》实际运作的核心法律机制。即缔约国应当将可能构成"国际关注的突发公共卫生事件"的所有事件迅速通知世卫组织,以建立全球疾病爆发预警机制和公共卫生国际合作机制。然而,《条例》的通报、认定程序,也面临着安全、贸易和人权的冲撞与抉择。全球传染病突发公共卫生事件的治理是围绕"突发公共卫生事件"建立的通报与认定机制展开的。《条例》规定了四项"国际关注的突发公共卫生事件"判断标准:即事件的公共卫生影响是否严重;是否不寻常或出乎预料;是否有国际传播的严重危险;是否存在限制国际旅行或贸易的严重危险。若符合上述条件中之两项,缔约国则需要及时通报世界卫生组织。《条例》第 12 条规定,从世界卫生组织总干事的决策考量除了突发事件委员会的建议、科学原则以及依据之外,就是疫情对人类健康危险度、疾病国际传播风险和对国际交通干扰危险度的评估。无独有偶,第 17 条规定的总干事在发布、修改或撤销临时或长期建议时的考量要素之中,科学原则、科学证据和信息也赫然在列。进一步的疑问是,在人类对突发疫情认知并不完备的情形下,是否应当恪守科学理性原则放弃卫生干预? 这种"进退维谷"的决策窘境在国际公共卫生实践中并不鲜见。显然,如若苛求严格的科学标准与证据信息,将会只是"国际关注的突发公共卫生事件"触发具有较高的"容忍度",进而牺牲应急响应的及时性。

无论是总干事的宣布"国际关注的突发公共卫生事件",还是缔约国的信息通报,都要遵循科学原则。其理论假设是在常态的传染病防控且信息足够充分的情形下才得以实施的。然而,2020 年新冠肺炎疫情的爆发期间,风险与所谓"预料外""完全不确定性"的交错和互动,风险转变为现实危害的概率难以测度,这就给风险防范带来难度,更增大了疫情监控中的决策风险。① 早期的传染病防控实践中的决策机制不畅、机制选择失误,直接降低了"国际关注的突发公共卫生事件"这一核心制度的法律效果。2009 年 H1N1 流感大流行和 2014 年的埃博拉疫情,是两起典型的公共卫生事件。世界卫生组织没有协调流感大流行防范框架(PIP Frame-

---

① 季卫东:《疫情监控——一个比较法社会学的分析》,《中外法学》2020 年第 3 期,第 567 页。

work)与国际关注的突发公共卫生事件的相互关系,将前者适用于 H1N1 疫情,由于流感大流行阶段的定义突破了《条例》公共卫生事件的制度框架,在一定程度上使许多缔约国采取了比较严苛的旅行和贸易限制措施。而前者对于流感以外的其他新型病原体如"非典"、MERS 和寨卡病毒并不适用,其内容也不涉及生物物质、基因序列数据共享以及医疗对策平等可及。① 2013 年,世界卫生组织的临时指导意见,不再要求国家行动与全球流感阶段挂钩。②此外,"突发公共卫生事件"机制能否纳入核辐射、化学武器使用等卫生危机事件,进而以何种形式上报和应对此类风险事件,依然是悬而未决的问题。

世界卫生组织资金支持机制的缺失,使得《条例》的履行缺乏最基本的激励措施,对缔约国(尤其是低收入国家)在人力、技术和资金等方面支持力度相当有限。2014 年的埃博拉疫情,正式被宣布为国际关注的突发公共卫生事件居然经历了长达 4 个月之久。除了决策迟滞,世卫组织临时建议的合理性也饱受质疑,在国际援助阙如之下仍要求基础薄弱的缔约国拥有公共卫生核心能力。③

(三)信息障碍致使世界卫生组织决策失灵

信息规制是风险治理中与命令性规制、经济激励性规制互补的制度工具。其可以细分为信息公开制度、信息提示制度和信息交流制度。信息规制既包括通过强制性的信息工具,也包括自愿性、诱导性的信息工具。信息通报是世界卫生组织传染病国际防控的决策依据。为了克服信息通报滞后的弊端,《条例》围绕疫情信息搜集的范围,信息采集、分析和发布等重要环节,规定了世卫组织的疫情信息搜集、使用等项权利,以及各缔约国疫情信息通报义务。此外,还规定了在通报事件的信息共享方面,缔约国应当遵循的程序,强化了对缔约国的监督力度。

---

① Lawrence Gostin,David P Fidler,"The WHO Pandemic Influenza Preparedness Framework:A Milestone in Global Governance for Health," *JAMA*,2011,306(2),pp.200—201.

② WHO,Pandemic Influence Risk Management:WHO Interim Guidance(Geneva):WHO,2013.

③ WHO,Statement on the meeting of the International Health Regulations Emergency Committee regarding the 2014 Ebola outbreak in West Africa,2014.

世界卫生组织研判和确定国际关注的公共卫生事件的主要信息来源,主要是以缔约国信息通报为依据。通报、磋商和其他报告,是缔约国与世卫组织的三种主要沟通方式。通报是最重要的方式,即缔约国有义务向世卫组织通报经评估有可能构成国际关注的突发公共卫生事件的所有事件。按照风险等级,确属国际关注的公共卫生事件,需要全面通报详细情况(包括但不限于病例定义、危险来源等)以及相关的卫生措施;针对出乎预料或者不寻常公共卫生事件,也应当进行通报。磋商方式主要适用于现有信息难以确定疫情性质时针对卫生措施展开的。除了缔约国的主动报告,世卫组织还存在其他报告来源。《条例》第 5 条还规定,世卫组织应当通过监测活动收集有关事件的信息,并评估事件引起疾病国际传播的潜力和对国际交通的可能干扰。世卫组织的信息共享义务有助于实现疫情国之外的其他缔约国风险防范。《条例》第 11 条规定,世卫组织有义务向所有缔约国提供应对公共卫生危害必需的公共卫生信息。然而,在未经核实前,对于待核实和评估的疫情信息则采取审慎态度,不得广泛提供给其他缔约国。缔约国信息通报与世卫组织信息共享,是前后衔接的两个不同阶段。然而,实践表明,缔约国存在延迟通报和信息提供不完整等行为,将大大降低全球卫生治理的有效性。然而,对早期报告拖累本国经济走势的担忧,是缔约国延迟通报的一个重要因素。埃博拉疫情期间的西非,以及 MERS 疫情期间,存在明显的延迟通报、不充分也直接削弱了世卫组织应急决策的循证基础。[①]尤其是 2014 年埃博拉疫情,因财政经费紧张,世卫组织裁撤了负责全球疫情警报和应急岗位,严重削弱了信息收集能力,误判了利比里亚等国的应对能力,以及疫情扩大可能造成广泛的政治安全、社会经济和人道主义影响,国际关注的突发公共卫生事件程序启动迟缓。[②]此外,作为与传染病传播密切相关的公共卫生信息(载体),生物物质和基因序列数据,并未被纳入《条例》第 6.2 条所列项目。2006 年,印度尼西亚拒绝向世卫组织提供甲型 H1N1 流感病毒的样本。针对此种情形,《条例》也只是在第 10 条规定,若"缔约国不接受合作建议",世卫

---

① WHO, Report of the Ebola Interim Assessment Panel, 2015.

② Laurie Garrett, "Ebola's Lessons: How the WHO Mishandled the Crisis", *Foreign Policy*, 2015, 94(5), pp.97—98.

组织可与其他缔约国共享其获得的信息,并"鼓励"该国接受合作建议,这凸显《条例》非强制性疫情信息共享机制的脆弱性。而针对在疫情防控社会舆论的重压下,缔约国因"信息扭曲"造成的信号传递错误,[①]致使响应不及时和反应过度等情形,《条例》更显得束手无策。

三、卫生安全:全球公共卫生法的教义基础

传染病是人类面临的重大卫生安全风险。2020 年初持续至今的新冠肺炎疫情成为全球当前最重大的公共卫生问题。不同法治传统和治理方式的国家在与新冠肺炎疫情的对决进程中,诠释着其对人类健康、卫生安全等重要范畴的不同理解,也曲折地反映出《国际卫生条例》作为全球卫生治理基础法制框架的脆弱性。2020 年 1 月以来新冠疫情的发展变迁,不断叩问全球公共卫生治理的法理基础命题,在波谲云诡的人类与全球传染病斗争历程中,全球卫生法治将向何处去? 人类能否突破科学、理性和人权保障的"三重困境"?

从 SARS、埃博拉到当下的新冠疫情,全球健康公平赤字不断增加,人类卫生安全处于岌岌可危的窘境。2019 年,世界卫生组织公布的全球十大健康威胁中,流感、耐药性、埃博拉、登革热等 6 个都与传染性疾病相关。2020 年新冠疫情是在世界风险社会化、"逆全球化"背景下的人类卫生健康风险的一次集中兑现、集中警示。全球传染病防控治理的"碎片化"格局和迥异的效果,暴露出全球公共卫生治理基础法制框架的严重缺陷,更深刻体现出国际卫生法治与缔约国国内法治传统、法治理念乃至制度规范的断裂。超越疾病防控,重新审视和重述卫生法治建设中的"安全"逻辑,才能有助于弥合国际卫生法治的价值裂缝和制度断层。

安全(security)是人类的一项基本需要,保障人民安全是国家执政宗旨和责任的体现。人的安全是非传统安全的核心。非传统安全视野下的卫生和健康概念,是一个超越生物医学属性的,包含人权、可持续发展、教

---

① 杨彪:《侵权禁令与执法替代:风险社会公共治理的新思路》,《法制与社会发展》2017年第 4 期,第 12 页。

育、农业、贸易等所有与健康有关的因素而形成的综合性概念。① 20 世纪初，随着重症急性呼吸综合征（SARS）、印度尼西亚海啸、欧洲暴恐等国内外安全事件，促进了全球安全观的重新审视。1994 年联合国开发计划署（UNDP）发布的《人类发展报告》首次阐释了"人的安全"概念。将安全重心从传统的以国家为主、国界为分及军事手段为主，转移到以个体福利与安全为主，国内和国际两个舞台并重，并延伸到政策等非军事手段。②兼容并包了人类生存权和发展权的"人的安全"概念逐渐成为全球治理和公共政策的焦点。卫生安全具备了非传统安全的本质特征，被视为影响人类安全的七大要素之一，其本质就是保护人民健康免于威胁。它是一个主权国家治理之本，国家安全之基，卫生安全与国家安全是相辅相成的。人类早期历史的黑死病、西班牙流感到艾滋病的全球传播，都是国家安全与卫生安全恶性互动的悲剧写照，说明卫生安全的治理缺陷，终将严重威胁国家安全和人类安全。卫生安全是人类安全的重要组成部分，在价值导向上内在地要求一国政府确立人民生命健康至上的政治准则，始终把人民群众生命安全和身体健康放在首位。卫生安全一直是国家安全战略的核心与重点，然而各个国家采取了不同的解读方式。继 2014 年在美国倡导发起"全球卫生安全议程"（Global Health Security Agenda，GHSA）之后，2019 年特朗普政府基于美国利益优先的考虑推出《全球卫生安全战略》将"全球卫生安全议程"的 17 个伙伴国作为重点支持国家。③当代中国的非传统安全从域外理论的扬弃成功步入公共政策话语体系。从 2006 年官方文件首提"有效应对各种传统安全威胁与非传统安全威胁"，到 2007年《中华人民共和国突发事件应对法》的实施，直至 2015 年《中华人民共和国国家安全法》第 8 条"统筹内部安全和外部安全、国土安全和国民安全、传统安全和非传统安全、自身安全和共同安全"原则的法定化，标志着非

① 唐贤兴、马婷:《健康权保障:从全球公共卫生治理到全球健康治理》,《复旦国际关系评论》2018 年第 2 期,第 133 页。

② Richard Jolly and Deepayan Basu Ray, "The Human Security Framework and National Human Development Reports," UNDP, 2006.

③ 这 17 个国家包括:孟加拉国、布基纳法索、喀麦隆、科特迪瓦、埃塞俄比亚、几内亚共和国、印度、印度尼西亚、肯尼亚、利比亚、马里、巴基斯坦、塞内加尔、塞拉利昂、坦桑尼亚、乌拉圭和越南。

传统安全成为中国总体国家安全观的重要组成部分。人类卫生安全目标的实现,需要在全球范围从立法、执法、司法、守法等法治运作环节,积极营造国际卫生法治环境,更需要在法治理念层面进行如下廓清:

(一)回归"人类安全健康"的理论支点

作为一种方法论范式,非传统安全更强调分析谁的安全、何种安全、谁保障安全、如何保障安全这样的学术理路。①为我们反思《国际卫生条例》及其发展的法理基础提供了理论进路:

首先,将人类健康安全作为未来国际卫生法治的价值主轴。《国际卫生条例》的立法目标,旨在针对公共卫生危害,同时又避免对国际交通和贸易造成不必要干扰的适当方式预防、抵御和控制疾病的国际传播,并提供公共卫生应对措施。带有很强的折中性和国家博弈的历史痕迹。然而,毕竟"人的安全""人类安全健康"不能与贸易、交通问题相提并论!全球公共卫生治理亟待从内在属性上转变为全球健康治理的范式,最大限度地保障缔约国国民健康才是《条例》应然的立法宗旨和终极目标。全球健康治理必须从"国家利益化"的治理方式转变为"人化"或称"权利化"的治理模式。相应地,全球卫生法治也必将从以疾病防控为中心向以人类共同健康利益为中心的积极转化,以人类健康安全作为取舍各种全球疾病预防和控制措施的基本标尺。全球卫生法应当摒弃权力逻辑和资本逻辑的主导,重新回归人类安全健康的主轴,以便均衡其与国家利益、行业组织利益、公民利益等的合理安排。

其次,弘扬人类卫生健康共同体意识,倡导卫生安全的共建共享。卫生安全议题聚焦的领域从国家安全向下延伸到人类发展和生存安全,偏重非个体主义的"人类导向"和共同体意识。所有国家安全、公共卫生和医疗服务,归根结底都是"人的安全"问题。如果说文化法治以中立、多元为其特征,卫生法治的价值核心应当就是人道!然而,权力政治观下的国际法治是各国利益均衡的产物。即便是人类健康议题,其法治言说方式也是围绕西方大国利益展开的。《国际卫生条例》早期文本,是基于传统安全观构建和发展起来的,是强权国家为保护本国卫生安全需要而创设的,是

---

① 巴里·布赞、琳娜·汉森等:《国际安全研究的演化》,余潇枫译,浙江大学出版社2011年版,第7—8页。

零和博弈或曰负和博弈的产物。如同批评国际法学者尖锐指出的那样，国际法是强者的法律，其存在维护了世界上那些居于主导地位的人和机构所追求的价值、利益和偏好。而在应然层面，弱势群体和个人可以通过国际法形式将"私"的诉求提升到"公"的平台，从而使其能够在这一平台上以与社会其他成员平等的身份来表达诉求并获国际社会普遍关注。[①]就这个意义而言，在此不妨将 2006 年印度尼西亚拒绝向世卫组织分享 H5N1 流感病毒样本，看作发展中国家对于缺乏互惠条款的国际卫生法治秩序的公平性抗争。特朗普政府的《全球卫生战略》虽然在形式上倡导以国家安全为导向的全球卫生政策，但是其选择伙伴国家的标准之一是符合"美国的外交和国家安全优先标准"。[②]反映出权力政治观之下国际法治乃至公共政策领域缺乏共同体意识、片面强调本国或特定国家团体的特殊利益的通病。全球卫生治理与人类健康权益保障互为表里。健康是人类安全的重要基础，人的安全是非传统安全的核心问题。当前的新冠疫情作为突发传染病国际控制问题，具有非传统安全的综合性、突发性、转化性、跨国性、复杂性等基本特征。与国际贸易问题、食品安全、航运、野生动植物保护等领域相互交织、相互转化，共同构成缔约国国家核心利益的内容。基于人类共同体的价值理念，通过完善国际卫生治理结构，综合性、包容性地解决共同的健康难题，而不是片面强调本国特殊利益诉求、卫生体制和价值偏好，才是未来国际卫生法治的目标追求。

（二）重塑全球卫生治理的"共享安全"价值取向

新冠疫情的全球爆发，促使人类深入思考发展与安全、极权主义监视与公民赋权、民族主义孤立与全球团结"三重"关系。[③]在当前新冠疫情全球流行背景下，合作抗疫成为政治共识和学术共识，构建全球卫生安全响应机制成为迫在眉睫的重要政治议题。却又为何各国之间的斗争、竞争多于合作？必须追问全球卫生治理为什么必须合作？合作何以可能等理

---

① Martti Koskenniemi, "What is International Law for," in Malcolm Evans(ed.), *International Law*(Third Edition)，Oxford: Oxford University Press，2010，p.48, p.55.

② The White House, "United States Government Global Health Security Strategy," Washington, D. C., 2019, p.16.

③ 谢晖：《COVID-19,透过"唯一知""知无涯"看治理原则——基于"哈贝马斯命题"的思考》，《学术界》2020 年第 7 期，第 16 页。

论问题,才能为抗疫实践中的合作困境找到出路。世卫组织多次强调,人类对于新冠肺炎仍然存有诸多待解难题。

全球传染病抗疫合作意愿与实际行动之间的"梗阻",主要在于缔约国对于合作目的的综合考量。合作目的在某种程度上决定和影响着合作的成败。在缺少共同利益的前提下,威胁认知的存在,使得很多领域(诸如国家边界争端等)不可能通过合作机制解决问题。①传统安全涉及的军事、内政等领域,不同国家对于安全议题性质、安全认知和共同利益等方面难以取得共识。非传统安全观之下,全球防疫问题不再是单一国家或地区的疾病防控问题,而是涉及区域性甚至全球性的"共享安全"议题。在这个意义上,全球卫生安全是一种"可合作的安全"。通过合作促进安全已经成为国际共识。合作成为人类通往安全健康的必由路径。构建以国民健康权为基础的人类卫生健康共同体,唯有共克时艰,才有可能实现全球卫生共享安全。

法律话语的实践性主要来自人们对其身份认同的共同体意识。卫生安全治理更加强调非对抗性的共赢模式。对于合作共赢的理解素有不同:人类命运共同体理念则体现了对传统国际法治的底层逻辑的扬弃与突破,2020 年 5 月 18 日,习近平主席在第七十三届世界卫生大会视频会议开幕式上重申"共同构建人类卫生健康共同体"。呼吁共同佑护各国人民生命和健康,共同佑护人类共同家园。相反,缺乏人类健康命运共同体意识的合作是难以持有的、单向度的"有限合作"。美国《国际卫生安全战略》虽然也确认世界范围的公共卫生团体与相关国际组织的相互依存关系。然而,其卫生安全合作的目的是从其国家本位出发的利益考量。即通过合作伙伴关系在预防、诊疗和应急等方面促进经验共享并以此强化本国的卫生安全,严重侵蚀了全球卫生安全构建必需的合作基础。②非传统安全既包含卫生安全又不囿于卫生安全的封闭体系,全球个别国家或地区的突发疫情防控问题,既属于主权国家自身管辖的问题,又可能借助疾病传播机制而衍生为区域性或全球性疾病防控问题。

---

① 参见杨恕、王术森:《议题性质、威胁认知、共同利益与"可合作安全"》,《国际安全研究》2018 年第 2 期,第 21 页。

② 晋继勇:《美国全球卫生安全战略及其对世界卫生安全体系的挑战》,《国际安全研究》2020 年第 3 期,第 92 页。

四、全球公共卫生法治优化的路径指引

(一)以保障人类健康安全为核心,强化国家责任意识及责任机制

健康权无论作为一种基本权利、社会权利还是一种准公共产品,其实现都是以国家作为首要的和基本的义务主体。人类卫生健康命运共同体理念的核心价值是实现人类共同利益。随着健康权上升为国际法意义上的人权和宪法上的基本权利,并纳入许多国家的宪法和卫生健康基本法之中,将国家对公民健康权实现的积极责任法制化。《世界卫生组织章程》序言规定,"健康是人类的一项基本权利,各国政府对其人民的健康负责。全世界认定健康以及谋求和平和安全的基础,有赖于个人的与国家的充分合作。"所有国家无论其是否加入世界卫生组织,都有义务保护和促进人类健康,包括传染病的控制。①在多层次主体中,国家承担保障和治理公共卫生安全的首要责任。在全球卫生法视域下,国家权力运作一旦背离了责任,无疑从根本上削弱了全球卫生治理的合法性基础。国家是负有对人的安全予以保护责任和治理责任的重要主体。尽管有观点认为国家在全球卫生合作中的主权内容必然得到限缩②,但这并不意味着国家主权的让渡,而是主权运作内涵的丰富与创新。就其未来公共卫生和传染病防控领域,国家间的信息共享、风险管理等方面的合作必将有所强化。

承载着人类健康安全使命的国家责任意识,在很大程度上仍然受制于缔约国健康权保障法律模式的制约和影响。事实上,健康权国家保障机制的实现方式和具体过程各国存在差异。并非每个国家都以立法的方式将国民健康权纳入法治保障。仅有 67.5% 的国家在其宪法中规定了与

---

① David P. Fildler, *International Law and Infectious Diseases*, Oxford: Oxford University Press, 1999, p.26.

② 李寿平:《人类命运共同体理念引领国际法治变革:逻辑证成与现实路径》,《法商研究》2020 年第 1 期,第 54 页。

健康权相关的内容,其规定方式包括目标型、权利型、义务型、方针型和指示型等类别。①以美国为例,美国联邦宪法并不存在有关健康权的相关法律规范,美国最高法院也不承认健康权是一种宪法权利。只是赋予特定群体(包括老年人、残疾人、穷人、犯人或晚期肾病患者等)享有一定的健康权。只有部分州的宪法明确承认健康权。美国卫生法在经历了职业权威模式、社会契约模式,走向市场契约模式的塑造过程中,市场力量始终占据主导地位,特定人群享有健康权的不平等状况始终难以改变,成本控制与效率、社会连带与团结互助等价值冲突难以弥合。②事实上,美国新冠疫情从前期测控不佳、延误疫情防范最佳时机,到确诊病例呈指数型增长后,既有美国社会福利国家缺位、过度依赖市场安排的体制性原因,又带有西方福利国家公民医疗卫生需求"个人中心主义"的通病。③与此反差强烈的是,在经历了2003年SARS疫情后的痛定思痛,中国政府持续实施国家公共卫生治理体系和治理能力建设。2012年6月,向世界卫生组织提出了延期2年达标的申请并获同意。2013年中国公共卫生应急核心能力评估结果显示,达标率已升到91.5%,超过全球平均水平(70%)和2012年已达标西太区国家的平均水平(86.4%)。④2014年,我国突发公共卫生事件监测及应对、实验室能力和生物安全管理、出入境口岸核心能力、人畜共患病防控、食品药品安全事故防控能力、化学性和核辐射事件防控等公共卫生核心能力均达到《国际卫生条例》(2005)的要求。

面临全球灾难,作为负责任的大国应当高扬国际人道主义精神,摒弃本国利益优先的狭隘策略,更不能以邻为壑。任何负责任的主权国家都应当怀有"为生民立命"的宏大抱负和"为万世开太平"的道义担当。这不

---

① 美国学者Eleanor和Brain将宪法中的健康权条款分为五种类型。其中,目标型即宪法设定了公民健康权保障的政策目标,授权型即宪法公民享有健康照护、公共健康服务等权利。See Eleanor D. Kinney, Brian Alexander Clark, "Provisions for Health and Health Care in the Constitutions of the Countries of the World," *Cornell International Law Journal*, 2004, 37, pp.285—355.

② Rosenblatt, Rand E., "The Four Ages of Health Law," *Health Matrix*, 2004, 14(1), p.160.

③ 博·罗斯坦:《正义的制度:全民福利国家的道德和政治逻辑》,靳继东、丁浩译,中国人民大学出版社2017年版,第22页。

④ http://www.gov.cn/xinwen/2014-07/19/content_2720279.htm, 2021-10-03。

仅意味着大国在全球公共卫生治理方面承担着特殊"治权",更意味着其应当积极履行包括《国际卫生条例》在内的相关国际公约的法定义务,承担相应的法律责任。就其责任内涵而言,国家责任的设定和履行包含保障责任和预防责任两个维度。国家保障责任通常包含立法、司法和执法层面。国家健康安全的预防责任在立法上呈现两种类型:一种是产生侵犯效果的"强制—命令"型手段,另一种是产生支配效果的、导入了调控、引导、激励、信息搜集等模式的"激励—诱导"型手段。后者的目的是增进国家风险监测、评估、交流和管理的能力。①在责任机制上,针对全球抗疫中广泛存在的拒绝通报和延迟通报等情形,应当设置必要的激励保障机制,以及必要的限制与惩戒机制,适时解决疫情爆发初期的"信息难题"。又鉴于全球传染病控制实践中缔约国违背世卫组织临时建议,采取额外卫生措施,过度限制与疫情国或受感染国家的贸易和履行等问题,应当适时修订《国际卫生条例》第48条,赋予突发事件委员会的临时建议以法律约束力。审查委员会应当针对违反世卫组织旅行和贸易建议的国家建立相应的惩罚机制。②

(二)促进国际卫生法律规范的国内协同转化

无论如何,在疫情后重新洗牌、制度变迁以及秩序重构之际,法律与经济社会、国内规范与国际规范之间的互动关系将具有更重要的意义。③全球规范与国家立法之间的递归循环过程,总体而言取决于国家和与之相关的全球机制及其中的参与者之间的角力和博弈。在全球化过程中,国家的具体应对方案会根据一种受到结构性、文化性条件影响的交涉程序作出。④从这个意义上,如果不能将《国际卫生条例》等卫生法律制度"植入"国家法治的具体场景,则很难发挥其制度功效。作为一部典型的国际软法,《条例》在实施过程中难以避免各缔约国违反和规避的尴尬,保障对

---

① 王旭:《论国家在宪法上的风险预防义务》,《法商研究》2019年第5期,第126页。

② 劳伦斯·戈斯汀、丽贝卡·卡茨:《〈国际卫生条例〉:全球卫生安全的治理框架》,孙婵译,《地方立法研究》2020年第3期,第16—17页。

③ 季卫东:《疫情监控——一个比较法社会学的分析》,《中外法学》2020年第3期,第589页。

④ 马修·戴弗雷姆:《法社会学讲义——学术脉络与理论体系》,郭兴华等译,北京大学出版社2010年版,第256—257页。

其恪守和履行的重要方式就是将其与缔约国国内法进行有效对接,间接地获得缔约国的本土认同,以实现其立法目标。世卫组织认为《条例》的有效实施需要建立一个充分的法律框架,以支持和实现其所有义务和权利。这有助于将监管职权法定化并促进协调不同执行机构的运行①。基于此,英国出台多项旨在推动《条例》实施的立法举措。例如,经由《2008 年卫生和社会福利法》第 3 部分修订的《1984 年公共卫生(疾病控制)法》修正案。随着《2008 年(苏格兰)健康等事项法》(*Public Health etc*(*Scotland*)*Act 2008*)的实施,"全风险"管理模式在英格兰、威尔士和苏格兰开始施行,北爱尔兰的立法也迅速跟进。② 2003 年 SARS 疫情之后,我国不断改良和完善公共卫生模式,强化法治供给。2016 年,《"健康中国 2030"规划纲要》发布,健康优先、政府主导、科学发展和公平公正,被确立为"健康中国"建设的基本原则。2019 年颁布的《基本医疗卫生与健康促进法》进一步重申国家的传染病防控职责。通过加强传染病监测预警,坚持预防为主、源头防控、综合治理,保护易感人群,降低传染病的危害。任何组织和个人应当接受、配合医疗卫生机构为预防、控制、消除传染病危害依法采取的调查、检验、采集样本、隔离治疗、医学观察等措施。国家鼓励和支持医疗卫生与健康促进领域的对外交流合作。对外交流合作活动,应当遵守法律、法规,维护国家主权、安全和社会公共利益。③应对新冠肺炎疫情期间,我国启动了包括《传染病防治法》在内的多部法律"包裹式"、立体化立法修订进程。其间,《生物安全法》也步入立法二审阶段。2020 年 10 月 2 日,国家卫健委就《传染病防治法》(修订草案征求意见稿)公开征求意见。④其中,传染病疫情监测、预警、报告和信息公布制度等的立法完善方案呈呼之欲出之

---

① World Health Organization,IHR Core Capacity Monitoring Framework:Checklist and Indicators for Monitoring Progress in the Development of IHR Core Capacities in States Parties(Geneva:WHO 2011).

② See Department of Health,Social Services and Public Safety,Review of the Public Health(Northern Ireland)Act 1967:A Consultation Document(Belfast:DHSSPS 2015)Ireland Act 1967:A Consultation Document(Belfast:DHSSPS 2015).

③ 《中华人民共和国基本医疗卫生与健康促进法》,第 12、14 条。

④ http://www.nhc.gov.cn/wjw/yjzj/202010/330ecbd72c3940408c3e5a49e8651343.shtml,2021-10-04。

势。此项立法的通过将有效强化政府治理传染病的能力建设,进一步提升我国传染病国家治理效能,为中国更好履行《国际卫生条例》有关疫情通报国际法律义务奠定基础。

（三）融通和补强全球卫生安全的协同治理机制

构建人类命运共同体视域下的疾病防控演变为国际共同责任。在全球化和"逆全球化"相互交织的时代,国际法只有成为"合作"而非"共处"的法律机制,才能真正发挥应对传染病危机的积极作用。[1]强调卫生安全、国民健康的理念,并不排斥全球经济秩序和经济利益的追求,而是也以"健康入万策""同一世界同一健康",积极协调疫情防控所面临的人类严重健康危机与国际贸易、教育、外交等领域的多重合作关系。既包括国家主体之间的合作,也包括世界卫生组织与其他国际组织之间的协作,还包括国家行为体与民间组织乃至公民个人的合作。传染病防控具有高度复杂性,尽管《条例》第 44 条规定缔约国之间、世界卫生组织与缔约国之间的合作事项,但是由于缺乏必要的支撑机制和刚性的履约机制,风险治理的合作绩效并不明显。鉴于国际立法规范修订的成本过高,应当在《条例》实施层面,侧重强化以下协同机制:

首先,以脆弱国家的卫生核心能力构建为目标,完善国家间公共卫生合作机制。尽管《条例》并没有向发展中国家提供财政与技术援助的义务的特别规定。然而,全球卫生治理的公平可及性,内在地要求强化国家和地方的能力建设和可持续发展为重心,构架国家间合作机制。国家疾病预防责任的构建和履行,需要以核心能力为基础条件。各国卫生核心能力处于不均衡状态。有相当一部分国家并未达到世界卫生组织的"国家核心能力"要求。即各国卫生行政部门,指定机场、港口和陆地过境点,以及社区、基层的公共卫生应对层次,都应当尽快发展、加强和保持发现、评估、通报、调查、检查与控制的能力。各国应当在遵循世卫组织的制度规范和技术标准基础上,积极开展多维度的公共卫生合作,实现全球公共卫生治理网络多节点的互联互通。为此,应当依托《条例》第 44 条规定,进一步

---

① 龚向前:《传染病控制与当代国际法变革的新趋势——以〈国际卫生条例〉(2005)为例》,《法学评论》2011 年第 1 期,第 113 页。

完善和健全世卫组织、缔约国和第三方组织的多层次公共卫生协作机制。发挥世界卫生组织在评价和评估其公共卫生能力,提供技术合作和后勤支持,以及动员财政资源以支持发展中国家建设等方面的专业优势。通过必要的政治动员和激励措施,促使相对发达的缔约国侧重在检测和评估、技术支持、财政资源支持、维持公共卫生能力支持、法治规范支持等方面与其他缔约国,建立相应的援助性合作专项机制。

其次,发挥世卫组织的法治协调职能,消除不同类别的国际法规范之间的抵牾。相比世界卫生组织与国家间的指导性、援助性合作,世界卫生组织在法治协调方面更具有特殊优势,能够适时开展与其他国际组织之间的法律协调行动,最大限度弥合《国际卫生条例》与其他国际公约的"制度断层",拓展其适用空间。例如,《条例》并未规定有关邮轮救助能力和义务的具体条款。《便利国际海上运输公约》规定,非《国际卫生条例》缔约方应努力将《国际卫生条例》适用于国际航运。但是,现有国际组织国际交通运输法规条例,对邮轮的疫情具体管控规则与救助的合作方式及义务,既没有详细规定,也没有切实可行的应对措施。世界卫生组织应当积极与相关国际组织建立联络机制和联合管控机制并敦促落实,确保对邮轮疫情更好地进行防控和救助,避免再次出现新冠疫情期间的"国际邮轮困境"。

第三,补强公共卫生预警机制缺陷,改善全球公共卫生治理的预防功能。《国际卫生条例》体现了从国际检疫协调转向全球监测的风险管理法律模式。其中的监测预警和应急响应两个层面的制度规范均侧重于遏制疫情。质言之,遏制疫情的诸项制度举措与预防疾病的公共卫生服务供给并不存在必然联系,弱化了预防功能且有违《条例》第 2 条的制度宗旨,这不能不说是一项明显的立法缺憾。究其原因,很大程度上对于突发国际公共卫生事件的认定机制有直接关联。《条例》涉及"对人类构成或可能构成严重危害的任何疾病或病症,无论其病因或来源如何",过大的风险敞口与突发公共卫生事件应对这一核心机制存在着逻辑错位。为此,必须针对《条例》所载风险类别,重新界定不同风险等级的"国际关注的突发公共卫生事件",并据此建立相应的分级响应机制。实践表明,《条例》实施的一个重要教训就是传染病防控中的风险信息失真、失灵,以及作为风险信息载体的病毒样本共享不足。以《条例》为依据,强化各国疫情通报义务和病毒样本相关信息和资料的国际义务。故此,构建系统性的公共卫生风险信息系统,并完善与之配套的信息搜集、分析研判、共享与利用的国际卫生法治规范,必然成为"后疫情"时代,助推《条例》开展"制度再生产"的一个重要而艰巨的研究议题。信息是风险规制政策的命脉,①这是因为风险信息共享是人类共享安全的先决条件。

---

① Stephen B., *Regulation and Its Reform*, Cambridge, Massachusetts: Harvard University Press, 1982, p.109.

全球卫生伙伴关系:概念与发展阶段[*]

丁梦丽[**]

【内容提要】 作为创新型治理制度,全球卫生伙伴关系(GHPPPs)挑战了传统的政府间合作模式,在全球卫生领域的作用和影响力不断扩大。在此次抗击新冠肺炎疫情(COVID-19)中,全球卫生伙伴关系发挥了突出作用。为深入了解这一新型卫生治理模式,作者在综合全球卫生以及跨国公私伙伴关系(TPPPs)概念的基础上,对其进行定义,并对不同类型进行划分。作者还进一步探究全球卫生伙伴关系的发展周期,并重点考察其在扩散与制度化阶段的发展特征。

【关键词】 全球卫生;公私伙伴关系;类型;发展周期

【Abstract】 As an innovative way of global governance, Global Health Public Private Partnerships(thereafter GHPPPs for short) challenge traditional intergovernmental cooperation and expand its influence in global health. GHPPPs have played a prominent role in the fight against COVID-19 pandemic as well. To gain insight into such new mode of health governance, the author discusses the definition and classification of GHPPPs, based on integrating two concepts of Global Health and Transnational Public Private Partnerships (TPPPs). The author further explores the life cycle of GHPPPs and mainly examines their developmental characteristics during phases of proliferation and institutionalization.

【Key Words】 Global Health, Public Private Partnerships, Classification, Life Cycle

---

　　* 本文系江苏省 2022 年度社科青年项目"新冠疫情下全球卫生领域公私伙伴机制的治理研究"(项目编号:22ZZC005)、苏州大学人文社会科学研究团队项目"全球卫生领域公私伙伴关系的发展机理及治理效用研究"(项目编号:22XM0007)的阶段性研究成果。
　　** 丁梦丽,苏州大学政治与公共管理学院讲师。

引　言

在多边卫生机制为主导的全球卫生治理领域，变革正悄然发生。非政府组织、私人基金会以及跨国公司等非国家行为体在全球卫生治理领域的作用越来越突出，冲击了成员国以及国家间组织在卫生援助或治理领域的权威地位。随着非国家行为体在卫生援助领域的作用越来越显著，它们开始寻求与贡献相匹配的参与权。通过与国家或国家间组织构建伙伴关系（partnership），非国家行为体能够与公有部门共享卫生领域的决策权，直接参与全球治理过程，这种机制化的公私合作模式称为跨国公私伙伴关系（Transnational Public Private Partnerships，TPPPs）。在全球卫生领域，这些伙伴关系潜能巨大，促使其所在领域的医学研究以及援助活动发生翻天覆地的改变。

在此次席卷全球的新冠肺炎（COVID-19）疫情中，全球卫生伙伴关系在抗击疫情中扮演了重要角色。2020 年 3 月 6 日，致力于新型疫苗研发的卫生伙伴关系"流行病防范创新联盟"（CEPI）发出紧急呼吁，要求提供20 亿美元资金，以使该组织能够扩展正在开发的 COVID-19 候选疫苗的数量，并为这些候选疫苗的临床试验提供资金。截至 3 月 22 日，CEPI 已经与 8 个研发机构/公司签署合作协议，推动 8 款新型冠状病毒候选疫苗的研发和临床实验。CEPI 还与疫苗巨头葛兰素史克公司（Glaxo Smith Kline）达成协议，后者将提供疫苗研发中的辅助技术。与致力于疫苗研发的 CEPI 相配合，于 2000 年成立的全球疫苗免疫联盟（GAVI）主要负责疫苗研发之后的交付、运输和接种工作。2020 年 4 月，全球疫苗联盟表示，将为筛选最佳候选疫苗创造条件，受到资金支持的国家可分拨出 10%的资金用于应对新冠威胁。

由此可见，以流行病防范创新联盟或全球疫苗免疫联盟为代表的公私伙伴关系在全球卫生领域的影响力已不容忽视。随着全球卫生伙伴关系（Global Health Public Private Partnerships，GHPPPs）的迅速发展，国外学者围绕这一治理模式展开了具有启发性的研究，但国内对这一新型治理模式的研究尚不多见。为了推进我国在不断走向多元化的全球卫生领域发挥引领性作用、推动构建人类卫生健康共同体,本文将围绕全球卫生伙伴关系的定义、类型以及目前发展状况展开研究。

一、全球卫生伙伴关系的概念界定

在明确全球卫生伙伴关系的定义之前,有必要对全球卫生的概念和范畴进行界定。早在 19 世纪末 20 世纪初,"国际卫生"(International Health)已经成为流行术语。"国际"强调的是主权国家之间的跨国联系,国际卫生主要指各国政府的公共卫生合作政策和实践。随着卫生领域的形势变迁,"全球卫生"一词正逐渐取代"国际卫生"这一早期术语,与"国际卫生"相比,"全球卫生"具有更加丰富的内涵与鲜明的时代特征。

杰弗里·科普兰(Jeffrey Koplanet)等人在《柳叶刀》给出"全球卫生"较为权威的定义:"将改善全球人民健康状况、实现医疗公平放在首位的研究和实践领域。"①这一概念存在的突出问题在于没有界定"全球"的范畴。科普兰等人虽指出,"全球"意指"涉及许多国家"或"具有跨国性质",但这一解释存在如下问题:"许多国家"的描述较为模糊,没有确定具体的数量基准;"跨国性质"也未能把全球(global)概念与国际(international)概念区分开来。

与科普兰等人的定义相比,博兹格米·凯尔曼(Bozorgmehr Kayvan)等人提出的全球卫生定义进一步明确了全球的范围,扩宽了卫生的外延。他们指出:

> 全球卫生是一个实践、研究和教育领域,囊括卫生以及影响卫生的社会、经济、政治和文化因素。全球卫生这门学科的缘起与发展中国家的医疗需求有着密切的联系。同时,它也关注全球化进程对于卫生领域的影响。全球卫生是一个跨学科领域,借助自然科学与社会科学的有益观点,旨在改善全球的健康状况以及健康相关的社会

---

① Jeffrey Koplanet et al., "Towards a Common Definition of Global Health," *Lancet*, 2009, 373(9679), pp.1993—1995.

关系、生物技术。①

与科普兰的定义不同，这一定义不仅强调发展中国家的参与使卫生领域发生从"国际卫生"到"全球卫生"的演变，还关注全球化对于卫生领域的影响。与科普兰相似的是，凯文将全球卫生领域的外延从实践扩充到研究和教育领域。作为一个跨学科领域，全球卫生建立在公共卫生、国际卫生、生物技术等学科的基础上。凯文关于全球化进程对卫生领域影响的强调，为我们界定全球卫生的范畴提供有益启示。

由科普兰和凯文的定义可以看出，卫生的概念并无争议，主要涉及改善人民健康状况的实践与研究领域。值得辨析的是"全球"概念，"全球"的内涵直接决定"全球卫生"的内涵和外延。基于既有研究，全球概念可从以下四个方面进行理解。②

首先，"全球"用以指"无处不在""世界范围"（worldwide）的一切状况。若从这个角度来理解全球卫生，这一概念过于冗余。诸如肥胖或营养过剩等一些属于公共卫生领域的议题也需纳入全球卫生范畴。与此同时，"世界范围"的界定具有误导性，使得特定地区出现的疾病无法合理归入全球的范畴。以疟疾为例，90%疟疾病例出现在非洲地区，照此定义，疟疾防治不应成为全球卫生议题，但这种做法显然并不符合全球卫生的精神内核。因此，从"世界范围"来理解"全球"概念存在不合理之处。

其次，"全球"用以指"跨越国界"（transnational）的问题。若从这一角度理解全球卫生，营养不良或者非传染性疾病不应属于全球卫生研究的对象，但导致疾病在国家之间扩散的生活方式以及风险因素却应成为全球卫生的显性议题。换言之，这一路径过于强调全球卫生的"跨国界性"，容易造成全球卫生领域关注重点的偏颇。例如，将传染性疾病以及导致人员扩散的国际贸易问题作为卫生领域的核心议题，而忽略非传染性疾病的防治研究以及真正对健康产生影响的全球性因素。此外，在"超越国界"概念中，横跨国家数量的基准不明。若将影响两个及以上国家的卫生

---

① Bozorgmehr Kayvan, "Rethinking the 'Global' in Global Health: A Dialectic Approach," *Globalization and Health*, 2010, 6(19), p.3.

② Ibid., pp.4—5.

议题皆划入全球范畴,全球卫生的概念则过于繁杂。

第三,"全球"用以指"整体"(holistic)或"系统"效应。基于此,全球卫生应囊括影响卫生进程的个人、区域、国家、国际以及世界范围维度上的所有因素。涉及该领域的因素分析以及政策报告需要考虑到各个层面的影响。从"整体"维度来理解全球卫生的路径,虽然有助于突出全球卫生状况的复杂性和联动性,但在实际的分析和评估中,这种方式过于理想化,实现难度较大。此外,任何特定议题的分析都需要涉及影响卫生结果的正面和负面因素,但由于整体观下的影响因素过于庞杂,致病的核心因果链条很难剥离。

第四,"全球"范畴用以描述"全球化进程的结果"。[1]全球化进程催生全球市场和全球贸易体系,促进了信息共享与经验互通,使人口在全球范围实现流动,使环境和生态问题溢出国界,致使国家间相互依赖不断加深。为了解决共同面临的全球性问题,国家合力构建出新型全球治理结构。[2]这些全球化的结果创造出新的"社会空间",具有显著的"超地域"(supraterritorial)特征。如果从"全球化进程"视角理解"全球卫生"概念,则需要突出卫生领域的超地域属性。具体而言,卫生议题及决定因素可分为全球层次、跨地域层次以及国家层次。[3]全球层次涵盖全球健康治理结构、全球市场、全球信息流散、全球跨文化交际以及全球环境的变迁。跨地域层次涉及跨国卫生政策、国家间贸易、国家间知识传播以及维护生态系统的产品与服务。国家层次是指主权国家的公共卫生与保健服务、工作条件与失业率、教育政策、水资源卫生等。与跨地域层次和国家层次相比,全球层次的因素具有典型的超地域特征,既通过复杂的因果路径对其他层次因素施加影响,又受到其他层次因素的影响。换言之,一旦卫生议题及决定因素上升到全球层面,受到全球化进程的影响,该议题涵括为全球卫生范畴。

就此而言,在卫生或疾病防治议题的本质保持不变的前提下,当人类健康的特定方面或其决定因素呈现出超地域的连接特征时,便可归为全球卫生的概念范畴。与跨国性不同,全球卫生的研究和实践的对象是全

---

① Iiona Kickbusch, "Global Health: A Definition," 2002, 参见: http://www.ilona-kickbusch.com/global-health/global-health.pdf, 访问时间: 2022 年 2 月 15 日。

② Huynen Maud, Pim Martens and Henk Hilderink, "The Health Impacts of Globalization: A Conceptual Framework," *Globalization and Health*, 2005, 1(14), pp.1—14.

③ Ibid., p.3.

球化进程所创造的"新社会空间"，这一空间包括超国家组织、超国家制度以及超地域连接。以艾滋病、疟疾和结核病为例，基本药物的可及性（access）是这类疾病的防治重点。由于药物的获得存在广泛的超地域联系，该领域属于典型的全球卫生议题。具体而言，药物的获得不仅与全球层级的健康治理结构有关，还与涉及药品知识产权的国际协定和贸易制度相关。而国际贸易协定由世界贸易组织（WTO）等超国家组织协调制定，由主权国家签署，具有超国家和超地域性。因此，由于"药品的获得"作为决定因素具有全球性，即使疟疾的发病率集中在非洲地区，但艾滋病、疟疾和结核病依然归属于全球卫生议题的范畴。

可以说，从"全球化进程"的角度来理解全球卫生概念，依据卫生议题及其影响因素是否具备超地域或超国家性质，而不是依据疾病影响的具体国家数量和区域范围，能够真正抓住全球卫生的核心内涵。这一视角不仅有助于界定"全球"与"国际""跨国"等概念的分野，还规避了"世界范围"以及"整体"视角带来的概念冗杂问题。其中，公共卫生与国际卫生领域的行为体也可以从事全球卫生领域的研究或实践，利用自身专业知识强化外界对于全球卫生领域的关注，但这并不会模糊各领域之间的界限。

在全球卫生领域，跨国公私伙伴关系（Transnational Public Private Partnerships）作为一种新型治理模式的影响力不断扩大。这种公私合作治理模式最初兴起于发达国家内部。20 世纪 80 年代，在撒切尔首相以及里根总统时期，英美发达国家为了提高行政服务效率、减少政府开支，在基础设施建设、医疗服务等领域选择与私营部门合作，进行公私合作管理和服务外包（contract out）。

国内公私伙伴关系的类型可分为公私短期项目合作、公私合作管理以及公私政策层面的合作。[①]其中，短期项目合作是指政府部门就某一具体项目与私营公司签订合作合同，例如特许权（concession）项目，指私营部门在政府特许下，为公众提供之前由政府提供的各类公共服务。公私合作管理模式是指，政府采取财政激励措施或财政担保的方式吸引私人资本投资住房、中小企业等领域，以及各种方式的技术合作等。公私政策层面的合作是指，政府就共同规范教育、交通、技术政策和城市改造等活动

---

① 张万宽：《公私伙伴关系治理》，北京：社会科学文献出版社 2011 年版，第 40 页。

与私营部门展开协商与合作。

公私伙伴关系并不是发达国家独有的管理模式。近年来,在中国,政府与社会资本合作的公私伙伴关系模式发展迅速,从基础设施建设领域进入几乎所有的公共服务领域。《全国 PPP 综合信息平台项目管理库:2019 年 11 月报》显示,2014 年以来,登记入库的公私伙伴关系项目高达9399 个、投资额 14.3 万亿元;累计落地项目 6216 个、投资额 9.5 万亿元,落地率达 66.1%。其中,公私伙伴关系投资额增量前五位的领域为交通运输 665 亿元、市政工程 489 亿元、生态建设和环境保户 163 亿元、旅游 74亿元、城镇综合开发 48 亿元。①

需要强调的是,国内的公私伙伴关系不在本文的讨论范围内,本文关注的是全球治理领域的跨国公私伙伴关系。在全球治理研究中,公私伙伴关系还被称为"公私伙伴机制(institution)""公私政策网络(policy network)"或"多方利益攸关者(multi-stakeholder)进程"。不同的术语强调公私伙伴关系的不同维度。从机制视角界定伙伴关系不仅彰显出伙伴关系的治理功能,还为考察公私伙伴关系提供了理论分析工具。基于机制视角,可将跨国公私伙伴关系界定为:为了提供全球公共产品或实现全球公共政策目标,公有部门与营利性部门或社会部门之间自愿达成的基于一系列规范、原则、规则和执行程序的持续性机制安排。②其中,"公有部门"即"国家行为体",包括国家和政府间国际组织。"私有部门"即"非国家行为体",既包括私营公司、商会等营利性部门,又涵盖非政府组织、学术机构、工会等社会部门。

综上,全球化进程导致国家在卫生领域的相互依存,因国民的健康状况及影响因素越来越呈现出超地域特征,国家间的合作需求催生了全球卫生治理结构。作为创新型治理机制,跨国公私伙伴关系属于全球层面的卫生治理结构。整合全球卫生以及公私伙伴关系的定义,全球卫生伙伴关系(GHPPPs)可界定为,**在公众健康或其决定因素呈现出超地域特征的全球卫生领域,为了提供公共卫生服务或实现卫生领域的政策目标,公**

---

① 参见 http://czt.ah.gov.cn/portal/zdzt/PPP/gzdt/1578011152364460.htm,2020-01-01。

② 丁梦丽、刘宏松:《跨国公私伙伴关系的兴起及原因探究》,《复旦国际关系评论》2018年第 2 期,第 151 页。

有部门与私有部门之间自愿达成的基于一系列规范、原则、规则和执行程序的持续性的机制安排。

二、全球卫生伙伴关系的类型

参照不同标准，全球卫生伙伴关系可分为不同类型。依照主导方的不同，全球卫生伙伴关系可分为理事会模式、非政府组织模式以及准公共权力模式。①理事会模式是指，私营公司与公有部门之间以相对平等的方式进行谈判，达成共识。理事会并不执行决策，而是通过理事会成员影响各自所在部门或公司的行为，共同实现公私伙伴关系的目标。作为典型的理事会模式，全球企业抗艾滋病联合会（GBC）是企业与公有部门为抗击艾滋病而组建的企业联合会。联合会下 200 多个跨国公司与联合国艾滋病联合规划署、家庭健康国际（FHI）、玛丽斯特普国际组织（MSI）展开合作，旨在利用企业的丰富资源和专业经验抗击艾滋病。第二种模式是非政府组织模式。在这种模式下，公有部门为非政府组织提供物质以及财政资源，让非政府组织代为实现公共目标。第三种模式是准公共权力模式，这类模式由公有部门主导，特许私营部门能够进入市场。这种分类模式的问题在于：一方面，我们在很多情形下很难区分在公私伙伴关系内部，哪一方占据主导地位；另一方面，一些全球卫生伙伴关系属于公有部门与私营部门联合主导模式，不属于上述三类模式的任何一种。

更为合理的方法是参照伙伴关系的活动性质进行分类，将全球卫生伙伴关系分为药品研发、药品分配、药品捐赠、药品交付、受援国医疗能力强化、卫生项目协调、卫生标准制定等职能类别。②据此，有学者将卫生伙伴关系的类别简化为知识倡议型、标准制定型，以及服务型。③知识倡议型（knowledge）伙伴关系旨在为公有部门与私有部门之间的讨论和磋商提

---

① Kent Buse and Andrew Harmer, "Power to the Partners? The Politics of Public-Private Health Partnerships," *Development*, 2004, 47(2), p.51.

② Widdus Roy, et al., *Towards Better Defining Public-Private Partnerships for Health*, Geneva: Global Forum for Health Research, 2001.

③ Marianne Beisheim and Andrea Liese, *Transnational Partnerships: Effectively Providing for Sustainable Development?* Switzerland: Springer, 2014.

供平台。标准制定型(standard setting)伙伴关系致力于敦促公有部门与私有部门联合制定卫生政策的相关标准。服务型(service)伙伴关系是指公有部门与私有部门实际从事药物研发和捐赠计划。还有学者将公私伙伴关系分为四类：①第一类是以全球疫苗免疫联盟(GAVI)为代表的筹资实体，这一类型的公私伙伴关系拥有相对独立的组织实体，设立了包括公有部门与私有部门代表参与的理事会。但这类伙伴关系仅负责资金筹措与分配，并不在受援国设立实体的管理机构，而是借助当地组织的力量。第二类是关系网络实体，这一类公私伙伴关系是为了消除某种疾病，将相关方组织起来结成同盟，例如遏制疟疾伙伴关系(RBM)。这些伙伴关系不具备筹措资金的功能，但它们同筹资类型的伙伴关系合作较为密切。第三类重点关注药品研发。疟疾药物风险投资(MMV)是首个关注产品研发投入的公私伙伴关系，该行动由世界卫生组织、世界银行、制药业代表以及洛克菲勒基金会共同发起。第四类属于规则制定型，负责制定卫生领域的规范、规则与标准，例如国际质量认证体系。

为了进一步了解全球卫生伙伴关系的职能领域和基本图景，表1、2、3提供了部分类型伙伴关系的示例。

表 1 药品捐赠型全球卫生伙伴关系

名称/日期	参与伙伴	职 能	活 动
伊维菌素捐赠项目/1987	世界卫生组织 世界银行 儿童生存和发展特别组 默克公司	消除河盲症	为34个河盲症流行国家免费提供伊维菌素；捐赠总额累计5亿美元
马拉酮捐赠计划/1996	世界卫生组织 世界银行 葛兰素史克公司 儿童生存和发展特别小组 英格兰国家卫生研究所 美国亚特兰大疾病控制中心 惠康基金会	消除疟疾	在全球范围每年定向提供100万剂马拉酮药品

---

① 参见洛·贝尔：《创新卫生伙伴关系——多元化的外交》，郭岩等译，北京大学医学出版社2014年版，第20—21页。

续表

名称/日期	参与伙伴	职能	活动
阿苯达唑捐赠项目/1998	世界卫生组织 史克必成公司 消除丝虫病全球项目 非政府组织	消灭淋巴丝虫病	累计捐赠 60 亿剂品； 累计捐赠 10 亿美元
阿奇霉素捐赠项目/1998	世界卫生组织 辉瑞制药公司 克拉克基金会 希尔顿基金会 盖茨基金会 海伦·凯勒国际 国际沙眼倡议	消除致盲性沙眼	辉瑞制药捐赠价值 6000 万美元的阿奇霉素； 辉瑞制药和克拉克基金会出资 320 万美元

资料来源：Gill Walt，et al.，"Global Public-Private Partnerships：Part II-What are the Health Issues for Global Governance?" *Bulletin of the World Health Organization*，No.78，2000，p.701。

表 2　药品研发型全球卫生伙伴关系

名称/日期	参与伙伴	职能	活动
性传播感染诊断组织/1990	世界卫生组织 联合国艾滋病规划署 洛克菲勒基金会 适宜卫生科技组织	做出性传播感染的准确诊断	促进公私部门识别和分类市场需求，克服产品研发束缚
国际艾滋疫苗倡议/1996	世界银行 联合国艾滋病规划署 洛克菲勒基金会 盖茨基金会	艾滋病疫苗研发	构建艾滋病研发的共享数据库； 资助艾滋病疫苗研究； 强化发展中国家的能力建设
抗疟药物基金会/1998	世界银行 英国药物产业协会 惠康基金会 洛克菲勒基金会 全球卫生研究论坛	抗疟药品的研发与商业化	世界银行每年捐赠近 3000 万美元； 私有部门每年捐赠 2000 万美元； 保留抗疟药品的研发专利权

续表

名称/日期	参与伙伴	职能	活动
抗恶性疟药物/1998	世界卫生组织 英国国际发展署 史克必成公司	合成抗疟药品研发	英国国际发展署、世界卫生组织和史克必成公司各自贡献资金的三分之一
疟疾疫苗倡议/1999	世界卫生组织 盖茨基金会 适宜卫生科技组织	疟疾疫苗研发	盖茨基金会捐赠 5000 万美元

资料来源：Gill Walt，et al.，"Global Public-Private Partnerships：Part II-What are the Health Issues for Global Governance?" p.702。

表 3 疾病控制型全球卫生伙伴关系

名称/日期	参与伙伴	职能	活动
消除丝虫病全球项目/1998	联合国儿童基金会 世界银行 英国国际发展署 史克必成公司 默克公司	2020 年前消除丝虫病	史克必成 20 年内提供数 10 亿剂量药品； 默克公司捐赠大量伊维菌素； 支持 73 个受丝虫病影响的国家
盖茨基金会儿童疫苗项目/1998	世界卫生组织 联合国儿童基金会 世界银行 盖茨基金会 适宜卫生科技组织	提高发展中国家的新型疫苗可及率	盖茨基金会捐赠累计 1 亿美元； 研发发展中国家所急需的新型疫苗产品
保卫未来/1999	联合国艾滋病规划署 百时美施贵宝 哈佛艾滋病协会	改善撒哈拉以南的非洲地区艾滋病状况	百时美施贵宝捐赠累计 1 亿美元； 在博茨瓦纳、莱索托、纳米比亚、南非等国家设有资助项目

资料来源：Gill Walt，et al.，"Global Public-Private Partnerships：Part II-What are the Health Issues for Global Governance?" p.703。

三、全球卫生伙伴关系的发展阶段

作为一种创新型国际制度,跨国公私伙伴关系挑战了传统的政府间合作模式,使全球治理行为体朝着多元化方向发展。2003 年,联合国可持续发展大会(CSD)召开十一届会议时指出:"作为创新型机制,公私伙伴关系是政府间合作模式的补充,并非取代(replace)。"虽不是根本意义上的颠覆,伙伴关系却推动了特定全球治理领域的深刻变革,这一变迁过程突出表现在全球卫生领域。

20 世纪 90 年代末到 21 世纪初,全球疫苗免疫联盟(GAVI)、全球基金(GF)等全球卫生伙伴关系的创立,促使其所关注领域的研发以及援助活动发生翻天覆地的改变。这一新型合作机制打破了卫生领域政府间合作模式"一统天下"的局面,改变了世界卫生组织等国际组织"过于官僚主义、行动缓慢、有权力且傲慢、不让私有部门有一席之地"①的状况。这一过程被描述为全球卫生领域公有部门向私有部门的"权力转移"。

如图 1 所示,基于制度发展的生命周期(life cycle)视角,全球卫生伙伴关系的完整发展阶段可分为出现、扩散、制度化(成熟)以及衰退阶段。其中,**出现**,指公私伙伴关系合作模式在全球卫生治理领域的零星出现,这一阶段的公私伙伴关系在全球卫生治理领域数量较少,影响力较小,未能对传统的全球卫生治理制度形成挑战。**扩散**,指跨国公私伙伴关系在全球卫生治理领域的大规模传播和涌现。这一阶段描述的是公私伙伴关系在数量上的激增,以及对传统的政府间合作模式形成的冲击。**制度化**是指跨国公私伙伴关系在全球卫生等治理领域逐渐进入成熟期,公私伙伴关系逐渐进入深度发展阶段。这一阶段,公私伙伴关系在经历了广泛的传播和扩散之后,一部分成功实现制度化,另一部分则陷入制度化停滞,或是遭遇解散,造成伙伴关系的数量曲线的下滑趋势。**衰退阶段**,指跨

---

① Farmer Garrett, "From 'Marvelous Momentum' to Health Care for All: Success Is Possible with the Right Programs," *Foreign Affairs*, March/April 2007, 参见 http://www. foreignaffairs. com/articles/62458/paul-farmer-and-laurie-garrett//from-marvelous-momentum-to-health-care-for-all-success-is-possib, 2020-03-05。

国公私伙伴关系经历漫长的发展,被全球卫生治理行为体逐渐抛弃,直至完全退出相关治理领域。作为全球卫生治理的新型合作模式,全球卫生伙伴关系已经历前三个阶段,但尚未进入衰退期。

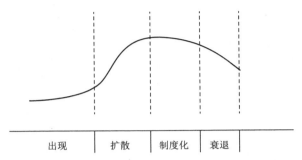

出现　扩散　制度化　衰退

图 1　全球卫生领域跨国公私伙伴关系的发展周期

资料来源:笔者自制。

早在 20 世纪 70 年代,公私伙伴关系已在全球卫生领域零星出现。例如,1975 年,世界卫生组织、联合国开发计划署、世界银行和联合国儿童基金会与基金会、私人企业、研究机构等私有部门展开合作,共同构建了热带病研究与培训特别计划(TDR)平台。但直到 20 世纪 90 年代中后期,全球卫生伙伴关系才实现大规模扩散,对全球卫生治理领域产生实质影响。

(一)全球卫生伙伴关系的横向扩散

20 世纪 90 年代,相较于苏东经济治理模式的崩塌,新自由主义经济理念被广泛传播,私有化的治理模式开始从国家内部外溢到全球治理领域。1992 年,巴西里约热内卢召开的联合国环境与发展大会成为全球治理领域公私伙伴关系发展的转折点。里约峰会通过《二十一世纪议程》,《议程》强调九大"主要团体"(major groups)在议程的实施上发挥着关键作用,这九大团体包括:妇女、儿童、原住民、非政府间组织、地方当局、工人和工会、工商界、科技共同体、农民。《议程》第三十章第七点明确规定:"政府与工商界应该加强联系,建立伙伴关系,共同执行可持续发展的原则和规范。"①1995 年,联合国秘书长在联合国可持续发展委员会(CSD)的报告中

---

① Agenda 21,Chapter 30,Point 7,3—14 June,1992,参见 https://sustainabledevel-opment.un.org/content/documents/Agenda21.pdf,2022-01-05。

指出："发展与主要团体的伙伴关系是成功实现二十一世纪议程的必备条件之一。"[1]

2002年,在约翰内斯堡第二次世界可持续发展峰会上,联合国秘书长科菲·安南大力呼吁加强与私有部门的合作,并提出公私伙伴关系的新型治理模式是实现联合国千年发展目标的核心途径之一。[2]在联合国机构的倡导下,2002—2004年间,跨国公私伙伴关系出现井喷式增长,这一时期伙伴关系发起数量高达670个。在所有的全球治理领域中,全球卫生领域的公私伙伴关系所占比重最高,约为21.2%。(见图2)全球卫生领域成为跨国公私伙伴关系最为活跃的治理领域。

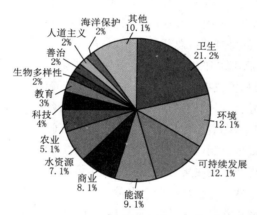

图2 跨国公私伙伴关系的领域分布

资料来源:跨国伙伴关系数据库(TPD),2011,https://globalppps.org,登录时间:2019-12-01。

作为全球治理领域变迁的缩影,世纪之交见证了卫生领域国际合作的新变化,具体表现为卫生援助的大幅增加、卫生领域参与主体的多元化及公私伙伴关系的兴起。一方面,冷战结束带来了国际格局的转变,援助不再完全基于政治考虑。在卫生领域,国际社会开始关注人类健康与经

① Jens Martens, *Multi-stakeholder Partnerships: Future Models of Multilateralism?*, Berlin: Dialogue on Globalization, 2007, p.13.

② Marianne Beisheim, "Partnerships for Sustainable Development," SWP Research Paper, February 2012, Berlin, p.10.

济发展之间的联系，新的医学研究成果使一些疾病的有效控制成为可能，卫生领域的援助资金开始增加，从 1990 年的 56 亿美元增加到 2008 年的 282 亿美元[1]。为了激励研发欠发达国家支付得起（affordable）的药品和疫苗，数以亿计的资金流向艾滋病、疟疾和肺结核等疾病的防治领域。[2]联合国千年发展目标（Millennium Development Goal of UN）列出卫生领域的政策目标：儿童死亡率降低 2/3，孕产妇死亡率降低 3/4，遏制并减少艾滋病、疟疾以及结核病以及其他传染疾病的传播。

除政府援助资金之外，以盖茨基金会为代表的私有部门投入成为新的资金增长点。在全球卫生援助领域，1990 年，仅 15%的援助资金来自非政府组织和基金会。2007 年，私有部门的卫生援助份额翻了一番，占总额的 30%。[3]2008 年，美国私人基金会对全球卫生的援助总额约为 24 亿美元，盖茨基金会的贡献超过总额的一半，高达 19.85 亿美元。[4]

由于私有部门影响力逐渐扩大，卫生领域参与主体不断多元化。事实上，在联合国相关机构以及世界卫生组织成立的最初几十年时间内，几乎没有其他国际行为体具有影响全球卫生议程的政治和财政实力。自 20 世纪 90 年代以来，随着全球化的加速，卫生议题首先从封闭的世界卫生部门外溢到其他多边机制，成为七国集团（G7）和世界经济论坛的讨论重点。联合国安理会也开始关注艾滋病防治等卫生议题。其次，私营部门与非政府组织也成为全球卫生领域的新兴力量，盖茨基金会、辉瑞、诺华和葛兰素史克等制药公司在艾滋病、结核以及疟疾等传染性疾病以及儿童营养缺乏症等疾病防治方面扮演重要角色。以无国界医生（MSF）、乐施会（Oxfam）以及国际救助贫困组织（CARE）为代表的国际非政府组织也在应对突发卫生事件、提高药物可及性等卫生议题的政策制定方面发挥关键作用。

另一方面，随着私有部门在全球卫生领域资金投入的增多以及话语

① Institute for Health Metrics and Evaluation, *Financing Global Health 2012*: *The End of the Golden Age*?, Seattle: University of Washington, 2012.

② Ravishankar Nirmala, et al., "Financing of Global Health: Tracking Development Assistance for Health From 1990 to 2007", *The Lancet*, 2009, 373(9681), p.2113.

③ 洛·贝尔:《创新卫生伙伴关系——多元化的外交》,郭岩等译,北京大学医学出版社 2014 年版,第 25 页。

④ Foundation Center, http://foundationcenter.org/getstarted/faqs/html/np.pro_con.html,登录时间:2022-02-20。

权和参与度的提升,强调平等关系的公私伙伴关系模式开始涌现。全球
卫生伙伴关系由来已久,如 1975 年的热带病研究与培训特别计划
(TDR)。但在 20 世纪 90 年代以前,非洲国家从未得到过世界卫生组织、
联合国儿童基金会以及世界银行等卫生领域的国际组织、非政府扶植、慈
善基金会以及大批企业的如此"青睐"。近年来,在许多发展中国家,创新
型公私伙伴关系已经成为欠发达国家接受卫生援助的首选筹资机制。如
图 3 所示,以世界卫生组织参与的公私伙伴关系为例,其数目在 20 世纪
90 年代之后逐渐上升,并在 1999—2004 年达到峰值,直到 2006 年之后才
进入相对的"冷静期",这一发展过程与整体全球治理领域公私伙伴关系
的发展趋势是吻合的。

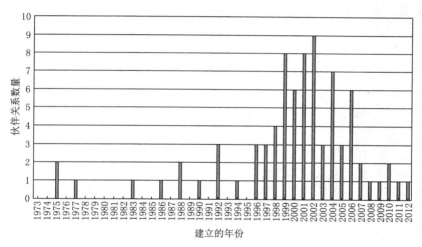

图 3　世界卫生组织协调下全球卫生伙伴关系的数量(1973—2012 年)

资料来源:Liliana Andonova, *Governance Entrepreneurs*:*International Organizations and The Rise of Global Public-Private Partnerships*, p.155。

截至 2004 年,共有 91 项卫生公私伙伴关系登记在卫生公私伙伴关系
倡议(IPPPH)数据库。2010 年,国际药品制造商协会联合会(IFPMA)发
布《世界卫生伙伴关系目录 2010》。联合会总干事爱德华多·皮萨尼
(Eduardo Pisani)指出:

　　当 IFPMA 于 2003 年首次记录卫生公私伙伴关系时,我们统计

了 36 个有效项目。2010 年,这一总数已增至 213,涵盖了更广泛的疾病和卫生议题,包括儿童和产妇保健、慢性病以及发展中国家的医疗能力的强化等。①

由于卫生伙伴关系数目繁多,追溯小型卫生伙伴关系的扩散情况难度较大。参照 IFPMA 的《世界卫生伙伴关系目录》,图 4 呈现了卫生伙伴关系的整体发展情况。与其他健康议题相比,大多数伙伴关系聚焦于艾滋病、疟疾和结核病、生殖、孕产、儿童和青少年健康等议题领域。图 5 呈现了制药公司参与全球卫生伙伴关系的情况。其中,共有 25 家大型制药公司参与卫生伙伴关系,默克、诺华、辉瑞和赛诺菲等制药巨头占据公私伙伴关系数量的一半以上。

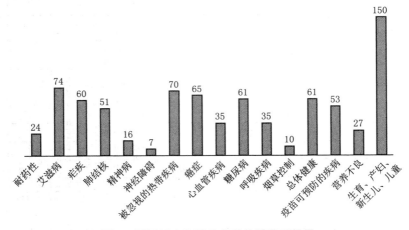

图 4　不同卫生议题的公私伙伴关系数量

资料来源:http://globalhealthgovernance. org/blog/2017/7/21/the-surge-of-public-private-partnerships-for-health-since-the-millennium,登录时间:2022-01-02。

由于全球卫生包括健康领域的实践和研究,全球卫生伙伴关系文献数量的增加也能从侧面反映出公私伙伴关系的兴起与扩散。如图 6 所示,PubMed 数据库关于全球卫生伙伴关系文章数量逐年递增。在 20 世纪 90

---

① 参见 http://globalhealthgovernance. org/blog/2017/7/21/the-surge-of-public-private-partnerships-for-health-since-the-millennium,2022-01-01。

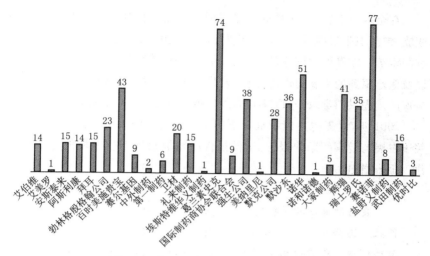

图5　制药公司参与的公私伙伴关系数量

资料来源：http://globalhealthgovernance.org/blog/2017/7/21/the-surge-of-public-private-partnerships-for-health-since-the-millennium，登录时间：2022-01-02。

年代之前，几乎没有关于卫生伙伴关系的研究，1995—2005年之间出现跳跃式增长，在2005年之后进入稳定增长阶段。研究领域的增长趋势与全球卫生伙伴关系的兴起趋势基本是吻合的。

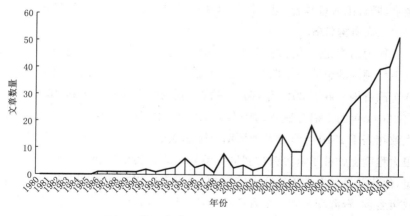

图6　关于全球卫生伙伴关系文章数量

资料来源：Pubmed，参见 https://pubmed.ncbi.nlm.nih.gov/，登录时间：2022-02-01。

在全球卫生领域,这些世纪之交涌现的公私伙伴关系履行着广泛的职能,包括卫生议程设定、筹资、研发、向各国提供技术援助以及规范和标准制定等。在发展中国家的卫生援助工作中,跨国公私伙伴关系是药物以及医疗服务的主要提供者,例如为艾滋病人提供抗逆转录病毒疗法、为疟疾防治提供消毒蚊帐(ITNs)、为预防腹泻或乙肝等疾病提供疫苗服务。

2001年,世界卫生组织框架下的宏观经济与健康委员会提交了一份关于发展与健康问题的报告,这份报告敏锐捕捉到卫生领域的这些新变化。报告指出:

> 良好的健康状况将对经济增长产生显著的正向影响。为改善中低收入国家的健康状况,国际社会与国家的资源投入应适度向卫生领域倾斜。除建议增大资金投入之外,还应鼓励囊括私有部门的公私伙伴关系在卫生领域发挥更重要的作用。[①]

在2000年前后出现的全球卫生伙伴关系中,全球疫苗免疫联盟(GAVI)、全球抗击艾滋病、结核和疟疾基金(GFATM,简称GF)拥有广泛的影响力,被视为"改变全球卫生政策制定的环境和背景"。全球疫苗免疫联盟、全球基金甚至与世界卫生组织、联合国艾滋病规划署、联合国儿童基金会、联合国人口基金、世界银行以及盖茨基金会等组织一起被称为全球卫生八大机构(H8)。

作为结构完备的全球卫生伙伴关系,全球疫苗免疫联盟和全球基金在卫生领域的影响力不断扩大,卫生援助规模甚至超过世界卫生组织等联合国机构。截至2010年,两大机构控制的资金额累计超过400亿美元(含2011年的认捐金额),2010年,两大机构的拨付金额约为60亿美元,大致相当于2010年官方发展援助资金总额的5%。这两大卫生伙伴关系很大程度上弥补了世界银行和世界卫生组织在传染性疾病应对方面的不足,伙伴关系的上游连接联合国机构、学术专家以及智囊团,以实现研究、政策咨询、资源动员和资金管理等功能,下游连接公有部门和私有部门在

---

① 洛·贝尔:《创新卫生伙伴关系——多元化的外交》,郭岩等译,北京大学医学出版社2014年版,第20页。

国家层面的执行机构，以展开具体援助工作。

公私合作的创新形式并不仅限于多边层面。《2003 年美国领导防治艾滋病、结核病和疟疾法案》得到美国参众两院的批准。该法案同意在 5 年内拨款 150 亿美元，通过多边和双边渠道，支持发展中国家抗击艾滋病、结核病和疟疾。①该法协调美国国际开发署、疾病预防控制中心以及国际卫生研究院等双边援助机构的行动，并呼吁这些双边机构与信仰组织（FBO）和私营企业建立伙伴关系，降低艾滋病的发病率。2004 年，基于该法案美国政府为全球基金贡献了 1/3 的捐款。2008 年 7 月，该法经授权更名为《汤姆·兰托斯和亨利·海德全球领导法》，呼吁在 5 年内拨款 480 亿美元，其中 390 亿美元用于艾滋病防治，50 亿美元用于疟疾防治，40 亿美元用于结核病治疗。

综上所述，20 世纪最后几年和 21 时期初期见证了卫生领域的变化，私有部门的捐赠额在卫生援助中比例不断攀升，卫生领域的行为体不断多元化，这些非国家行为体基于财力和影响力的扩大，产生了与公有部门平等参与卫生治理的需求，突出表现为跨国公私伙伴关系在卫生领域的涌现与扩散。

（二）全球卫生伙伴关系的纵向制度化（institutionalization）

在经历横向扩散之后，大部分公私伙伴关系已经进入深化合作阶段，具体包括公私部门之间协议的签订、合作规则的制定、实体机构的设立等。

作为衡量参与者合作深度以及制度完善程度的标准，制度化（institutionalization）是全球卫生伙伴关系的重要发展阶段，决定了公私伙伴关系这一创新模式的稳定性和持续性。一旦伙伴关系的参与方作出有约束力的社会承诺，制定清晰的规则和战略计划，构建集中化的结构和监督程序，公私伙伴关系将变得更加稳定。

在国际制度研究领域，肯尼思·阿博特等人提出了法律化（legalization）意义上的制度化概念。他们指出，作为一种特殊形式的制度化，法律化是指国际制度拥有的一系列特点：义务性程度（obligation）、精确性程度（precision）和授权性程度（delegation）。②义务性程度是指国家或者其他行为

---

① 参见 https://opinion.huanqiu.com/article/9CaKrnKbp8k，登录时间：2022-01-02。

② Kenneth Abbott，Robert Keohane and Andrew Moravcsik，"The Concept of Legalization"，*International Organization*，2000，54(3)，p.402.

体受到一系列规则和承诺的约束,特别是指行为体的行为在国际法的一般性原则、程序和话语下受到审查。精确性程度是指国际制度对参与者行为作出清晰规定。授权性程度是指第三方被授予权威来实施、解读和运用规则,解决争端以及制定详细的规则和程序。

参照阿伯特提出的三大维度(见表4),作为创新型国际制度,公私伙伴关系的制度化水平同样可用义务性程度(obligation)、精确性程度(precision)、授权性程度(delegation)来衡量,但三个维度的内涵发生了相应改变。①

表4 跨国公私伙伴关系的制度化水平

制度化水平	义务性程度	精确性程度	授权性程度	
			集中化	监督强度
高	参与伙伴签订协议、作出社会承诺	详细的规则:允许有限的解读	稳定的机构;外部和内部监督	
中	参与伙伴签订协议、但允许例外条款	详细的规则:允许随意解读	半集中化机构;内部监督	
低	参与伙伴没有作出任何限制性承诺	宽泛的规则:难以服从和执行	无实体机构;缺乏内部或外部监督	

资料来源:笔者整理。

首先,就**义务性程度**而言,与国际制度不同,公私伙伴关系的约束对象除了公有部门,更多的是私有企业和非政府组织。国际法的约束对象主要是主权国家,我们不应将"是否签订具有国际法约束力的规则或协约"用于衡量公私伙伴关系的义务性。义务性的本质在于衡量参与方是否愿意作出承诺,约束自身行为。对于公私部门来说,对伙伴关系作出的承诺是基于建构意义(constitutive),本质属于社会性(social)承诺,而非法律性(legal)承诺。

其次,就**精确性程度**而言,公私伙伴关系与国际制度并无本质不同,皆强调规定的细致程度。对于伙伴关系而言,精确性程度是用以衡量伙伴关系的目标、战略计划、规章、决策程序等方面的详细程度,以及留给伙伴关系的解释空间大小。

---

① Kenneth Abbott, Robert Keohane and Andrew Moravcsik, "The Concept of Legalization", *International Organization*, 2000, 54(3), pp.401—419.

第三,就**授权性程度**而言,国际制度的授权强调的是第三方的仲裁、争端解决和管辖权。公私伙伴关系并不适用国际法,其授权维度的焦点在于,公私部门是否愿意将权力授予伙伴关系平台。据此,可进一步将授权性细化为集中化与监督强度,前者用来描述公私伙伴关系是否享有参与方的授权,建立了集中化的机构,后者用来描述公私伙伴关系是否受到外部或内部的监督。

经历规模扩散之后,大部分全球卫生伙伴关系进入纵向的制度化发展阶段。以疫苗领域公私伙伴关系的突出代表——全球疫苗免疫联盟(GAVI,简称疫苗联盟)为例,在盖茨基金会的推动下,疫苗联盟的制度化水平不断提高。

2002 年,全球疫苗免疫联盟建立之后,作为重要的参与伙伴和主导者,盖茨基金会认捐 7.5 亿资金,并在联盟的发展过程中,不断扩大资金投入。2000—2009 年间,盖茨基金会出资额占 GAVI 总融资额的 26%,[1]2010—2015 年间,盖茨基金会出资总额高达 3.75 亿美元。(见图 7)2000—2020 年间,盖茨基金会的出资额在疫苗联盟的总融资额占 20% 左右。

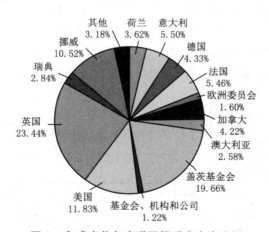

图 7　全球疫苗免疫联盟捐赠方出资比例

资料来源:GAVI, https://www.gavi.org/investing-gavi,登录时间:2022-03-01。

---

① Grace Chee, Vivikka Molldrem and Slavea Chankova, *Evaluation of GAVI Phase 1 Performance*, October 2008, https://www.gavi.org/our-alliance/strategy/phase-1-2000-2005,登录时间:2022-01-02。

在盖茨基金会的游说下,其他私营部门也相应扩大了对疫苗联盟的捐款和资源承诺。作为主要投资方和私有部门代表,与公有部门相比,盖茨基金会更加看重疫苗联盟的"投资回报率"。回报率不仅体现在制药行业能否保持长期盈利,还体现在疫苗联盟的绩效目标能否实现。为了保证疫苗联盟的成功,盖茨基金会不断推动联盟的制度化建设。

图8展示了疫苗联盟在发展中国家提供低价疫苗援助的具体流程:发展中国家需要提出疫苗需求量申请;世卫组织负责疫苗的"预认证"①,将符合国际标准的疫苗列入采购清单;疫苗联盟负责人与疫苗厂商进行价格协商,确保低价疫苗的长期供应;在疫苗厂商规模研发和生产疫苗,联合国儿童基金会负责集中的采购和分配;将疫苗运输至发展中国家,并展开疫苗接种服务。这套流程背后的运营逻辑在于:对于私有部门而言,疫苗研发和生产过程中,所需生产设备皆为疫苗产品量身打造,在不知产品效能和未来市场需求的情况下,投资研发和扩大生产规模是冒险的商业行为。对此,疫苗联盟通过长期或预先承诺疫苗采购款的形式,消解企业研发和大规模生产带来的风险,进而激发疫苗企业的创新潜力和生产疫苗。作为利益交换,疫苗厂商需要承诺为发展中国家长期提供低价新型疫苗。因此,低价的疫苗虽然减少了疫苗厂商的短期利润,但确保了长期以及稳定的收益率,继而实现"公利"与"私利"的双赢局面。

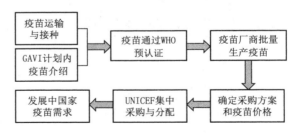

图8 全球疫苗免疫联盟的疫苗服务流程

资料来源:作者自制。

为了保证疫苗援助流程的顺利实现,盖茨基金会首先要确保援助方

---

① 作为药品质量和安全性能的评价体系,世界卫生组织预认证是疫苗产品进入发展中国家以及联合国机构采购体系的"准入证"。

在该领域的长期出资承诺，其次要确保疫苗企业做出长期低价供应疫苗的承诺，最后还要确保发展中国家在接受资金援助之后，将其用于疫苗接种领域，而不是出现贪腐行为。因此，与各方达成有约束力的协议（**义务性程度**）对于疫苗联盟的运营而言至关重要。

在疫苗联盟的服务框架下，允许国家自由选择申请何种项目以及何时申请，但政府首先要向 GAVI 独立审查委员会提交融资申请，之后经由秘书处审查，最后交由理事会审查。受援国不能无条件获得援助，其能否通过审查、继续获得资金主要依据是数据质量稽查（DQA）的绩效结果。①为了赢得后续资金，发展中国家必须严格遵守疫苗联盟的相关规定和流程，合理使用和分配援助资金与疫苗产品，从而增强了发展中国家对疫苗联盟的承诺。

2006 年，利用私营部门的市场经验和智慧，盖茨基金会推动成立国际免疫融资机构（IFFI），要求捐赠国政府作出高达 63 亿美元的长期出资承诺，这是史上第一个让捐赠方作出长达 20 年且具有法律约束力的出资承诺协议。②2009 年 6 月，盖茨基金会与意大利、英国、加拿大、俄罗斯和挪威五个捐赠国共同出资 15 亿美元，发动先进市场推动疫苗计划（AMC）。这一计划的运营逻辑在于，制药公司有了稳定的收入来源之后，才有投资生产疫苗的动机。作为交换，制药公司要签订具有法律约束力的协约，承诺长期提供一剂不超过 3.5 美元的低价疫苗。

在敦促各方作出可靠承诺的同时，盖茨基金会深信，承诺的履行需要**精确**的规则、程序和战略计划。2008 年 10 月 29 日，疫苗联盟批准一份具有约束力的协定，协定内容包含总则、融资途径、机构设置、修正案与协定的解除等部分，详细规定了全球免疫联盟的性质、名称以及各机构的组成与职能。③其中，协定总则第 5 条规定 GAVI 的存续并无时间限制。除了正式协定之外，GAVI 还在同一时间颁布了机构章程，章程较为

① Gavi，https://www.gavi.org/programmes-impact/country-hub，登录时间：2022-03-01。

② Gavi，https://www.gavi.org/investing-gavi/innovative-financing/iffim，登录时间：2022-03-01。

③ *Gavi Alliance Statutes*，29—30 October 2008，http://www.whale.to/vaccine/gavi.html，登录时间：2022-01-03。

详尽地规定了 GAVI 的机构原则、部门职能、决策程序与员工的选拔与任命等事项。①此外,自 2000 年成立至今,GAVI 共设立四个阶段的战略目标:2000—2006 年为第一阶段,2007—2010 年为第二阶段,2011—2015 年为第三阶段,2016—2020 年为第四阶段。疫苗联盟董事会为每一阶段都制定了详细的计划书,在总结往年经验和教训的基础上,规定下一阶段的具体目标、实施步骤和注意事项。

在各方作出承诺、制定细致的规则和计划的同时,盖茨基金会认为,疫苗联盟需要集中化的机构执行具体事务,需要监督部门监察公私部门和受援国的行为,防止各方的机会主义倾向。据此,盖茨基金会积极推动疫苗联盟的**授权性**程度。在集中化的机构建设方面②,疫苗联盟由理事会、秘书处、审计处、常设委员会和咨询委员会五部分组成,各部门分工明确,雇有正式员工。如图 9 所示,疫苗联盟理事会享有决策权,设置 28 个代表席位。世界卫生组织、联合国儿童基金会、世界银行以及盖茨基金会拥有理事会永久席位,而其他代表席位皆有时间限制。

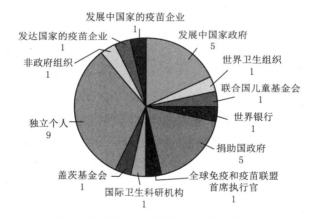

图 9　全球疫苗免疫联盟理事会席位分配

资料来源:Gavi,https://www.gavi.org/our-alliance/governance/gavi-board,登录时间:2022-01-02。

就监督而言,疫苗联盟接受内部与外部的双重监督。疫苗联盟理事

①② *Gavi Alliance Statutes*,29—30 October 2008,http://www.whale.to/vaccine/gavi.html,登录时间:2022-01-03。

会共有28个席位,其中9个席位为独立个体(第三方)所设,说明联盟受到第三方监督。同时,作为国际机构实体,疫苗联盟总部在日内瓦,受到瑞士基金会监察委员会的外部监督和制约。

综上所述,为了保证投资回报率,盖茨基金会持续推动疫苗联盟的制度化建设。参照表5,分别赋予制度化水平高、中、低三个层次以3、2、1分,全球疫苗免疫联盟制度化水平得分如下,属于制度化较高的全球卫生伙伴关系。

表5 全球疫苗免疫联盟(GAVI)制度化水平得分

制度化水平	义务性程度	精确性程度	授权性程度
表现	公私伙伴之间达成可靠承诺;与受援国之间签订绩效协议	具体的目标及实施流程;详细的规则;细致的战略计划	各个部门分工明确;理事会享有决策权和监督权;受到第三方个体和瑞士基金会监察委员会的监督
分值	3分	3分	3分

资料来源:作者自制。

然而,在数量繁多的全球卫生伙伴关系中,除全球疫苗免疫联盟等制度化水平较高的伙伴关系之外,还有部分伙伴关系维持着松散的机构设置,不曾设立独立的秘书处和管理机构,制度化水平相对较弱。总的来说,受到功能类型、问题领域等多重因素的影响,在不同全球卫生伙伴关系内部,公有部门与私有部门之间的合作深度存在较大差异。基于义务性程度、精确性程度、授权性程度三大标准,分别赋予制度化水平高、中、低三个层次以3、2、1分,全球卫生伙伴关系的制度化水平状况如表6。

表6 全球卫生伙伴关系的制度化水平

全球卫生伙伴关系	类型	义务性程度	精确性程度	授权性程度
全球免疫和疫苗联盟	服务	高	高	高
全球基金	服务	高	高	高
全球消除麻风病联盟	服务	中	中	低
国际艾滋病疫苗倡议	知识→服务	低	低	低
	服务	高	高	中

全球卫生伙伴关系	类型	义务性程度	精确性程度	授权性程度
促进肥皂洗手公私伙伴组织	知识	低	低	低
遏制疟疾伙伴关系	服务	低	低	低
儿童疫苗倡议	服务	低	低	低

资料来源：Marianne Beisheim and Andrea Liese，*Transnational Partnerships*：*Effectively Providing for Sustainable Development*？Switzerland：Springer，2014，p.39。

基于上述考察可发现，不同全球卫生公私伙伴关系的制度化水平差异较大。需要强调的是，作为全球卫生伙伴关系的重要发展阶段，伙伴关系的整体制度化水平越高，公私合作关系的稳定性越强。相反，制度化结构越松散，伙伴关系面临的解散或终止风险越大。因此，在实现扩散的基础上，如何推动公私部门之间的深度合作，促进伙伴关系合作模式实现制度化和稳定化，成为该发展阶段的主要议题，也是未来研究的重要方向。

四、结　　语

在界定全球卫生和公私伙伴关系概念的基础上，本文给出全球卫生伙伴关系的定义，突出了全球卫生的"超地域"特征以及公私伙伴关系的治理制度本质。作为公有部门与私有部门达成的机制安排，全球卫生伙伴关系旨在提供全球卫生服务或实现卫生领域的政策目标。根据主导部门或功能领域的不同，全球卫生伙伴关系可分为不同类别。基于制度的生命周期理论，本文重点考察全球卫生伙伴关系的横向扩散阶段与纵向制度化阶段。前者强调公私伙伴关系在全球卫生领域的数量激增，后者强调公私部门之间的纵向合作深度。作为制度创新，公私伙伴关系只有在规模扩散之后，实现制度化和固定化，才能以更加稳定的制度形态融于原有的全球卫生治理结构。

现阶段，部分兴起于世纪之交的全球卫生伙伴关系经历数十年的发展,进入制度化阶段。与此同时,新的公私伙伴关系也在不断涌现,融入整体的发展进程。公私伙伴关系的制度形式更加多样,制度化水平差异更加显著。通过考察全球卫生伙伴关系的定义、类型以及发展阶段,本文为更加深入的研究工作打下基础。未来研究可就全球卫生伙伴关系的制度化影响因素、组织文化、组织行为以及组织绩效等议题展开进一步探索。

国际政治中的世界卫生组织预认证项目

秦　倩　　洪秋明 *

【内容提要】 世界卫生组织预认证项目通过对药品安全性、质量与功效方面的审查与认证，致力于为处于贫困之中的人提供优质且低廉的药品。拥有预认证项目的药品能够更快地进入发展中国家市场，也能够获得联合国等国际机构采购清单的入场券。然而，目前对于预认证项目的研究大多停留在技术层面，侧重于申请流程等分析，缺少从国际政治维度的分析。加深对于预认证项目的认识不仅能够促进对全球公共卫生治理的理解，也能够为中国药企国际化提供帮助。本文基于国际机制的视角，探讨预认证项目的合法性、有效性与局限性。

【关键词】 世界卫生组织预认证项目；国际机制；合法性；有效性；局限性

【Abstract】 World Health Organization Prequalification Programme aims to provide quality and affordable medicines to people in poverty by examining and certifying medical products' safety, quality and efficacy. The products entering the PQ lists could reach the market in developing countries more quickly, also gain the access to the purchasing lists of relevant UN agencies or international organizations. However, current research on PQ stays at the technical level, focusing on how to apply PQ. A profound understanding of PQ will give an insight into global public health governance, as well as inspire China's pharmaceutical companies to internationalize. This essay analyses PQ's legitimacy, effectiveness and limitations from an international regime perspective.

【Key Words】 World Health Organization Prequalification Programme, International regime, Legitimacy, Effectiveness, Limitations

　* 秦倩，法学博士、医学博士，复旦大学国际关系与公共事务学院国际政治系副教授；洪秋明，复旦大学国际关系与公共事务学院硕士研究生。

引　言

2022 年 5 月 19 日，世界卫生组织（World Health Organization，WHO，下称"世卫组织"）宣布将中国康希诺生物制剂公司生产的克威莎疫苗列入"紧急使用清单"（Emergency Use Listing，EUL），从而使世卫组织验证用于预防由 SARS-CoV-2 引起的新冠病毒的不断增长的疫苗清单又增加了一种疫苗，而世卫组织的批准能够使得之前无法自行购买疫苗的国家通过联合国等机构获得疫苗。进入世卫组织紧急使用清单意味着什么？这意味着获得批准后的国药疫苗能够成为联合国等专门机构的采购对象，有利于缓解目前"新冠肺炎疫苗实施计划"（COVAX）所面临的疫苗短缺问题，以确保中低收入国家也能够公平获得新冠疫苗以应对新冠大流行。进入紧急使用清单是加入 COVAX 疫苗供应的前提条件。世卫组织紧急使用清单通过评估与生产设施的现场检查确保新冠疫苗的安全性、有效性与质量标准，也为考量疫苗的风险管理计划与程序适用性。同时，紧急使用清单也能够让各国加快本国关于新冠疫苗的监管审批，以进行更好的进口与管理。

实际上，紧急使用清单属于世卫组织预认证项目（WHO Prequalification programme，PQ）的特殊部门之一，其适用于国际关注的公共卫生突发事件与其他公共卫生事件的药品审批，以确保各国能够及时获得优质、安全与有效的相关药品。但在更多时候，世卫组织预认证项目在发展中国家的药品可及性（access to medicine）问题上扮演着重要角色。

药品①可及性是全球卫生中最为两极分化的议题之一。马克·扎克（Mark W. Zacher）曾表示，平衡发展中国家的药品可及性与发达国家药

---

①　本文中的"药品"概念借用苏里·穆恩（Suerie Moon）和艾伦·霍恩（Ellen 't Hoen）在《药物可及性的全球政治：从 1.0 到 2.0》（The Global Politics of Access to Medicines：From 1.0 to 2.0）一文中药品（medicines）和卫生技术（health technologies）的概念，即广泛指代药物（drugs）、疫苗（vaccines）和其他生物制剂（biologics）、诊断（diagnostics）和医疗设备（medical devices）等等。详见 Suerie Moon, Ellen 't Hoen, "The Global Politics of Access to Medicines：From 1.0 to 2.0," in Colin Mcinnes, Kelley Lee, Jeremy Youde（Ed）, *The Oxford Handbook of Global Health Politics*, Oxford University Press, 2020，pp.881—915.

品专利的矛盾是卫生治理中两种政治博弈之一。①前世卫组织总干事陈冯富珍（Margaret Chan）也表示"在世卫组织机构讨论的所有议题中，药物可及性是最能够激起最激烈（most heated）甚至是分裂（divisive）或爆炸性（explosive）讨论的话题。"②由此可见，药品可及性是全球卫生治理中不可回避的重要问题之一。

世卫组织启动的预认证项目，通过对药品安全性（safety）、质量（quality）与功效（efficacy）的审查与认证，致力于为了处于贫困之中的人们提供优质且低廉的药品。拥有预认证项目的药品能够更快地进入非洲等国家市场，也能够获得联合国等国际机构采购清单的入场券。目前，预认证项目已经对近 1500 种医疗产品（medicines products）进行资格预审，包括诊断产品③（IVDs）、药物（medicine）④、疫苗（vaccines）、免疫设备（immunization devices）⑤、病媒控制（Vector Control）产品等。

笔者在回顾文献时发现目前关于预认证项目的研究较少，且少有学者从国际政治的视角研究预认证项目。无论是从全球卫生治理的发展中国家药品可及性或是中国药企国际化的角度，预认证项目都是应该关注的重要机制之一。故而，本文将纵观预认证项目的发展，从国际机制视角下回答关于预认证项目的三个问题：预认证项目为何建立又如何取信于各国？该项目在过去几十年间如何发挥作用而又为全球卫生治理带来何种影响？发展至今，该项目又面临着何种问题？换言之，本文将聚焦于世卫组织预认证项目的机制合法性、有效性与局限性，以为研究药品可及性问题提供新角度，也为中国药企进入联合国等国际组织采购清单提供背景知识。

---

① 扎克·科菲：《因病相连：卫生治理与全球政治》，晋继勇译，浙江大学出版社 2011 年版，第 5 页。

② Colin Mcinnes, Kelley Lee, Jeremy Youde(Ed.), *The Oxford Handbook of Global Health Politics*, Oxford University Press, 2020, p.5.

③ 根据世卫组织官网，诊断产品分类中包括体外诊断产品（IVDs）与男性包皮环切产品（MCD）。

④ 根据世卫组织官网，药物（medicine）分类包括成品药（FPP）、原料药（API）以及质量控制实验室（QCL）。

⑤ 根据世卫组织官网，免疫设备（immunization devices）包括疫苗设备（ImDI）以及冷链设备（CCE）等产品。

一、文献综述与研究框架

（一）文献综述

目前，国内外对于世卫组织预认证项目的文献研究基本可以分为三类，一为针对预认证的历史沿革与申请步骤相关介绍，二为对预认证项目某一具体分类进行分析，三为通过定性等研究方法探讨预认证项目的实施效果与所需改进的问题。

大多数文献注重介绍世卫组织预认证项目的来源与步骤。在这方面，世卫组织免疫、疫苗和生物制品司专家诺拉·德列皮亚内（Nora Dellepiane）的《世卫组织疫苗预认证项目25年（1987—2012）：教训与未来》［*Twenty-five Years of the WHO Vaccines Prequalification Programme（1987—2012）：Lessons Learned and Future Perspectives*］[①]是重要文献之一。该文对预认证项目的历史沿革、体制建设及其困境与未来走向进行了详实的描述和分析。菲利普·科恩（Philip Coyne）[②]从不合格与伪造药品的泛滥引出了预认证项目，具体解释了预认证项目如何帮助发展中国家获得优质医疗药品，以及其与世卫组织规章制度的联系。同时，科恩侧重于预认证项目的两个主要贡献，一降低假药、劣药的数量，二提高了国家的药品监管能力。国内研究包括金成波等人[③]从该项目的主要职责、申请范围以及运作程序切入，得出对于我国新药审批的新启示。井春梅等人[④]则侧重于流程与重要性，并据此提出我国参与预认证项目的策

[①] Nora Dellepiane，David Wood，"Twenty-five Years of the WHO Vaccines Prequalification Programme（1987—2012）：Lessons Learned and Future Perspectives," *Vaccine*，Vol.33，No.1，2015，pp.52—61.

[②] Philip E. Coyne，"The World Health Organization Prequalification Programme-Playing an Essential Role in Assuring Quality Medical Products," *Int Health*，Vol.11，No.2，2019，pp.79—80.

[③] 金成波、李烁：《世界卫生组织药品预认证项目简介——兼谈我国新药审评审批制度的完善》，《医学与法学》，2016年第4期，第62—66页。

[④] 井春梅、肖爱丽、张力：《WHO药品资格预审规划对我国制药企业国际化的启示》，《中国药事》2011年第4期，第402—404页。

略。胡冰[1]则从艾滋病、疟疾与结核病的现状出发，总结预认证项目的必然性与重要性。王家威等人[2]在流程分析的基础上总结了我国药企参与该项目不足的原因，如语言问题、认识不足以及眼界不够，并提出针对建议。

其次，部分文献针对预认证项目中的某具体分类进行分析。艾伦·霍恩（Ellen 't Hoen）[3]以印度药企结核病药物参与世卫组织预认证为例，阐述了预认证项目发展中所受到的质疑及其被认可的过程，在总结该项目成就的同时也表示其面临着资金缺乏等一系列挑战。赫伯特·阿费根威·穆邦卡（Herbert Afegenwi Mbunkah）[4]则关注应用于血液供应的体外诊断方法（IVD），并将欧洲新的 IVD 法规与预认证项目中的 IVD 法规进行介绍与比较，指出预认证项目成为资源有限国家审查 IVD 的好途径，有利于减轻本国的监管机构负担。伊莎贝尔·奥尔特加·迭戈（Isabel Ortega Diego）[5]则回顾 2007 年至 2012 年预认证项目所涉及的原料药质量缺陷的数量与类型，发现原料药的缺陷与所用关键材料的杂质含量影响有关，建议预认证项目向原料药制造商提供更多的指导与技术帮助。黄宝斌等人[6]以药品检验实验室为中心，阐述了目前预认证项目对实验室认证的流程以及实施情况，并在此基础上回应我国药品实验室如何走向国际化这

---

[1] 胡冰：《药品预认证程序创立的必然性与重要性》，《亚太传统医药》2007 年第 8 期，第 91—92 页。

[2] 王家威，马双成：《世界卫生组织药品预认证项目的概述及发展方向》，《中国药事》2009 年第 4 期，第 390—392 页。

[3] Ellen F. M. 't Hoen, Hans V. Hogerzeil, Jonathan D. Quick, and Hiiti B. Sillo, "A Quiet Revolution in Global Public Health: The World Health Organization's Prequalification of Medicines Programme," *Public Health Policy*, Vol.35, No.2, 2014, pp.137—61.

[4] Herbert A. Mbunkah, Jens Reinhardt, Chancelar Kafere, Heiner Scheiblauer, Irena Prat, Claudius M. Nübling, "In Vitro Diagnostics for Screening the Blood Supply: The New European Regulation for IVD and the WHO IVD Prequalification Programme," *Vox Sanguinies*, Vol.116, No.1, pp.3—12.

[5] Isabel O. Diego, Antony Fake, Matthias Stahl, Lembit Rägo, "Review of Quality Deficiencies Found in Active Pharmaceutical Ingredient Master Files Submitted to the WHO Prequalification of Medicines Programme," *Journal of Pharmacy & Pharmaceutical Science*, Vol.17, No.2, 2014, pp.169—186.

[6] 黄宝斌、许明哲、杨青云、田学波、白东亭：《WHO 药品检验实验室预认证推动我国药品检验检测机构的国际化》，《中国医药导刊》2014 年第 10 期，第 1354—1356 页。

一问题。朱萍[①]聚焦中国疫苗，表示目前有 20 多种疫苗正在或预计申请世卫组织预认证，并借其东风，希望在未来更多出口"一带一路"沿线国家。

再次，也有文献通过定性等方式研究预认证项目的使用效果等，并提出改进意见。阿里内德娜·内波特·吉拉特（Ariadna Nebot Giralt）[②]以比利时非政府组织为访谈对象，研究使用预认证项目时所遇到的问题，如药品覆盖较少、市场供应不规律以及价格不稳定等，并提出相应建议。约阿希姆·杜阿（Joachim Y. Doua）[③]将预认证项目与美国食品药品监督管理局（US Food and Drug Administration，FDA）和欧洲药品管理局（European Medicines Agency，EMA）的审核程序进行比较，表示预认证项目是为低收入国家提供注册药品的最常用工具，其获得最多成员国专业知识的支持，但却过分依赖于外部资金。黄宝斌[④]则聚焦我国的化学制药企业，通过问卷调查发现我国大部分药企都有意愿加入预认证项目，却受到执行世卫组织良好生产规范标准（Good Manufacturing Practice，GMP）和注册文档等技术差距的制约。

以上文献从不同角度切入，对世卫组织预认证项目及其认证产品进行详细介绍与分析，但也有些许不足。其一，内容局限，少有文献对整个项目及其现状进行详实分析，而大多停留在对该项目的背景、流程介绍，并在其基础上总结重要性或经验教训或发展方向。其二，就这些文献覆盖的时间跨度而言，缺少对预认证项目的长时段跟踪。笔者认为这些文献更多具有申请指导意义，却缺乏对项目本身的深挖。许多文献都是从医

---

① 21 世纪经济报道：《"中国疫苗"走出国门：借 WHO 预认证东风 助力"一带一路"沿线疾病防控》，2020 年 1 月 10 日，http://news.southcn.com/21sjjjbd/m/content/2020-01/10/content_190036808.htm，登录时间：2021-04-13。

② Aridna N. Giralt, Maya Ronse, Raffaella Ravinetto, "A Survey of Nongovernmental Organizations on Their Use of WHO's Prequalification Programme," *Bull World Health Organ*, Vol.98, No.6, 2020, pp.413—419.

③ Joachim Y. Doua, Jean-Pierre Van Geertruyden, "Registering Medicines for Low-income Countries: How Suitable are the Stringent Review Procedures of the World Health Organisation, the US Food and Drug Administration and the European Medicines Agency?" *Tropical Medicine & International Health*, Vol.19, No.1, pp.23—26.

④ 黄宝斌、Christina Forge-Wimmer、孙新生、许明哲、白东亭、武志昂、吴春福：《我国化学仿制药生产企业申请达到 WHO 药品预认证标准的激励因素和技术差距研究》，《中国新药杂志》2015 年第 7 期，第 725—729 页。

学或技术视角看待预认证项目,而少有学者从国际政治或国际发展的角度分析预认证项目的角色与作用。近期赵英希①的一系列文章值得关注,其文章除了对预认证发展历史与流程有简明扼要的介绍,也注重分析该项目近期发展情况,并辅以丰富的数据与案例。

基于以上国内外文献,笔者认为世卫组织预认证项目还有相当大的研究空间。预认证项目的产生与发展并不是偶然,这离不开不断深化的全球卫生治理的大背景,也涉及相关决策者的信息需求,同时也随公共卫生关注议题的发展而发展。因此,本文的创新点在于将预认证项目置于国际政治背景下,将之视为一种特殊的国际机制,并基于国际机制视角探讨该项目的合法性、有效性与局限性。

(二)研究框架:作为国际机制的预认证项目

预认证项目是否一种国际机制? 笔者认为应先厘清国际机制(international regime)的概念。"国际机制"的定义以史蒂芬·克拉斯勒(Stephen Krasner)与罗伯特·基欧汉(Robert. O. Keohane)为代表。克拉斯勒认为国际机制是"在行为体期望汇聚的某一国际关系特定领域里的一系列默认或明示的原则、规范、规则以及决策程序"②;基欧汉则认为国际机制是顺应国际社会需求而产生,是"政府通过创制或接受某些活动的程序、原则或制度来调节和控制跨国关系、国家间关系"③的控制性安排。在国际行为体所关注的公共卫生医药领域,预认证项目建立了一系列相关的药品质量标准与规则,并得到其他行为体的认可。由此可见,预认证项目符合国际机制的定义。

对于国际机制发挥作用的分析,门洪华提出了合法性、有效性与局限性的理论分析框架④,笔者将其作为本文对预认证分析的基本思路。

---

① 赵英希:《加快相关产品进行世卫组织预认证到底有多重要?》,《国际人才交流》2020年第 6 期,第 50—53 页。

② Stephen. D. Krasner, "Structural Causes and Regime Consequences: Regimes as Intervening Variables," *International Organization*, Vol.36, No.2, 1982, pp.186.

③ 罗伯特·基欧汉、瑟瑟夫·奈:《权力与相互依赖》,门洪华译,北京大学出版社 2002年版,第 6 页。

④ 门洪华:《合法性、有效性与局限性——评估国际机制作用的理论框架》,罗伯特·基欧汉:《局部全球化世界中的自由主义、权力与治理》,门洪华译,北京大学出版社 2004 年版,第 326—361 页。

合法性(legitimacy)是国际机制发挥作用的基础条件,而合法化(legalization)则国际机制合法性取得并维持的过程。门洪华认为国际机制的合法性根源在于机制的建立等由众多国家参与,机制的原则、规则等确定等到了所有国家的认可,并通过国内法定程序等到了确认。①国际机制一旦建立后,仍需要根据回应与提出不同要求,以维持自身的合法性。因此,笔者认为可将预认证项目的合法性可分为三个阶段:建立、发展与认可。这也是预认证项目的合法化进程。建立阶段奠定了预认证项目的制度与价值意义上的合法性,其来自世卫组织与其他行为体对建立该项目的支持。在发展阶段,面对国际社会对于国际机制的需求,如解决公共物品问题②、提供决策者需要与关注的信息与议题等③,预认证项目在投入后被证明是有用的,进一步推动其合法化的进程。认可则是来自国际社会中各个行为体对于该项目的赞同程度④,满足了哈贝马斯所提出的合法性两个指针之一,即人们的认同。⑤

有效性则是国际机制发挥的基本标尺,用来衡量国际机制能够在何种程度上塑造与影响各个行为体的行为。奥兰·扬(Oran Young)认为国际机制的有效性可以从其是否成功地执行、得到服从并继续维持的角度加以衡量,并指出这是一个程度大小的问题,而不是一个"不全则无"(all

---

① 门洪华:《合法性、有效性与局限性——评估国际机制作用的理论框架》,罗伯特·基欧汉:《局部全球化世界中的自由主义、权力与治理》,门洪华译,北京大学出版社 2004 年版,第 349 页。

② 叶江、谈谭:《试论国际制度的合法性及其缺陷——以国际安全制度与人权制度为例》,《世界经济与政治》2005 年第 12 期,第 43 页。

③ 即基欧汉所提出的国际机制的需求理论。基欧汉认为对国际机制的强度(strength)与范围(extent)与公共物品问题相关,并提出两个关于国际机制需求的假设:其一为随着议题密度的增加,对于国际机制的需求也将有所增加;其二为向决策者提供高质量信息是国际机制需求的影响因素之一。可参见罗伯特·基欧汉:《局部全球化世界中的自由主义、权力与治理》,门洪华译,北京大学出版社 2004 年版,第 134—164 页。

④ 叶江、谈谭:《试论国际制度的合法性及其缺陷——以国际安全制度与人权制度为例》,《世界经济与政治》2005 年第 12 期,第 43 页。

⑤ 门洪华:《合法性、有效性与局限性——评估国际机制作用的理论框架》,罗伯特·基欧汉:《局部全球化世界中的自由主义、权力与治理》,门洪华译,北京大学出版社 2004 年版,第 346 页。

or nothing)的问题。①为了能够更加系统地衡量有效性,本文采用有效性的逻辑模型(logic model),依次按照输出(output)、结果(outcome)和影响(impact)三个维度对国际机制的有效性进行综合评估。②其中,"输出"指的是国际机制所直接产生的如制定与发布标准、规则与文件等的实际活动等。"结果"指的是机制的输出对于相关行为体的行为改变。"影响"则注重机制输出所产生的结果能否在长期运行中解决该领域的重大问题。③丁梦丽曾用该模型对药品服务领域的公私伙伴关系有效性进行衡量,从其分析中,笔者认为该模型能够更为清楚且有系统地反映出国际机制运作所产生的效果,因此将该模型应用于本文对预认证项目的有效性分析,并建立了本文对于预认证项目有效性的具体指标。

表 1　本文关于有效性的具体分析指标

输出 output	实际活动	是否建立药品的评估指标;是否定期发布报告;药品种类与疾病覆盖等
结果 outcome	行为改变	供应方:是否帮助其药品销售;是否改变了药企质量建设等 采购方:是否降低了药物采购成本;是否确保药物质量等 受援国:是否解决当地用药困难;是否提升了当地医疗水平建设等
影响 impact	问题解决	是否对某种疾病有着显著帮助;是否有助于药品的长期发展

资料来源:笔者结合有效性的逻辑模型自制。

　　局限性则是国际机制发挥的基本负量度。具体而言,局限性指的是国际机制作用发挥所受到的限制,具体表现在国际机制自身的缺陷和外

---

　　①　门洪华:《合法性、有效性与局限性——评估国际机制作用的理论框架》,罗伯特·基欧汉:《局部全球化世界中的自由主义、权力与治理》,门洪华译,北京大学出版社 2004 年版,第 336 页。

　　②　Harry P. Hatry, *Performance Measurement*:*Getting Result*, Washington D.C.:Urban Institute,2006.

　　③　丁梦丽、刘宏松:《制度化水平、参与深度与跨国公司伙伴关系的有效性》,《世界经济与政治》2018 年第 11 期,第 80—117 页。

在制约两个方面。①笔者也将对预认证项目的内在问题与外部限制进行局限性分析。

综上,本文的分析框架以合法性、有效性与局限性为主轴。预认证项目的合法性是其有效性的来源与基础,而在项目发展的过程中除有效性的体现外,也显示出其不足。通过三者阐述与分析,本文将为认识预认证项目提供国际机制新的角度。

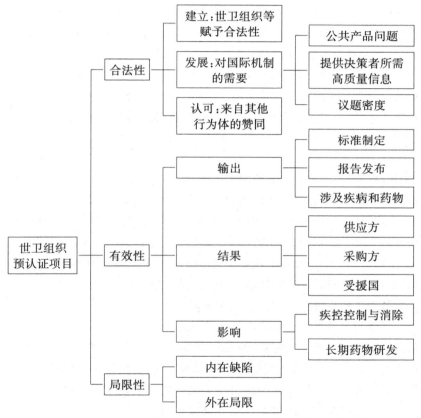

图 1　本文对世卫组织预认证项目的分析框架

资料来源:笔者自制。

---

①　门洪华:《合法性、有效性与局限性——评估国际机制作用的理论框架》,罗伯特·基欧汉:《局部全球化世界中的自由主义、权力与治理》,门洪华译,北京大学出版社 2004 年版,第 341 页。

二、预认证项目的合法性

笔者认为预认证项目的合法性分为三个阶段：在建立期间，拥有世卫组织与其他行为体支持的预认证项目获得制度与价值意义的合法性；在发展过程中，作为被需要的国际机制，预认证项目有效发挥作用，合法性得到增强；最后，预认证项目获得其他行为体对于其的认可，进一步增加了其合法性。

（一）建立：世卫组织等赋予制度合法性

"国际制度的价值观或原则确立了某个特定国际领域的社会正当性、规范以及决策和行动的指导方针。"①作为在国际公共卫生领域的倡导者与协调者，世卫组织关于药物可及性与优质药品的宗旨规章奠定了预认证项目的制度与价值意义上的合法性。

作为基本药品与保健品（Essential Medicines and Health Products，EMP）部门下属的药物与其他健康技术法规（RHT）的子项目，预认证项目的宗旨与世卫组织保持一致。自世卫组织创建以来，优质药品及其可及性一直是其重点议题之一。1946 年在纽约举办的国际卫生大会（International Health Conference）通过了《世界卫生组织宪章》（Constitution of the World Health Organization）。根据宪章第 2 条，世卫组织的任务之一是"制定、建立和促进有关食品、生物、药品和类似产品的国际规范"②，并为成员国在药品等规范方面提供相应的指导与帮助。人人获得安全、有效和优质药品是可持续发展的具体目标之一，而全球药品及疫苗短缺和可及问题也是世界卫生大会（World Health Conference）的关注议题之一。2017 年，相关问题报告提交至第 70 届世界卫生大会，并在 2018 年第 71 届世界卫生大会的会议文件中作出相关决议以解决该问题。在文件中，世卫组织表示将继续支持与确保监管系统有能力提供安全、有效和优质的药物和疫苗，同时也将"继续支持提供优质非专利产品以便于全球机构和

---

① 叶江、谈谭：《试论国际制度的合法性及其缺陷——以国际安全制度与人权制度为例》，《世界经济与政治》2005 年第 12 期，第 47 页。

② World Health Organization，*Constitution of the World Health Organization*，https://apps.who.int/gb/bd/PDF/bd47/EN/constitution-en.pdf?ua=1，登录时间：2022-04-15。

国家通过世卫组织的药物预认证规划进行采购,该预认证规划将根据不断变化的国家卫生需求而演变"①。因而,为了实现使所有人民尽可能达到最卫生水平的目标,预认证项目正是致力于"为迫切需要这些产品的人们提供优质的优先医疗产品",其产生之初便拥有了世卫组织所赋予的制度与价值意义上的合法性,并随着世卫组织任务发展而不断加深。

同时,预认证项目的建立也有其他行为体的支持与参与,并非仅依赖世卫组织的制度建构。以药物预认证项目为例。2001 年 3 月,药物预认证项目的建立是世卫组织与联合国儿童基金会(United Nations International Children's Emergency Fund,UNICEF,下称"儿基会")、联合国艾滋病联合规划署(The Joint United Nations Programme on HIV/AIDS,UNAIDS,下称"艾滋病规划署")、联合国人口基金会(United Nations Population Fund,UNFPA,下称"人口基金会")共同发起,世界银行(World Bank)提供资金支持,并为此向成员国筹措捐款。由此可见,预认证项目是在多个国际行为体的同意基础上建立的,这也是其合法性的源泉之一。

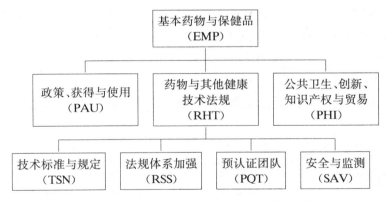

图 2 世卫组织基本药物与保健品部门下的预认证项目

资料来源:笔者整理自世卫组织官方文件。②

---

① 世界卫生组织:《解决全球药品及疫苗短缺和可及问题》,2019 年 3 月 19 日,https://apps.who.int/gb/ebwha/pdf_files/WHA71/A71_12-ch.pdf,登录时间:2022-04-15。

② World Health Organization,*WHO Prequalification of In-vitro Diagnostics*,*Medicines*,*Vaccines and Vector Control Products*:*Overview of Prequalification Process & Product-specific Updates*,https://www.who.int/medicines/areas/policy/PQT_Updates_IPCjune2017.pdf?ua=1,登录时间:2022-04-15。

（二）发展：作为被需要的国际机制

预认证项目是由 1987 年的疫苗认证、2001 年的药物认证以及 2010 年的体外诊断产品认证①这三个独立计划发展而来，其共通之处在于确保重要医疗产品的质量达优。2013 年，疫苗、药物与体外诊断产品的预认证项目合并为一个项目。2017 年，预认证项目也将病媒控制产品纳入审核范围。从预认证项目所覆盖的疾病种类看，疫苗预认证从最初关注的结核病发展至 24 种优先疾病②，并覆盖常规免疫计划，近期新冠疫苗也进入预认证；药物预认证由艾滋病、结核病和疟疾药物延伸至生殖健康、流感、肝炎等，近年来也纳入癌症和糖尿病等慢性病药物；诊断产品也不断增加，从最初的艾滋病检测到肝炎等等，男性包皮环切产品也成为近年的新增种类；作为最新类别的病媒控制产品，其主要用于由蚊虫叮咬传播的疾病，多为被忽视的热带病（Neglected tropical diseases, NTD）。③

机制的合法性在机制建立之后仍需在发展的过程中不断维持。机制需继续汇集与反馈所在领域的各种问题，以满足国际社会对于国际机制的需求。基欧汉曾提出国际机制的需求理论，认为公共物品问题、向决策者提供高质量信息与议题密度（issue density）影响着对国际机制的需求。④笔者认为预认证项目在投入实践后，在这三个维度上发挥了有效作用。由此，预认证项目的合法性得到维持与进一步增强。

---

① 对于体外诊断的关注则最初来自 1988 年世卫组织创建的"检测工具包评估计划"（Test Kit Evaluation Programme），其观察到当欧美开发的艾滋病诊断检测应用于非洲时性能大幅减低。该计划使用来自广泛地理来源的一组标本来评估分析的产品质量，检验产品在不同人群中的表现，后来也扩大到其他的疾病检测中。2010 年，世卫组织启动了对于体外诊断产品的预认证，并用于优先疾病的诊断。

② "24 种优先疾病"包括脊髓灰质炎、流感、白喉、破伤风、百日咳、乙肝、乙型流感嗜血杆菌疾病、黄热病、日本脑炎、麻疹、流行性腮腺炎、风疹、结核病、脑膜炎、霍乱、甲肝、戊肝、HPV、水痘、登革热、伤寒、蜱传脑炎、轮状病毒肠炎、炭疽等等。

③ "被忽视的热带疾病"包括登革热、狂犬病、沙眼、布鲁里溃疡、地方性密螺旋体病、麻风、恰加斯病（美洲锥虫病）、人类非洲锥虫病（昏睡病）、利什曼病、囊尾蚴病、麦地那龙线虫病（几内亚线虫病）、棘球蚴病、食源性吸虫感染、淋巴丝虫病、盘尾丝虫病（河盲症）、血吸虫病、土源性蠕虫病等。

④ 罗伯特·基欧汉：《局部全球化世界中的自由主义、权力与治理》，门洪华译，北京大学出版社 2004 年版，第 164 页。

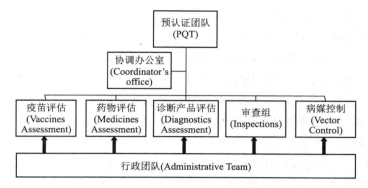

图3　2018 年预认证项目组织架构

资料来源：笔者整理自世卫组织官方文件。①

1. 公共物品问题：药品可及性困境的大背景

药品与公共物品（public goods）之间存在着一定的矛盾关系。公共物品具有非竞争性与非排他性的特点，而药品从研发到最后应用需要耗费大量的人力、物力与资金，因此药企往往需要在后期销售中收回前期所付出的成本，并享有对药品的知识产权垄断，在使用对象上并具有一定的排他性。故而，要让药品成为公共物品还需要国际机制等的协调。

1997 年，世卫组织发布了第一份"基本药物示范清单"（Model List of Essential Medicine）。在核心清单中，世卫组织列出了基本卫生保健系统所必需的最起码的药物清单，并列入了对治疗重点疾病最有效、安全和符合成本疗效的药物，如艾滋病、疟疾、肺结核等严重传染病防治药品。这份清单被认为是"公共卫生的第一次革命"②，清单上的药品也应被视为各国所应获得的公共物品。然而，不少发展中国家对于基本药物标准清单中的药品面临着可及性的难题。在亚洲和非洲中部和南部的部分国家，约有三分之一的人口无法获得基本药品，而在撒哈拉以南的非洲这个比例

①　World Health Organization，*WHO Prequalification of In-vitro Diagnostics*，*Medicines*，*Vaccines and Vector Control Products*：*Overview of Prequalification Process & Product-specific Updates*，https：//www. who. int/medicines/areas/policy/PQT＿Updates＿IPCjune2017.pdf?ua＝1，登录时间：2022-04-20。

②　Ellen F. M. 't Hoen，Hans V. Hogerzeil，Jonathan D. Quick，and Hiiti B. Sillo，"A Quiet Revolution in Global Public Health：The World Health Organization's Prequalification of Medicines Programme，" *Public Health Policy*，Vol.35，No.2，2014，p.138.

超过一半。[1]

药品可及性的困境来源有三。

其一，药物价格昂贵，部分高价的专利药物让人人获得有效治疗难以实现。如艾滋病治疗所需要的抗逆转录病毒药物（ARVs）。在本世纪初，大型药企研发的抗逆转录病毒药物让艾滋病从绝症转为可以控制的慢性疾病，然而药物费用每人每年高达 10000 至 15000 美元。对于许多非洲国家，有限的卫生预算与庞大的患者群体让个人的药品获取成为难题。

其二，基本药品的市场失灵带来公共物品的缺失。市场失灵为经济学的概念，指的是"市场调节相互关系的后果是次优的，不可能达成有利于所有方的协议。"[2]在医药领域中，以盈利为目的的大型药企往往将目标受众锚定为能给他们带来更多效益的高净值人群，研发针对癌症、肥胖等疾病所需要的药物，而忽视用于治疗艾滋病、疟疾等贫穷国家所需要的基本药品。"10/90 差距"一词就用来形容这种针对穷人药物开发缺位的情况，即全球仅有 10% 的药品研发是针对 90% 的全球疾病所引起的医疗问题。[3]

其三，劣药与假药（substandard and falsified medical products）的泛滥让不同行为体所提供的公共物品存在质量担忧。世界上有多达 20 亿人无法获得基本药品、疫苗以及体外诊断等，由此产生的真空地带被不合格和伪造产品所占据。这些药品的使用将会危及个人、家庭乃至整个社会、医疗保健系统和供应链。同时，当药物无法发挥预期疗效，除了无益于病情外，也可能加强病菌耐药性，在浪费医疗资源的同时让患者对药物与医务人员产生不信任。世卫组织预计在中低收入国家有十分之一的药品为假药或劣药，[4]由此可能导致每年额外有 7 万至 16 万儿童死于肺炎，6 万至

① 扎克、科菲：《因病相连：卫生治理与全球政治》，晋继勇译，浙江大学出版社 2011 年版，第 136 页。

② 罗伯特·基欧汉：《局部全球化世界中的自由主义、权力与治理》，门洪华译，北京大学出版社 2004 年版，第 144 页。

③ 扎克、科菲：《因病相连：卫生治理与全球政治》，晋继勇译，浙江大学出版社 2011 年版，第 137 页。

④ World Health Organization，"Substandard and Falsified Medical Products"，https://www.who.int/health-topics/substandard-and-falsified-medical-products#tab=tab_1，登录时间：2022-04-21。

15 万人死于疟疾。①

　　药物预认证项目的兴起正是来自对于药品质量的忧虑。1999 年,世卫组织收到了南非某研究组对于结核病一线治疗的药品质量分析。因该药物中含有抗结核成分——利福平(Rifampicin),让项目经理认为该药物符合质量标准。但经过复杂测试后,10 个样本中有 6 个患者的肠道并没有吸收利福平,因此该药物在临床使用上并不具有有效性。如果该结果具有代表性,那么世界上可能一半以上的结核病患者所进行的药物治疗是无效的,并可能带来耐药性增强等不良后果。该事件成为了世卫组织启动对于结核病基本药品认证的关键之一。②因此,尽管有基本药品标准清单为推动药品成为公共物品奠定基础,但在具体落实方面仍需要有国际机制为发展中国家提供拥有质量认证的基本药品。基于药品可及性困境的大背景,预认证项目成为解决该问题的国际药品提供机制中的一环,为所提供药品的安全、有效与质量提供官方背书。

2. 提供决策者所需要的高质量信息:低价药品的质量认证

　　"国际机制需求应是机制本身向政策制定者提供高质量信息的有效性功能之一。与提供信息的机制相关联的制度成功本身就是机制持久性的渊源之一。"③对于采购机构而言,药品的安全性、有效性与质量是所需的重要采购信息之一。

　　最初,预认证项目适用于疫苗。1974 年,世卫组织开展"扩大免疫规划"(Expanded Programme for Immunization,EPI),儿基会供应部门和其他国际组织大规模采购疫苗并提供给发展中国家。然而,这些国际机构与组织所面临的重要挑战之一是确保其所提供的疫苗符合优质、安全与有效的标准。为此,儿基会与世卫组织达成协议,建立一个统一且标准化

---

　　①　World Health Organization,"1 in 10 Medical Products in Developing Countries is Substandard or Falsified," https://www.who.int/news/item/28-11-2017-1-in-10-medical-products-in-developing-countries-is-substandard-or-falsified,访问时间:2022 年 4 月 22 日。

　　②　Ellen F. M.'t Hoen, Hans V. Hogerzeil, Jonathan D. Quick, and Hiiti B. Sillo, "A Quiet Revolution in Global Public Health: The World Health Organization's Prequalification of Medicines Programme," *Public Health Policy*, Vol.35, No.2, 2014, p.142.

　　③　罗伯特·基欧汉:《局部全球化世界中的自由主义、权力与治理》,门洪华译,北京大学出版社 2004 年版,第 159 页。

的程序来确保产品质量。①1987 年,疫苗预认证项目应运而生,并在同年第一次发布卡介苗的预认证标准。后来,这项协议也扩大到其他的联合国相关机构与泛美卫生组织(Pan American Health Organization,PAHO)等。

预认证项目所提供的专业认证随后也应用到药物领域。自 1996 年,来自世卫组织、儿基会和世界银行等联合国机构以及其他国际药品采购机构的高级药品顾问需要每六个月在机构间药品协调小组(International Pharmaceutical Coordination Group,IPC)召开会议,以交流各自的药物政策,协调向各国提供技术咨询的基本药物政策,改善国家对优质药品的获取和使用。但这些机构在药物质量标准上存在着一定分歧。后来,疫苗预认证项目的成功经验被推广到药物方面,药物预认证所建立的一系列质量标准与认证要求有效缓解了这些机构关于质量问题的矛盾。2001年,机构间药品协调小组批准了药物预认证项目作为联合国机构间的一个项目,并由此精简了世卫组织、儿基会、“抗击艾滋病、结核病和疟疾全球基金”(The Global Fund to Fight AIDS,Tuberculosis and Malaria,下称“全球基金”)等对于药品采购质量的标准和政策。②

一开始,药物预认证主要是为了评估低成本的仿制药(generic medicine)质量,让国际采购药品的相关组织与机构能够在有限资金内获得有效安全而低价的药物,促进发展中国家的药品可及性。在当时,印度生产了发展中国家所需所使用的大部分仿制药,但其质量与印度本国的药品监管机构遭到了国际采购者等的质疑。印度保护工艺专利而不保护产品专利的特殊规定,加上低成本的生产要素,使得印度所生产的仿制药价格远低于跨国公司的专利药,成为低成本高品质药品的主要制造商与供应商所在国。20 世纪末,印度药品一半以上外销,成为世界上第三大药品生产厂商与药品出口大国。③2001 年,由印度公司赛普拉(Cipla)生产的艾滋

① World Health Organization, *Procedure for Evaluating the Acceptability in Principle of Vaccines Proposed for Sale to UN Agencies for Use in Immunization Programmes*,https://apps.who.int/iris/handle/10665/62001.

② Ellen F. M. 't Hoen, Hans V. Hogerzeil, Jonathan D. Quick, and Hiiti B. Sillo, "A Quiet Revolution in Global Public Health:The World Health Organization's Prequalification of Medicines Programme," *Public Health Policy*,Vol.35,No.2,2014,p.143.

③ 澎湃新闻:《印度仿制药神话背后:对国际规则的利用和抗争》,2018 年 7 月 11 日,https://baijiahao.baidu.com/s?id=1605651381616963342&wfr=spider&for=pc,登录时间:2022-04-23。

病治疗药物,每日治疗成本不到 1 美元,成为低收入国家艾滋病患者的福音。但是,药品专利公司的知识产权收紧,阻碍了采购机构从印度购入低价仿制药。2001 年《关于 TRIPS 协定与公共卫生多哈宣言》推行的"强制许可"等政策一定程度上缓解了由知识产权问题引起的矛盾,但药品质量问题仍有待解决。由于国家和国际采购机制的认证能力和专业度有限,世卫组织成员国呼吁世卫组织对低价的仿制药进行预认证。艾滋病治疗药物的预认证首当其冲。后来,药物预认证也扩展到了结核病药物,回应此前南非的利福平问题。

现在,预认证项目依旧在国际药品采购中扮演着药品质量信息提供者的角色。目前,国际社会中有多个涉及药品采购的组织,如在联合国系统内的儿基会、人口基金会、艾滋病规划署等,也包括全球疫苗免疫联盟(The Global Alliance for Vaccines and Immunisation,GAVI)、全球基金等公私合作的全球卫生组织。世卫组织与其他国际机构共同解决基本药品可及性问题,其认为可靠的卫生保健系统应该将供应链管理纳入卫生系统开发,并通过发展公私伙伴关系,确保药品质量,最终增加获得基本药物的机会。[1]以 GAVI 向发展中国家提供疫苗为例,其流程为:发展中国家提出所需要的疫苗及其数量;世卫组织预认证项目对疫苗进行审核,将符合国际标准的疫苗列入采购清单;GAVI 负责人与疫苗生产厂商协商确

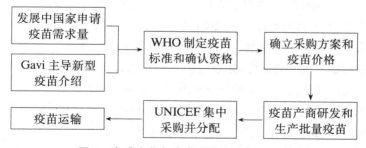

图 4　全球疫苗免疫联盟的疫苗服务流程

资料来源:丁梦丽:《全球卫生治理的制度变迁研究——跨国公私伙伴关系的扩散与制度化》,复旦大学 2020 年博士学位论文,第 139 页。

---

① World Health Organization, "WHO Work on Supply Systems," https://www.who.int/teams/health-product-and-policy-standards/medicines-selection-ip-and-affordability/medicines-supply,登录时间:2022-04-23。

定价格与采购方案;生产商完成研发与生产后,由儿基会进行集中采购并分配,最终将疫苗运输至所需国家。[1]在这一套流程中,预认证项目向决策者,即采购方,提供专业的认证信息以确保所采购疫苗的质量达标。而GAVI与其他认可预认证项目的国际采购机制在药品可及性问题上发挥了长期的积极作用,也成为预认证项目长期存在的有力支持。

3. 议题密度:随议题增加而扩张的预认证范围

随着预认证项目的发展,其所涉的疾病种类也不断增加。2002年药物预认证项目主要审核艾滋病相关药物,2003年结核病药物要纳入清单,2004年增加了疟疾药物,而后生殖健康与流感药物(2009年)、被忽视的热带病(2013年)与肝炎(2016年)也纳入认证范围。近期,预认证项目也启动了对于生物治疗药物的预审,以及用于治疗某些癌症和糖尿病的药物。预认证范围的扩张并非随机,而是与国际社会中的疾病议题密度有所联系。"议题密度指的是某特定政策空间内出现的问题数量及其重要性。议题密度的增加将导致对国际机制的更多需求和更广泛的机制。"[2]

通过回顾1998年至2020年世界卫生大会产生的主要文件,笔者认为当对某种疾病的强调与关注不断增加,其将有较大可能列入预认证项目所覆盖的疾病范围,或者与之相关药品种类会有所增长。脊髓灰质炎可能是较为典型的案例,在目前通过预认证项目的疫苗中有30种是用于脊髓灰质炎,约占目前通过预认证疫苗的18.6%。脊髓灰质炎一直是世界卫生大会所关注的重要议题。1988年的世界卫生大会确立了到2000年全球根除脊髓灰质炎的目标,并通过扩大免疫规划和初级卫生保健的方式推行。疫苗接种是防治脊髓灰质炎的重要手段,1999年常规免疫系统向全球80%的婴儿提供脊髓灰质炎疫苗和其他扩大免疫规划的制剂。此后,脊髓灰质炎议题在世界卫生大会中甚少缺席。

此外,相关的公共卫生国际组织的建立也可能会影响预认证项目所关注的疾病种类。例如,1996年由世卫组织、儿基会、联合国开发计划署

---

① 丁梦丽:《全球卫生治理的制度变迁研究——跨国公私伙伴关系的扩散与制度化》,复旦大学2020年博士学位论文,第139页。

② 罗伯特·基欧汉:《局部全球化世界中的自由主义、权力与治理》,门洪华译,北京大学出版社2004年版,第149—150页。

等 7 个组织联合发起的艾滋病规划署,从侧面反映了艾滋病对全球卫生所造成巨大负面影响。1999 年末时,全球艾滋病患者人数达 3360 万人,95% 的艾滋病患者生活在发展中国家;在南部非洲受影响最严重的国家,艾滋病的流行抵消了过去 50 年的发展成果。①2002 年全球基金成立,以应对世界已知的三种最致命的传染病——艾滋病、结核病与疟疾,通过融资与药品采购等方式为发展中国家抗击这些重大传染病提供支持。2003年,世卫组织和艾滋病规划署宣布缺乏艾滋病治疗成为全球公共卫生紧急情况,并发起了"三五"目标(3 by 5),即到 2005 年帮助发展中国家 300万人能够接受艾滋病治疗。低价有效的艾滋病药物需求成为了预认证项目最开始的关注所在。目前,预认证项目中所涉及艾滋病治疗的药物有276 种,占其通过成品药的 47%。

近年来,随着对非传染病(如癌症、糖尿病等)的重视提高,相关药品也纳入了预认证项目的范围。

表 2　1998 年至 2020 年世界卫生大会主要文件等所涉及的疾病

年份＼疾病	艾滋病	疟疾	结核病	脊髓灰质炎	肝炎	流感	热带病	非传染性疾病	生殖健康
1998							✓		
1999	✓	✓		✓					
2000	✓		✓	✓					
2001	✓					✓	✓		
2002	✓	✓	✓	✓			✓		
2003	✓			✓		✓	✓		
2004	✓			✓					✓
2005		✓	✓			✓	✓		
2006	✓			✓		✓			✓
2007		✓	✓	✓		✓	✓	✓	✓

---

① 第五十三届世界卫生大会:《HIV/艾滋病:总干事报告》,2000 年 3 月 22 日,https://apps.who.int/gb/ebwha/pdf_files/WHA53/ca6.pdf,访问时间:2022 年 4 月 25 日。

续表

年份＼疾病	艾滋病	疟疾	结核病	脊髓灰质炎	肝炎	流感	热带病	非传染性疾病	生殖健康
2008				✓		✓	✓	✓	✓
2009			✓		✓	✓	✓		
2010			✓		✓	✓	✓		
2011		✓				✓	✓	✓	
2012				✓		✓	✓	✓	✓
2013		✓		✓		✓	✓	✓	
2014			✓	✓			✓	✓	✓
2015		✓					✓	✓	✓
2016	✓			✓	✓	✓	✓	✓	✓
2017				✓		✓	✓		
2018			✓	✓		✓		✓	✓
2019			✓	✓		✓	✓	✓	
2020			✓	✓		✓	✓		

资料来源:笔者根据世界卫生大会官网整理。

由上观之,预认证项目的合法性发展离不开三个方面:全球药物可及性困境的大背景呼吁国际组织等其他国际行为体能够为落实基本药物标准清单提供相应的支持机制;而国际药品采购相关的国际机构由于自身能力与专业有限,需要预认证项目这一机制为其采购决策提供可靠切实的药品质量信息;预认证项目的涉及范围也并非一成不变,而是随着世卫组织的主要关注议题与国际社会对危害全球卫生相关疾病的关注而有所扩展。这三个方面也反映出对预认证项目的需要,以及其在相关领域上发挥了有效作用。由此,预认证项目的合法性得到进一步增强。

（三）协同:来自其他行为体的认可

除了建立之初获得的制度合法性以及在发展中不断推动合法化,预认证项目也得到了其他国际行为体的认可。目前的国际质量体系认证包括欧洲药品管理局的 GMP 认证①与用于原料药认证的欧盟药品主文件(EDMF)、美国食品药品管理局的 GMP 认证、药品审查会(PIC)和国际药品认证合作组织(PIC/S)的统一标准实施的 GMP 认证,以及世卫组织的预认证等等,通过这些认证的企业产品将能够进入认证机构所允许的市场。②这些国际认证所涉及的药品范围较预认证项目更为广泛,但这些认证存在一些问题,比如已认证的药品在其他地区仍需要重新认证,例如南美、中东和东南亚等国家是否认欧盟的 EDMF 认证,且通过以上地区认证的药品一般不能够直接进入联合国等国际机构的采购名单。因此,对于非洲等药物相对缺乏的国家,预认证项目所拥有的权威性与适用性相对较高。以其他国际主要药品采购组织③对于药物、疫苗和诊断产品④的认可度为例,大部分相关组织都接受预认证通过的药品,有些组织(如 GAVI 等)仅接受预认证的产品。由此可见,预认证项目在部分药品认证上获得其他行为体较高的认可度,而这种认可度进一步支持其合法性。

表3 部分国际机构采购疫苗所需认证⑤

组 织	认证需要	应急审批程序
GAVI	仅接受 PQ 认证	根据规定标准,采购未通过预认证的产品可能获得特殊豁免
UNICEF Supply	仅接受 PQ 认证	—

① GMP(Good Manufacturing Practice),即生产质量管理规范,一般是由各国卫生部门或权威的国际性协会组织颁布,是对药品生产企业生产合格药品的强制性要求。通过这些国际认证,及代表许可这些企业的生产药品进入该国或该地区。

② 复星医药:《国际化|关于药品国际质量体系认证的那些事儿》,2019 年 8 月 29 日,https://mp.weixin.qq.com/s/X6Y6YksAPGyMqhx3DYZYBA,访问时间:2021 年 12 月 27 日。

③ 该部分以及附录表格涉及的国际组织包括总统防治艾滋病紧急救援计划(PEPFAR)、美国总统疟疾倡议(PMI)、美国国际开发署(USAID)、联合国人口基金会(UNFPA)、联合援助国际药品采购机制(UNITAID)、联合国儿童基金会(UNICEF)、抗击艾滋病、结核病和疟疾全球基金(The Global Fund)、全球药品机构(Global Drug Facility)、全球疫苗免疫联盟(GAVI)、泛美卫生组织(Pan American Health Organization)、无国界医生(MSF)、国际红十字会(ICRC)、联合国开发计划署(UNDP)、克林顿基金会(Clinton Foundation)、伊丽莎白格拉泽艾滋病儿科基金会(Elizabeth Glaser Pediatric AIDS Foundation)等。

④ 关于各机构与国际组织对于药物和诊断产品采购所需认证可详见附录 1。

⑤ SRA(Stringent Regulatory Authority)指的是严格监管机构。

组　织	认证需要	应急审批程序
PAHO	PQ 或 SRA 认证（PQ 优先）	PAHO 内部质量确保程序
MSF	PQ 或 SRA 认证	—
ICRC	PQ 或 SRA 认证	—

资料来源：笔者整理自世卫组织官方文件。①

三、预认证项目的有效性

预认证项目的合法性是其发挥有效性的基础。在发挥作用的过程中，根据逻辑模型，预认证项目的输出从自身的规则确立与药品审核开始，进而改变供应方、采购方以及受援国的相应行为并产生一系列结果，而这些结果从长远来看影响了疾病与全球卫生治理的发展。

（一）输出（output）

"输出"在本文中涉及预认证项目的直接产物，包括对于药品认证的一系列规章制度与评估指标、药品评估报告发布，以及目前评估的药品种类及其涵盖的疾病范围。这三者之间有一定的逻辑联系。制度化的指导文件与评估标准设立是进行评估报告与流程的基础，而客观的评估报告为获得预认证的药物提供科学支持。这些具体的指标能够更为清晰地展现目前预认证项目的体系与功能。

首先，预认证项目提供了明确的标准文件和指导文件，涵盖了预认证过程的不同方面。预认证项目官方网站上提供了一系列标准性文件用于药物、疫苗等项目的评估。以疫苗为例，世卫组织的《原则上评估联合国机构购买疫苗的可接受性程序（2013）》[*Procedure for Assessing the Acceptability, in Principles, of Vaccines for Purchase by United Nations Agencies*

---

① World Health Organization, *Report of an Independent External Review*: *Impact assessment of WHO Prequalification and Systems Supporting Activities*, https://www.who.int/medicines/Impact_assessment_WHO-PQ-RegSystems.pdf，登录时间：2022-04-28。

（2013）]文件提供了对评估疫苗的基本要求。该文件为疫苗生产商提供了充分的信息，包括预认证项目的背景、预认证申请的流程、疫苗评估的过程、评估的报告与结果以及确保持续的可接受性（assurance of continued acceptability）。除此之外，世卫组织也对评估的部分过程提供了文件支持，如对疫苗的临床评估是根据《疫苗临床评估指南：监管预期（2017）》[Guidelines on Clinical Evaluation of Vaccines：Regulatory Expectations（2017）]与《疫苗开发的人体试验：法规考量（2017）》[Human Challenge Trials for Vaccine Development：Regulatory Considerations（2017）]等。此外，还有关于疫苗分批投放、疫苗的非临床评估、疫苗的监管与质量控制、含硫柳汞疫苗的法规要求、疫苗批准后的变更规定、疫苗稳定性以及无菌测试标准等一系列文件。这些文件基本上都来自于世卫组织技术报告专刊（WHO Technical Report Series），拥有相当的权威性与专业性，同时也为预认证项目的申请者提供了详细的指导。不仅是疫苗，其他产品的预认证也均有相应文件。

其次，预认证项目也能够及时发布预认证药品的"世卫组织公共检查报告"（WHO Public Inspection Reports，WHOPIR，下称"公共检查报告"）①，并将其公布在官网上。公共检查报告会详细说明所涉及产品检查与评估的日期、审查持续时间、描述范围、产品、设施与现场操作，并总结检查和评估的观察效果。在得到制造商或实验室的发布许可后，根据世界卫生组织的相关规定，公共检查报告除了保留专有和机密信息之外，其他的预认证的过程以及产品的检查与评估结果均向公众进行发布。发布的公共检查报告将在 WHOPIR 页面保存三年，之后将转移至WHOPIR Archive 页面进行存档。基本上所有产品种类与相关制造场所的公共检查报告均有发布，但目前网页上缺乏免疫设备的相关公共检查报告。

再次，预认证项目所通过的药物种类及覆盖疾病范围呈现增长趋势。从通过的药品种类看，对于药物的审核从最初的成品药（FPP）扩大到原料药（API），同时也增加了男性包皮环切产品这一种类。截至 2022 年 7 月，

---

① World Health Organization，"WHO Public Inspection Reports（WHOPIRs），" https://extranet.who.int/pqweb/inspection-services/whopirs，登录时间：2022-07-10。

预认证项目通过名单包括 83 个病媒控制产品①,105 种体外诊断产品②、1 种男性包皮环切产品③、159 种原料药④、630 种成品药⑤、57 个质量控制实验室⑥、167 种疫苗⑦以及 367 种免疫和冷链设备。⑧目前,已通过预认证的产品在涉及疾病上也有不同,如成品药更多用于艾滋病与结核病;疫苗则更多适用于脊髓灰质炎与流感,用于白喉和破伤风等一系列疾病的疫苗数量也较多。同时,由于新冠疫情的蔓延,预认证项目也在加快新冠检测产品及相关药品的审核工作。⑨

由此可见,预认证项目在"输出"环节的表现良好。该项目拥有明确的审核标准,能够为申请者提供清晰的指南,同时也让审核过程制度化,降低不确定性。同时,预认证项目也能够较为及时和公开地向公众发布药品审理信息,审核透明度相对较高。基于明晰的标准与审核程序,该项目

---

① 病媒控制产品数据整理自预认证项目官网文件,可详见 https://extranet.who.int/pqweb/vector-control-products/prequalified-product-list,最新访问时间:2022 年 7 月 15 日。

② 体外诊断数据笔者整理自预认证项目体外诊断网页,可详见 https://extranet.who.int/pqweb/vitro-diagnostics/prequalification-reports/whopr?field_whopr_category = All,最新登录时间:2022-07-15。

③ 男性包皮环切产品数据整理自预认证项目官网文件,可详见 https://extranet.who.int/pqweb/sites/default/files/documents/200724_pqmc_list_of_prequalified_devices_0.pdf,最新登录时间:2022-07-15。

④ 原料药数据笔者整理自预认证项目官网,可详见 https://extranet.who.int/pqweb/medicines/active-pharmaceutical-ingredients,最新登录时间:2022-07-15。

⑤ 成品药数据笔者整理自预认证项目官网,可详见 https://extranet.who.int/pqweb/medicines/prequalified-lists/finished-pharmaceutical-products?label =&field_medicine_applicant =&field_medicine_fpp_site_value =&search_api_aggregation_1 =&field_medicine_pq_date%5Bdate%5D =&field_medicine_pq_date_1%5Bdate%5D =&field_therapeutic_area = All&field_medicine_status =&field_basis_of_listing = All,最新登录时间:2022-07-15。

⑥ 质量控制实验室数据笔者整理自预认证项目官网,可详见 https://extranet.who.int/pqweb/sites/default/files/documents/PQ_QCLabsList_28.pdf,最新登录时间:2022-07-15。

⑦ 疫苗数据笔者整理自预认证项目官网,可详见 https://extranet.who.int/pqweb/vaccines/prequalified-vaccines,最新登录时间:2022-07-15。

⑧ 免疫和冷链设备数据整理自预认证项目免疫设备官网文件,可详见 https://extranet.who.int/pqweb/sites/default/files/documents/IMD_Products_Catalogue_20200420_V0_.pdf,最新登录时间:2022-07-15。

⑨ 世卫组织预认证项目的成品药、体外诊断、病媒控制以及疫苗所涉及的疾病范围或产品种类及其数量可详见附录 2。

能够为药品提供科学客观的预认证。

（二）结果（outcome）

"结果"在本文中指的是预认证项目所通过药品及其相关行动对于行为体的行为的改变。笔者认为，按照药品从生产到使用的过程依次涉及四个主要行为体：供应方（药企）、预认证项目（中间平台）、采购方（联合国等相关采购机构）以及受援国（药品接收国家）。预认证项目作为中间平台，为供应方提供客观的药品认证，为采购方提供有保障的药品清单，也为受援国确保了可靠的药物来源。因此，本部分的分析主要从供应方、采购方以及受援国三个行为体在预认证项目输出后所获得行为改变进行切入。

1. 供应方

供应方的主要行为是药物生产与销售，预认证对其行为的改变可以从是否促进药企的药品销售和是否提高生产标准等进行考量。

药品销售一需考虑市场，二需考虑路径。

预认证项目为药企提供了充足的市场。根据世卫组织数据，2016 年预认证项目大约涉及 35 亿美元的药品市场。其中，疫苗是所涉及市场的主流，占据了预认证项目市场的三分之二（约 21 亿美元），其次为药物（约 10 亿美元）与诊断产品（约 3 亿美元）。①预认证项目也加快了药企进入市场的速度，也降低了成本。根据世卫组织开展的访谈，受访者表示预认证项目相较于美国食品药品监管局认证具有更多的比较优势，比如通过加快批准、便于变更原料药来源等帮助药企在持续性流程中降低成本；同时也能够提供更快的注册，特别是参与共同注册程序（Collaborative Registration Procedure），减少药品进入市场的时间并减低了手续复杂性。②

预认证项目也为中低收入国家的药企提供了走向国际市场的途径。

---

① World Health Organization，*Report of an Independent External Review：Impact assessment of WHO Prequalification and Systems Supporting Activities*，pp.15，https：//www. who.int/medicines/Impact_assessment_WHO-PQ-RegSystems.pdf，登录时间：2022-04-28。

② World Health Organization，*Report of an Independent External Review：Impact assessment of WHO Prequalification and Systems Supporting Activities*，pp.19，https：//www. who.int/medicines/Impact_assessment_WHO-PQ-RegSystems.pdf，登录时间：2022-04-28。

药物预认证项目成立之初仅有不到17%的药物由发展中国家制造商（Developing Countries Manufactures，DCMs）生产，而现在发展中国家制造商所生产的药物占该项目通过药物的40%以上。2013年世卫组织启动了对原料药的预审，约85%的制造商来自中低收入国家（LMIC），该比例维持至今。在疫苗方面，1987年预认证对疫苗进行预审时，其4个供应方均来自高收入国家，而现在来自发展中国家的供应方大约占了疫苗供货商的一半。[①]作为发展中国家，印度在预认证项目中占有领先地位，其成品药约占预认证通过成品药数量的66.7%，原料药占比58.2%，疫苗占比42.4%。此外，我国注射类抗疟药物青蒿琥酯获得世卫组织预认证后，打破了当时国际制药巨头对青蒿素类抗疟药物的垄断。[②]

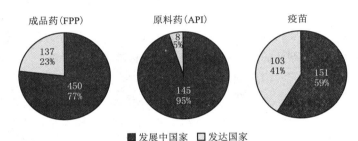

图5　原料药、成品药与疫苗生产厂商所在国之发展中国家与发达国家比例

数据来源：笔者根据世卫组织预认证项目官方网站整理自制。[③]

　　预认证项目也倒逼药企不断提高生产场所的管理与生产标准。药企如果希望获得世卫组织预认证，则需要符合世卫组织所提出的国际化标准。严格的审核程序推动药企生产的整体提高。例如，成都生物制品研究所所长吴永林曾分享过国产乙脑疫苗准备申请世卫组织预认证时的故事。当时国内现行标准远不及国际标准，因此研究所与帕斯适宜卫生科技组织（PATH）进行合作，从车间建设到管理措施均进行升级改造。在这

---

　　① World Health Organization，*Report of an Independent External Review：Impact assessment of WHO Prequalification and Systems Supporting Activities*，pp.16，https://www.who.int/medicines/Impact_assessment_WHO-PQ-RegSystems.pdf，登录时间：2022-04-28。

　　② 董文锋、梁莹：《打破国际制药巨头垄断，广西为全球抗疟事业贡献力量》，《广西质量监督导报》2019年第6期，第2页。

　　③ 预认证项目目前通过的成品药、原料药与疫苗生产所在国数据可详见附录3。

个过程中,外方尤其注重细节的处理,例如生产车间装卸后设备安装墙上仍有油漆未干,那就需把安好的设备拆下重新安装,以防止未来霉变形成污染源。这样细致的处理与要求对于药企的高质量生产起到了积极作用。[①]

2. 采购方

联合国等国际组织的相关采购机构是预认证项目通过药品的主要购买者。该项目对其行为的改变主要体现在确保药品质量的前提之下为其降低了采购成本。

从药品质量角度,预认证项目的质量审核获得了采购机构的肯定。在世卫组织问卷调查中,大部分采购者对于预认证作为一个提供安全、优质和有效产品机制持有赞同与中立态度。他们认为预认证机制显著增加了用于中低收入国家所生产的药品质量,同时由于更多的发展中国家制造商进入了市场,药品市场的竞争程度也有所提升。[②]

有质量保证的产品竞争程度提升带来采购价格的降低,这让更多患者能够负担得起艾滋病、结核病与疟疾等的药物治疗。其中,典型案例有用于艾滋病抗逆转录病毒药物的依法韦伦(Efavirenz)、拉米夫定(Lamivudine)和富马酸替诺福韦酯(Tenofovir disoproxil fumarate)、用于疟疾治疗的蒿甲醚-本芴醇(Arthemether-Lumefantrine)、五价疫苗〔Pentavalent vaccine(DTP-HepB-Hib)〕等等。以五价疫苗为例,最初儿基会采购该疫苗的平均单价为3.6美元/每剂量。随着来自发展中国家制造商的预认证产品进入市场,2008年五价疫苗的价格开始出现下降。2014年,五价疫苗市场上有6个供应商提供产品,采购价格降至1.91美元/每剂量,降低了约47%。随着新供应商的加入,2016年五价疫苗的采购价格为1.52美元/每剂量,为最初价格的42%。[③]根据世卫组织报告,预认证项目的投资回报比约为

---

① 孟庆普:《疫苗大国何时跻身疫苗强国》,《健康报》2009年6月30日,第3版。

② World Health Organization,*Report of an Independent External Review:Impact assessment of WHO Prequalification and Systems Supporting Activities*,pp.22,https://www.who.int/medicines/Impact_assessment_WHO-PQ-RegSystems.pdf,登录时间:2022-04-29。

③ World Health Organization,*Report of an Independent External Review:Impact assessment of WHO Prequalification and Systems Supporting Activities*,pp.39,https://www.who.int/medicines/Impact_assessment_WHO-PQ-RegSystems.pdf,登录时间:2022-04-29。

1∶30 至 1∶40，意味着每向预认证项目投资 1 美元，即可节省 30 至 40 美元。[①]

由此可见，预认证项目为采购方提供质量担保的同时，也激活了药品市场的活力与竞争。竞争带来了药品价格的降低，这不仅让采购方获得大量物美价廉的药品以帮助更多需要的人们，也能够让其节约资金用于更多领域。

3. 受援国

受援国，即药品接收国，包括购买预认证产品的国家与从采购方获得药品的国家。这些国家采购药品的原因之一是本国药品检验与认证的能力有所缺乏。预认证项目对其行为的改变不仅局限于促进各国药品的获得与卫生的改善，也促进了这些国家的药品检验能力建设。

预认证项目让受援国的更多国民获得药品，也让他们能够更快地获得药品。预认证项目影响最大的疾病是疟疾。该项目带来了疟疾药品成本降低，节省了约 1.24 亿至 1.45 亿美元。若以每人每年 0.68 美元的治疗费用，能多有 20 亿患者获得疟疾药品治疗。此外，预认证项目使疫苗投入节约了 3.37 亿至 3.82 亿美元，能够再帮助 1.5 亿患者获得疫苗接种。这对于受援国而言是巨大的公共卫生支持。[②]同时，预认证项目也能够让他们更快地获得药品，减少由于时间拖延而导致的疾病大规模蔓延。对于资料全面的药品申请，预认证项目的一般周期是 3 个月，而目前对于仿制药认证的最快纪录是 6 周。因此，对于医疗卫生建设仍有较大提升空间的国家，预认证项目能够为其提供一定的质量担保，减少该国用于检验审批药品的时间，让其国民尽快获得药品。

其次，预认证项目也为中低收入国家的国家药品批准与监管建设提供了一定的支持。例如，世卫组织通过专家委员会、指导方针制定、工作坊

---

① World Health Organization，*Report of an Independent External Review：Impact assessment of WHO Prequalification and Systems Supporting Activities*，pp.36，https://www.who.int/medicines/Impact_assessment_WHO-PQ-RegSystems.pdf，登录时间：2022-04-29。

② World Health Organization，*Report of an Independent External Review：Impact assessment of WHO Prequalification and Systems Supporting Activities*，pp.40，https://www.who.int/medicines/Impact_assessment_WHO-PQ-RegSystems.pdf，登录时间：2022-04-29。

和培训课程等形式对各国药品管理、安全与质量等方面进行专业知识普及与指导。同时,世卫组织也通过监管机构与评估人员培训等加强对各国药品监管建设。2001 年至 2019 年来自 36 个国家的 1983 名评估人员在丹麦哥本哈根至少参与了一次预认证药物评估会议,其中 43% 的参会者来自乌干达、坦桑尼亚、加纳、津巴布韦、肯尼亚等中低收入国家。[1]此外,预认证项目也帮助各国的质量控制实验室(Quality Control Laboratories, QCL)建设。通过 2015 年引人的同行评审机制(peer audits),不同质量控制实验室可以确定其在技术能力和活动方面与其他实验室的差距,并努力消除这些差距。同行审核也为质量控制实验室的审核员提供培训讲习班,涵盖良好生产规范、良好临床规范和良好实验室规范、世卫组织共同注册程序、药品开发和预认证项目监管数据要求等内容。[2]目前,超过 100 个质量控制实验室参加了世卫组织预认证项目,50% 上的实验室已经通过了预认证。

(三)影响(impact)

笔者认为"影响"指的是预认证项目对于解决疾病与药品问题的贡献,长远来看也可被视为其对于全球卫生治理的作用。在该部分,笔者将分析预认证项目对于消灭与减轻某些疾病的影响。同时,我们也需要认识到在全球卫生治理中,药物长期研发是解决药品可及性关键之一,也是对于疾病防治的可持续性举措。

预认证项目最大的成就是通过提供关键药物与确保药品质量挽救了发展中国家数百万人的生命,并能够将所节约的资金用于更多人的救助。据统计,预认证项目所节约的资金与资源能够为 4 亿患者获得治疗艾滋病、疟疾、结核病、生殖健康等的药物、疫苗和其他医疗诊断。以埃博拉为例,2019 年 11 月世卫组织首次预认证了一种埃博拉疫苗(rVSV-ZEBOV-GP Ebola vaccine, Ervebo)。在前期试验中,仅有 8.8%(60/679)的接种

---

① World Health Organization, *Report of an Independent External Review*: *Impact assessment of WHO Prequalification and Systems Supporting Activities*, pp.65, https://www. who.int/medicines/Impact_assessment_WHO-PQ-RegSystems.pdf,登录时间:2022-04-29。

② World Health Organization, "Capacity Building for Quality Control Laboratories," https://extranet.who.int/pqweb/medicines/capacity-building-qcls,登录时间:2022-04-29。

者感染了埃博拉病毒,2.2%(15/679)的志愿者在接种疫苗10天及以上感染了埃博拉病毒,而其中的76%病例发生在高危人群中。68279名疫苗接种者的接触者中仅2名感染埃博拉病毒。这表明该疫苗对于埃博拉病毒的预防有所成效,疫苗有效性约为97.5%。[1]在获得预认证后的90天,这款疫苗在刚果民主共和国、布隆迪、加纳和赞比亚等四个国家获得批准。疫苗的许可意味着该疫苗可以广泛应用于埃博拉病毒暴发的非洲国家,而不需要另外的临床试验与检测。世卫组织总干事谭德塞(Tedros Adhanom Ghebreyesus)表示,"这是确保最需要的人能够使用这一救命疫苗的历史性的一步。五年前,我们没有针对埃博拉的疫苗和疗法。"[2]2018年至2020年,刚果民主共和国暴发了埃博拉,该疫苗对扎伊尔病株表现出良好的安全性与有效性。从2021年1月开始,该疫苗全球范围内的库存投入使用。目前,该疫苗已用于帮助控制几内亚和刚果民主共和国埃博拉疫情的蔓延。[3]尽管距离消灭埃博拉仍需更多时间与医疗投入,但预认证项目通过优质药品的提供及时控制疾病扩散。假以时日,埃博拉将不再是令人闻风丧胆的"绝症",而能够成为可控可治的正常传染病之一。预认证项目将成为促进疾病防治的重要助推器之一。

另预认证项目的另一重要影响就是促进针对中低收入国家所需要的药品开发与创新,并为其提供良好生态环境。预认证项目与赞助者、制造商和当地的药物监管机构进行合作,为制造商的药物生产提供指导,促进药品开发。典型案例包括小儿结核病产品(TB 302与TB 309)、A群脑膜

---

① World Health Organization, "Preliminary Results on the Efficacy of rVSV-ZE-BOV-GP Ebola Vaccine Using the Ring Vaccination Strategy in the Control of an Ebola Outbreak in the Democratic Republic of the Congo: An Example of Integration of Research into Epidemic Response," https://www.who.int/publications/m/item/preliminary-results-on-the-efficacy-of-rvsv-zebov-gp-ebola-vaccine-using-the-strategy-in-the-control-of-an-ebola-outbreak,登录时间:2022-05-01。

② World Health Organization, "Four Countries in the African Region License Vaccine in Milestone for Ebola Prevention," https://www.who.int/news/item/14-02-2020-four-countries-in-the-african-region-license-vaccine-in-milestone-for-ebola-prevention,登录时间:2022-05-01。

③ World Health Organization, "Ebola Virus Disease," https://www.who.int/news-room/fact-sheets/detail/ebola-virus-disease,登录时间:2022-05-01。

炎球菌结合疫苗(MenAfriVac)等等。以小儿结核病为例,世界上大多数儿童无法获得适当剂量结核病药物,其原因是儿童很少被纳入评估新药的临床试验,因而监管机构很难批准针对儿童药物的配方。为了解决该问题,世卫组织与国际药品采购机制(UNIAID)和结核病联盟(TB Alliance)建立伙伴关系,开展 STEP-TB 项目,并且快速预认证了两种用于儿童结核病的治疗产品,即 TB302 的异烟肼/利福平(TB302,Isoniazid/ Rifampicin)和 TB309 异烟肼/吡嗪酰胺/利福平(TB309,Isoniazid/ Pyrazinamide/Rifampicin),为两项药物的国内审批提供指导,有效减少审批时间。这两项药物与之前儿童结核病使用的成人配方相比具有显著优势,其一为儿童服药提供了合适剂量,其二产品可快速溶于液体以便于儿童服用,其三是通过经过调味(水果味)能够更为儿童接受。[①]该案例反映出预认证项目对于各类型药物开发的关注不仅局限于容易被研究所与制造商所忽视的疾病,也包括疾病用药的细微差别,如成人与儿童用药的剂量问题,为更有效的药物研发提供助力。

四、预认证项目的局限性

国际制度的局限性可以从自身缺陷与外部制约入手。前者可能受制于该项目本身的架构、宗旨与能力,后者则可能来自于外部行为体之间的互动所产生的负面影响。

笔者认为预认证项目目前的自身缺陷主要有二,即覆盖范围有限与使用者友好度不足。

从覆盖范围的角度,预认证项目的最初宗旨与目标使其获得合法性的同时,也一定程度限制了该项目的扩展。起初,该项目致力于为被忽视的疾病与人们提供所需要的药物,来弥补由于市场失灵所造成了供需不匹配。因此,相比于其他国际认证,世卫组织的认证药物有一定局限

---

① World Health Organization,*Report of an Independent External Review:Impact assessment of WHO Prequalification and Systems Supporting Activities*,p.27,https://www. who.int/medicines/Impact_assessment_WHO-PQ-RegSystems.pdf,登录时间:2022-05-01。

性,基本上以非洲等发展中国家所急需的药物为主。尽管世卫组织近年来也在不断扩大药物认证范围,但是依旧难以做到方方面面。德列皮亚内认为预认证项目把自己视为一种临时机制,利用适当的采购专业知识和疫苗监管能力为各国确保疫苗的质量。理想情况下,各国的监管能力建设会随着时间的推移而提升,而预认证项目也将会逐渐边缘化。但是,该情况的实现前提有三:一是所有出口国都具备强大的监管能力,二是进口国也有足够的审查能力,三是分散采购机制的存在。然而,目前儿基会服务的 90 至 100 个国家,大多数依旧缺乏关于疫苗的专业知识与监管机构。①因此,预认证机制仍会在较长的一段时间存在,但依旧需要考虑重点疾病解决后的转型问题。对此,有建议表示预认证项目应对疾病和产品分类进行进一步评估,以备未来可能扩大的预认证清单;继续反映中低收入国家更多未被满足的需求,如用于基础癌症的生物制剂与除热带疾病外更多疾病的诊断产品。在吉拉特对比利时 15 个 NGO 进行半结构化访谈中,受访者也表示希望预认证项目能够扩大药品范围,如含括基本抗生素、儿科制剂,以及非传染性疾病药物(如胰岛素、抗压药等)等。②

使用者友好度问题则包括采购者与供应商的信息的获取、流程简化等等。尽管预认证项目网站提供了详实的申请材料与指导,但部分文件可能过于繁琐而降低申请者的意愿。根据黄宝斌对中国药企的开展的关于预认证项目参与调研,98% 的企业表示愿意参加预认证项目,然而 75% 的企业认为在参照国际标准进行文件资料准备的理解与认识上与预认证项目存在着较大的技术差距。③此外,在 2019 年世卫组织开展的调查中,

① Nora Dellepiane, David Wood, "Twenty-five Years of the WHO Vaccines Prequalification Programme(1987—2012):Lessons Learned and Future Perspectives," *Vaccine*, Vol.33, No.1, 2015, pp.52—61.

② Aridna N. Giralt, Maya Ronse, Raffaella Ravinetto, "A Survey of Nongovernmental Organizations on Their Use of WHO's Prequalification Programme," *Bull World Health Organ*, Vol.98, No.6, 2020, pp.413—419.

③ 黄宝斌、Christina Forge-Wimmer、孙新生、许明哲、白东亭、武志昂、吴春福:《我国化学仿制药生产企业申请达到 WHO 药品预认证标准的激励因素和技术差距研究》,《中国新药杂志》2015 年第 7 期,第 725—729 页。

有被访者表示"建立一个国家产品的与政策注册状态数据库对于采购方与制造商来说非常实用,但(该想法)尝试了那么多年依旧没有得到实施","预认证项目应该更加积极地沟通与更新应用程序状态,我们很难在网上找到任何关于正在评估或已被接受的产品信息,对于信息的获取仍需要电子邮件联系世卫组织"①等等。这反映出了预认证项目在信息获取与透明度仍有进步空间。对此,笔者认为预认证项目应制定更加用户友好、更加全面的使用指南与操作界面,该指南能够为申请者提供从评估意向书优先级到预认证通过后的明确路径,包括对整体与局部流程的描述,以及每一步骤所需要提交的具体信息,最重要的是使用简明扼要且便于理解的语言以便利每一位申请者。同时,建立预认证产品数据库以让各种产品的查询能够更加直观与便捷。

资金制约则是预认证项目外部制约之一。目前,预认证项目的主要资金来源有捐助者与评估收费。主要捐助者有比尔及梅琳达·盖茨基金会(Bill & Melinda Gates Foundation)、联合援助国际药品采购机制(UNITAID)和全球基金。盖茨基金会为预认证的产品类别和治疗领域提供了充足的基金,在 2013 年其贡献了预认证项目预算的 80% 至 90%。②UNITAID 的资金主要用于支持药物与体外诊断的预认证,全球基金则为预认证项目的人员管理和专家审查小组提供资金支持。此外,2017 年引入的面向申请者的评估收费也成为预认证项目的资金来源之一,其目的是为了促进预认证项目的资金可持续性、可预测性与透明度。然而,资金不足依旧限制着预认证项目的发展。同时,有学者也批评预认证项目过于依赖外部资金,也质疑收费机制是否会影响预认证的独立性。对此,预认证项目可能还需寻找更多资金捐助者与来源,以推进认证的独立、公正与透明开展。

---

① World Health Organization, *Report of an Independent External Review:Impact assessment of WHO Prequalification and Systems Supporting Activities*, p.23, https://www.who.int/medicines/Impact_assessment_WHO-PQ-RegSystems.pdf,登录时间:2022-05-01。

② Ellen F. M. 't Hoen, Hans V. Hogerzeil, Jonathan D. Quick, and Hiiti B. Sillo, "A Quiet Revolution in Global Public Health:The World Health Organization's Prequalification of Medicines Programme," *Public Health Policy*, Vol.35, No.2, 2014, pp.137—161.

表4 盖茨基金会对世卫组织预认证项目的相关捐款

受赠者	日 期	金额/美元	议 题	用 途
世界卫生组织	2020年10月	250000	全球卫生与发展公民意识和分析	确保新冠肺炎相关产品的安全、有效和质量评估,及其预认证项目/紧急使用清单审查
	2014年10月	4802478	肺炎	促进呼吸道合胞病毒(RSV)疫苗研发、预认证项目、及疫苗使用的全球标准和规范,保护中低收入国家的儿童
	2013年5月	1155844	艾滋病	支持男性包皮环切术诊断产品的预认证项目与指南指定,优先重点国家壁垒瓶颈分析
	2012年10月	816667	提供全球卫生改善方案	支持预认证项目诊断产品审核过程优化
	2007年10月	26558618	提供全球卫生改善方案	通过预认证项目及其支持活动,加速发展中国家的疫苗获取

资料来源:笔者整理自盖茨基金会官网。①

五、总　　结

正如《世界卫生组织宪章》所言,"享受最高而能获致之健康标准,为人人基本权利之一。不因种族、宗教、政治信仰、经济或社会情境各异,而分轩轾。"②获得优质、安全与有效的药品也是每个人都应享有的基本权利。然而,历史等因素所造成的南北卫生差距真切地摆在我们眼前。预认证项目作为一项通过药品审核而进行质量认证的国际机制,关注被忽视的疾病与仍处于药品困境的人们,满足了他们的迫切生存需求。然而,作为

---

① Bill & Melinda Gates Foundation,*Committed Grants*,https://www.gatesfoundation.org/about/committed-grants?q = %20prequalification,登录时间:2022-05-02。

② 世界卫生组织:《世界卫生组织组织法:原则》,https://www.who.int/zh/about/who-we-are/constitution,登录时间:2022-05-04。

解决全球药物可及性的重要机制之一,目前对于预认证项目的认知与研究仍有提高空间。除了从技术与医学着手,预认证项目也能够从国际政治等其他视角提供更多启发。

本文基于国际机制的理论分析框架,从合法性、有效性与局限性三个角度对预认证项目进行分析,主要回答三个问题:该项目如何建立又以何为支撑? 在过去几十年间,预认证项目发挥何种作用而又为全球卫生治理带来何种影响? 时至今日,它又面临着何种制约?

预认证项目的合法性有多种支持。作为世卫组织下属的项目,其建立与世卫组织的宗旨、价值观念与任务一贯相承,并有多个国际行为体的参与和支持,由此在建立初始便获得了制度与价值意义的合法性。在投入实践的过程中,预认证项目也在发展中不断维持其合法性,它在药品可及性困境的大背景下为国际药品采购相关机构提供所需的药品认证信息,并随着国际关注议题的变化而增加认证的范围,体现了其在实践中的有效作用,满足国际社会对国际机制的需求。此外,预认证项目也获得了其他国际行为体的认可,进一步加深了合法性。

预认证项目也在药品领域积极发挥其功能。就有效性而言,预认证项目输出良好、结果广泛、影响深远。在输出方面,预认证项目提供了明确的认证标准与全面的申请指南,具有制度性;通过严格的审核程序后将药品的审核报告公开于官方网站,具有一定的透明性;其所涉及的药品与疾病覆盖面不断增加,也成为其发挥有效作用的基础之一。在结果方面,预认证项目对供应方、采购方与受援国的行为均有改变。对于供应方,预认证项目为其提供了广阔的市场,也为发展中国家制造商提供了进入国际市场的机会,同时严格的认证标准也倒逼药企进行生产质量升级。对于采购方,预认证项目所提供的产品清单拥有权威的质量保证,同时引入发展中国家制造商的产品也打破此前大型跨国药企对药品市场的垄断,竞争所带来的药品价格下降为其提供了1∶30至1∶40的投资回报比,其所节约的资金可用于更多领域。对于受援国而言,预认证项目让本国国民能够更快、更多地获得药品以维持生存,同时预认证项目也通过培训等方式加强了各国国家药品监管机构的建设。在影响方面,预认证项目通过提供优质、安全与有效药品帮助更多人摆脱疾病的困扰,同时也帮助发展中国家抗击疾病,遏制疾病的快速蔓延,有利于疾病的减轻与长期消灭。

此外,预认证项目也支持药品的研发,长远来看,其将为全球卫生治理的可持续性打下基础。

然而,预认证项目也面临着内外限制,其内在的目标限制了目前所覆盖的疾病种类,用户友好度问题也遭采购方与申请者抱怨,而外在的资金不足也制约了其能力的发挥。对此,预认证项目需要考虑未来的项目转型以涵盖更多有需求的药品与疾病,同时也需建立数据库与优化页面以便利使用者获取信息,另外更多元的资金注入也是其所应该关注的问题。

笔者希望通过本文为解读预认证项目提供新的视角,也让更多个人与企业关注预认证项目。对于中国企业而言,预认证项目将是国产药品进入国际市场与联合国等国际组织采购清单的重要途径之一,以此能够更好地响应习近平主席对于人类卫生健康共同体的号召,如"让中国疫苗成为全球公共产品,为实现疫苗在发展中国家的可及性和可负担性作出中国贡献。"[①]而从全球卫生治理的角度,预认证项目将是帮助发展中国家抗击疾病、弥合南北卫生差距、促进全球卫生治理平衡发展的重要机制之一。本文也有较为明显的不足,其一为因资料有限缺少对某一具体案例的深入挖掘,其二为所用资料多为世卫组织官方文件或二手资料而缺少以问卷调查或访谈等方式能获得的一手信息。因而,对于中国药企在预认证项目中的参与以及各方行为体的反馈仍有更多的研究空间。

疾病所带来的死亡并不只是一个冰冷的数据,其背后是鲜活生命的消逝与家庭破碎的悲剧。每一个生命都值得尊重,每一个人都应拥有抗击疾病的能力。预认证项目正是帮助落后于起跑线的人拥有足够的能力与平等的权利以战胜疾病。全球卫生治理的成功最终来自每一个人、民族与国家所获得的卫生安全。宏大议题的实现有赖于所有微小的个体,《世界卫生组织宪章》早已明示,"各民族之健康为获致和平与安全之基本,须赖个人间与国家间之通力合作。任何国家促进及保护健康之成就,全人类实利赖之。"[②]

---

① 中国政府网:《团结合作战胜疫情,共同构建人类卫生健康共同体——在第73届世界卫生大会视频会议开幕式上的致辞》,2020年5月18日,http://www.gov.cn/gongbao/content/2020/content_5515270.htm,登录时间:2022-05-04。

② 世界卫生组织:《世界卫生组织组织法:原则》,https://www.who.int/zh/about/who-we-are/constitution,登录时间:2022-05-04。

附录1

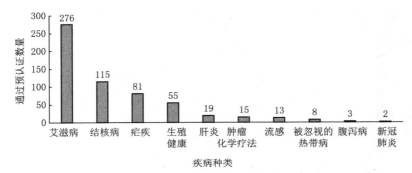

图1　世卫组织预认证成品药(FPP)所覆盖的疾病及其数量

数据来源:世界卫生组织预认证项目网站。

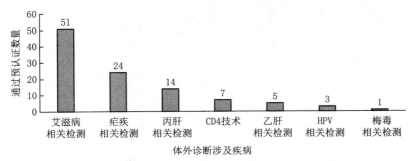

图2　世卫组织预认证体外诊断所覆盖的疾病及其数量

数据来源:笔者根据世界卫生组织预认证项目网站自制。

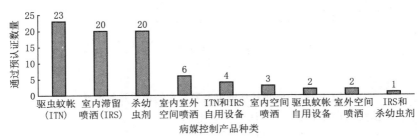

图3　世卫组织预认证病媒控制产品种类及其数量

数据来源:世界卫生组织预认证项目网站。

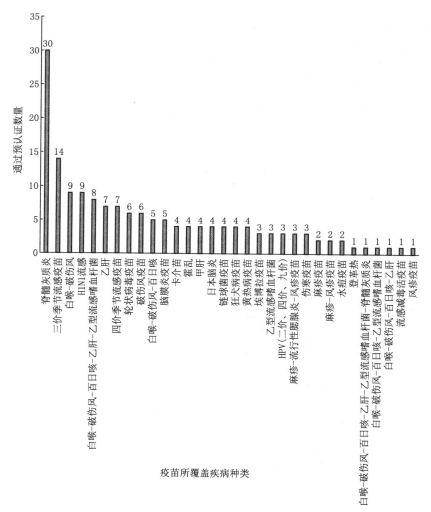

图4 世卫组织预认证疫苗所覆盖的疾病及其数量
数据来源：世界卫生组织预认证项目网站。

附录2

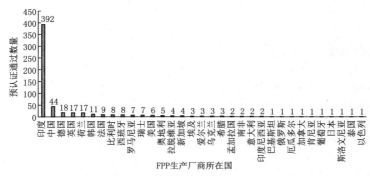

图1 预认证项目成品药(FPP)生产厂商所在国

数据来源:世界卫生组织预认证项目网站。

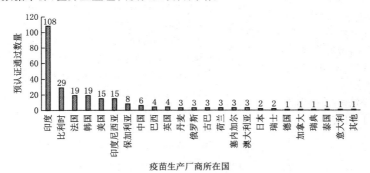

图2 预认证项目疫苗生产厂商所在国

数据来源:世界卫生组织预认证项目网站。

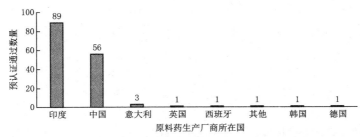

图3 预认证项目疫苗生产厂商所在国

数据来源:世界卫生组织预认证项目网站。

美国军事部门的全球卫生外交战略评析[*]

晋继勇[**]

【内容提要】 由于新发和复发传染病的现实威胁以及生物恐怖主义的潜在威胁,美国决策者愈发认识到全球卫生对于其国家安全具有重要意义。作为美国国家安全的主要保障部门,美国国防部也日益参与到卫生外交活动中。美国军事卫生外交既是目的,又是手段。美国军事部门将卫生外交主要作为实现对外政策目标和国家安全的工具,而非促进发展中国家的公共卫生能力建设。因此,希冀美国军事卫生外交来促进全球卫生发展,可能是国际社会的一厢情愿。

【关键词】 美国;军事;卫生外交;生物反恐

【Abstract】 American decision-makers have come to realize the security implications of global health with the existential and imminent threat of emerging and re-emerging infectious diseases and bioterrorism. American Department of Defense(DoD), the key department to safeguard national security, has increasingly got involved in health diplomacy. American military regards health diplomacy as ends and means. American military adopts health diplomacy as tool to achieve foreign policy objectives and enhance national security instead of building public health capabilities in developing countries. Therefore, it is unrealistic to turn to American military health diplomacy promote global health.

【Key Words】 America, Military, Health Diplomacy, Countering Bioterrorism

* 本文系 2016 年国家社会科学基金项目"美国公共卫生全球治理战略研究"(项目编号: KY01B0222016007)的阶段性研究成果。

** 晋继勇,上海外国语大学国际关系与公共事务学院教授。

美国军事部门（国防部）是美国历史最久和规模最大的行政部门。自建立之初,国防部的使命一直是"提供遏制战争和保护美国安全所需要的军事力量"。①卫生议题并非国防部的一个主要关切点,然而随着全球化的发展和公共卫生危机带来的日益严重的生物安全威胁,国防部愈发重视全球卫生相关活动的参与,并将这些活动与美国国家安全目标的实现关联起来。美国国家情报理事会（National Intelligence Council）发布的报告认为:"新发和复发传染病日益对全球卫生安全构成威胁,从而在未来20年中使美国和全球安全更加复杂化;这些疾病危及海内外的美国公民,对美国部署在海外的武装部队构成威胁,并加剧了那些美国拥有重要利益的国家和地区的社会和政治动荡"。②因为该报告将美国国家安全的视域延展到公共卫生领域,所以它被描述为"美国对外政策的一个分水岭"。③"美国9·11"恐怖袭击发生之后,炭疽邮件袭击导致5人丧生、17人感染、美国邮政系统瘫痪、美国参议院临时关闭。这就充分表明哪怕一次规模较小的生物恐怖事件也会造成严重的影响。"9·11"恐怖袭击和炭疽袭击的结合,带来恐怖主义和生物武器的双重威胁,从而将生物恐怖主义防御推向公共卫生和国家安全的研究议程。④新发和复发传染病危机以及潜在的生物恐怖威胁极大地改变了美国的国家安全观,促使美国国防部展开变革,以更好地实现其使命。正如2002年美国发布的《国家安全战略报告》认为,"保卫我们的国家免受敌人的威胁,是联邦政府的首要使命,然而现在那种任务已经发生巨大的变化"。⑤"我们必须转变思维,生物威胁不但是人道主义威胁和经济威胁,也对安全构成威胁,我们必须像应对

① Department of Defense, "About the DoD," https://www.defense.gov/About/.

② National Intelligence Council, *The Global Infectious Disease Threat and Its Implications for the United States*, NIE 99-17 D, Washington, D.C.; National Intelligence Council, 2000, p.5.

③ Jennifer Brower and Peter Chalk, *The Global Threat of New and Reemerging Infectious Diseases: Reconciling U.S. National Security and Public Health Policy*, Santa Monica, Calif.; Rand, 2003, p.61.

④ Gregory D. Koblentz, "Biological Terrorism: Understanding the Threat and America's Response," in Arnold M. Howitt and Robyn L. Pangi, eds., *Countering Terrorism: Dimensions of Preparedness*, Cambridge, Mass.; MIT Press, 2003, pp.97—133.

⑤ The White House, National Security Strategy, 2002, https://www.state.gov/documents/organization/63562.pdf.

更多的传统安全威胁一样来应对这些挑战"。①

美国军事部门参与全球卫生外交活动由来已久。(见表1)作为美国国家安全任务的主要实施部门,美国国防部也在根据美国政府变化的威胁感知和面临的潜在威胁而调整其活动重点。正如美国前任国防部长查克·黑格(Chuck Hagel)所言,"美国国防部有保护其武装部队的健康和战备的责任,同时,我们也要时刻准备着帮助应对那些危及国家和地区安全的传染病危机";"我们继续帮助打造更为强大的全球卫生保健基础设施,我们必须确保各政府部门之间的合作能够更为灵活和有效地应对未来的卫生危机"。②美国国防部将全球卫生列为其重点活动领域之一。2013年5月,美国国防部发布《国防部全球卫生参与的政策指南》;③总之,相比20世纪,美国国防部将全球卫生作为一种有效的国家安全的工具,在全球卫生参与方面已经取得极大进展。"国防部越来越被视为美国政府更宏大的全球卫生战略的一部分"。④

表1　美国国防部实施的部分卫生外交活动

年份	相关活动
1898	在菲律宾殖民时期的军事行动采用了军民结合的方法,其中包括卫生项目。
1900	陆军研究人员首次证明黄热病是由蚊子转播导致。
1903	支持巴拿马运河的建设。陆军研究人员首次成功发起大规模疟疾预防项目。
1909	陆军研发出首批伤寒疫苗。

① The White House, Remarks by the President at Global Health Security Agenda Summit, 2014, https://obamawhitehouse. archives. gov/the-press-office/2014/09/26/re-marks-president-global-health-security-agenda-summit.

② Chuck Hagel, Remarks at the Global Health Security Agenda, delivered by Secretary of Defense Chuck Hagel, Washington D.C., 2014, https://www.defense.gov/News/Speeches/Speech-View/Article/605613/remarks-at-the-global-health-security-agenda/.

③ Secretary of Defense Message(DTG 152052z May 13), "Policy Guidance for DoD Global Health Engagement", 2013.

④ Michaud J., Moss K., Kates J., "The U.S. Department of Defense and global health.Kaiser Family Foundation", 2012, p.1, http://kfforg/global-healtli-policy/report/the-u-s-department-of-defenseglobal.

续表

年份	相关活动
1940	军事科学家首次研发出未激活的流感疫苗。
1945	海军在关岛建立首个海外生物医学实验室，后迁移至印度尼西亚。
1959	陆军在泰国建立首个陆军海外生物医学实验室。
1985	军事医疗研究人员研发出原型肝炎疫苗。
1989	军事医疗研究人员研制出新型抗疟疾药品。
1991	国防部启动"合作威胁削减"（Cooperative Threat Reduction）项目。
1994	国防部成立"海外人道主义、灾难和民事援助"（Overseas Humanitarian, Disaster and Civic Aid）项目。
2002	军事医疗研究人员完成恶性疟原虫的基因测序。
2003	国防部在泰国启动最大规模的第三阶段艾滋病疫苗实验。
2005	国防部将"医疗稳定行动"（Medical Stability Operations）提升至与战斗行动同等的有优先地位。
2007	国防部成立国际卫生司（International Health Division）。
2009	海军实验室在世界上首次发现 H1N1 流感疫情的人类病例。
2010	国防部出台 6000.16 号政令，将为"稳定行动"提供军事卫生服务的支持提升到为战斗行动后期支持的同等优先地位。

军事部门的全球卫生外交，指"军事部门为了影响双边、区域或全球关系，提升国外军事和平民人口卫生状况而开展的卫生活动"。①美国近年来发布的《国家安全战略报告》为美国军事部门的全球卫生外交提供了战略性的指导。首先分析近年来美国《国家安全战略报告》对美国军事部门的全球卫生外交所产生的战略含义；然后以美国国防部、国会等政府部门发布的相关报告为背景，分析美国军事部门全球卫生外交的国内法律基础；全球卫生外交既是目的，又是手段。因此，将从目的和手段两个视角剖析美国军事部门的全球卫生外交的本质。尽管美国军事部门的全球卫生

① Eugene Bonventre, Lt Col Valerie Denux, "Military Health Diplomacy," in *21st Century Global Health Diplomacy*, edited by Thomas Novotny, et al., World Scientific Publishing Co.Ltd，2013，p.193.

外交在一定程度上服务于其追求全球卫生安全的目的,但是美国更多是将其作为一种实现国家安全和促进与其他国家建立伙伴关系的手段,成为美国促进国家安全利益和对外政策目标的重要工具。

一、美国《国家安全战略报告》与其
军事部门的全球卫生外交参与

从历史上来看,美国国防部的卫生活动主要围绕如何保护作战部队的健康而展开。然而随着"艾滋病"、"非典",以及"埃博拉"等新发和复发传染病等公共卫生危机的安全含义的日益彰显和跨国效应的不断扩散,美国国防部也注重发起卫生外交活动,旨在通过利用专业的医学研究能力和遍布全球的全球卫生合作网络,促进美国国家安全和对外关系。"美国越来越重视使用公共卫生作为实现国家安全的工具"。①

美国军事卫生外交离不开战略性文件的指导。特别是在冷战后,随着苏联的解体,美国的战略竞争对手消失,美国开始重视非传统领域的安全威胁。而公共卫生议题是美国关切的重点之一。例如美国国务院在1995年发布的《美国针对艾滋病的国际战略》就认为,艾滋病疫情不仅要从人的健康和国际发展的角度来审视,而且还要从其对国际安全和美国国家安全的威胁方面加以考虑。②当时的副总统戈尔宣称,"新发传染病成为国际社会面临的最严重的健康和安全挑战之一"。③

随着美国传统安全威胁的消失,美国《国家安全战略报告》对美国军事部门的作用作出调整,并阐述了美国面临的新的国家安全风险。其中关于公共卫生的部分正是这种战略调整的具体体现,从而为美国军事部门如何参与全球卫生问题提供了战略性指导。在冷战结束之前,美国历

---

① Michael Baxter, Col Charles Beading, "A Review of the Role of U.S. Military in Nonemergency Health Engagement", *Military Medicine*, 2013, 178, p.1231.

② US Department of State, *US International Strategy on HIV/AIDS*, Washington D.C., 1995.

③ White House, "Vice President Announces Policy on Infectious Diseases: New Presidential Policy Calls for Coordinated Approach to Global Issues," Washington D.C.: Office of the Vice President, 12 June 1996b.

届政府发布的国家安全战略报告并没有涉及公共卫生问题。而冷战结束后,公共卫生问题在国家安全战略报告中的重要性凸显,这就表明,美国已将公共卫生问题提升至国家安全的高度,并力图从国家安全的视角来指导其卫生外交战略。鉴于美国军事部门在国家安全事务中的主体地位,美国《国家安全战略报告》卫生安全部分无疑为军事部门的卫生外交提供了战略性指导。

首先,赋予美国武装部队应对公共卫生危机这一非传统安全的新使命。克林顿政府发布的《国家安全战略报告》(1994 年)认为,"无论是在国内还是在海外,美国武装部队将会为那些危难之中的人提供应急食品、住所、医疗保健和安全"。①小布什政府发布的《国家安全战略报告》(2006年)认为,"公共卫生挑战为社会秩序带来的风险是如此之大,以至于传统的公共卫生方法无法足以应对,这就有必要采取新的战略和应对措施。"②奥巴马政府发布的《国家安全战略》(2015 年)将严重全球传染病爆发事件作为美国应当优先应对的国家安全战略风险之一。③"传染病的扩散带来的风险日益严重,美国在抗击传染病疫情和促进全球卫生安全方面发挥领导作用,我们(美国)将通过全球卫生安全议程(Global Health Security Agenda),加快与伙伴国家的合作,追求一个更加安全的世界,免受传染病威胁";"我们将通过建立一个阻止可预防的传染病的全球系统,及时监测和通报疾病爆发事件,从而更加迅速和有效地应对。"④国防部是美国发起的全球卫生安全议程和全球传染病检测系统的主要实施部门。毫无疑问,军事部门将在上述安全措施中发挥重要作用。

其次,强调传染病疫情带来的风险和美国在全球卫生危机应对中的领导作用。克林顿政府的《国家安全战略报告》认为,"新发疾病和疫情使得发展中国家的卫生设施不堪重负,撕裂了社会,阻碍了经济发展";"美国政府将会采用综合手段,重视计生和生殖卫生保健、母婴健康教育,提升女性的地位";⑤"历史表明,诸如脊髓灰质炎、结核病以及艾滋病等国际传

---

① The White House，*National Security Strategy 1994* ，Washington D.C., p.9
② The White House，*National Security Strategy 2006* ，Washington D.C., p.13.
③ The White House，*National Security Strategy 2015* ，Washington D.C., p.2.
④ Ibid.，p.14.
⑤ The White House，*National Security Strategy 1994* ，Washington D.C., p.18.

染病,造成的人员伤亡如同我们曾经目睹的战争和恐怖活动,对卫生系统带来的负担将会危及来之不易的经济和社会发展,导致新生民主国家的失败。"①"疾病和卫生风险不再仅仅被看作一个国内问题,正如全球经济一样,所有国家的卫生健康正在变得愈发相互依赖,危险传染病的输入和生物恐怖应对将会深刻地影响到国家安全,因此我们将会发挥领导作用,促进国际卫生合作"。②小布什政府2002年《国家安全战略报告》强调美国在全球卫生治理中的主导作用。"我们会继续领导世界,在降低艾滋病和其他传染病所带来的苦难方面作出努力"。③《报告》还列出七项主要战略,其中一项就是"确保公共卫生安全";④小布什政府2006年《国家安全战略报告》还提出美国政府主导下的"预防禽流感的国际伙伴关系计划"(the International Partnership on Avian and Pandemic Influenza)。⑤作为一个新的全球国家间的伙伴关系,"预防禽流感的国际伙伴关系"致力于传染病的有效监测和应对,有助于快速发现和应对任何疫情的爆发。"美国正与伙伴国家和机构合作,共同致力于强化全球生物监测能力,以更早发现可疑的疾病爆发事件"。⑥奥巴马政府2010年《国家安全战略报告》,在关于开展广泛合作以应对主要的全球威胁方面也认为,"传染病威胁跨越了政治边界,预防、快速发现和遏制可能的疫情爆发的能力从来没有如此重要;在一个地方爆发的疫情会很快发展成一种国际卫生危机,造成数百万、上千万的人口受害,导致旅行和贸易的撕裂,应对这些跨国威胁需要事先准备,与全球社会开展广泛的合作";⑦2010年《国家安全战略》提出综合的全球卫生战略。"美国追求一种综合的全球卫生战略;在促进全球卫生方面,美国拥有一种道义和战略利益"。⑧

第三,从国家安全考量出发,美国国家安全战略报告愈发强调公共卫

---

① The White House, A *National Security Strategy for a New Century*, Washington D.C, December 1999, p.3.

② Ibid., p.13.

③ The White House, *National Security Strategy 2002*, Washington D.C., 2002, p.vi.

④ The White House, *National Security Strategy 2006*, Washington D.C., 2006, p.23.

⑤ Ibid., p.48.

⑥ Ibid., p.22.

⑦ The White House, *National Security Strategy 2010*, Washington D.C., pp.48—49.

⑧ The White House, *National Security Strategy 2010*, Washington D.C., p.39.

生危机和生物恐怖主义危机应对的一体化。在"9·11"恐怖袭击后发生的炭疽生物恐怖袭击,使得美国将自然爆发的传染病治理与生物恐怖袭击的预防结合在一起。2006 年《国家安全战略报告》还将传染病爆发与恐怖分子获得核生化武器列为一类,将其视作美国国家安全威胁之一。①"致命生物制剂的广泛扩散所带来的经济、社会和政治后果史无前例,我们必须继续在国内与前线应对者和卫生官员共同努力,以降低自然爆发或恶意释放的传染病带来的风险,强化我们应对生物威胁的能力;通过促进全球卫生安全和强化安全和负责任的行为规范,对当前和潜在的风险进行及时而精确的监测,采取合理措施以降低利用生物武器的可能性、扩展我们预防、追踪和抓捕那些攻击实施者的能力,与所有利益攸关者进行有效的沟通,帮助变革关于生物威胁的国际对话,我们将与国内和国际伙伴携起手来,共同保护免受生物威胁"。②特朗普政府的《国家安全战略报告》认为,"美国面临的生物威胁,不管是由蓄意袭击、事故、还是自然爆发原因所致,都在日益增加,需要从源头上加以应对";"如果恐怖分子获得了安全性能不足的核放射材料和生物材料,那么我们将会面临严重威胁;""我们将更有效地整合情报、执法和应急管理行动,以来确保一线的守卫者获得正确的情报和能力,应对来自国家和非国家行为体的大规模杀伤性武器(生物武器)威胁"。③特朗普政府 2018 年《国家安全战略报告》还列出保护美国边界和国土安全的三大措施,其中一个措施就是应对生物威胁和疫情威胁。④特朗普政府 2017 年《国家安全战略报告》明确了应对生物威胁和疫情威胁的三个优先行动之一:从源头发现和遏制生物威胁。⑤

美国国防部是美国国家安全战略最重要的实施部门之一。而《国家安全战略报告》中关于生物恐怖预防以及新发复发传染病的应对措施,无疑为美国军事部门如何通过开展军事卫生外交提供了战略性的指导,也就是说,通过开展卫生外交来促进国家安全,已经成为美国军事部门的一

---

① The White House, *National Security Strategy 2006*, Washington D.C., p.44.

② The White House, *National Security Strategy 2010*, Washington D.C., p.24.

③ The White House, *National Security Strategy 2017*, Washington D.C., p.8.

④ 其他两项分别是:应对大规模杀伤性武器威胁;强化边界控制和移民政策。见 The White House, *National Security Strategy*, Washington, 2017, p.8.

⑤ 其他两优先行动分是:支持生物医学创新;提升应急能力;见 The White House, *National Security Strategy*, Washington, 2017, p.9。

项重要战略任务。

二、美国军事卫生外交的法律基础
及战术性文件

美国军事卫生外交的主要法律依据,体现在国会批准的各种法律文件或总统公布的行政指令中。美国国防部也通过了一系列的指导性文件,为美国军事部门全球卫生外交的实施提供指导原则和法规基础。

2011年,美国国防部参谋长联席会议发布《国家军事战略:明确美国军事领导》的战略报告。强调各个战区内开展区域安全合作活动的重要性。①这些活动包括由"海外人道主义、灾难和民事援助"计划拨款所资助的各种项目,其中一半的活动与卫生相关。②报告认为,"国防部应当积极与其他美国政府机构一道,实现战区安全合作,以应对走私、海盗、大规模杀伤性武器的扩散、恐怖主义以及传染病等自然灾害和跨国威胁";"国防部必须准备好支持美国国际开发署及其他政府部门,共同应对人道主义危机"。③毫无疑问,包括大规模传染病的爆发将会成为美国国防部关注的主要人道主义危机之一。

关于美国军事卫生外交最重要的指导性文件,就是美国国防部2013年5月发布的《全球卫生参与的政策指南》。《指南》强调,国防部的全球卫生活动要聚焦于打造伙伴国家的可持续发展能力、与民事部门共同行动来补充更广泛的美国政府卫生项目、投入足够的资源来评估项目效果。该指南还要求各战区司令部每年提交人道主义援助战略,明确所提交的战区安全合作项目与他们各自的战区活动计划的关联度。④ 2016年12

---

① The National Military Strategy of the United States of America, https://www.army.mil/e2/rv5_downloads/info/references/NMS_Feb2011.pdf.

② G. Diehl et al., "Measures of Effectiveness in Defense Engagement and Learning (MODEL): Conceptual Study Design", *Lancet*, 2013, 381, p.39.

③ The National Military Strategy of the United States of America, https://www.army.mil/e2/rv5_downloads/info/references/NMS_Feb2011.pdf, p.15.

④ Secretary of Defense Message(DTG 152052z May 13), "Policy Guidance for DoD Global Health Engagement," May 15, 2013.

月,美国国会通过《生物防御战略法案》。根据该法,美国成立"生物防御协调理事会"(Biodefense Coordination Council),理事会由国务卿、国防部长、国家情报总监、卫生与人口服务部长、国土安全部长、农业部长以及环境保护署署长等组成。①该法明确美国军事部门在生物防御战略中的主导作用地位。2017年7月12日,美国国防部又进一步明确其卫生外交的具体活动。②(见图1)

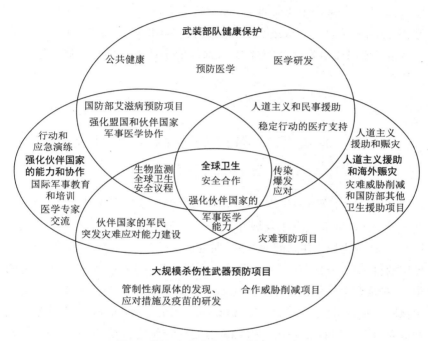

图1 美国卫生外交的具体活动及项目

为了更好地推进美国军事部门全球卫生外交,2013年美国国会通过《2013财政年度国家防务授权法案》,该法授权国防部部长"制定操作程

① U.S. Congress. *Biodefense Strategy Act*, 114th Cong., 2d sess., 2016. S. Rep, https:// www. congress. gov/congressional-report/114th-congress/senate-report/306/1114-306; https://www.congress.gov/114/crpt/srpt306/CRPT-114srpt306.pdf.

② Office of the Under Secretary of Defense for Policy, *DoD Instruction 2000.30*, *Global Health Engagement* (*GHE*) *Activities*, 2017, https://fas.org/irp/doddir/dod/i2000_30.pdf.

序,以确保国防部开展的全球卫生行动能够有效地实现美国的国家安全目标",其中包括确保与美国利益密切相关地区的安全、稳定和持久的伙伴关系,并授权负责卫生事务的助理国防部长对为实现上述目标而采取的措施效果进行评估。①例如为了促进美国与缅甸之间紧张关系的缓和,美国2015年《国防授权法》,批准美国和缅甸之间可以在五个方面开展军事合作,其中的三个领域都与卫生直接或间接相关,这些合作领域包括:改进当地的医疗卫生标准、开展双边和多边人道主义援助和赈灾演习、在面临人道主义危机或自然灾害时提供援助等。②总之,美国政府的上述指导原则和相关立法,为其军事部门的全球卫生外交开展奠定了良好基础。

三、美国军事部门的全球卫生外交:
目的与手段

全球卫生外交有两层含义,一是作为目的的全球卫生外交,亦即通过开展外交活动来促进卫生发展和实现卫生安全;二是以作为手段的全球卫生外交,亦即以卫生议题为媒介,促进外交政策目标的实现。全球卫生外交的目标与手段相互交织和重叠。美国军事卫生外交活动可以分为四类:一是武装力量保护(force protection),以确保满足美国军事人员的卫生保障需求;二是生物威胁削减(Biological threat reduction),也就是发现和应对美国面临的潜在的生物威胁;三是医疗维稳行动(Medical stability operations);四是伙伴关系扩展(partner engagement)。总体而言,前两类体现作为目的的美国军事部门全球卫生外交;后两类则体现作为手段的美国军事部门全球卫生外交。

---

① American Congress, National Defense Authorization Act for Fiscal Year 2013, Sect 715, https://www.congress.gov/bill/112th-congress/house-bill/4310.

② 其他两个领域包括:开展人权、武装冲突法律、军队的民事控制、法治及其他法律事务方面的咨询、教育和培训;举办有关防务机构改革方面的教学和工作坊。见 H.R.4435 Howard P. "Buck" McKeon National Defense Authorization Act for Fiscal Year 2015, 113th Congress(2013—2014), https://www.congress.gov/bill/113th-congress/house-bill/4435。

首先,作为目的的美国军事全球卫生外交旨在为海外军事力量提供健康保护,将传染病应对和生物恐怖防御合二为一,促进卫生安全。实际上,美国军事部门自从建国之初就已经开始应对生物威胁问题。例如,在1777年,出于对英国部队可能会恶意传播疾病的担忧,美国大陆军要求所有士兵必须实施天花免疫接种。①美国政府非常重视部署在海外的武装部队的健康保护。正如前任国防部长查克·黑格(Chuck Hagel)所言,"美国国防部有保护其武装部队的健康和战备的责任"。②针对新复发传染病以及潜在的生物恐怖威胁,美国国防部充分发挥其先进的医疗资源。"国防部力图预防和应对诸如国内外传染病和疫情之类的生物安全事件,不管这类事件是由于自然的、意外的或人为蓄意原因所导致"。③为了保护其海外武装部队健康,提升生物安全,国防部通过开展全球军事卫生外交,重点打造全球传染病监测网络,促进生物安全威胁削减计划。

在全球化时代,世界各国在生物安全领域日益相互依赖。随着非典、埃博拉以及禽流感等新发和复发致命传染病的全球爆发和扩散,构建有效的全球疾病监测网络就显得日益重要。全球疾病监测网络的构建有助于能够在最广泛的地理范围内发现、甄别和监控疾病的爆发和传播。"全球疾病监测是一个关键而又复杂的国际问题"。④美国认为,建立强有力的传染病监测网络是防御传染病最好的方式。⑤因此,国防部利用强大的医学研究资源,致力于全球疾病监测网络的建设。全球疾病监测计划也成为美国国家安全的一个优先事项,因为"在面临疫情爆发时,全球卫生监

---

① Elizabeth A. Fenn, *Pox Americana: The Great Smallpox Epidemic of 1775—82*, New York: Hill and Wang, 2001.

② Chuck Hagel, Remarks at the Global Health Security Agenda, delivered by Secretary of Defense Chuck Hagel, Washington D.C., Sep 26, 2014. https://www.defense.gov/News/Speeches/Speech-View/Article/605613/remarks-at-the-global-health-security-agenda/.

③ Josh Michaud, Kellie Moss and Jen Kates, *U.S. Global Health Policy The U.S. Department of Defense and Global Health*, The Henry J.Kaiser Family Foundation, September, 2012, p.6.

④ Carleton J. Phillips, Anne M. Harrington, Terry L. Yates, Gary L. Simpson, and Robert J. Baker, *Global Disease Surveillance*, *Emergent Disease Preparedness*, *and National Security*, Museum of Texas Tech University, 2009, p.9.

⑤ USAID, *Reducing the Threat of Infectious Diseases*, Washington DC, 1998, p.3.

测体系作为一种起到稳定作用的力量而促进美国国家安全"。①"美国正在与伙伴关系国家以及机构合作,以强化生物监测能力,从而早期发现可疑的疾病爆发事件"。②

1946 至 1995 年,美国国防部已经在海外与东道国相关机构共同运营20 所实验室,以研究共同关注的传染病问题,从而建立起全球传染病监测网络。③1996 年,克林顿总统签署《总统国家科技理事会决议第 7 号指令》(*Presidential Decision Directive National Science and Technology Council-7*),正式授权国防部除了履行主要的武装部队健康保护使命之外,开展全球传染病监测、应对和研究。《指令》指出,"国防部的使命将包括:支持全球传染病监测、培训、研究和应对新发传染病威胁;国防部将通过集中协调、改进预防卫生项目和流行病应对能力以及加大军事治疗设施和海外实验室的参与度,以强化美国的全球疾病削减努力"。④根据该指令,国防部在1997 年成立"全球新发传染病监测和应对网(Global Emerging Infections Surveillance and Response System)",通过帮助伙伴国家打造及时和有效的监测和应对能力,促进全球卫生安全。2008 年,该网络被整合到新组建的"美国武装卫生监测中心"(the U.S. Armed Forces Health Surveillance Center)。该网络的一个主要使命是开展全球疾病监测,对那些影响美国武装部队以及美国遍布全球的合作伙伴东道国的公共卫生事件进行评估。自1997 年成立以来,该网络不但与东道国的伙伴开展的传染病监测合作,已经形成一个全球监测网络,而且也支持遍布世界的东道国的军事力量应对各种传染病威胁,极大地加强了世界范围的疾病监测活动。⑤2002 年,美国

---

① Carleton J. Phillips, Anne M. Harrington, Terry L. Yates, Gary L. Simpson, and Robert J. Baker, *Global Disease Surveillance*, *Emergent Disease Preparedness*, *and National Security*, Texas Tech University, 2009, p.1.

② The White House, *National Security Strategy* 2006, Washington D.C., p.22.

③ Gambel J.M., Richard G., Hibbs J., "U.S. Military Overseas Medical Research Laboratories", *Military Medicine*, 1996, 161(11), pp.638—645.

④ The White House, Emerging Infectious Diseases. Presidential Decision Directive NSTC-7.1996, https://fas.org/irp/offdocs/pdd/pdd-nstc-7.pdf.

⑤ James Peake, Stephen Morrison, Michell Ledgerwood, and Seth Gannon, *The Defense Department's Enduring Contribution to Global Health*:*The Future of the U.S Army and Navy Overseas Laboratories*, Washington, DC:CSIS, 2011.

国会又通过《全球疾病监测法案》(The Global Pathogen Surveillance Act)，要求发展中国家与美国进行合作，建立全球疾病监测方面，作为交换，美国将向合作国家提供发展援助。①鉴于"美国国防部在全球疾病监测尤其是在加强国外实验室的流行病检测能力建设方面发挥着重要作用"，②国防部无疑会积极参与到全球疾病监测方面的双边合作之中。2005 年 1 月，国会又通过《禽流感应对法案》，要求国防部扩展和强化其传染病监测系统。③例如，在 2009 年，海军实验室根据该检测系统，在世界上首次发现感染新发的 H1N1 流感的感染者；这充分证明了军事部门传染病监测系统的重要性。国防部的"全球新发传染病监测和反应系统"(Global Emerging Infections Surveillance and Response Program，GEIS)和防务威胁削减局的合作生物参与项目(Defense Threat Reduction Agency's Cooperative Biological Engagement Program)与世界卫生组织开展合作，以强化全球传染病应对体系。④因此，"美国国防部的流感监测系统已经成为国防部和全球生物安全领域的重要资源"。⑤美国国防部的"全球新发传染病监测和应对网"也普遍被认为是全球疾病监测系统的一个主要贡献。⑥

---

① 该法案第 4 条规定："如果根据该法案中的任何条款规定而对符合条件的发展中国家提供援助，那么这些发展中国家必须：①允许世界卫生组织和美国疾病控制中心派员调查其国内的传染病爆发事件；②必须向美国的相关机构和部门以及世界卫生组织提供病毒监测数据"。见 United States Senate，*Biden Introduces Bill to Defend against Bioterror and Improve Disease Tracking*，May 9，2002，available at：http://biden.senate.gov/newsroom/details.cfm?id182660。

② Jennifer Brower，Peter Chalk，*The Global Threat of New and Reemerging Infectious Diseases*，RAND，2003，p.92.

③ US Congress(ed.). H.R. 1815，Section 748：Pandemic Avian Flu Preparedness，2005，https://www.congress.gov/bill/109th-congress/house-bill/1815/text.

④ Chretien JP，Blazes DL，Coldren RL，et al.，"The Importance of Militaries from Developing Countries in Global Infectious Disease Surveillance，" *Bulletin of World Health Organization*，2007，85，pp.174—180.

⑤ Jeremy Sueker et al. "Influenza and Respiratory Disease Surveillance：The US Military's Global Laboratory-based Network，" *Influenza and Other Respiratory Viruses*，2010，4(3)，p.159.

⑥ James Peake，Stephen Morrison，Michelle Ledgerwood and Seth Gannon，*The Defense Department's Enduring Contribution to Global Health：the Future of the U.S. Army and Navy Overseas Laboratories*，Washington，DC，Center for Strategic and International Studies，June 2011.

9·11事件之后的"炭疽"恐怖袭击,使得美国政府对潜在的生物恐怖威胁忧心忡忡。①尽管迄今为止美国还没有遭受过大规模生物恐怖活动袭击,但是美国政府认为恐怖主义组织一直在试图发展这种能力。②例如,头号恐怖分子本·拉登声称,"获得大规模杀伤性武器(包括生物武器)是一种宗教使命"。③"生命科学领域的进步促进了卫生、经济和社会的发展,但是同时也为那些存心不良的行为体提供了方便,那些对生物武器有野心的国家行为体有可能研发更为先进的生物武器,那些心存恶意的非国家行为体也可能获得这种能力"。④因此,美国国防部的公共卫生资源也成为生物反恐前线。国防部的生物反恐计划主要是通过其"防务威胁削减局"(the Defense Threat Reduction Agency)的"合作威胁削减项目"(Cooperative Threat Reduction Program)来开展。该项目源自1991年的《奈恩—鲁格法》(Nunn-Lugar Act)。该法最初的一个目的就是,如何防止苏联解体后各国的大规模杀伤性武器(包括生物武器)扩散到其他国家和非国家行为体,从而降低生物恐怖主义的风险,防止生物武器、生物技术以及极端危险病原体的扩散。⑤根据该法,美国国防部启动"合作威胁削减项目"。迄今为止,美国在乌兹别克斯坦、格鲁吉亚、阿塞拜疆、乌克兰以及俄罗斯

---

① 关于美国政府对生物武器威胁关切的讨论见 Jeanne Guillemin, *Biological Weapons：The History of State-Sponsored Programs and Contemporary Bioterrorism*, New York：Columbia University Press, 2005；Susan Wright, "Terrorists and Biological Weapons：Forging the Linkage in the Clinton Administration," *Politics and the Life Sciences*, 2006, 25(1), pp.57—115；Milton Leitenberg, *Assessing the Biological Weapons and Bioterrorism Threat*, Carlisle Barracks, Pa.：Strategic Studies Institute, U.S. Army War College, 2005；Greg D. Koblentz, *Living Weapons：Biological Warfare and International Security*, Ithaca, N.Y.：Cornell University Press, 2009。

② Rolf Mowatt-Larssen, *Al Qaeda Weapons of Mass Destruction Threat：Hype or Reality? A Timeline of Terrorists' Efforts to Acquire WMD*, Belfer Center for Science and International Affairs, Harvard Kennedy School, 2010.

③ Rene Pita and Rohan Gunaratna, "Revisiting Al-Qaida's Anthrax Program," *CTC Sentinel*, 2009, 2(5), pp.10—13.

④ The White House, *National Security Strategy*, Washington, 2017, p.9.

⑤ 关于《奈恩—鲁格法》(Nunn-Lugar Act)的具体内容,见 Defense Threat Reduction Agency, https://web.archive.org/web/20070927215354/http://www.dtra.mil/oe/ctr/programs/.

开展了大量的生物威胁削减项目。[1]例如，美国国防部帮助格鲁吉亚建立新的鲁格中心（Luger Center），该中心目前是格鲁吉亚最先进的生物医学实验室，成为原苏联区域乃至全球卫生机构的合作枢纽之一。2014 年 2 月。美国国防部还通过其"合作威胁削减项目"积极参与美国发起并主导的"全球卫生安全议程（Global Health Security Agenda）"。[2]

其次，美国军事部门将全球卫生合作工具化，追求其外交政策目标实现。具体而言，美国军事部门全球卫生外交的工具化主要体现在两个方面：实现"医疗稳定行动"（medical Stability Operations）和扩展伙伴关系。

"稳定行动"，指"使用武装力量来维持、恢复或创造一种秩序，以使一个法治政府能够在这种秩序下有效发挥作用"。[3]而"医疗维稳行动"则是指以医疗卫生为手段，通过支持东道国（Host Nation）的卫生能力建设，来增加东道国政府的合法性，从而促进东道国的稳定。[4]实际上，运用医疗资源实现对外政策目标并非新事物。例如在殖民地时期，法国军事卫生部门通过提供卫生援助，极大地强化了法国在阿尔及利亚的殖民政策。[5]在殖民主义时期曾经征服摩洛哥的法国将军赫伯特·劳特（Hubert Lyautey）就将卫生作为反叛的工具，"如果医生理解其作用的话，那么医生就是我们进行权力渗透和平叛行动的最有效的力量"。[6]"二战"之后，随着各个殖民地掀起独立战争，殖民地军事部门依然将向当地民众提供医疗

---

① 关于美国国防部的"生物威胁削减项目"，见 National Research Council of the National Academies，The Biological Threat Reduction Program of the Department of Defense：From Foreign Assistance to Sustainable Partnerships，Washington D.C. The National Academies Press，2007。

② "全球卫生安全议程"是美国在 2012 年 2 月主导和发起的多边卫生国际合作和援助机制，旨在现有全球卫生安全机制基础上，通过加强各国的公共卫生能力建设，以有效地预防、发现和应对由新发传染病和生物恐怖所导致的全球卫生安全威胁。截至 2018 年 2 月，共有 64 个国家加入该机制。见 https://www.ghsagenda.org/about。

③ Andrew James Birtle，*U.S. Army Counterinsurgency and Contingency Operations Doctrine*：*1942—1976*，Washington D.C.：Center of Military History，2006，p.421.

④ MAJ Jay B. Baker，MC USA，"The Doctrinal Basis for Medical Stability Operations，" *Military Medicine*，2010，175(1)，p.14.

⑤ Robert SH，*The History of French Colonial Policy*（1870—1925），London：P.S. King，1929.

⑥ Alex De Waal，"Militarizing Global Health"，*Boston Review*，Nov 11，2014.

援助作为一种反叛战略。例如,在阿尔及利亚独立战争期间,法国军事卫生部门成为阿尔及利亚南部沙漠地区提供医疗援助的唯一组织,在1962年阿尔及利亚独立后还一直驻扎在阿尔及利亚,直到1976年撤出该国。2005年,美国国防部发布"军事部门支持稳定、安全、过渡以及重建行动"的政策指南,将"稳定行动"确立为国防部的一个"核心军事使命","稳定行动""应当与战斗行动一样被明确置于优先解决的地位,将其纳入所有国防部的活动之中"。①从此,国防部开始利用优势医疗资源,开展医疗稳定行动。2010年,国防部出台有关《稳定行动的军事卫生支持》的文件,再次明确军事"医疗稳定行动",亦即通过发挥国防部的医疗资源来促进"稳定行动",指导军事卫生系统"在当地、国外或美国民事专业人员无法帮助当地民众建立、重建和维护卫生部门能力的任务时,帮助他们实现上述目标"。②

伊拉克战争之后,美国国防部也在伊拉克开展大量的"医疗稳定行动",例如美国军事医疗部门帮助伊拉克政府重建当地卫生系统、培训助产士以及强化公共威慑管理能力建设等。上述行动"不但会起到赢得民心的战术性效果,而且也有助于获得医疗情报,提升民众对当地政府提供必要的服务能力的认知"。③此外,作为美国军事机构的一部分,海外生物实验室其东道国的周边国家开展军队合作,以来促进当地的稳定和安全。例如在坦桑尼亚,海外实验室帮助坦桑尼亚军队为当地居民提供卫生服务。美国海军和陆军海外生物实验室与当地政府的军事合作也与武装部队卫生保护使命密切相关。通过提升盟军的军事医学水平,特别是那些担负维和使命的盟军部队,促进区域安全稳定,从而减轻美国的安全压力。总之,"美国军事部门开展的卫生行动通过提升双边和多边关系、强化卫生保健和公共卫生系统、弱化传染病和自然灾害爆发事件造成的危及

---

① *Department of Defense*,"*Stability Operations*,"*Department of Defense Directive*,*Washington D.C.* 2005,https://fas.org/irp/doddir/dod/d3000_05.pdf,p.2.

② US Department of Defense,*Department of Defense Instruction*(*DODI*)6000.16,*Military Health Support for Stability Operations*,17 May 2010. pp.1—2,http://www.esd.whs.mil/Portals/54/Documents/DD/issuances/dodi/600016p.pdf.

③ COL Edward C,Michaud III,MAJ Gail Lynne Maxwell,"Medical Capacity Building Efforts in Northern Iraq 2009—2010,"*Military Medicine*,2012,177(6),p.676.

稳定的影响,从而促进区域安全和稳定"。①正如美国前参谋长联席会议主席迈克·马伦(Michael Mullen)所言,美国军事部门的"医疗稳定行动""从长远来看,将会为我们(美国)的全球反恐战争产生重要影响"。②

美国军事部门通过开展全球卫生外交,利用其强大的医学卫生资源,强化与其他国家的军事卫生合作,从而促进与其他国家的伙伴关系。美国的军事卫生资源被用于外交政策,以扩展美国在全球的"朋友圈"。美国国家情报理事会在2008年发布的报告认为,全球卫生是一个富有成效的外交领域,其中包括缓和与对手的关系、消除美国与发展中国家的紧张关系。③美国军事部门的全球卫生外交亦然。"美国军事卫生部门应当追求与东道国的卫生机构建立持久的双边关系,并将其作为实现共同安全目标的一个手段"。④美国军事部门以公共卫生为媒介,推动与其他国家伙伴关系的建立。例如美国国防部的"防务威胁削减局"有一个被称作"应对大规模杀伤性武器的高级系统和概念项目"(Project on Advanced Systems and Concepts for Countering WMD),自2014年起,资助美国与新加坡针对生物安全议题举行的第二轨道(非部长级)对话,2015年,马来西亚和印度尼西亚也被邀请加入该对话。该多边生物安全对话的一个主要目的就是为了探讨如何应对生物安全威胁。当然最根本的原因在于,上述三国是美国在东南亚区域重要的贸易、卫生和安全伙伴,"与这些国家之间的伙伴关系对于美国具有战略意义"。⑤此外,美国还利用强大的军事卫生资源,主导发起"太平洋天使行动",联合印度—亚洲—太平洋地区的多个国家,展开卫生领域的人道主义救援行动,从而促进与上述国家的伙伴关系。

---

① LTC Derek Licina, et al, "Establishing a Predictable Military Global Health Engagement Funding Authority," *Military Medicine*, 2016, 181, p.1397.

② United States Southern Command, "Admiral Mullen: Missions like Comfort's Build Future Relationships, Trust," 2007, http://www.southcom.mil/AppsSC/news.php?storyId=472.

③ National Intelligence Council, *Strategic Implications of Global Health*, Washington D.C., Dec 2008.

④ Maj Bradley, "Bilateral Institutional Relationships: A New Mission for U.S. DoD Medical Capability in Support of Health Diplomacy", *Military Medicine*, 2012, 177, p.763.

⑤ Gigi Kwik Gronvall, Sanjana Ravi, Tom Inglesby, and Anita Cicero, "Singapore-Malaysia-Indonesia-US Dialogue on Biosecurity," *Health Security*, 2015, 13(6), p.399.

四、结　语

　　"军队不但因其硬实力而产生权力,而且也可以产生重要的软实力,因为军队开展了广泛的人员交流、联合训练以及援助项目"。①美国军事部门的全球卫生外交活动更是如此。美国国防部通过打造全球疾病监测系统和开展生物反恐,提升美国海外军事人员的卫生保障,促进全球卫生安全。以卫生为媒介,美国军事部门在对其具有地缘政治利益的区域追求"医疗稳定",提升伙伴关系。显而易见的是,美国军事部门的全球卫生外交依然囿于国家安全的窠臼,无论是其打造的全球传染病监测网络还是生物反恐,无论是其作为目的的全球卫生外交还是作为手段的全球卫生外交,概莫能外。事实上,全球卫生的可持续发展取决于广大发展中国家的公共卫生能力的加强。"解决大多数全球卫生问题不应当是基于国家安全的考量"。②因此,"美国国防部并没有考虑到界定成功的全球卫生项目的方法和原则"。③美国军事卫生外交活动很多追求的是短期军事目标,而全球卫生是一个长期的发展目标。美国"追求短期军事目标而忽视全球卫生原则的卫生外交行动有损于长期发展目标"。④甚至有专家认为,美国"全球卫生的军事化正在带来负面的影响"。⑤"军事部门和其他全球卫生行为体的不同之处就在于,国际军事行动主要是出于防御和安全的考虑,而非出于人道主义和卫生公平的考虑"。⑥尽管披着卫生外交的外衣,

---

　　① Joseph Nye, "Public Diplomacy and Soft Power," *The Annals of the American Academy of Political and Social Science*. 2008, 616, p.106.

　　② Harley Feldbaum, *U.S. Global Health and National Security Policy*, Washington D.C., 2009, p.8.

　　③ Thomas Cullison, Charles Beadling, Elizabeth Erickson, "Global Health Engagement: A Military Medicine Core Competency," *Joint Force Quarterly*, 2016, 80, p.55.

　　④ Eugene Bonventre, Lt Col Valerie Denux, "Military Health Diplomacy", in *21ˢᵗ Century Global Health Diplomacy*, edited by Thomas Novotny, et al., World Scientific Publishing Co. Ltd, 2013, p.209.

　　⑤ Alex De Waal, "Militarizing Global Health," *Boston Review*, 2014.

　　⑥ Joshua Michaud, et al., "Militaries and Global Health: Peace, Conflict, and Disaster Response," Lancet, 2019, 393, p.276.

美国军事部门的卫生外交本质上也是美国在全球层面开展的军事行动。因此,希冀美国军事卫生外交来促进全球卫生发展,可能是国际社会的一厢情愿。正如有专家在 2017 年慕尼黑安全会上所言,"外国军事部门的卫生外交活动可能会促进卫生体系的加强,特别是在低收入国家和那些军事部门是民众卫生服务主要提供者的国家,但是,军事部门并非一个合适的卫生服务提供者",①美国军事部门亦不例外。

---

① Health Security Roundtable, "Avoiding Another Failed Outbreak Response: Addressing Areas Outside State Control and Hard to Reach Populations", 2017 Munich Security Conference, Feb.17, 2017. https://www.chathamhouse.org/sites/files/chathamhouse/events/2017-02-17-msc-roundtable-report.pdf, p.2.

协同发展:"一带一路"卫生合作与全球卫生治理[*]

黄葭燕　刘瑾瑜　肖安琪　梁　笛[**]

【内容提要】"一带一路"国家有改善健康状况、应对突发公共卫生事件等的实际需求,但是卫生投入和治理能力有限。新冠肺炎疫情下,全球卫生治理暴露出明显短板,应尽快形成"一带一路"国家的卫生治理和卫生合作机制。在内部相互支持和合作的同时,"一带一路"作为一个整体与全球卫生治理进行协同发展,才能解决各自为政的尴尬局面,凸显人类卫生健康共同体的发展理念。

【关键词】"一带一路"倡议;卫生合作;全球卫生治理;协同发展;人类卫生健康共同体

【Abstract】 The "Belt and Road" neighboring countries have actual needs to improve their health conditions and respond to public health emergencies, but their own health investment and governance capabilities are limited. During COVID-19 pandemic, global health governance has exposed obvious shortcomings. The health governance and health cooperation regimes under the "Belt and Road" initiative should be formed as soon as possible. While supporting and cooperating with each other internally, "Belt and Road", as a whole, should has synergistically developed with global health governance, to solve the embarrassing situation of self-governance and to highlight the development concept of building a global community of health for all.

【Key Words】 "Belt and Road" Initiative, Health Cooperation, Global Health Governance, Synergetic Development, A Global Community of Health for All

---

* 本文系国家社科基金重大项目(20&ZD147),国家社科基金重大研究专项(20VMG027)的阶段性研究成果。

** 黄葭燕,复旦大学公共卫生学院教授、博士生导师;刘瑾瑜、肖安琪,复旦大学公共卫生学院硕士研究生;梁笛,复旦大学公共卫生学院青年副研究员。

协同理论是由 20 世纪 70 年代德国科学家赫尔曼·哈肯首次提出,指各个子系统之间相互竞争、相互合作的科学,主要研究如何通过协同作用,形成一定的有序结构或某种有组织性的功能。协同理论的目的是建立一种用统一的观点去处理复杂系统的概念和方法,把混乱无序的各部分有机关联起来,揭示了系统从无序向有序转化的结构和过程的一般法则。①②作为交叉学科理论,协同理论不但应用于系统科学中,也可广泛应用于国家和社会生活的各个领域。李琳等学者运用协同理论分析区域经济的协同发展③;仝鹏用协同理论优化政府应对突发事件,提出政府部门的合作意识不足,预警体系和风险管理体系不健全;各应急管理主体参与意识不足、参与力度不够;政府部门应急协同和信息共享水平较低等问题。④近年来,学者对政府部门和协同理论做了更细致的研究,特别是在政府部门协同机制方面。闪淳昌指出政府应急管理应从一个地区向区域合作、一个部门向部门协同合作转变,强调构建区域和部门的应急协同机制。⑤薛澜等认为,为提高政府应急协同效率,要构建包括组织认同机制、联合行动机制、资源分配机制、信息共享机制、沟通协调机制等一整套协同机制。⑥

面对 2020 年新冠疫情的突发性公共卫生事件,协同机制展现出重要性。新冠疫情再次证明,病毒无国界,传染病大流行造成的全球公共卫生危机下,没有一个国家能独善其身,置身事外。习近平总书记多次在重要会议上提出"人类卫生健康共同体"理念,建议应基于全球协同多边主义,开展可持续防疫⑦。构建"健康丝绸之路"是"一带一路"倡议的重要组成部分。如何形成"一带一路"卫生合作机制,推动"一带一路"国家参与全球

① 曾健、张一方:《社会协同学》,科学出版社 2000 年版。

② 张立荣、冷向明:《协同学语境下的公共危机管理模式创新探讨》,《中国行政管理》2007 年第 10 期,第 100—104 页。

③ 李琳:《区域经济协同发展:动态评估、驱动机制及模式选择》,社会科学文献出版社 2016 年版。

④ 仝鹏:《健全地方政府应急管理的协同体系机制研究》,《中国管理信息化》2016 年第 22 期,第 176—177 页。

⑤ 闪淳昌:《应急管理的发展态势与思考》,《安全》2015 年第 1 期,第 1—2 页。

⑥ 薛澜、陶鹏:《从自发无序到协调规制:应急管理体系中的社会动员问题——芦山抗震救灾案例研究》,《行政管理改革》2013 年第 6 期,第 30—34 页。

⑦ 刘江永:《可持续安全观与全球防疫规则——兼议构建可持续安全的人类卫生健康共同体》,《亚太安全与海洋研究》2020 年第 4 期,第 36—54、2—3 页。

卫生治理,形成团结、协同的发展大趋势?本研究着重阐述了"一带一路"国家的健康状况,以及"一带一路"卫生合作与全球卫生治理协同发展的必要性,并据此提出相关政策建议。

一、"一带一路"沿线国家的主要健康问题

本研究以最早纳入此倡议的 65 个沿线国家为例,分析其人群健康状况及卫生体系存在的主要问题。

(一)人群健康状况差异较大

2018 年,全球平均期望寿命为 72.56 岁,中国期望寿命为 76.70 岁。大部分沿线国家(55/64)的该指标已超过 70 岁。但是有 9 个国家的期望寿命仍低于 70 岁,其中主要是东南亚(3/10)和南亚(3/8)国家(见表 1)。

表 1　沿线国家的期望寿命情况(2018 年)

地　　区	<70 岁	70—80 岁	≥80 岁	最严重国家
东亚(n=1)	1	0	0	
东南亚(n=10)	3	6	1	缅甸(66.87 岁)
中亚(n=5)	1	4	0	
南亚(n=8)	3	5	0	阿富汗(64.49 岁)
西亚(n=17)	1	12	4	也门(66.1 岁)
独联体(n=7)	0	7	0	
中东欧(n=16)	0	15	1	
合计(n=64)	9	49	6	

注:巴勒斯坦数据缺失。表中为国家数。
资料来源:世界银行。

2018 年,全球 5 岁以下儿童死亡率(U5MR)为 28.9/千活产,中国的 U5MR 为 8.6/千活产。当年有 35 个沿线国家的该指标低于 10/千活产,其中包括所有的中东欧国家。但仍有 11 个国家的该指标高于 30/千活产,集中在南亚国(5/10)和中亚国家(2/5)(见表 2)。

表 2　2018 年沿线国家的 5 岁以下儿童死亡率情况

地　区	＜10/ 千活产	10—30/ 千活产	≥30/ 千活产	最严重国家
东亚(n=1)	0	1	0	
东南亚(n=10)	3	5	2	老挝(47.3)
中亚(n=5)	1	2	2	
南亚(n=8)	2	1	5	巴基斯坦(69.3)
西亚(n=18)	9	7	2	巴勒斯坦(60.5)
独联体(n=7)	4	3	0	
中东欧(n=16)	16	0	0	
合计(n=65)	35	19	11	

注:巴勒斯坦数据由 IHME 提供。
数据来源:世界卫生组织。

2017 年,全球的孕产妇死亡率(MMR)为 211/10 万,中国为 29/10 万。沿线国家中,41 个国家的该指标在 30/10 万以下,包括所有的独联体和中东欧国家,以及 2/3 的西亚国家。但有 2 个国家的该指标高于全球平均水平(阿富汗为 638/10 万,缅甸为 250/10 万)。此外,绝大部分的东南亚国家(7/10)和南亚国家(7/8)尚处于 30—200/10 万之间(见表3)。

表 3　2017 年沿线国家的孕产妇死亡率情况

地　区	＜30/10 万	30—200/10 万	≥200/10 万	最严重国家
东亚(n=1)	0	1	0	
东南亚(n=10)	2	7	1	缅甸(250)
中亚(n=5)	4	1	0	
南亚(n=8)	0	7	1	阿富汗(638)
西亚(n=18)	12	6	0	
独联体(n=7)	7	0	0	
中东欧(n=16)	16	0	0	
合计(n=65)	41	22	2	

注:巴勒斯坦数据由 IHME 提供。
数据来源:世界卫生组织。

（二）卫生资源投入普遍不足

1. 卫生费用①

2017 年,全球的人均卫生费用为 884 美元,中国的该指标为 441 美元。"一带一路"沿线国家中,尚有 22.6%（14/62）的国家的人均当前卫生费用在 100 美元以下,皆为亚洲国家,其中南亚地区有 6 个国家,东南亚和中亚各 3 个国家,以及 2 个西亚国家（见表 4）。

表 4　2017 年沿线国家的人均卫生费用　　　　　　　（美元）

地　　区	0—100	101—500	501—1000	1001 及以上	最严重国家
东亚（n=1）	0	1	0	0	
东南亚（n=10）	3	5	1	1	缅甸（58）
中亚（n=5）	3	2	0	0	塔吉克斯坦（58）
南亚（n=8）	6	1	0	1	孟加拉（36）
西亚（n=17）	2	5	2	8	也门（72）
独联体（n=7）	0	6	1	0	
中东欧（n=14）	0	2	7	5	
合计（n=62）	14 （22.6%）	22 （35.5%）	11 （17.7%）	15 （24.2%）	

卫生费用的来源一般包括三个途径,即政府卫生投入、私人卫生支出和外部卫生援助。私人卫生支出占卫生费用的比例是考量某个国家的个人卫生负担的重要指标。当政府投入不足,且外部卫生援助缺乏时,卫生负担自然就转嫁到个人。

根据 2017 年世界卫生组织（WHO）统计数据,全球的私人支出占当前卫生费用的平均占比为 40.2%,中国的该指标为 43.3%。同年,"一带一路"沿线国家中,有 8 个国家的私人支出占卫生费用的比率超过 70%（见表 5）。其中,最严重的国家是独联体的亚美尼亚（85.5%）和阿塞拜疆（84.5%）。其他 6 个超过 70% 的国家,虽然政府支出也较少,但是尚有部

① WHO Global Health Observatory;沙特阿拉伯为 2016 年数据;叙利亚为 2012 年数据;黑山、阿尔巴尼亚、巴勒斯坦数据缺失。

分外部卫生援助,相对也减少了私人支出的占比。

表5　沿线国家的私人卫生支出占当前卫生费用比率　(2017年,%)

地　　区	0.0—30.0	30.1—50.0	50.1—70.0	70.1—90.0	最严重国家
东亚(n=1)	0	1	0	0	
东南亚(n=10)	2	3	4	1	缅甸(76.2)
中亚(n=5)	0	1	3	1	土库曼斯坦(77.6)
南亚(n=8)	2	0	3	3	孟加拉(76.6) 印度(72.1) 阿富汗(75.5)
西亚(n=17)	5	7	4	1	也门(82.0)
独联体(n=7)	1	2	2	2	亚美尼亚(85.5) 阿塞拜疆(84.5)
中东欧(n=14)	7	7	0	0	
合计(n=62)	17 (27.4%)	21 (33.9%)	16 (25.8%)	8 (12.9%)	

2. 卫生资源配置①

每千人口拥有医生数方面,目前全球的平均水平为1.56/千人口,中国的该数值为1.98/千人口。截至目前,有31.3%(20/64)的沿线国家的该指标低于1.5/千人口,其中东南亚和南亚地区各有7个国家,西亚有5个国家,以及1个中东欧国家(阿尔巴尼亚,1.22/千人口)。该指标最底的国家是柬埔寨(0.19/千人口),其次为阿富汗(0.28/千人口)(见表6)。

每千人拥有护士与助产士数方面,目前全球的平均值为3.76/千人口,中国为2.66/千人口。沿线国家中,有8个国家的该指标低于1/千人口,包括东南亚和南亚的各3个国家,以及西亚的2个国家(见表7)。其中最低的国家是阿富汗(0.18/千人口),其次是孟加拉(0.41/千人口)、伊朗(0.44/千人口)。

---

① 此部分数据来源于WHO数据库,皆为各国可获得的最新数据,其中缺巴勒斯坦的数据,故只统计64个国家。

表6 沿线国家每千人拥有医生数

地 区	0—1.50	1.51—3.00	3.01 及以上	最严重国家
东亚(n=1)	0	1	0	
东南亚(n=10)	7	3	0	柬埔寨(0.19) 印度尼西亚(0.43) 老挝(0.37)
中亚(n=5)	0	4	1	
南亚(n=8)	7	0	1	不丹(0.42) 阿富汗(0.28)
西亚(n=17)	5	10	2	埃及(0.45)
独联体(n=7)	0	1	6	
中东欧(n=16)	1	6	9	
合计(n=64)	20(31.3%)	25(39.1%)	19(29.7%)	

表7 沿线国家每千人拥有护士与助产士数

地 区	0—1.00	1.01—4.00	4.01—7.00	7.01 及以上	最严重国家
东亚(n=1)	0	1	0	0	
东南亚(n=10)	3	4	3	0	柬埔寨(0.69)
中亚(n=5)	0	0	3	2	
南亚(n=8)	3	4	1	0	孟加拉(0.41) 巴基斯坦(0.67) 阿富汗(0.18)
西亚(n=17)	2	8	5	2	伊朗(0.44)
独联体(n=7)	0	0	5	2	
中东欧(n=16)	0	2	8	6	
合计(n=64)	8 (12.5%)	19 (29.7%)	25 (39.1%)	12 (18.8%)	

每千人口拥有的床位数方面,全球的平均值为2.7/千人口,中国为4.31/千人口。沿线国家中,有8个国家的该指标低于1/千人口,其中主要是南亚国家(5/8)。最低的是尼泊尔(0.3/千人口)和阿富汗(0.71/千人

口)(见表8)。

表8 沿线国家每千人拥有床位数

地 区	0—1.00	1.01—3.00	3.01—5.00	5.01 及以上	最严重国家
东亚(n=1)	0	0	0	1	
东南亚(n=10)	2	7	1	0	
中亚(n=5)	0	0	4	1	
南亚(n=8)	5	1	2	0	尼泊尔(0.3) 印度(0.53) 阿富汗(0.39)
西亚(n=17)	1	14	2	0	也门(0.71)
独联体(n=7)	0	1	2	4	
中东欧(n=16)	0	1	5	10	
合计(n=64)	8 (12.5%)	24 (37.5%)	16 (25.0%)	16 (25.0%)	

（三）对海外卫生援助依赖性较大①

根据美国华盛顿大学健康指标和评估研究所（The Institute for Health Metrics and Evaluation，IHME）的定义，卫生发展援助（Development Assistance for Health，DAH）是指"主要卫生发展机构对低收入和中等收入国家所进行的、以改善或保持健康为目的的，财务和实物资源的转移"。本研究采用 DAH 指标来反映各国家获得的海外卫生援助情况。1990 年以来，65 个沿线国家获得的海外卫生发展援助（DAH）的金额都呈上升趋势。1990 年，沿线国家共获得 17.6 亿美元的 DAH，2017 年，该数值约为 57 亿美元，翻了 3.2 倍（见表9）。其中，南亚和东南亚是最主要的受援地区。

2017 年，有 20 个沿线国家没有卫生发展援助，主要是西亚（9 个）和中东欧（9 个）国家，以及 2 个东南亚国家。但也有一半的沿线国家（35/65）的人均卫生发展援助（DAH per capital）为 1000 美元以上（见表10）。人

———————

① 美国华盛顿大学 IHME DAH 数据库；数据已统一换算为 2018 年美元。

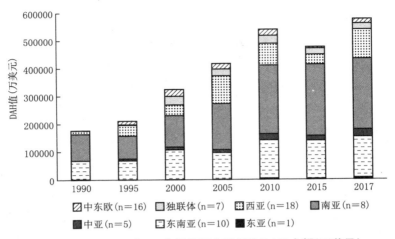

图 1　1990—2017 年 65 个沿线国家获得的 DAH 金额（万美元）

均 DAH 在 9000 美元以上的国家共有 7 个，包括蒙古国（2.2 万美元）、也门（1.9 万美元）、埃及（1.6 万美元）、柬埔寨（1.0 万美元）、老挝（0.98 万美元）、波黑（0.94 万美元）、摩尔多瓦（0.92 万美元）。此外南亚国家中的印度和马尔代夫的人均 DAH 较低（见表 9）。因此，总体而言，沿线国家对海外卫生援助的依赖性还是比较大。

表 9　2017 年沿线国家的人均 DAH　（美元）

地　　区	0	1000 以下（不含 0）	1000—3000	3000—6000	6000—9000	9000 及以上
东亚（n＝1）						1
东南亚（n＝10）	2	2	2	2		2
中亚（n＝5）			2	1	2	
南亚（n＝8）		2		5	1	
西亚（n＝18）	9	2	3	1	1	2
独联体（n＝7）		1	3	1	1	1
中东欧（n＝16）	9	3	1	2		
合计（n＝65）	20	10	11	12	5	7

综上所述，65 个"一带一路"沿线国家的卫生状况差异较大，有近一半

国家的健康状况有待改善。其中,东南亚和南亚地区仍是需要重点关注的地区。近年来传染病的爆发和跨境传播,对于这些卫生体系不健全、应对能力不足的国家所产生的负面影响更为明显。既增加了这些国家面临的疾病负担和健康风险,同时也不利于这些国家和所在地区的社会经济发展。

二、"一带一路"卫生合作与全球卫生治理协同发展的必要性

(一)"一带一路"倡议尚缺乏有效的卫生治理机制

1. 现有卫生合作以区域板块为主

由于沿线国家分布在不同区域板块,现有卫生合作机制基本都是基于所在区域的现有治理机制(见表 10)。

表 10 沿线国家的现有卫生合作机制

地　区	区域合作组织	卫生合作机制
东北亚	中日韩,"10＋3"	
东南亚	东盟	中国—东盟(10＋1)卫生部长会议、 中日韩—东盟(10＋3)卫生部长会议、 中国—东盟卫生发展高官会议、 澜沧江—湄公河次区域卫生合作
南　亚	南亚区域合作联盟	
中亚— 俄罗斯	欧亚经济联盟 上海合作组织	上合组织卫生部长会议、 上合组织卫生防疫部门领导人会议
中　东	阿拉伯国家联盟	中阿合作论坛:中阿卫生高官与专家会议、 中阿卫生合作论坛
中东欧	欧盟、维谢格拉德集团	

较为成熟的合作机制主要是在东南亚地区,主要是基于 10＋3 和 10＋1 基础上召开的卫生部长会议、卫生发展高官会议等。但这些合作没有实质性合作项目。此外在该地区还有澜沧江—湄公河次区域卫生合作

等,包括传染病等联防联控、光明行等项目。

中亚和俄罗斯板块,主要基于上海合作组织,召开卫生部长会议和卫生防疫部门领导人会议。2017 年起,印度和巴基斯坦也加入该组织。

中东板块主要是基于阿拉伯国家联盟,召开卫生合作论坛等。

2. 大部分沿线国家的卫生治理能力偏弱

突发公共卫生事件,尤其是传染病疫情,是促使国际公共卫生合作开启的直接原因。与跨国洗钱、恐怖主义一样,传染病全球化造成的公共卫生危机被认为是一种非传统安全因素,对人的安全、国家安全乃至全球安全都构成严重威胁。而这种威胁,单靠某个国家单独的或某几个国家的合作行动已无法对其进行有效控制和解决,更需要全球或地区层面的合作与协调①。只有有效阻止跨境传播、建立严密的联防联控网络才有可能控制疫情。

但是,"一带一路"沿线国家中,大部分存在卫生治理能力偏弱的问题。《国际卫生条例》确定了发现、评估和报告公共卫生事件的能力,共 13 条指标来评估国家的公共卫生应对能力。65 个沿线国家中,有 73%的国家的这 13 项评估指标的达标率在 80%以下。这在面临新冠疫情这样的突发公共卫生事件时,就会表现出国家应对能力薄弱。若无有效、统一的治理机制,那么就会造成联防联控网络的缺口。而这种缺口造成的威胁对于每个沿线国家是同样存在,没有国家可以独善其身。

较多沿线国家对海外卫生援助有较大依赖性,比如柬埔寨、坦桑尼亚等国家的海外卫生援助约占其国家卫生筹资的 30%。因此,一旦海外援助撤回,那么一些国家将面临严重卫生危机。20 世纪 60 年代,法国从阿尔及利亚撤走所有卫生人员就是一个很好的例子。此后才有了中国对阿尔及利亚的卫生援助。公共卫生危机的爆发削弱而非加强开展国际合作以及集体行动的动力,也对全球卫生公共产品的供给造成冲击。此次新冠疫情中,欧美等援助国自身面临严重疫情爆发,根本无暇顾及受援国。中国感同身受,在自我控制疫情的情况下,给予了周边国家大量及时的卫生援助。

---

① 戴维·赫尔德等:《全球大变革:全球化时代的政治、经济和文化》,杨冬雪等译,社会科学文献出版社 2001 年版。

因此，对于"一带一路"国家，有改善健康状况、应对突发公共卫生事件等的实际需求，但是自身卫生投入和治理能力有限。虽然，"健康丝绸之路"正成为中国为深化全球卫生合作提供的重要公共产品，但是其建设尚未形成稳定、成熟、长效的卫生治理机制。在此背景下，应尽快形成"一带一路"国家的卫生治理和卫生合作机制，在内部相互支持和合作的同时，作为一个整体与全球卫生治理进行协同发展，才能解决各自为政的尴尬局面。这也可以增加"一带一路"沿线国家对全球卫生治理的参与，更好地获得国际社会对沿线国家的卫生援助和支持。

（二）全球卫生治理需要"一带一路"的协同合作发展

1. 新冠疫情对全球卫生治理现有机制的考验

为了应对全球化对公共卫生的严峻挑战，参与全球卫生治理的主体通过多种方式制定活动，实施全球或跨国范围的规范、原则、计划和政策等来实现共同目标、解决共同问题，已基本形成完整的全球卫生治理机制[1]。然而，随着国际形势不断发生的新变化，尤其是这次新冠疫情的应对中，明显暴露出卫生治理现有机制的短板。

（1）治理价值上，发达国家和发展中国家在利益认同上很难达成共识

近年来，世界卫生组织以"人人享有卫生保健"和"健康公平"等理念为核心价值，促进全球卫生合作相关的价值观念和原则达成一致。然而，长期以来，国际体系受到发达国家主导，全球卫生治理存在明显的地区不平衡。发达国家与发展中国家有着不同的卫生治理利益诉求。突发公共卫生事件大多发生在发展中国家，使得发达国家与发展中国家之间的利益冲突更为明显和突出。比如，知识产权保护问题。源于发达国家的需求而实施的高标准的知识产权保护标准，加重了发展中国家在药品获得性方面的负担和危机。2005 年，印度尼西亚拒绝向全球流感监测网络共享禽流感病毒，正是因为担心发达国家利用自身先进技术对病毒株进行研究，从而获得治疗疾病的疫苗专利并获利。而发达国家则指责印尼关于病毒株主权的主张侵害了全球知识产权。印度则采取政府强制许可制度，为国内的仿制药生产开通绿色通道。

---

[1] 张彩霞、吴玉娟：《传染病防控的国际合作机制演进与国际卫生法的实践》，《广东广播电视大学学报》2010 年第 6 期，第 33—37 页。

（2）治理主体上，世界卫生组织的核心领导地位和权威性在下降

世界卫生组织（World Health Organization，WHO），作为永久性的国际卫生组织，是全球卫生治理机制的中心和最高形式，具有不可替代的优势。然而，随着近年来众多行为体对全球卫生的参与，将世卫组织从原来无可争议的国际卫生领导和协调地位，下降为全球卫生众多行为体之一。世卫组织代表全球性的卫生专家队伍和技术力量来协调各国的卫生合作；世卫组织依托强有力的争端解决机制成为协调贸易与卫生的最有影响力的组织，也成为传染病控制的国际法律机制的中心；世界银行则构成卫生资金主渠道；联合国艾滋病规划署等组织也发挥着重要作用。这种职权重叠的多边组织与相关条约的状况，造成全球卫生治理权力的分散，呈现碎片化的无序状况①。此次抗疫过程中，明显表现为世卫组织的核心领导地位和权威性的动摇。部分国家对于世卫组织的建议和呼吁置若罔闻。有些已有疫情的国家，在期初并没有按《国际卫生条例》的规定，向世卫组织通报疫情，或采取必要的防控措施。这些也是造成疫情没有在"窗口期"被控制，导致全球大流行的重要原因之一。

（3）治理机制上，国际法的执行缺位

作为唯一的传染病防控的国际法，《国际卫生条例》（2005）不仅仅是法律文书，还是公共卫生工具，且与公共卫生、主权、经济利益和国家安全等政治难题息息相关。然而，该国际法没有一个强有力的执行机制，且其争端的解决机制本质上是自愿性质。这就会造成主权国家的明知故犯。此次新冠疫情中，不少国家为了自己国家的安全，在世卫组织尚未宣布此为国际突发性公共卫生（PHEIC）事件之前，就单方面提出对正受疫情严重影响的中国发布严格的入境禁令和贸易限制，停飞或减飞中国航班等，实质上违背了《国际卫生条例》的初衷②。事实上，因为欠缺有效的强制实施机制，国际法的有效性和权威性一向被质疑。而在新冠疫情中，这种执行的缺位更为明显。此外，《国际卫生条例》（2005）也缺乏一些特殊情况的规

---

① 龚向前：《传染病全球化与全球卫生治理》，《国际观察》2006 年第 3 期，第 24—29 页。

② Habibi R., Campos G., Chirwa D., et al., "Do not violate the International Health Regulations during the COVID-19 outbreak", *Lancet*, 2020, 395(10225), pp.664—666.

范,比如此次事件中钻石公主号和威士特丹号乘客的遭遇,也引发国际社会重新思考重大突发公共卫生事件下,国际邮轮的国内和国际责任问题。

（4）筹资渠道上,无法协调统一和可持续性

现有全球卫生治理机制主要依靠各行为体和捐款者意愿来筹集资金,并没有长期、稳定的筹资机制,也没有资源的分配机制与原则。此次新冠疫情初期,国际组织等各行为体纷纷捐款。如世界银行提供了 120 亿美元的资金,用于帮助成员国采取有效措施防控新冠肺炎疫情,并尽量减少疫情对经济造成的严重影响。[1]联合国艾滋病规划署计划向为艾滋病病毒感染者提供服务的医院、民间社会组织和其他机构捐赠个人防护用品,防止艾滋病病毒感染者感染 2019 冠状病毒。[2]联合国儿童基金会会紧急筹措 4230 万美元资金,以及相关医疗物资等,用以加强对疫情的应对工作,并为遏制疫情蔓延的全球行动提供支持。[3]盖茨基金会投入 1 亿美元用于应对全球新冠病毒防控。[4]但是各行为体基本是按自己组织的意图来决定资金流向,其结果就是资源无法在各国之间的公平分配。传染病的外部性是显而易见的。在重大疫情下,缺乏全球卫生治理的协调统一行动,使很多国家的自我防控成效大打折扣。

2. "一带一路"倡议对全球卫生治理的贡献

2017 年,中国与世界卫生组织签署《关于"一带一路"卫生领域合作的谅解备忘录》,共同落实 2030 年可持续发展议程。世卫组织通过与中国的

---

① 世界银行:《世界银行集团如何帮助各国应对 19 冠状病毒病（新型冠状病毒）》,https://www.shihang.org/zh/news/factsheet/2020/02/11/how-the-world-bank-group-is-helping-countries-with-covid-19-coronavirus,2022-2-11。

② 联合国艾滋病规划署驻华办事处:《联合国艾滋病规划署与中国合作伙伴合作以确保在新型冠状病毒爆发期间继续提供艾滋病相关服务》,http://www.unaids.org.cn/page147?article_id=1192,2022-2-18;UNAIDS, "Successful global epidemic responses put people at the centre", https://www.unaids.org/en/resources/presscentre/featurestories/2020/march/20200312_covid-19,2022-03-12。

③ UNICEF:《联合国儿童基金会呼吁筹措 4230 万美元以支持全球抗击 2019 冠状病毒病疫情》[EB/OL]. https://www.unicef.cn/press-releases/unicef-appeals-us423-million-support-global-covid-19-outbreak-response,2022-2-19。

④ Bill & Melinda Gates Foundation. Bill & Melinda Gates Foundation Commits $10 Million to Global Response to 2019-nCOV [EB/OL]. https://www.gatesfoundation.org/Media-Center/Press-Releases/2020/01/Gates-Foundation-Commits-10-Million-to-Global-Response-to-2019-nCOV,2021-1-26.

密切合作,借助中国"一带一路"发展项目,将公共厕所、医疗中心、污水处理等卫生设施建设项目在当地国家得到实施和推广,以普及到更多的贫困人群和弱势人群。

新冠疫情期间,中国向国际社会积极提供大量医疗物资和多种形式的卫生援助。截至 2020 年 5 月,中方除设立总值达 20 亿元人民币的抗疫合作专项资金外,向 150 多个国家和国际组织提供抗疫物资,为全球生产紧缺的各种医疗物资,仅口罩和防护服两项就分别向世界出口了 568 亿只和 2.5 亿件。①截至 8 月初,中国向中东、欧洲、东南亚、非洲等 27 个国家派出 29 支医疗专家组,向 150 多个国家和 4 个国际组织提供抗疫援助。②与欧盟、东盟、非盟、上合组织等国际组织以及受疫情影响的 170 多个国家举办卫生专家专题视频会议,及时分享检测技术、防控经验和诊疗方案。指导长期派驻在 56 个国家的援外医疗队协助驻在国开展疫情防控工作。向驻在国民众和华侨华人提供技术咨询和健康教育,举办线上线下培训 400余场。这是新中国成立以来援助时间最集中、涉及范围最广的一次紧急人道主义行动,毫无保留地分享抗疫信息和疫情防控经验。③

联合国近日报告指出,世界经济格局或已接近从量变到质变的临界点,全球公共产品的提供方将更多元化,而"一带一路"等新型全球公共产品将更受倚重④。《2019 年度中国对外直接投资统计公报》显示,2013 年到 2019 年,中国对"一带一路"沿线国家累计直接投资 1173 亿美元。2020年前 8 个月,中国企业对"一带一路"沿线国家非金融类直接投资 118 亿美元。中国的这些投资,对解决"一带一路"国家,尤其是其中欠发达国家的社会、经济、卫生等的发展起到关键的带动作用。这是对全球治理的巨大贡献,通过促进这些国家的自我发展,降低了他们对国际援助造成的负担。

---

① 《国务委员兼外交部长王毅就中国外交政策和对外关系回答中外记者提问》,https://www.fmprc.gov.cn/web/wjbzhd/t1782257.shtml。
② 信强、文少彪:《"健康丝路"视角下的中国与全球卫生治理》,《现代国际关系》2020年第 6 期,第 19—27、62 页。
③ 张耀军、焦思盈:《高质量共建"一带一路"助力构建人类卫生健康共同体》,http://www.theory.gmw.cm,2021.8.4。
④ 联合国报告:《"一带一路"等新型全球公共产品将更受重视》,https://article.xuexi.cn/articles/index.html,2021.9.21。

三、"一带一路"卫生合作与全球卫生治理协同发展的政策建议

人类文明史也是一部同疾病和灾难的斗争史。病毒没有国界,疫病不分种族,团结合作是抗击疫情最有力的武器。这是国际社会抗击艾滋病、埃博拉、禽流感、甲型 H1N1 流感等重大疫情取得的重要经验。①新冠疫情让全世界意识到国家、区域的划分也阻挡不了疫情的全球大流行及人类命运共同体的事实。针对国际变局,习近平主席于 2020 年 3 月致法国总统马克龙的慰问电中首次提出构建人类卫生健康共同体的倡议。作为人类命运共同体的重要组成部分,人类卫生健康共同体秉承休戚与共的整体意识、守望相助的合作意识、平等相待的包容意识和崇尚自然的生态意识,共同佑护各国人民的生命和健康。这是对百年变局下全球卫生危机的必然回应。②

(一)基于区域公共产品理论,构建横向多元化、纵向多层次的矩阵式"一带一路"卫生合作机制

区域公共产品,指那些只服务于特定区域或跨区域,其成本又是由区域内或区域间国家共同分担的安排、机制或制度。③区域内国家往往有共同的文化背景和相似的价值观,相对于全球公共产品,区域公共产品更能针对区域不同情况,因此在公共产品供给过程中更容易达成一致、协调统一。④

"一带一路"倡议从最初的 65 个沿线国家,已拓展到 138 个签约国家。

---

① 高祖贵:《坚持多边主义推动构建人类卫生健康共同体》,http://www.xinhuanet.com/politics/2020-06/28/c_1126166651.htm。

② 李强:《构建人类卫生健康共同体的内在要求》,中国共产党新闻网,http://theory.people.com.cn/n1/2020/0912/c40531-31859039.html。

③ 樊勇明:《东亚合作与区域性国际公共产品》,《上海社会科学界联合会、上海市社会科学界第五届学术年会文集》(2007 年度)(世界经济·国际政治·国际关系学科卷),2007 年印,第 55—63 页。

④ 安东尼·埃斯特瓦多道尔、布莱恩·弗朗兹、谭·罗伯特·阮:《区域性公共产品:从理论到实践》,上海人民出版社 2010 年版。

各国和各地区的国情、政治、经济、文化的差异较大。卫生合作机制应该坚持包容、合作、共赢的"一带一路"倡议精神,既推进国别间和地区间的各层次各领域的相互合作,也兼顾提供对沿线脆弱国家的卫生援助,以此来推动整个倡议覆盖人群健康状况改善,形成完整的风险防范网络,维护整体卫生安全,不让倡议内的任何一个国家掉队。

区域公共产品理论包括融资、运行和监管三大框架。

1. 融资

高效的卫生治理离不开稳定的融资和公平的资源分配。中国已与多国及多个开发银行、金融机构等合作,包括以高质量、高标准、可负担、可持续为原则的《"一带一路"融资指导原则》。[①]卫生领域的融资,在秉承该指导原则的基础上,更要注重如下方面:

(1)多元化融资。卫生问题,尤其全球卫生安全问题,不是某个国家单独面临的或能单独应对的问题,需要区域内、全球内的通力合作。一方面"健康丝绸之路"应加强与欧盟、G20、BRICS 等现有区域机制,GAVI、GF 等各类专业化国际组织的融资合作。另一方面应进一步鼓励中国的民间资本贡献自己的力量,参与区域和全球卫生治理。

(2)差异化融资。一方面,在权责相当的前提下,各国都应有所贡献。承担责任是参与国际合作的首要态度。但是各国体量有大小、发展有先后。部分国家,融资能力有限,应允许在自愿原则上,量力而行。[②]另一方面,有能力的国家应尽大国责任,协助脆弱国家获得公平的资源支持。[③]习近平主席提出,作为大国,意味着对地区和世界和平与发展的更大责任,而不是对地区和国际事务的更大垄断。任何国家都不能从别国的困难中谋取利益,而是要有命运共同体意识。[④]

2. 运行

合作层次上,以区域内现有的经济走廊、合作组织等多边机制为基

---

① 财政部:《"一带一路"融资体系初步建立》,https://baijiahao.baidu.com/s? id = 1631831258331126908&wfr = spider&for = pc,2021.4.26。

② 郑之杰:《"一带一路"项目融资模式要做到一国一策》,http://finance.people.com.cn/n1/2019/0327/c1004-30998837.html。

③ 黄河、戴丽婷等:《区域性国际公共产品的中国供给》,上海交通大学出版社 2019 年版。

④ 习近平:《大国更应该有大国的样子》,https://m.gmw.cn/2020-09/23/content_34214352.htm。

础,形成区域内部、区域与区域、区域与全球等各层次的合作机制。

合作重点领域上,应以联合国提出的可持续发展 2030 年目标为主要发展方向,确定不同区域和国家的共性与个性问题。首先,"一带一路"国家普遍存在的传染病防控、妇幼保健方面的薄弱问题,应作为区域内的优先合作重点。其次,鉴于"一带一路"国家卫生治理能力有限的问题,应逐步建立区域内及区域间统一的传染病疫情监测和信息共享机制。第三,对于中东欧等沿线国家,应加强卫生产业领域的合作。这些国家的人群健康状况与中国类似或优于中国,因此在以往与中国没有太多的卫生合作。但是新冠疫情期间,也暴露出这些国家的卫生系统反应不及时,卫生相关支持行业产能不足等问题。这都为未来的卫生合作提供了切入点。

合作形式上,可采用物资捐赠、技术合作、人才培养等。应注重对脆弱国家的能力建设的支持。基于中国的古语"授人以鱼,不如授人以渔",改变中国以往注重基础建设的"硬性"合作和援助,多开展以技术援助、人才培养为主的"软性"合作。

合作模式上,应建立与各类国际组织、非政府组织、民间企业等的多元化合作。中国是倡议的提出者,但是中国无法承担所有合作国家的发展需求。因此,吸纳志同道合的行为体的共同参与才能维持"一带一路"卫生合作的可持续、健康发展。各类专业化国家组织、地区联盟等都应该是合作模式中的重要参与方。

3. 监管

多边框架下的合同,由于信任度的提升,利益冲突会弱化,合作相对更为容易。但是这种松散型合作,若缺乏固定、可持续的融资,以及常态化的日常监督和管理,合作机制容易流于形式。例如,区域合作机制中,中日韩—东盟(10+3)框架是相对比较活跃的合作机制。2003 年非典之后,该框架下建立了传染病信息通报网,以促进政府间在突发疫情信息、常规监测疾病信息以及输入病例等的信息通报与共享。但是 2008 年该网络启动以来,由于缺乏运行经费,未能发挥预期效果。此外,中国对外卫生援助和合作,往往也存在缺乏过程监管等问题。由于合作参与方的权责、合作项目的预期目标等不明确,容易出现扯皮和"搭便车"等现象。

实施常态化的监管才能确保合作机制的有效运行。一方面,建议"一带一路"卫生合作机制要充分利用现有合作机制,给予必要的资金投入,通过轮值制等形式进行日常监管，维护实效运行。其次，中国应参与合作项目的监督，严控质量关，提高合作成效。尤其可以学习当地国际组织的项目管理、与当地人员沟通等方面的经验。

（二）基于人类卫生健康共同体理念，促进"一带一路"与全球卫生治理的协同合作发展

1. "一带一路"倡议进一步完善全球卫生治理的价值共识

"一带一路"倡议为全球卫生治理提供了新思路，丰富了多边主义内涵。有别于西方发达国家更注重争夺全球卫生治理机制中的主导性和话语权的参与模式，"一带一路"倡导的全球卫生治理机制和架构更注重国际合作的开放性、包容性和世界性；更着重通过合力来解决卫生问题、应对传染病风险；更强调惠及所有国家和人群，特别要惠及脆弱群体；更着力推动"一带一路"国家共同参与全球卫生治理。①因此，人类卫生命运共同体是"一带一路"卫生合作的价值共识，也应是全球卫生治理的价值共识。

2. "一带一路"支持和维护世界卫生组织的核心领导力

世界卫生组织是全球卫生治理机制的中心，也是唯一由《组织法》赋予协调、制定并实施国际卫生规范和标准的机构。全球疫情大流行的背景下，世界各国比任何时候都需要世卫组织。"一带一路"倡议支持和维护世界卫生组织在全球卫生治理机制中的核心领导力。虽然 WHO 近年来一直致力于机构内部的改革与转型，进一步完善世卫组织的功能发挥，形成"one WHO"。但是由于机制设置等客观原因，世卫组织总部与 6 个地区之间的不协调是不争的事实。"一带一路"已涉及全球超过 11 个地区国家。"一带一路"作为一个整体与全球卫生治理的协同发展，将有助于世界卫生组织总部与各地区之间的关系改善。这也将进一步稳定世卫组织在全球卫生治理的领导地位。

3. "一带一路"卫生合作机制要遵循国际规制和制度

中国在"一带一路"倡议中提供了大量的中国力量，贡献了不少的中国智慧。但是"一带一路"不是中国一家的独奏，是所有合作国家的共赢大

---

① 李太宇：《推进"一带一路"国家参与全球卫生治理》，《人民日报》（海外版），http://finance.sina.com.cn/review/jcgc/2020-07-02/doc-iircuyvk1499738.shtml。

合唱。在协同发展的过程中，这些"中国故事"应该变成被国际认可的经验，通过国际语言来进行传播。在相互嵌套的全球化背景下，全球无法"去中国化"，中国也无法脱离现有国际法则而构建新规则体系。"一带一路"卫生合作必须是建立在尊重各国自有文化和历史的基础上，必须遵循现有全球卫生治理机制中的国际规制和制度，才能达到真正的协同发展。

传染病的负外部性重塑国家健康权体系[*]

【内容提要】　对于传染病具有负外部性问题，国家行使公共卫生立法和行政权是唯一解决办法。传染病大流行背景下，应强调国家有保障公民健康和健康公平性的责任。在后疫情时代，实现疫苗正外部性需要双重要件，疫苗应该是可获得的、公平的，同时公民有接种疫苗的义务。国家公共卫生行政权必须受到限制，应保障个人的自由和尊严，平衡数据应用和个人隐私保护之间冲突，制定日落条款。

【Abstract】　Infectious diseases can cause problems of negative externalities. The only solution is the state and government exercise public health legislation and enforcement power. In the Infectious disease pandemic period, it must be emphasized that the state has the responsibility to protect the citizen health and health equity. In the post-epidemic era, achieving positive externalities of vaccines requires two elements. Vaccines should be available and equitable. And citizens have the obligation to be vaccinated. National public health authority must be circumscribed. Individual freedom and dignity should be guaranteed. The conflict between data application and personal privacy protection should be balanced, and sunset clauses should be stated.

【Key Words】　Infectious Diseases，Negative Externality，Vaccine，Health Right

* 本文系国家社会科学基金重大项目"国民卫生健康治理法治化研究"（项目编号：20&ZD187）的阶段性研究成果。

** 李恒，华东政法大学公共卫生治理研究中心副教授。

引　言

2020 年 1 月爆发的新冠肺炎疫情,世界卫生组织先后宣布其为"流行"和"大流行"传染病。新型流行病爆发,不仅仅是病原体跨越物种屏障,这是由一系列复杂和偶然的因素组成,其后果涉及社会经济和政治因素,显然这已经超出疾病的范畴。面对重大突发传染病疫情,国家和政府应该如何保障公民健康?为预防控制传染病疫情,政府采取公共卫生措施,产生的价值冲突如何解决?国家公共卫生行政权应该受到怎样的监督和限制?疫苗上市后,国家和公民各自承担怎样的责任和义务?本文对以上问题进行重点讨论。首先从卫生经济法学的角度出发,阐述传染病的负外部性特征及解决办法,对价值冲突进行详细分析,明确国家和公民责任,构建传染病流行背景下的国家健康权体系。

一、传染病具有负外部性问题

(一)传染病的负外部性特征

根据经济学的外部性理论,自由市场典型的交易中,买卖双方自愿达成互惠协议,当市场交易对第三方施加影响(当然不限于买卖双方),即产生外部性,这个影响可以为正也可以为负。[①]在不存在外部性和信息不对称的情况下,市场自身能实现有效率的结果。但是在卫生经济学领域,由于健康的不确定性,同时健康具有外部性的特质,需要政府干预市场。健康的外部性包括正外部性和负外部性。公共卫生领域存在很多外部性,也是政府需要进行干预的原因。正外部性的典型例子是疫苗,接种对抗某种传染病疫苗的个人,除保护自己对抗传染病外,也保护了周围接触的每一个人,因为某个人不再感染这种疾病,从而不会传播给其他人。健康

---

① 杰伊·巴塔查里亚、蒂莫西·海德、彼得·杜等:《健康经济学》,曹乾译,广西师范大学出版社 2019 年版,第 413 页。

负外部性的典型例子有二手烟和传染病的传播风险。传染病负外部性是指传染病爆发流行时,多个传染病患者或感染者的私人行为会使他人受损,而传染病患者没有或不能为此承担成本,就明显具备了外部性。

(二)传染病的负外部性结果

1. 传染病的健康负外部性

由于传染病的传染性,健康状态会传染给其他人,将健康完全视为个人自己的状态或目标就不合理了,整个社区或者都有可能受某个人的健康影响。传染病的负外部性是指一个人的行为影响了其他人,使之支付了额外的成本费用,但后者又无法获得相应补偿的现象。自然状态下,传染病爆发流行时,人们产生自我保护活动,会愿意放弃自己想做的事情,例如放弃聚会和外出,来避免感染传染病。当暴露于代价更大的传染病时,例如全球流行的新冠病毒肺炎,传染性强、病死率高,因此人们对自我保护活动需求更大。但是,当不是所有人都自愿放弃外出或者不知自己已获传染病的情况下,传染病不仅损害了病人的自身健康,也损害了其他易感人群的健康,因此不仅是患病率增加的问题,每一个传染病例都是对暴露人群施加了负外部性。在这种意义上,健康存在共享的状态,也就是每个公民的健康受到其他人的健康状态影响,因此公共卫生的干预措施就非常必要。

2. 传染病的超额负担

人们为了预防传染病,放弃自己的行动自由、支配自由(比如外出),而去选择不那么喜欢的行为或状态(比如接受隔离),由此会导致福利损失,这被称为传染病的超额负担。[①]对于埃博拉病毒、新冠病毒的爆发流行,政府积极进行预防,例如封城、隔离等措施,产生的超额负担是极大的。前面已经提到人们对传染病的严重程度会作出反应,如果每个人都是潜在的病毒携带者,那么人们都会积极采取预防措施。人们在传染病的爆发流行过程中,一般行为模型是更少疾病——更少保护——更多疾病——更多保护,并循环。也就是说,当传染病的患病率降低时,人们将采取更少的

---

① 杰伊·巴塔查里亚等:《健康经济学》,第 433 页。疾病的超额负担(excess burden)是指与人们预防疾病的活动相关的成本。超额负担与疾病的流行成本相对应。流行成本(epidemiologicla cost)是指与疾病相关的直接成本,包括这种疾病带给患者的经济成本(例如工资损失)和非经济成本(例如身心痛苦)。

保护进行反馈;当患病率增加时,人们将采取更多的保护;当人们采取更多保护时,患病率就会降低,进入下一个循环。但是人们对于疫情的认知是滞后性的,特别是对于新冠病毒这种完全未知型的传染病,人们对于患病率、死亡率没有直接的认知,如果完全按照传染病爆发流行的自我保护反馈机制,患病率和死亡率会急剧上升。患病率增高时,人们采取更多的保护,牺牲自己的自由权,超额负担急剧增加。

3. 传染病造成的恐慌

传染病的未知性和不确定性会带来社会恐慌,这种恐慌也是一种负外部性,恐慌也会损害个人利益和社会利益。假设为保证公众利益,政府采取居家隔离等措施对个人自由和流动进行限制,会产生焦虑等不良情绪,造成精神损害。已经有大量的研究证实传染病隔离措施对精神健康有重大影响,可能在限制流动后形成持续数年的创伤后应激障碍。①假设政府规定人们享有绝对自由权,那么在社会中,传染病患者或者未确诊的传染病患者能够自由地流动,就会引起社会的恐慌。这种情况下,好处就是并未限制人身自由,自由得到充分的保证;导致的结果,就是绝大多数人会感染传染病,疾病的未知性、医疗资源的紧缺、高病死率会导致社会恐慌达到最大。

4. 传染病造成的经济影响

根据欧洲黑死病(腺鼠疫)和"大流感"的相关研究显示,大规模的传染病爆发流行,不仅会造成劳动力丧失,并且能够降低一个国家国内生产总值的增长率。②国际货币基金组织预测,到 2021 年底,全球经济仍将损失

---

① Brooks SE, Webster RK, Smith LE et al. "The psychological impact of quarantine and how to reduce it: Rapid review of the evidence", *Lancet*, 2020, 395(10227), pp.912—920.

② 欧洲的黑死病又称腺鼠疫病毒,1347—1351 年,约有 2500 万欧洲人死于黑死病,约占欧洲总人口的二分之一或三分之一。鼠疫的高死亡率导致总体人群的减少,包括劳动力的丧失,必然导致雇佣劳动力均衡数量的下降,但是经济学者认为其不必然引起工资的上升或降低。鼠疫居高不下的死亡率除引起恐慌外,造成的经济后果是劳动力市场享有定价权,因此英国议会于 1351 年通过《劳工法》。1918—1919 年的"大流感"始于堪萨斯州,第一次世界大战中,通过交战士兵的不断运动在军营中流行,有关专家认为大概有 2000 万—1 亿的人(世界人口总数是 20 亿)死于此次流感爆发。重大流行病疫情造成的痛苦和生命损失带来巨大的、不可挽回的经济成本。参见杰伊·巴塔查里亚等:《健康经济学》,第 433 页。另参见丹·琼斯:《血夏——1381 年英格兰农民起义》,陆大鹏、刘晓晖译,社会科学文献出版社 2020年版,第 14—15 页。

12万亿美元,全球国内生产总值(GDP)损失是自第二次世界大战结束以来最严重的衰退。[1]因为传染病流行会对宏观经济产生影响,公共卫生治理对经济发展有重要影响,而政府有鼓励经济增长、维持经济稳定的作用,所以政府应该承担公共卫生职责。[2]因此,政府对国内经济稳定和增长的职责要求政府承担对公共卫生的职责。在经济层面,经济发展有助于促进公共卫生事业发展,因而需通过经济法等相关部门法的制度安排,为公共卫生提供经济和法律支撑。[3]由于新冠病毒等新型传染病的急剧增加,可能造成政治和经济的不稳定。

二、解决传染病负外部性的法经济学分析

当新的传染病首次出现,或已知的传染病重新出现时,只有有限的科学证据和过去的经验来指导应对措施可能是不恰当的。突发传染病事件通常是动态的,不确定是其特征,随着事件的发展,可能出现许多新的证据,因此基于现有数据作出的决定在未来可能是错误的,因为更多的流行病学证据会作出更好的解释。传染病的不确定性意味着不能准确无误地预测传染病发展。因此,面对传染病的科学不确定性和负外部性,必须考虑的问题是:如何预防和控制传染病的流行? 要优先保护哪些公众和利益? 公共卫生的学科基础可以是狭义的,仅指医学科学的部分,也可以是广义的公共卫生,包括政治、法律的部分。政府需要在疫情爆发前从社会政治、经济、法律多层面阐明传染病预防控制的价值观,制定和明确防疫的原则和有效措施。因此围绕传染病负外部性,以及传染病预防控制措施造成的利益冲突,必须进行充分讨论并形成共识,否则不足以对抗传染病的负外部性带来的公民健康、恐慌、经济等风险和损失。

---

① 中国新闻网:《盖茨基金会2020目标守卫者报告:新冠肺炎全球视角》,http://news.china.com.cn/live/2020-09/15/content_964744.htm,2020-09-15。

② 舍曼·富兰德、艾伦·古德曼、迈伦·斯坦诺等:《卫生经济学》(第6版),中国人民大学出版社2011年版,第582—583页。

③ 张守文:《公共卫生治理现代化:发展法学的视角》,《中外法学》2020年第3期,第590—611页。

（一）传染病防控的公共健康与个人自由价值冲突

现代政府最重要的目标之一就是保护公众健康，但是很明显，保护公共健康与个人自由之间存在紧张关系，因此政府应在何种程度上为保护公共健康而限制个人权利是极为重要的议题。实际上，检疫和隔离的做法在某种意义上几乎和疾病本身一样古老，隔离措施在独立前的美国殖民地很常见。最早在1710年，英国就制定了检疫法令，要求有感染疾病的个人必须离港隔离，并且可以使用暴力、武力强制手段，要求不得离开船只，直到确定船上所有人都没有疾病。①由此可见，公共卫生的立法和执法目的是确保公众的福利，但它经常以牺牲私人利益为代价，例如为控制传染病采取的隔离、旅行和流动的限制、检验等手段都会牺牲个人自由。因此，在国家进行公共卫生监管时，必须认真审视公共福利与个人利益之间的权衡。

西方国家的社会政治，注重个人主义、短期解决方案、民粹主义和避免争议是其特征，这样的观念对传染病防控带来挑战，不利于制定有效的应对策略。西方国家的许多人认为，他们有权利享有一些权利和自由，而不能仅仅为了他人的微薄利益而作出权利和自由的牺牲。②西方国家应对传染病的防控采取策略的动力一般不是科学证据而是社会认知，事实上，面对科学的不确定性和伦理的模糊，意识形态的观点和短期的政治考虑往往会取代涉及长期的、有效的干预措施。③传染病大流行等突发公共卫生事件发生后，这样的价值冲突可能导致严重的后果，包括公众对政府的不信任、获取错误信息的恐惧、不遵守公共卫生防控措施等问题。

（二）政府传染病防控策略的科斯定理

为了解决传染病负外部性对私人和社会造成的损害，最有效的政府策略是科斯定理。科斯定理是一种协商或者改变产权的方法，指的是当

---

① Epstein RA, "Let the shoemaker stick to his last: a defense of the 'old' public health," *Perspect Biol Med*, 2003, 46(3), pp.138—159.

② Degeling C, Johnson J, Kerridge I, et al., "Implementing a One Health approach to emerging infectious disease: reflections on the socio-political, ethical and legal dimensions," *BMC Public Health*, 2015, 15(1307).

③ Hinchliffe S, Allen J, Lavau S, et al., "Biosecurity and the topologies of infected life: from borderlines to borderlands," *Transactions of the Institute of British Geographers*, 2014, 38(4), pp.531—543.

存在外部性时,财产权是明确界定,交易成本或协商成本足够低的条件下,当事人之间的私人协商能解决外部性引起的社会损害,实现社会福利的最大化。但是交易成本过高是达成科斯协议最大的障碍。从法律的角度讲,即私有权利制度的主要组成部分是所有人对自己的身体和财产拥有的专有权,以自愿契约作为改变这些最初权利的主要手段,以及使用侵权救济来保护一个人对另一个人造成的伤害。①例如在传染病爆发流行的情况下,也就是假设人们享有健康自我决定权,明知自己患有传染病或者不知自己患有传染病的人群有权利进行外出或者聚会,那么被感染的人群应该有权利向传染病的传播者要求赔偿,很显然全社会范围内这样的诉求不可行,社会的整体损失也会非常大。

因此,需要新的科斯解来解决,也就是产权重新分配:即人们暂时失去健康自我决定权,需要国家强制力的法律实施限制人们的自由,对传染病病人、疑似病人和密切接触者进行隔离,禁止人们随意外出、聚会、上学等行为,保证传染病的负外部性降到最低,最大程度上保护社会健康权益,也是保证了私人权益。科斯理论应用在疫苗接种领域,就是要求人们没有不接种疫苗的权利。例如,几乎在每个国家均要求儿童在报名上学时出具接种记录,天花在全球被消灭,就是这个理论应用最好的体现。②波斯纳在《法律的经济分析》中指出,法律的目的就是通过降低交易成本来消除外部成本不利于社会效率的因素。③公共卫生法律最初的目的就是可以有效控制传染病负外部性,带来健康正外部性的规范体系。④也就是说以法律规范的形式保证科斯理论的应用。

综上所述,针对传染病的负外部性,新科斯定理是唯一解决办法,即采取传染病防控措施限制个人自由,牺牲一定的个人自由实现社会整体利益和社会福利的最大化。因此,传染病流行需要国家行使公共卫生监督权,制定并实施公共卫生法律保护社会健康权益和个人健康权益。

---

① Epstein RA,"Let the shoemaker stick to his last: a defense of the 'old' public health,"pp.138—159.

② 杰伊·巴塔查里亚等:《健康经济学》,第443页。

③ 波斯纳:《法律的经济分析》,2012年版,第55页。

④ Epstein RA,"Let the shoemaker stick to his last: a defense of the 'old' public health",pp.138—159.

第一,传染病流行时,国家应行使公共卫生监督权。2004 年,国际学者在《柳叶刀》杂志对公共卫生进行定义:强调对公众利益的共识,为持续改善全民健康而采取的集体行动。这一定义强调了公共卫生实践的特征:注重需要集体(或协作或有组织)行动和干预;可持续性应制定为政策来支持;公共卫生目标是全民健康改善和减少健康不平等。[1]例如公共卫生立法明确使用隔离措施或者流感疫苗的政府行为防控新冠病毒,可以帮助市场实现社会合意状态,来对抗传染病的负外部性。对传染病控制和预防的公共卫生政策及法律的制定,应该符合传染病的流行规律,理解人们自我保护的时点和原因,而进行公共卫生干预措施。

第二,国家制定公共卫生法律处理利益冲突。2009 年,许多专家预测未来几年内可能发生全球性流感,认为突发公共卫生事件会导致需要更多的政府、医院、疫苗制造公司、专业人员、志愿者等多方主体参与。[2]2015 年埃博拉病毒爆发流行时,有学者就指出虽然新型流行病是由病原体引起的,但是随着时间的推移,病原体可以通过基因改造或传播模式和途径的改变而改变其行为。社会、经济、政治和法律制度可以抑制或者促进病原体转移,以及发病率和病死率等。[3]因此在传染病大流行期间,由公共卫生法律来处理各主体之间的利益冲突,以及对各方主体的责任问题进行规范。

三、传染病疫情背景下健康权内涵

传染病疫情给全人类带来各种挑战,促使社会深度思考健康权的内涵。公民健康权是一项基本人权得到共识,疫情背景下,保障健康的公平

---

① Beaglehole R, Bonita R, Horton R, et al., "Public health in the new era: improving health through collective action," *Lancet*, 2004, 363(9426), pp.2084—2086.

② Hoffman S, Goodman RA, Stier DD., "Law, liability, and public health emergencies," *Disaster Med Public Health Prep*, 2009, 3(2), pp.117—125.

③ Degeling C, Johnson J, Kerridge I, et al., "Implementing a One Health approach to emerging infectious disease: reflections on the socio-political, ethical and legal dimensions," *BMC Public Health*, 2015, 15(1307).

性尤为重要。

（一）健康权是一项基本人权

1946 年建立世界卫生组织的同时，《世界卫生组织组织法》提出健康权的设想，即"享受最高而能或致之健康标准，为人人基本权利之一。"①同时 1948 年通过的《世界人权宣言》第 25 条规定："人人有权享受为维持他本人和家属的健康和福利所需的生活水准，包括食物、衣着、住房、医疗和必要的社会服务；在遭到失业、疾病、残废、守寡、衰老或在其他不能控制的情况下丧失谋生能力时，有权享受保障。"1966 年联合国通过的《经济、社会及文化权利国际公约》第 12 条第 1 款规定，各国承认人人有权享有能达到的最高标准的身体与精神健康，同时该条第 2 款列举各国为充分实现这一权利应采取的措施，在现有资源的最大限度内逐步实现这一权利，强调预防、治疗、消灭各种传染病，降低婴儿死亡率、改善环境和工业卫生等，创造环境确保人人患病时能享受到医疗服务。与其他经济、社会和文化权利一样，健康权的起草和通过是为了逐步实现先进福利国家的理念。②

根据世界卫生组织对健康和人权的解释，健康权包括自由和权利两方面：自由包括有权控制自己的身体健康和身体，并且不受任何干涉。权利包括有权享有某种健康保障制度，使每个人有均等机会享受最高而能获致之健康水平。③例如公民的生殖权利、不得进行非自愿的治疗和人体试验是健康权的自由属性；公民享有基本的公共卫生服务和医疗保障属于权利部分。

根据上述各种国际公约，将健康权理解为一项基本人权，是人类发展的先决条件，已经得到共识。④世界上超过三分之二的国家都在宪法中规

---

① 苏静静、张大庆：《中国与世界卫生组织的创建及早期合作（1945—1948）》，《国际政治研究》2016 年第 3 期，第 108—126 页。

② Nowak M., *Human Rights or Global Capitalism：The Limits of Privatization*，Philadelphia：University of Pennsylvania Press，2017，p.71.

③ 世界卫生组织：《健康与人权》，https://www.who.int/zh/news-room/fact-sheets/detail/human-rights-and-health，2021-12-29。

④ Sen A., *Development as freedom*，Oxford：Oxford University Press，2001.

定了健康权。①国家有责任确保在其管辖范围内的所有人都能享有可达到的最高标准健康的权利。我国已经明确将卫生事业、公民健康权纳入国内法体系。例如我国《宪法》第 21 条规定,国家发展医疗卫生事业,开展群众性的卫生活动,保护人民健康。《基本医疗卫生与健康促进法》第 4 条和第 5 条规定,国家和社会尊重、保护公民的健康权;公民依法享有从国家和社会获得基本医疗卫生服务的权利。健康权是一种社会权利、积极权利。积极健康权是指公民请求国家维护其健康状态的权利,包括健康资源获得权、基本医疗服务请求权、公共卫生服务请求权、健康社会保障权、医疗救助权和紧急医疗救治权等。②因此,根据以上健康权作为基本人权的理论,在传染病爆发流行时,国家必须履行保障健康权义务,尽可能提供公共卫生服务,预防控制传染病,保障公民健康权。以新冠疫情防控为例,中美学者联合研究,通过建模分析,截至 2020 年 2 月 29 日,中国实施的严格控制疫情的公共卫生措施有效避免了 140 万人以上的新增感染者和 5.6 万人的死亡。③截至 2021 年 3 月,全球确诊超过 1.1 亿例,死亡超 255 万人,中国累计死亡人数不到 5000 人。④

（二）健康公平性的保障

从 19 世纪末普鲁士著名的人类学家、公共卫生学家鲁道夫·菲尔绍（Rodolph Virchow）开始到 20 世纪中叶,欧洲的许多国家认为广义的公共卫生有时指的是社会正义模式。⑤政治对制定公共卫生政策具有重要意义。2000 年《世界卫生报告——卫生系统:改进业绩》,把国家卫生系统绩效纳入政治议程,对一个国家的卫生系统提出目标,包括提高健康水平、

---

① Lawrence Gostin, *2014 Global Health Law*. Cambridge: Harvard University Press, p.263.

② 陈云良:《基本医疗卫生立法基本问题研究——兼评我国〈基本医疗卫生与健康促进法(草案)〉》,《政治与法律》2018 年第 5 期,第 102—112 页。

③ Yun Qiu, Xi Chen, and Wei Shi, "Impacts of social and economic factors on the transmission of coronavirus disease(COVID-19) in China", *Journal of Population Economics*, 2020, 33, pp.1127—1172.

④ 腾讯新闻:《新型冠状病毒肺炎疫情实时追踪》,数据来源:国家及各地卫健委每日发布信息,https://news.qq.com/zt2020/page/feiyan.htm♯/,登录时间:2021-03-26。

⑤ Porter D., "Changing disciplines: John Ryle and the making of social medicine in twentieth century Britain", *Hist Science*, 1992, 30, pp.119—147.

配置和增强符合人民正当愿望的体制责任以及公平的资金投入。①因此，卫生系统中的健康目标不仅包括身体上的健康，还包括健康的公平性。政府在卫生系统中承担监督管理的职能，其含义包括为保障健康和健康公平性制定公正的法律法规，以及确定政府作用，加强政府对卫生系统提供政策指导方向的能力。②

保障健康公平性，首先应明确意识到传染病与贫穷之间的关系，传染病可能加重贫穷，加剧健康不平等。传染病通常被认为是与贫穷有关的疾病，贫穷所致的传染病是全球卫生关注的焦点。③有大量的证据表明，传染病的流行与贫穷存在关系，主要是两个原因：第一，贫困人群往往更缺乏传染病危险性以及如何预防的知识；第二，一旦感染传染病，贫困人群面对相对更加沉重的负担。贫困地区特点通常是健康状况不佳，贫穷和传染病通常会形成恶性循环，贫困地区的传染病发病率和死亡率很高，改善健康状况可以支持减少贫困、经济增长。④各国有义务确保及时、公平地提供足够的质量和数量的卫生服务和设施，并确保所有人，特别是人口中最脆弱或最边缘化的群体（无论从物质上还是经济上）都能得到这些服务和设施，包括不受歧视。⑤因此，政府通过公共行为控制传染病，采用有效的干预措施预防和治疗传染病，保障贫困人群、弱势群体的医疗基础设施和医疗资源，即是保障了健康权的公平性。以新冠肺炎为例，有两种可能的方法来解决此次大流行：第一，大规模接种疫苗，这需要开发一种有效和安全的疫苗；或第二，随着时间的推移，全球人口自然免疫。然而，后者

---

① 卫生系统绩效的实质是指一个国家卫生系统对于自己有责任承担的健康总目标的实现程度。世界卫生组织：《2000 年世界卫生报告——卫生系统：改进业绩》，其发布具有非常重要的意义，对世界各国卫生系统进行排名的卫生报告，最大成就是将卫生系统绩效纳入政治议程。参见马丁·麦吉：《2000 年世界卫生报告：10 年回顾》，《中国卫生政策研究》2010年第 3 卷第 11 期，第 15—18 页。

② 梁万年主编：《卫生事业管理学》第 4 版，人民卫生出版社 2018 年版，第 96 页。

③ Wang Wei et al., "Infectious Diseases of Poverty, the first five years", *Infectious Diseases of Poverty*, 2017, 6(96).

④ Bhutta Z A, Sommerfeld J, Zohra S Lassi, "Global burden, distribution, and interventions for infectious diseases of poverty", *Infectious Diseases of Poverty*, 2014, 3(1), pp.1—7.

⑤ Nowak M, *Human Rights or Global Capitalism：The Limits of Privatization*, 2017, p.71.

的后果是严重而深远的——很大一部分人口需要感染这种病毒,数以百万计的人感染了这种病毒。因此,在没有疫苗接种计划的情况下,大部分人感染新冠的群体免疫不应该是最终目标。相反,政府应该把重点放在保护最脆弱群体的政策上。①

其次,当传染病爆发流行时,医疗资源的短缺,很可能损害健康公平性。以新冠肺炎爆发流行为例,西方很多国家在疫情开始采取"群体免疫"政策,这一政策本质上是允许人口中很大一部分受到感染,如果不对疫情加以控制,结果就是新冠肺炎迅速传播造成医疗资源的枯竭。②因为大量的重症患者,约 10%的新冠肺炎患者需要呼吸支持,医疗资源不足会导致健康不公平的现象出现。2020 年 3 月 7 日,意大利麻醉、无痛、复苏和重症监护学会发布关于因资源不足而对病人进行分类的新指南,在这种情况下,不仅涉及重症监护和临床护理标准,而且还需要公平分配和适当分配有限的医疗资源。其采取分配规则是将有限资源给予预期寿命最长的患者,也就是利益最大化原则,放弃了传统的先到先得的规则。③这样符合功利主义原则,但是对生命的平等和健康的公平性是一种挑战。2020 年 3 月美国国家医学研究院(IOM)重申危急护理原则,面对医疗资源短缺时,决策应当遵循比例原则,权衡降低服务标准和实现利益最大化之间的比例。例如,通过调整停止呼吸机的标准、呼吸机消毒再利用等方式,提供更多的医疗资源。④美国医学协会的医学伦理标准,确定缺乏医疗设备时,决策应考虑三个要素:医疗需求的紧迫性;受益的可能性和预期受益;生命质量的变化。⑤以上原则对医疗资源短缺的处理有一定的借鉴意义,但是控制传染病传播,避免医疗资源短缺,才是保证健康公平性最好的策略。

一个"健康的国家"的核心指标之一是传染病的低发病率。⑥健康权作为社会公共权利,其本质是实现社会的公平性,权利和义务是对应的,作

---

①② Haley E. Randolph, L B. Barreiro, "Herd Immunity: Understanding COVID-19," *Immunity*, 2020, 52(5), pp.737—741.

③④ Solnica A, Barski L, Jotkowitz A, "Allocation of scarce resources during the COVID-19 pandemic: a Jewish ethical perspective," *Journal of Medical Ethics* 2020, 46(7), pp.444—446.

⑤ AMA code of medical ethics: guidance in a pandemic. Available: https://www.amaassn.org/delivering-care/public-health/ama-code-medical-ethics-guidance-pandemic.

⑥ Hein, W., and L. Kohlmorgen, "Global Health Governance: Conflicts on Global Social Rights," *Global Social Policy*, 8(1), pp.80—108.

为社会公共权利的健康权实现,即社会健康公平性的实现,依赖于政府健康责任和义务的实现。[1]在传染病大流行时期的政府责任尤为重要,政府应采取有效措施控制传染病爆发流行,保护公民的健康权。在未知传染病或没有特效药品的传染病、全球大流行、医疗资源有限的历史条件下,传染病控制需要强有力的卫生干预措施,需要政府有卫生干预措施的能力。在传染病大流行的情况下,涉及医疗资源的分配,必须考虑到卫生服务基础设施等医疗资源的有限性,考虑到贫困人群等弱势群体,分配应以健康的公平性为准则。为了充分保障社会公众的健康发展权,体现公共卫生的公平性,实现健康平等和健康正义,国家应加大对公共卫生事业的投入,强化公共卫生治理并促进经济社会的健康发展。[2]

四、疫苗正外部性的双重要件

公共卫生政策和法学专家认为,公共卫生仅仅强调健康权的人权属性是不够的,在保护健康权的同时,应该对健康的共同利益作出反应,承认公共产品的存在。[3]疫苗是典型的公共产品。为解决传染病问题,最有效的办法是研发有效疫苗并保证较高接种率。接种个体除自身免受传染病感染以外,和其接触的人也可免受感染,未接种者得到间接免疫,即疫苗的正外部性,最佳表现为实现群体免疫。[4]疫苗是人类历史上最成功的公共卫生干预措施之一,能够在世界范围最大程度降低发病率和死亡率。[5]疫

---

① 陈云良:《基本医疗服务法制化研究》,《法律科学》(西北政法大学学报)2014年第2期,第73—85页。焦洪昌:《论作为基本权利的健康权》,《中国政法大学学报》2010年第1期,第12—19页;林志强:《论健康权的国家义务》,社会科学家,2006年第7期,第92—95页;岳远雷:《论公民健康权的国家基本责任》,《中国医学伦理学》2007年第3期,第99—102、114页。

② 张守文:《公共卫生治理现代化:发展法学的视角》,《中外法学》2020年第3期,第590—611页。

③ Tasioulas J,Vayena E.,"The place of human rights and the common good in global health policy," *Theoretical Medicine & Bioethics*,2016,37(4),pp.365—382.

④ 杰伊·巴塔查里亚等:《健康经济学》,第414、441页。

⑤ 1796年,爱德华·詹纳研制出第一种天花疫苗后,6种天花疫苗与其他公共卫生措施一起传遍全世界;到1979年,天花这种在20世纪造成大约3亿人死亡的疾病被消灭。为了复制这种成功,开展了针对多种疫苗可预防疾病的全球根除运动,包括麻疹、风疹和脊髓灰质炎。广泛的脊髓灰质炎疫苗接种使报告的病例数从1988年估计的35万例减少到2016年的37例。

苗接种在预防和减轻传染病爆发、保护疫苗接种人以及通过阻断疾病传播来保护整个人口方面发挥着关键作用。

从健康权的具体权益出发,疫苗接种权有两层含义:第一,免疫日益被视为人人享有的一项人权。①政府应该积极研发疫苗,对免疫规划内疫苗,应以免费或者补贴的形式提供给公众,保证疫苗的可获得性和公平性;第二,公众对自己负有健康义务,应积极促进健康有关的公共产品,即积极接种疫苗,最终实现群体免疫效应(herd immunity effect)。

(一)疫苗的可获得性和公平性

政府应该投入财力、物力、人力,研究传染病爆发流行趋势,研发疫苗。围绕着流行病的爆发与流行,除防控措施问题,一定会面临更根本的冲突:有效药品、疫苗的专利保护药物价格高昂,使得贫穷人口无法获得有效治疗或者免疫。

在传染病领域,2002年"奈韦拉平"案例明确了政府的保障药品可获得性和可及性责任。奈韦拉平是一种用于治疗艾滋病毒的抗逆转录病毒药物,2002年以前,艾滋病患者只可从私营医疗机构或每个省的公共研究和培训机构获得该药物。南非宪法法院认为,国家对奈韦拉平的有限供应是不合理的,并命令政府立即采取行动,保证全国公立医院和诊所在降低母婴传播艾滋病需要时提供这种药物。②为人民提供充分的医疗资源和医疗设施是政府承担义务的重要组成部分。③疫苗是一种特殊药品,因此出于传染病预防控制的目的,政府有义务提供充足的、可获得的疫苗。

政府保证疫苗可获得性的同时,也应保障疫苗的公平性。正如前面所述,传染病是导致贫穷的原因之一,疫苗开发后,如果疫苗费用过高,因贫穷不能及时接种疫苗,会加剧健康不平等的现象。因此,为实现群体免疫和健康公平性,政府应该免费向公众提供疫苗或者补贴购买,改变患者付费的模式,此时疫苗的正外部效应最大,传染病的负外部效应最小,社

---

① Greenwood B., "The contribution of vaccination to global health: past, present and future," *Philos Trans R Soc Lond B Biol*, 2014, 369(1645), 20130433.

② Das P., "Court ruling orders South Africa to provide nevirapine," *Lancet Infect Dis*, 2002, 2(8), p.452.

③ Nowak M., *Human Rights or Global Capitalism: The Limits of Privatization*, pp.73—76.

会整体的健康权得到最大程度的保护。我国 2019 年制定并实施的《疫苗管理法》第 6 条规定国家实行免疫规划制度，对于免疫规划内疫苗，政府免费向居民提供。[①]

（二）强制疫苗接种立法的必要性

疫苗研发生产和政府免费或补贴供应后，疫苗接种还是不接种，成为下一个需要讨论的问题。从科学角度出发，疫苗是否应强制接种，取决于传染病的流行病学特征，基本传染数、患病率、病死率等特征决定。疫苗接种计划的成功只能建立在脆弱人群的高免疫接种率的基础上，而世界各国政府都已授权实施强制性疫苗接种政策，以产生高免疫接种率，并确保群体免疫力。[②]疫苗接种率直接影响是否能产生群体免疫的效果，疫苗接种率高，那么易感人数就很少，结果就是新增传染病病例引起新感染的病例可能性降低。因此疫苗接种权不能仅理解为一种权利，一种宪法赋予的基本人权，相反，还必须有其他伦理方面的考虑，例如对自己负有与健康有关的义务和促进与健康有关的共同利益的义务。美国 1905 年"雅各布森诉马萨诸塞州"一案中，确立了强制性疫苗原则。美国最高法院支持马萨诸塞州的一项法律，允许市卫生局强制接种天花疫苗。约翰·马歇尔·哈兰大法官认为，宪法保证自由，并不意味着绝对的权利，为了共同利益，每个人都必须受到多种约束。认为一个州的警察权力必须包括……通过立法直接制定的保护公众健康和公共安全的合理规定。[③]随后，强制疫苗接种法律规定的合理性被强化，结果发现严格、执行良好的疫苗接种命令显著降低了传染病发病率。[④]

因此，基于传染病的流行病学特征，对特定种类疫苗实施强制接种，是国家行政权的合理行使。反对强制接种疫苗、强调个人自由的利益必

---

① 《疫苗管理法》第 6 条国家实行免疫规划制度。居住在中国境内的居民，依法享有接种免疫规划疫苗的权利，履行接种免疫规划疫苗的义务。政府免费向居民提供免疫规划疫苗。

② CJE Metcalf，M Ferrari，A L Graham，"Understanding Herd Immunity," *Trends Immunol*，2015，36(12)，pp.753—755.

③ Jacobson v Commonwealth of Massachusetts，197 US 11(1905).

④ K. M. Malone and A. R. Hunman，"Vaccination Mandates：The Public Health Imperative and Individual Rights," in *Law in Public Health Practice*，New York：Oxford University Press，2003，pp.262—284.

须屈服于理性,当这种个人自由会威胁到他人的健康和安全时,为了共同利益可以加以限制。如前所述,疫苗的科斯解即是人们没有拒绝接种疫苗的权利。强制接种疫苗立法一般以规定接种义务的内容出现。世界各个国家几乎全部通过立法或政策要求儿童在报名上学时出具接种记录,作为一种强制疫苗接种的措施。我国也不例外,《疫苗管理法》中明确规定适龄儿童应按时接种免疫规划疫苗,儿童入托、入学时,托幼机构、学校应当查验预防接种证,发现未按照规定接种免疫规划疫苗的,应当督促其监护人按照规定补种。①

除规定接种义务的立法内容,国家法律可以规定疫苗接种指南来保障疫苗安全性,提升疫苗接种率。具体包括以下内容:明确特定疫苗的种类;哪些人群需要特定疫苗(例如儿童、保健工作者);是否考虑特定的群体优先接种;最有效疫苗的提供方法;免疫接种计划以确保有效的公共卫生保护;重新制定免疫接种计划的时间框架(特别是在免疫接种中断或延误之后);疫苗生产、安全、费用和责任;通过公共教育、宣传和激励措施来提高疫苗接种率。②

五、国家公共卫生行政权的限制

(一) 个人自由和尊严的保障

传染病的预防控制措施,与个人自由之间存在天然的冲突关系。例如隔离、医学观察、停产停业、停工停课、禁止聚集等公共卫生措施都具有某种强制性。公共卫生措施应遵循法治原则成为公共卫生法学界共识。

---

① 《疫苗管理法》第6条第4款:县级以上人民政府及其有关部门应当保障适龄儿童接种免疫规划疫苗。监护人应当依法保证适龄儿童按时接种免疫规划疫苗。第48条:儿童入托、入学时,托幼机构、学校应当查验预防接种证,发现未按照规定接种免疫规划疫苗的,应当向儿童居住地或者托幼机构、学校所在地承担预防接种工作的接种单位报告,并配合接种单位督促其监护人按照规定补种。

② Ghedamu, Tsion Berhane, Meier, Benjamin Mason, "Assessing National Public Health Law to Prevent Infectious Disease Outbreaks: Immunization Law as a Basis for Global Health Security", *The Journal of Law*, *Medicine & Ethics*, 2019, 47(3), pp.412—426.

虽然强制性措施是保障公共卫生和防控突发公共卫生事件的必要手段，但强制性措施必须严格依照法律权限和程序实施，而不能随意或任意行使公共卫生强制措施。①就像有学者阐明：传染病的预防和控制，行政监管和自由都应被理解为旨在实现人类全面满足的原则。②公共卫生行政权也应受到限制，在公共卫生强制措施的同时，应充分保障个人自由和人格尊严。

已有学者批判新冠肺炎大流行过程中政府过度干预民主和自由。例如印度2005年的《灾害管理法》允许印度政府通过法令进行统治，而不需要议会的参与。印度在应对新冠肺炎的行动中已经出现一些有辱人格的做法，例如用不褪色墨水在家中隔离的人身上盖章。③我国在此次疫情控制初期，有些地方对武汉返乡人员也实行过铁链锁门、木板封门、焊死大门等不合法的强制限制人身自由的情形。④

2020年3月，纳菲尔德生物伦理委员会强调：公共卫生措施应该是基于证据和适当的；干预措施的目的应清楚地传达给公众；对人们生活的强迫和干扰应保持在最低限度；人应该受到道德平等的对待，值得尊重；在实施隔离和自我隔离等干预措施时，绝不应忘记对个人应有的尊重。⑤例如，承认个人有义务保持社交距离，不代表此人被社会孤立或者远离社会关系，而是传达个人在社会活动中保持适当的距离是防止传染病传播。根据联合国教科文组织国际生命伦理委员会（IBC）2014年《关于不歧视和不污名化原则》和2013年《尊重人的脆弱性和人格完整的原则》应避免任何形式的侮辱和歧视，包括口头和身体上的侮辱和歧视。⑥

① 王晨光：《疫情防控法律体系优化的逻辑及展开》，《中外法学》2020年第3期，第612—630页。

② Epstein RA., "Let the shoemaker stick to his last: a defense of the 'old' public health", pp.138—159.

③ Stephen Thomson and C. Eric, "COVID-19 emergency measures are hurting democracy globally," *American Journal of Public Health*, 2020, 110(9), pp.1356—1357.

④ 张灿灿：《封死居家隔离人员家门于法无据》，《检察日报》2020年2月10日第4版。

⑤ Nuffield Council on Bioethics. Ethical Considerations in Responding to the COVID-19 Pandemic, https://www.nuffieldbioethics.org/assets/pdfs/Ethical-considerations-in-responding-to-the-COVID-19-pandemic.pdf, 2022-02-10.

⑥ 陆麒、许重远：《关于COVID-19的全球伦理考量》，《医学与哲学》2020年第9期，第80—81页。

综上所述,应对公共卫生行政强制权进行限制,保证个人自由和尊严,包括:第一,公共卫生部门必须证明采取强制措施的必要性,即流行病学证据表明不采取强制措施会对公众构成健康风险。第二,公共卫生执法权不能对被采取强制措施的人造成损害,包括不必要的身体损害和财产损害。第三,公共卫生执法部门不能侵犯人格尊严,行使其权力时应避免任何形式的侮辱、歧视。

（二）个人隐私和数据应用平衡

现代社会中,传染病疫情预防和控制,通过人工智能和大数据新的卫生技术密集追踪的疫情控制模式起到很好的效果。例如在2020年的新冠疫情防控时期,韩国、我国大陆和台湾地区,通过大数据进行流行病学调查,智能手机和网站能够及时追踪感染者的出行时间和地点并及时公布相应信息。但是这与数据和隐私保护是相冲突的,定位跟踪等新的卫生技术是以牺牲个人数据隐私为代价的。韩国在2015年中东呼吸综合征疫情之后,修改了《传染病预防和管理相关法律》,在应对突发传染病疫情时,将公共健康利益置于个人隐私之上得到普遍认同。①但是2020年,韩国新冠疫情得到很好控制后之后,2020年11月,韩国疾病管理厅宣布将修订《传染病预防和管理相关法律》施行令和施行规则,进一步保护患者个人隐私。修订案规定:根据在疫情严峻期也须加强保护个人信息的宗旨,要求在公开传染病患者的行动轨迹时,不得透露患者姓名、性别、年龄、详细住址等个人信息。②由此可见,传染病疫情防控中的个人信息保护和数据使用之间如何平衡成为立法重要内容。

欧盟数据保护立法允许出于保障人口健康目的,而侵犯隐私权和数据保护。所有这些技术在新冠肺炎大流行中的应用也面临挑战,欧盟隐私法和公共卫生政策之间寻求技术上可行和合法性的平衡。③英国2002年《医疗服务患者信息控制条例》第3条规定涉及传染病或其有他公共卫

---

① 《学中韩科技抗疫! 撒丁岛推APP追踪隔离者,伦巴第大区及全国或都跟进!》,搜狐网,https://www.sohu.com/a/383453284_207215,2020-03-27。

② 海外网:《韩国拟修改传染病预防法加强保护患者隐私》,https://baijiahao.baidu.com/s?id=1683776271761109920&wfr=spider&for=pc,2021-11-29。

③ Greer S, de Ruijter A.,"EU health law and policy in and after the COVID-19 crisis",*The European Journal Public Health*,2020,30(4),pp.623—624.

生时,出于诊断传染病风险、识别发展趋势、控制和预防疾病的传播目的,以及监测和管理传染病爆发、接触传染病事件、疫苗不良反应等目的,可以处理保密的患者信息。①这一规定为出于公共卫生目的而披露患者信息提供了法律依据。有学者认为,未经同意披露患者隐私时,应区分保护公共卫生还是为了改善公共卫生目的,保护公共卫生目的,未经患者同意可以披露患者信息是恰当的,因为拖延可能造成生命损失;改善公共卫生目的,考虑到对个人隐私的干涉,披露信息不能放弃约束条件。②

国家在传染病疫情控制中,应该综合平衡基于公共卫生利益的目的使用个人信息和保护个人信息之间的冲突。一方面,政府出于疫情控制目的,为了更好地防控疫情、保障公众知情权,可以使用、披露个人信息和数据;另一方面,"个人可识别健康信息"应适用隐私权保护规则③,政府也应当积极承担公民隐私权保障责任,不得公开可识别特定人的信息。④

(三)日落条款的必要性

日落条款(Sunset Clauses)是法律或合约中订明部分或全部条文的终止生效日期(或终止生效条件),期限(或条件)一到法规将会失效。日落条款一般是应用在紧急立法领域,例如恐怖袭击、突发公共卫生事件领域。⑤有研究表明,在危机时期权利容易被搁置,临时措施往往会被延长到当初危机时期之后,毫无疑问这对权力监督原则和保护人权产生了有害影响。⑥日落条款有三个好处:第一,日落条款促进对行政授权进行全面评估,使权力滥用的风险降到最低;第二,日落条款规定了失效时间或条件,促进了法律的确定性;第三,新的行政授权存在争议或者新的行政授权难

① The Health Service(Control of Patient Information) Regulations 2002, Article 3.

② Mark J. Taylor, "Legal Bases for Disclosing Confidential Patient Information For Public Health: Distinguishing Between Health Protection And Health Improvement", *Medical Law Review*, 2015, 23(3), pp.348—374.

③ 刘士国、熊静文:《健康医疗大数据中隐私利益的群体维度》,《法学论坛》2019年第3期,第128页。

④ 唐彬彬:《疫情防控中个人信息保护的边界——一种利益相关者理论的视角》,《中国政法大学学报》2020年第4期,第195—205、209页。

⑤ Kouroutakis A. E., *The constitutional value of sunset clauses: An historical and normative analysis*, New York: Taylor & Francis, 2016.

⑥ Ranchordas S., Kouroutakis A E., "Temporary De-Jurification: Sunset Clauses at a Time of Crisis," SSRN Electronic Journal, 2015.

以被监督时，需要日落条款对其约束。①

2020 年英国在应对新冠疫情期间，英格兰、威尔士和苏格兰都颁布一项临时远程医疗服务法令，即通过网络提供早期药物堕胎服务，允许妇女在特定的妊娠限制范围内终止妊娠。同时规定了日落条款：该命令将于 2022 年 3 月 30 日自动失效，如果《2020 年新冠病毒法》(Covid-2020 Act) 先失效，该命令也会自动失效。②2020 年，美国专家建议各州通过具有约束力的法律、法规或行政命令，施行新冠肺炎免疫证书计划，截至 2020 年 5 月低于 5% 的人口可以获得免疫证书的资格。美国专家认为，如果能够开发出一种安全、有效且可以广泛获得的新冠肺炎疫苗，可能会出现疫苗接种证书的问题。对于免疫和接种证书的问题，专家指出各州立法应该有日落条款。③

在传染病防控领域，如前所述，会采取各种临时强制性疫情控制措施，例如在公共卫生干预中采取超过合理限度的公共卫生强制措施，不当使用人工智能和大数据技术，对个人自由和个人信息的隐私权等存在不同程度的限制或损害，临时措施行政权需要受到监督；同时，传染病防控也有其自身发展的规律，有效疫苗研发、生产、接种后，临时强制措施是否有必要，何种条件或者何时失效也应明确。因此，应制定日落条款，也就是在传染病不存在大流行或者消失的情况下，立法应规定其不再适用。特别是流行病带来的科学、经济和文化的不确定性，日落条款为临时的传染病控制措施规定退出机制是非常必要的。

结　　语

全球新冠疫情还在继续，即使在后疫情时代，传染病的负外部性问题

---

① Antonios Kouroutakis, "The Virtues of Sunset Clauses in Relation to Constitutional Authority," *Statute Law Review*, 2020, 41(1), pp.16—31.

② Jordan A. Parsons and Elizabeth C. Romanis, "2020 developments in the provision of early medical abortion by telemedicine in the UK," *Health Policy*, 2021, 125(1), pp.17—21.

③ Henry T Greely, "COVID-19 immunity certificates: science, ethics, policy, and law," *Journal of Law and the Biosciences*, 2020, 7(1), lsaa035.

依然会存在。从卫生经济法学分析出发,解释传染病的负外部性特征及其解决办法,强调国家保障公民健康权和健康公平性的责任,延伸到实现疫苗正外部性的双重要件,以及阐述国家公共卫生行政权的限制必要性,重塑传染病流行背景下的国家健康权体系。从这一路径思考,健康权是一项基本人权,国家有义务保障公民健康权,包括政府应采取公共卫生措施,政府进行疫苗研发并对其补贴;但是当传染病的负外部性关乎国家或民族甚至全人类的共同利益时,健康权绝不限于人权,共同利益超出了个人自由的人权范围,需要牺牲部分个人自由,来保证公共卫生强制措施得以施行,保证疫苗接种率实现群体免疫。传染病危机应对,应以传染病的特征和发展规律为科学基础,同时也应对公共卫生干预过程中产生的各种价值冲突进行分析并明确位阶排序,以及对公共卫生权力进行必要的监督和限制,最终实现国家公共卫生治理与公民权益保护的平衡。

跨境医疗在欧盟：法律与实践

刘 刊 叶 青[*]

【内容提要】 跨境医疗是随全球化深入发展而兴起的现象，它对患者本身及其所属国和医疗服务提供国产生了复杂影响。欧盟有关机构对其内部的跨境医疗问题进行了较为系统的研究，并通过立法进行管理。本文以欧盟跨境医疗的法律与实践为研究对象，分析跨境医疗发展趋势及其影响，发掘欧盟治理经验，探讨跨境医疗在提供卫生服务、应对全球性重大公共卫生危机中的价值，以及对促进我国跨区域卫生合作的借鉴意义。

【关键词】 欧盟；跨境医疗；患者权利指令；法律

【Abstract】 Cross-border healthcare is a growing trend with the development of globalization, which has a complex impact on patients themselves, their home states and the host states providing healthcare services. The relevant institutions of the European Union have conducted a systematic study on its internal cross-border healthcare issues and regulated them through legislation. This paper takes the legislative and practice of cross-border healthcare in the EU as the object of research, analyzes the development trend of cross-border healthcare and its impact, explores the governance experience of the EU, and discusses the value of cross-border healthcare in the provision of healthcare and in responding to major global public health crises, as well as its relevance to promoting cross-regional health cooperation in China.

【Key Words】 European Union, Cross-border Health Care, Directive on Patients' Rights, Legislation.

* 刘刊，上海国际问题研究院全球治理研究所副教授；叶青，上海国际问题研究院院长助理。

引　言

　　跨境医疗是伴随全球化深入发展而兴起的社会现象,近年呈不断增长趋势,它对患者所属国和医疗服务提供国产生了复杂的影响,也给接受跨境医疗服务的患者本身带来一系列问题。虽然跨境医疗在全球范围普遍存在,但是对这一问题给予持续关注并从立法层面进行管理的国家和地区并不多见。欧盟作为一体化水平最高的区域性组织,在公民医疗卫生保障方面处于全球领先位置,也是少数对跨境医疗问题进行系统化研究和管理的地区。

　　2006 年,欧洲理事会提出欧洲卫生体系的共同发展原则,其中包括确保跨境医疗患者信任,实现患者自由流动,维护高水平的健康保护等内容。①但是在欧盟内部,为公民提供医疗卫生服务仍然主要是各成员国的责任。随着盟内人员自由流动,由此产生的跨境医疗,即欧盟公民在所属成员国以外的成员国接受医疗服务这一问题引起联盟层面的关注,促使有关机构采取行动消除法律上存在的不确定性,解决卫生保健方面存在的制约欧盟公民自由流动的制度性障碍,澄清与跨境医疗有关的准入和报销等问题,以确保患者需求得到满足,保障欧盟公民获得高质量医疗服务。《欧洲联盟运行条约》第 168 条鼓励成员国之间开展卫生合作,以改善医疗服务在跨境地区的互补性。②欧盟法院通过判例法的形式对盟内公民跨境医疗权利及其实现方式进行确认。③经过数年的努力,2013 年 10 月25 日,欧盟所有成员国《患者跨境医疗权利指令(2011/24/EU)》④在全欧

---

　　①　聂建刚:《欧盟患者跨境医疗权利指令实施及其借鉴》,《全球科技经济瞭望》2014 年第 10 期。

　　②　European Union. *Treaty on the Functioning of the European Union*. *European Union*, https://eur-lex. europa. eu/legal-content/EN/TXT/PDF/? uri = CELEX: 12012E/TXT&from = EN,登录时间:2022-01-10。

　　③　郑春荣:《论欧洲一体化进程中的卫生政策》,《德国研究》2004 年第 3 期。

　　④　The European Parliament and of the Council, *Directive 2011/24/EU of the European parliament and of the council of 9 March 2011 on the application of patients' rights in cross-border healthcare*, https://eur-lex.europa.eu/legal-content/EN/TXT/?uri = celex:32011L0024,登录时间:2021-12-20。

盟范围内正式生效并实施。《指令》以法律的形式为欧盟公民在其他成员国接受医疗服务提供保障，有效保护了公民接受跨境医疗服务的权利，同时也成为促进成员国开展卫生合作，为欧盟公民提供安全、高质量跨境医疗服务的重要法律文件。

《指令》实施五年来，欧盟委员会及有关机构对其执行情况进行持续跟踪调查，不断发布数据和研究报告，为了解跨境医疗发展趋势和评估其影响积累了丰富的资料。2020年初爆发的新冠疫情对欧盟造成强烈冲击，部分成员国卫生系统不堪重负，欧盟迅速启动跨境医疗合作机制，对缓解部分成员国卫生系统压力发挥了积极作用。本文以欧盟跨境医疗的法律与实践为研究对象，分析跨境医疗发展趋势及其影响，发掘跨境医疗在提供卫生服务、应对全球性重大公共卫生危机中的价值，并初步探讨欧盟治理经验对促进我国不同区域间开展卫生合作的借鉴意义。

一、欧盟跨境医疗的历史与现状

欧洲人的跨境医疗活动由来已久。早在中世纪，各地的朝圣者前往位于现今西班牙的圣地亚哥—德孔波斯特拉朝觐①，在漫长的旅途中如需要医疗救治可以依托由修道院构成的网络提供免费的基本照护。如今，便捷的交通工具使人员跨境流动更加频繁，日新月异的医疗卫生技术提高了人们对医疗保健的期待，并为部分难治性疾病患者提供了更多治愈或缓解病痛、增进健康的机会，跨越国境寻求更佳的医疗服务已成为一种常见现象。在欧盟建立跨境医疗机制之前，各成员国公民赴国外接受医疗服务一直被认定为私人事务，并没有成为国家和欧盟层面讨论的议题。在过去20余年中，欧盟内部的人员自由流动使接受跨境医疗服务的人越来越多，这一现象对跨境就医者、医疗服务供给方、卫生基础设施、国家卫生系统及政策协调等方面提出了挑战，引起各成员国及欧盟层面的重视。

在欧盟内部的政策辩论中，跨境医疗主要可以区分为在国外患病和

---

① 圣地亚哥—德孔波斯特拉（Santiago de Compostela），西班牙加利西亚自治区的首府。相传耶稣十二门徒之一的雅各安葬于此，是天主教朝圣胜地之一。

主动出国求医两种类型,即跨境医疗患者既包括短期或长期身处其他成员国患病的欧盟公民,也包括有计划地赴其他成员国寻求医疗服务的欧盟公民。这两种类型又可以进一步区分为五种具体情况:(1)临时出国者。指由于工作或旅行原因短期出国期间出现跨境就医需求的欧盟公民。特别是夏季,很多高龄游客由北欧赴南欧旅行,其中部分游客患有慢性疾病,使某些热门旅游地面临季节性的卫生服务压力。(2)退休后到其他成员国居住的公民。越来越多的欧盟公民退休后居住在其他成员国,由于这一群体普遍年龄偏大,通常患有多种慢性疾病,他们对医疗服务的需求给东道国卫生服务系统带来一些特殊问题,比如需要长期的健康保健或医学护理。(3)边境地区居民。在欧盟内部的某些相邻成员国边境地区,卫生服务恰好可以从邻近的成员国获得,于是一些成员国边境地区之间签署了跨境医疗合作协议,允许患者就近接受邻国的医疗服务,而不必舍近求远去接受国内服务。这种合作模式可以共享现存的卫生基础设施,使合作各方避免重复建设和资源浪费,也给患者带来便利。(4)主动出国求医者。近年来,主动出境寻求医疗服务的患者在欧盟内部越来越多,其中支付能力问题是导致患者出境求医的主要原因之一。某些医疗服务,如美容性齿科和手术在大多数国家的医疗保险系统中都不被覆盖,患者需要自行支付高昂的费用,迫使越来越多的人到收费相对低廉的国家如匈牙利和波兰接受齿科服务,部分人甚至前往欧盟以外国家。也有部分成员国公民由于本国医疗质量不佳或者等待时间过久,被迫流动到其他国家接受服务。(5)双边或多边卫生合作计划受益者。某些成员国明确规定,可通过现存的对外合作计划将患者转诊至他国就医。这种情况通常适用于需要高级专家服务或者罕见病治疗的患者,或者一些规模较小的国家,如马耳他与英国建立了长期的医疗合作,为本国公民赴英国接受更高级医疗服务提供了渠道。此外,还有一些国家将把病人送往国外就医作为一种短期的政治手段,通过这种方式挑战国内行业垄断行为,从而为卫生系统带来变革①。

---

① ECAB, *Cross-border health care in Europe*. 2014, http://www.euro.who.int/_data/assets/pdf_file/0009/263538/Cross-border-health-care-in-Europe-Eng.pdf,登录时间:2021-03-10。

欧盟公民主动出境获取医疗服务的原因和动机较为复杂，常见原因包括本国医疗费用负担过重、等待时间过长，有效服务不可及、医疗服务质量差、医疗资源不足以及政策法规限制等因素，表1罗列了欧盟患者接受跨境医疗的部分常见原因和动机，这些因素并非一成不变，而是复杂和动态变化的。

表 1　跨境医疗的常见原因

原　因	解　析	代表国家及服务项目
看病难，就医难	由于医疗服务社会化程度高、全民医保等政府普惠政策，导致服务效率下，患者待诊待治时间过长。	英国 齿科、心脏外科、生育治疗。
医疗保险不足，医疗费用昂贵	由于本国医疗费用过于昂贵，即使扣除保险内费用，个人支付金额仍然较多，跨境就医较为经济。	英国 齿科、心脏外科、整形手术。
医疗资源匮乏	因本国医疗水平、高端设备等不能满足需求，出境寻求更高水平的医疗服务。	马耳他 儿科高级专家服务。
宗教、政策和法律的限制	由于宗教、法律等原因，患者不能在本国接受某些医疗服务，所以寻求到他国接受治疗。	爱尔兰，意大利 辅助生育、堕胎、安乐死。

二、欧盟跨境医疗相关法律框架

欧盟层面的跨境医疗政策发展经历了复杂而曲折的过程。尽管"欧共体条约"不断修订，扩大了欧洲一体化的范围和目标，但组织和监督医疗保健供给、通过社会保障计划或税收确保其资金来源，以及保障人口健康的任务仍然主要是各成员国的责任，即坚持欧洲公民医疗保健的属地原则，欧盟的作用主要是支持、协调和补充。传统上，各国将其医疗保障计划覆盖范围限定为本国领土内的患者和卫生服务提供者。但随着人员流动性的扩大，这一属地原则逐渐受到减损。为应对这一问题，部分成员国之间通过签订双边协定为移民和边境地区工作者及其家庭成员提供即时的医疗保障①。20 世纪 70 年代中期，当时的欧共体认识到，人员自由流动原则若只适用于完全健康的人群显然脱离实际，于是建立起一系列促进欧洲公民在其他成员国获得医疗保障的机制，包括根据《欧共体 1408/71 号条例》建立的欧洲健康保险卡（European Health Insurance Card，EHIC）②和适用计划内跨境医疗的预授权（E112）程序③，以及跨境合约④、Kohll/Decker 程序⑤等。这些机制为当事人在某些情况下从其他成员国获得医疗服务提供了可能性。1998 年之后，欧盟法院通过对 Decker⑥ 及 Kohll⑦ 系列案件的发展，逐步确立《欧盟运行条约》所规定的贸易保护性条款可以适用于跨境医疗服务领域的基本原则，同时重申了成员国政府不得通过事先许可制度阻碍本国公民出国寻求医疗服务的鲜明立场。跨境医疗的法律基础由最初《欧盟运行条约》规定的"人员自由流动"进一步拓展为"基于货物和服务的自由流动"，而与服务类型和卫生系

---

① European Observatory on Health Systems and Policies，*Cross-Border Health Care in Europe*，2005. https://www.euro.who.int/_data/assets/pdf_file/0006/108960/E87922.pdf#:～:text=Policy%20Brief%20%E2%80%93%20CrossBorder%20Health%20Care%20in%20Europe，of%20European%20centres%20of%20reference%3B%20and%20shared%20evaluation，登录时间：2021-03-12。

② 欧洲健康保险卡：是由欧盟公民所属国健康保险机构免费发放的医疗保险卡，其前身是 E111 程序，持卡人在 28 个欧盟成员国及冰岛、列支敦士登、挪威和瑞士等国中的任何一个国家临时停留期间，可以获得必要的医疗保健服务，其条件和费用与在该国参保者相同（在某些国家是免费的）。但是该卡不能替代旅行保险，不能用于私人医疗保健和医疗旅游，亦不能保证免费服务。

③ E112 表是欧盟统一的制式表格，此表为医疗费用支付机构确认支付计划内跨境医疗花费之用。若患者依据 1408/71 号条例在其他欧盟成员国及冰岛、列支敦士登、挪威或瑞士享受计划内医疗服务，须从本国医疗保险机构获取并填报 E112 表，然后交予有关机构审批。

④ World Health Organization，*Cross-border health care in the European Union Mapping and analyzing practices and policies*，*Observatory Studies Series No. 22*，2011，pp.78—82，https://www.euro.who.int/_data/assets/pdf_file/0004/135994/e94875.pdf，登录时间：2022 年 2 月 25 日。

⑤ Kohll/Decker 程序：由欧洲法院根据技术执委会确立的货物和服务自由流动原则对 Kohll/Decker 案作出裁决后建立的框架，其中指出，货物和服务的自由流动也适用于医疗保健。

⑥ Case C-120/95 Nicolas Decker v Caisse de Maladie des Employe Prrives（Decker）[1998] ECRI-1831.

⑦ Case C-158/96 Kohll v Union des Caisses de Maladie [1998] ECR I-1931.

统无关,这一变化使事先许可制度成为自由流动原则的障碍。但是,欧盟法院也认可医疗服务不同于普通的货物贸易和服务贸易的观点,认为没有事先许可制度约束,可能会对成员国现存卫生保健系统的稳定和可持续性造成威胁。

限于卫生体制上存在的显著差异,各成员国政府对推动跨境医疗立法缺乏强烈的政治意愿,致使相关法律框架发展陷入困境。2004年,欧盟委员会建议将碎片化的"患者流动案例法"汇编、整合进"服务指令"①,以便将卫生服务纳入欧盟服务指令制度体系之内。但是,各国普遍担心将"服务指令"无差别运用于包括卫生服务在内的公共服务领域可能导致众多部门失调。争论的焦点集中于卫生服务与商业服务之间的不同属性,结果导致"服务指令"于2006年由欧洲议会通过时,卫生服务被从指令应用范围中剔除。②此后又经过数年审议,欧洲议会和欧洲理事会最终于2011年采纳《患者跨境医疗权利指令》,为解决跨境医疗服务存在的歧义提供了清晰的法律框架。与"服务指令"不同,《患者跨境医疗权利指令》脱离了促进服务贸易以保证公民权利的路径。虽然新指令并没有为患者提供任何新的授权,但是澄清了现存的权利,即欧盟公民可以在另一成员国获得可报销的医疗服务,只要治疗和花费包含在其本国卫生保障计划覆盖范围内即可;同时明确规定:只要不住院就无须经过事先批准。

欧盟内部指导跨境医疗的法律文件主要包括:《患者跨境医疗权利(第2011/24/EU号)指令》、《欧共体1408/71号条例》和《关于社会保障制度协调的883/2004号条例》③,以及国家间双边和多边协定,这些工具在不同层面为欧盟公民接受跨境医疗服务提供了法律保障。在实践中,后两类法律工具经常与《指令》交叉甚至混杂,因此有必要对其与《指令》的区别进行分析。

① 服务指令:该指令于2006年获得通过,并于2009年由所有欧盟国家执行。目标是通过消除法律和行政贸易壁垒,进一步完善单一服务市场,充分发挥欧洲服务市场的潜力。指令引入的简化措施提高了透明度,使企业和消费者更容易在单一市场提供或使用服务。
② Palm W, Glinos I, *Health systems governance in Europe: The role of EU law and policy*, Cambridge: Cambridge University Press, 2009, p.547.
③ Council of the European Union, European Parliament, *Regulation(EC) No 883/2004 on the coordination of social security systems*, June 28, 2012, https://eur-lex.europa.eu/legal-content/EN/TXT/?uri=CELEX%3A32004R0883, 登录时间:2022-02-12。

（一）《欧共体 1408/71 号条例》

《欧共体条约》第 42 条在"人员自由流动"原则下设立了共同体机制，以协调在欧洲经济区内流动的工作者的社会保障权利，这一全欧盟适用的国家间社会保障协调制度禁止基于国籍或居住地的歧视，明确欧盟公民在其他成员国居留期间的社会保障福利，从根本上解决了制约欧盟人员流动的制度性障碍。1971 年 6 月 14 日，欧共体通过《理事会关于将社会保障计划适用于在共同体内流动的雇员及其家属的第 1408/71 号条例（EEC）》①。它建立了一系列机制，使得欧洲公民可以在另一成员国获得医疗卫生服务。在卫生保健领域，社会保障协调的主要目标是确保流动工作者及其家属能够在现居地获得医疗服务。《1408/71 号条例》第 22 条（相当于《883/2004 号条例》的第 19—20 条）为在居住国或所属国以外接受治疗提供了法定的覆盖途径。当然，获得此类跨境医疗服务受到某些条件的限制，主要包括：公民在另一成员国临时居留期间需要医疗服务须提供 E111 表格；专程前往另一成员国接受计划性医疗的当事人需要事先取得本国主管机构的许可②。

为进一步优化欧盟公民跨境就医程序，欧盟于 1998 年启动修订和简化《1408/71 号条例》下协调机制的进程，并对该条例提供的协调工具进行现代化改造，其重要标志是 2002 年 3 月在巴塞罗那召开的欧洲理事会会议决定发行欧洲健康保险卡（EHIC），旨在取代在另一成员国接受临时性医疗服务所需的纸质表格（包括 E111、E110、E119、E128），作为便利患者跨境就医，简化医疗服务提供者和管理机构工作程序的措施③。根据 2015

① The European Communities, *Regulation (EEC) No 1408/71 of the Council of 14 June 1971 on the application of social security schemes to employed persons and their families moving within the Community*, https://eur-lex.europa.eu/legal-content/EN/TXT/? uri = CELEX:31971R1408，登录时间：2022-02-12。

② European Observatory on Health Systems and Policies, *Cross-Border Health Care in Europe*, https://www.euro.who.int/_data/assets/pdf_file/0006/108960/E87922.pdf ♯:～:text = Policy%20Brief%20%E2%80%93%20CrossBorder%20Health%20Care%20in%20Europe,of%20European%20centres%20of%20reference%3B%20and%20shared%20evaluation，登录时间：2021-03-12。

③ European Council, *Conclusions of the European Council of Barcelona*, http://www.bollettinoadapt.it/old/files/document/12563 Barcelona_summit.pdf，登录时间：2021-10-12。

年公布的数据,目前有超过 2 亿欧洲人拥有 EHIC,约占报告成员国总投保人口的 40%[①],EHIC 已成为欧盟公民临时性跨境就医的有力保障工具。

(二)《关于社会保障制度协调的 883/2004 号条例》

《关于社会保障制度协调的 883/2004 号条例》也是基于"人员自由流动"原则制定的协调社会保障制度的法律文件。其第 20.2 条规定,被保险人经主管机构批准前往另一成员国接受与其病情相适应的治疗时,应根据所适用的法律规定,获得由居留地有关机构代替被保险人所属国主管机构提供的实物福利,视同他已根据上述立法投保。如果相关治疗属于当事人所属国法律规定的福利范围,且考虑其当前的健康状况和可能的病程,本国卫生系统不能在医学合理的时限内给予此种治疗,则应予以批准[②]。由上述条款可知,《883/2004 号条例》为欧盟公民赴其他成员国接受计划性跨境医疗提供了法律依据。此外,欧洲议会和欧盟理事会《987/2009 号条例》[③]规定了《883/2004 号条例》的执行程序,同样也是患者接受跨境医疗的重要法律依据。

(三)欧盟《患者跨境医疗权利(2011/24/EU 号)指令》

虽然上述社会保障条例建立的协调机制为欧盟公民跨境就医提供了法律保障,但在实践中仍存在诸多不确定性。为此,欧盟制定《患者跨境医疗权利指令(2011/24/EU)》,《指令》是依据《欧洲联盟运行条约》和《关于社会保障制度协调的第 883/2004 号条例》制定的下位法,其总体目标旨在促进欧盟公民在所属成员国以外的另一成员国获得安全和高质量的医疗

---

① European Health Insurance Card:40% of insured Europeans have one,https://ec.europa.eu/social/main.jsp?langId = en&catId = 559&newsId = 2835&furtherNews = yes,登录时间:2021-10-12。

② Council of the European Union,European Parliament,*Regulation(EC) No 883/2004 of the European Parliament and of the Council of 29 April 2004 on the coordination of social security systems*,https://eur-lex.europa.eu/legal-content/GA/TXT/?uri = CELEX:02004R0883-20140101,登录时间:2022-02-12。

③ Council of the European Union,European Parliament,*Regulation (EC)No 987_2009 of the European Parliament and of the Council of 16 September 2009 laying down the procedure for implementing Regulation(EC) No 883 _2004 on the coordination of social security systems*,https://eur-lex.europa.eu/legal-content/EN/ALL/?uri = CELEX:32009R0987,登录时间:2022-02-12。

保健,明确了当事人可以报销在另一成员国获得医疗服务所花费用的权利,而成员国仍有责任在其境内为公民提供适当的卫生保健。此外,《指令》还在促进成员国之间就处方互认、电子医疗、罕见病诊治和卫生技术评估等方面开展跨境合作发挥了重要作用,为拓展欧盟公民福利奠定了基础。虽然《指令》适用跨境医疗,但对《883/2004 号条例》中相关框架的作用并不构成影响。

（四）双边和多边合作协定

欧盟公民寻求跨境医疗服务的途径不仅限于上述《条例》和《指令》建立的协调机制。长期以来,在部分欧盟成员国之间建立了为数众多的双边和多边合作项目（又称平行计划）,以满足边境地区居民的特殊医疗需求。此类合作项目包括国家级协定、特定医学领域协议、医院之间的双边协议等多种类型。典型的项目如:（1）法国—比利时阿登跨境生育合作项目,允许两国孕产妇过境接受产科护理,并在对方医院分娩。（2）马耳他—英国跨境儿科医疗合作项目,这项欧洲历史最悠久的互惠协议使马耳他患者能够获得当地无法提供的罕见病方面的高度专业化治疗。作为回报,临时居住在马耳他的英国公民和在马耳他永久居住的英国养老金领取者和劳工有权享受不同于欧盟现行立法的免费医疗保健。（3）匈牙利跨境整形外科项目。每年大量境外病人赴匈牙利接受整形外科手术,大部分患者来自罗马尼亚、塞尔维亚、克罗地亚、奥地利、德国、西班牙和英国等国家①。此类双（多）边合作项目为满足边境地区居民的医疗需求提供了更多选择,在共同应对卫生挑战方面亦取得较好效果。

（五）三种法律工具之间的关系

需要指出的是,《指令》提供的福利与《条例》提供的类似福利同时存在,两者在内容上有诸多重叠之处,但并不完全相同,它们之间的主要异同点（见表2）包括:（1）《条例》和《指令》都适用于计划性和非计划性跨境医疗;（2）依照《条例》,事先取得许可是当事人在另一成员国接受计划性治疗的必要条件。根据该《条例》取得事先许可的证明文件称为便携式文件

---

① European Commission, *Study on Cross-Border Cooperation: Capitalising on existing initiatives for cooperation in cross-border regions*, https://ec.europa.eu/health/sites/health/files/cross_border_care/docs/2018_crossbordercooperation_frep_en.pdf,登录时间:2022-02-20。

S2（Portable Document S2，PD S2）；（3）根据《指令》，取得事先许可不是接受跨境医疗服务的必须规则。但是，《指令》第 8 条也允许成员国为某些类型的跨境医疗建立事先许可制度；（4）《指令》涵盖所有医疗服务提供者，包括私立（非签约）提供者在内，而《条例》并未就公共计划之外的提供者所做的医疗服务为成员国设定任何义务；（5）《条例》规定当事人所属国应根据东道国的立法和收费标准报销医疗费用；而《指令》规定跨境医疗费用根据当事人所属国的立法和报销费率进行报销；（6）《指令》要求当事人向外国医疗提供者预先支付费用，而《条例》则在成员国合作机构之间进行结算，成员国之间存在共同支付规定的情况除外①；（7）长期护理仅适用《条例》之规定。

表 2 《条例》和《指令》的主要区别

区别要点	《指令》	《条例》
计划性跨境医疗	适用	适用
非计划性跨境医疗	适用	适用
事先许可	非必须	必须
Portable Document S2	否	是
医疗服务提供者	全部（含未签约私立机构）	未明确指示
报销标准	所属国标准	东道国标准
患者预付费	是	否
长期护理	不适用	适用

虽然《条例》对公民跨境就医设置了限制条件，但是在实际运用中却更有利于获得经事先许可的计划性和非计划性跨境医疗服务，特别是依据《条例》无须预先支付诊疗费用这一规定更为患者所欢迎，因此，病人往往更倾向于选择依据《条例》而不是《指令》接受跨境医疗。此外，双边和多边合作协定在促进公民跨境就医方面也颇为有效。由此可见，《指令》是对《条例》的重要补充和扩展，它对患者权利作出一些调整，扩大了医疗服务

---

① European Commission，*Member state data on cross-border healthcare following Directive 2011/24/EU Year 2017*，https://ec. europa. eu/health/sites/health/files/cross_border_care/docs/2017_msdata_en.pdf，登录时间：2021-04-20。

范围,提出了报销原则,进一步明确了成员国责任,是迄今为止最全面系统的跨境医疗指导性法律文件。上述三种法律工具互为补充,为欧盟公民自主选择跨境医疗服务提供了更大的自由度和更可靠的保障。需要注意的是,很多跨境医疗的数据受到《条例》和平行计划的影响,在解释跨境医疗数据时,需要充分考虑《条例》和《指令》之间的密切关系以及平行计划的存在。

三、欧盟跨境医疗立法的实践与效果

《患者跨境医疗权利指令》于 2011 年 4 月 24 日生效,欧盟委员会为各成员国实施该《指令》设置两年过渡期,将其转化为国内法的截止日期设定为 2013 年 10 月 25 日。但是大多数成员国未能按时完成转化,迫使委员会启动法律程序敦促各国采取行动,直至 2015 年末,所有成员国才最终完成《指令》转化。

根据《指令》要求,欧盟委员会须每 3 年提交一份实施情况报告。委员会与有关研究机构为追踪《指令》实施情况,持续开展大量调查研究,收集成员国年度数据。研究结果表明,欧盟跨境医疗立法对指导跨境医疗实践产生广泛而深刻的影响,本文由于篇幅所限仅就《指令》执行情况从国家联系点运行、患者流动限制因素、报销机制及影响、欧洲参考网络等 4 个方面加以概述。

(一)国家联系点促进跨境医疗信息传播

对于寻求跨境医疗服务的患者和家属来说,如何方便地获取相关信息非常重要。《指令》的一项关键性规定是要求各成员国设立国家联系点(The National Contact Points,NCPs),向公众提供跨境医疗相关信息,提升患者权利知晓度,并对公众咨询作出反馈。国家联系点的设立形式和数量由各成员国自主决定[1],各国使用的信息传播和联系渠道也不尽相

---

[1] European Commission, *Report from the commission to the European parliament and the council on the operation of Directive 2011/24/EU on the application of patients' rights in cross-border healthcare 2018*, https://eur-lex.europa.eu/legal-content/EN/TXT/?uri = COM:2018:651:FIN,登录时间:2022-02-06。

同，具体形式包括电子邮件、电话和当面咨询等等。

设立国家联系点是《指令》取得的一项重要成果。同时，国家联系点之间以及与其他相关机构之间的合作也非常重要。从总体上看，国家联系点还存在着使用率不高、公众知晓度低等问题，尽管如此，国家联系点仍然在《指令》执行过程中发挥了关键性作用，是一种行之有效、不可或缺的工具。2015 年，欧盟委员会通过评估认为建立国家联系点网络是一项卓有成效的举措，为寻求跨境医疗的欧盟公民提供了重要支持。

（二）患者跨境流动限制因素

《指令》第 20 条规定成员国应每年报告患者流动情况，并对依据《指令》《条例》或双（多）边协定三种不同情况加以区分。欧盟委员会 2018 年报告（第二个报告周期）的数据涵盖近三年（2015—2017 年）的患者流动情况，但每年上报数据的国家数并不相同，且部分成员国未能就所有调研问题提供各年度数据，造成基础数据差异。此外，一些成员国未严格区分《指令》《条例》及双（多）边协定所涉及的跨境医疗数据，造成患者流动性数据失真和混乱。汇总数据表明，2017 年欧盟跨境医疗例数总计 205417 人次，比 2016 年的 213314 人次略有下降，这是包括《指令》和《条例》的混合数据，相较于欧盟 4.455 亿（2017 年）的人口总量而言①，跨境医疗的总体规模仍然非常有限。造成这一结果的原因非常复杂，除上述数据统计原因外，现存的一些限制病人流动的因素不容忽视。

《指令》第 4.3 条规定，成员国可以建立限制跨境医疗的机制，但是真正执行这一条的国家较少。某些成员国虽然建立或者保留限制跨境医疗的机制，但并未在实践中付诸实施。《指令》第 8.2(a) 条允许成员国在某些条件下，为需要夜间住院治疗或需要使用高度专业化及成本高昂的医疗设施或设备等情况设置事先许可制度。第 8.2(b) 条和 (c) 条还允许成员国针对那些对患者或人群构成特殊风险，以及可引起与医疗质量和安全有关的严重关切的治疗项目进行事先审批。需要指出的是，《指令》在赋予成员国上述权力的同时，也要求各国制定的所有事先许可制度必须是必要并与所要实现的目标相称，不得构成任意歧视性手段或对病人自由流动

---

① 数据取自 Eurostat, *Population and population change statistics 2017*，登录时间：2021-04-05。

的无理阻碍。表3所示为第二报告周期(2015—2017年)内获得事先许可的患者流动数据,跨境医疗申请总体批准率约为60%左右。

《指令》第8.7条要求成员国"公开哪些医疗项目须经事先审批"。委员会认为事先许可制度应具备法律确定性和透明度,即明确告知公众哪些医疗项目符合事先许可标准,如果事先审批被认为是必要的,应公开提供一份详尽清晰的备选治疗项目清单。但是,部分成员国制定的清单过于宽泛,致使病人不清楚哪些治疗项目需要事先审批。为解决这一问题,委员会与成员国展开大量结构性对话,促成一些对病人有益的改变。

表3　取得事先许可的跨境医疗患者流动

报告年度	申请许可例数	批准许可例数	申请批准率	报告许可数据的国家数	报销金额(欧元)(上报数据国家数)
2015	1280	799	62.4%	23	1584943.47(16)
2016	1652	987	59.7%	20	24654929.00(13)
2017	2874	1864	65%	17	5093117.87(12)

注:以上数据不含法国。

(三)报销机制及其影响

《指令》第7.9条允许成员国从整体利益出发,限制适用《指令》的跨境医疗费用报销规则。但是,第7.11条要求这种限制应当是必要和相称的,不得构成任意歧视性手段,也不得构成对公民自由流动的无理障碍。若成员国决定采用第7.9条规定的限制,应向欧盟委员会通报。迄今为止委员会没有收到任何具体通报,但是部分成员国转化《指令》的一些做法则被视为限制报销的手段,具体表现为:

(1)根据《指令》第7.4条,跨境医疗报销比例应参照当事人所属国公共或签约医疗服务系统提供该服务应当承担的费用标准,但不超过所接受医疗服务的实际支出。但是,目前至少有三个成员国采用的跨境医疗报销办法违反了上述规定,其报销比例依据的是该国私人或非签约医疗服务提供者的报销费率,实际报销比例显著低于在其境内提供这种医疗服务的公共或签约提供者的费率。

(2)三个成员国要求申请报销跨境医疗费用的病人提供证据,以证明其在另一成员国接受特定医疗服务的医学必要性。这种做法是否符合病人自由流动的原则以及《指令》第 7.9 条和第 7.11 条规定的标准，值得商榷。

（3）处理报销申请所需时间的情况不容乐观。2016—2017 年度，15 个成员国提供的报销经事先许可的跨境治疗费用申请所需时间从 19 天到 255 天不等，平均所需时间为 42 天（不含 255 天数据），多数成员国位于这一区间范围内。相对于运用《条例》的计划性跨境医疗而言，依据《指令》报销申请的时间过长。

基于以上原因，患者选择《条例》作为报销依据者更为多见。欧盟委员会正在考虑如何处理上述问题，可能的选项是依据欧盟法院的判例法进行处理。

（四）欧洲参考网络

跨境医疗的成功取决于医疗机构、健康保险机构和卫生管理部门之间的广泛合作。《指令》涉及的成员国卫生系统跨境合作内容包括：卫生技术评估、电子医疗、欧洲参考网络、处方互认、区域合作、远程医疗等几个方面。本文仅以最具特色的欧洲参考网络（European Reference Networks，ERN）为例简要概述。

《指令》第 12 条要求委员会支持建立由医疗服务提供者和专业知识中心（特别是罕见病领域）组成的欧洲参考网络。所谓"欧洲参考网络"是汇聚欧洲各地医疗服务提供者的虚拟、自愿的跨国网络，目的是协助诊断和治疗患有罕见、复杂和低发病率疾病的患者，因为这些疾病需要高度专业化的医疗技术、知识和资源。ERN 的一条关键原则是让知识流动，而不是让病人流动。2014 年 3 月，成员国一致通过建立和评估网络的法律框架，设立成员国 ERN 理事会，由该理事会负责批准专题网络的建立①。2015 年以来，ERN 理事会共计批准 24 个专题网络，这些网络于 2017 年 3 月在维尔纽斯举行的第三次 ERN 会议上启动。ERN 汇集分布于 25 个成员国（包括挪威）约 300 家医院的 900 多个高度专业化医疗单位。

---

① European Commission，*Report from the commission to the European parliament and the council Commission Report on the operation of Directive 2011/24/EU on the application of patients' rights in cross-border healthcare 2015*，登录时间：2022-02-06。

2017 年 11 月，ERN 专用的"临床病人管理系统"平台正式开始运转，开展了第一次虚拟病例小组讨论。来自欧盟各地不同专题中心的医学专家出席讨论会，专家小组借助网络平台审阅了病人的诊断和治疗资料。截至 2018 年 6 月，该网络累计开设 165 个讨论小组，数量与日俱增，运行结果表明病人已经直接从中受益①。

（五）跨境医疗对成员国卫生系统的影响

医疗卫生服务作为社会福利保障的关键组成部分对社会稳定与发展具有重要意义。相较于其他服务而言，跨境医疗服务具有特殊性，它关系到政府卫生财收支平衡以及本国公民所享有的医疗服务质量和本国医疗体系的正常运行，一直以来都被视为贸易自由化的禁区，很多国家对其市场化过程和开放程度采取保守的态度②。虽然跨境就医的患者总量在欧盟总人口中占比仍然较小，但其不断增长的发展趋势引起社会担忧，特别是其对医疗卫生体系的潜在影响引起学术界和政策制定者的关注。

跨境医疗对本国卫生支出的潜在影响或冲击始终是各成员国普遍存在的一种担忧，也是跨境医疗推进过程中遭遇部分国家抵触的主要原因之一。有成员国认为：在同等医疗水平下，跨境医疗服务的成本较高；大量患者外流势必造成本国医疗资源的闲置与浪费；境外治疗导致的并发症会威胁患者健康，并可能增加本国卫生系统为处理这些并发症所带来的财政负担。但是，欧盟委员会提供的数据却得出了不一样的结论。以 2016 年为例，所有欧盟国家共计花费约 6500 万欧元用于有/无事先许可的跨境医疗③。欧洲统计局发布报告称，2016 年欧盟国内生产总值为 14.9

① European Commission, *Report from the commission to the European parliament and the council on the operation of Directive 2011/24/EU on the application of patients' rights in cross-border healthcare 2018*, https://eur-lex.europa.eu/legal-content/EN/TXT/?uri=COM:2018:651:FIN, 登录时间：2022-02-06。

② 蔡江南：《医疗卫生体制改革的国际经验》，上海科学技术出版社 2016 年版，第 1—18 页。

③ European Commission, *Report from the commission to the European parliament and the council on the operation of Directive 2011/24/EU on the application of patients' rights in cross-border healthcare 2018*, https://eur-lex.europa.eu/legal-content/EN/TXT/?uri=COM:2018:651:FIN, 登录时间：2022-02-06。

万亿欧元①,若按照经合组织 2017 年"健康概览报告"的估算标准,欧盟国家医疗保健方面的平均支出占国民生产总值的 10%②,据此推算,依据《指令》在欧盟各地发生的跨境医疗支出约占全欧盟年度卫生预算的 0.004%,若与依据《条例》开展的跨境医疗费用合并则占比约为 0.1%,这一数字多年来一直较为稳定,显然跨境医疗支出占比很低,绝大多数卫生花费仍然在成员国内部支出。由此可见,跨境医疗支出对国家卫生财政产生的影响微乎其微,这种影响亦不具有国别差异,适用于所有欧盟成员国,且不论其是否实行事先许可制度。

欧盟在立法保障公民行使跨境就医权利的同时,也间接影响各成员国的国家政策及卫生系统的组织形式和管理方式。首先,《指令》要求成员国政府为跨境就医患者提供充分的信息,促进了各国卫生指标的评测与发布;其次,《指令》要求成员国建立成本核算机制,澄清跨境医疗费用报销对本国卫生财政系统的影响,增加了国内透明度;第三,跨境医疗立法促进了各国医疗卫生体系的协调和政策制定,在优化医疗技术交流与资源配置、推动各国卫生机构技术协作、提高医疗技术水平等方面也发挥了积极作用。

四、新冠疫情背景下的欧盟跨境医疗合作

2020 年发生的新冠肺炎大流行给一些欧盟成员国的卫生系统造成巨大压力,许多国家出现医院不堪重负、重症监护床位不足、医务人员超负荷工作、卫生人力和医疗物资严重短缺等问题。一些国家呼吁欧盟及其他成员国提供紧急援助。为应对这一紧急情况,欧盟委员会于 2020 年 4 月 3 日通过《与 COVID-19 危机有关的欧盟跨境医疗紧急援助指南》③,鼓

① Eurostate, *Gross domestic product at market prices*, https://ec. europa. eu/eurostat/tgm/refreshTableAction.do? tab = table&plugin = 1&pcode = tec00001&language = en,登录时间:2021-03-08。

② OECD, *Health at a Glance 2017: OECD Indicators*, OECD Publishing, Paris, http://dx.doi.org/10.1787 /health_glance-2017-en,登录时间:2021-03-09。

③ European Commission, *Guidelines on EU Emergency Assistance on Cross-Border Cooperation in Healthcare related to the COVID-19 crisis*. 3. April, 2020, https://eur-lex.europa.eu/legal-content/EN/TXT/?uri = CELEX:52020XC0403(02),登录时间:2021-09-02。

励欧盟内部开展跨境医疗合作,协调重症监护单位的申请与提供,并为新冠肺炎患者和医务人员的紧急跨境转移提供资金。

（一）欧盟新冠疫情应对协调机制

这次严重的公共卫生危机为欧盟跨境医疗合作机制提供了一次测试机会。在不影响成员国卫生系统运转的情况下,欧盟委员会通过多种方式协助成员国卫生系统缓解医疗设施过度紧张问题:(1)通过卫生安全委员会(Health Security Committee,HSC)①和早期预警及反应系统(The Early Warning and Response System,EWRS)②协调各国请求,提供重症监护室和适当的医务人员。(2)成员国通过欧盟民事保护机制提出援助请求时,协调和共同资助病人及医疗团队的紧急跨境转移。(3)根据"社会保障协调条例"澄清新冠肺炎患者在另一成员国治疗的医疗费用报销问题。(4)根据《患者跨境医疗权利指令》明确病人跨境流动的安排,包括:病例记录交接、治疗护理接续和处方互认等。(5)鼓励地方、区域和国家卫生当局充分利用现存的双边和区域合作协议及国家联系点资源,减轻临近区域治疗新冠肺炎病人的重症监护单位的负担。(6)鼓励各成员国或非政府专业组织派遣合格的医疗团队进行跨境医疗援助。

（二）患者及医务人员跨境流动

在病人转运程序上,依据《患者跨境医疗权利指令》设立的国家联系点为跨境患者提供信息。《指令》第8.2(a)条规定,成员国对需要夜间住院

---

① 欧盟卫生安全委员会(Health Security Committee,HSC)是应欧盟卫生部长的要求于2001年成立的欧洲一级的卫生安全非正式咨询小组,由成员国代表组成。2013年,欧洲议会和理事会《1082/2013/EU号决定》正式确定并强化了其职能。该委员会的任务是加强协调和分享关于国家备灾活动的最佳做法和信息。成员国还在委员会内相互协商,以协调各国应对严重跨境健康威胁,包括世界卫生组织根据"国际卫生条例"宣布为国际关注的突发公共卫生事件。委员会还审议向卫生专业人员和公众传达的信息,以便根据成员国的需要和情况提供一致和连贯的信息。该委员会由欧盟委员会的一名代表担任主席,并由欧盟委员会设立秘书处。

② 早期预警及反应系统(The Early Warning and Response System,EWRS)是欧盟根据《1082/2013/EU号决定》第8条建立的快速警报系统,用于在欧盟一级通报严重的跨境健康威胁。这一保密的计算机系统使欧盟委员会与欧盟成员国保持长期沟通,以便发出警报、评估公共卫生风险,并确定保护公众健康可能需要采取的措施。该系统为欧盟委员会所有,由欧洲疾病控制中心负责运行。

治疗或需要使用高度专业化和成本高昂的医疗设施或设备的情况，可以
采用事先许可制度。因此，将新冠肺炎病人转送至另一成员国接受重症
监护治疗显然属于"通常应事先取得所属国社会保障机构授权的范畴"。
但鉴于新冠肺炎大流行这一特殊情况，欧盟委员会认为，对于需要紧急转
移至另一成员国治疗的重症监护患者，取得事先许可不切实际。委员会
呼吁各成员国对需要紧急治疗的病人采取务实做法，鉴于公共卫生紧急
情况，考虑给予通用事先许可，以确保覆盖接收国医疗服务提供者的所有
费用。与此同时，现存的边境地区跨境医疗合作机制为抗击新冠疫情提
供了便利，如 Interreg 计划①、跨境健康倡议②和 TRISAN 项目。③荷兰/比
利时/德国交界地区的尤雷戈·默斯—莱茵合作项目④针对新冠肺炎建立
了三方危机管理中心（Corona 任务小组），以加强包括信息交流、ICU 部门
间协作以及跨境救护车运输相关法律问题研究在内的区域内合作。法国
和西班牙之间的跨境 Cerdanya 医院与法国医院合作，共享重症监护能力
和人员，并与边境警察合作，保障新冠肺炎病人及卫生专业人员的流动。
欧盟通过动员上述合作机制向陷入困境的成员国提供帮助，为应对新冠
疫情危机发挥了重要作用。

（三）患者跨境医疗费用覆盖

跨境新冠肺炎患者在接收国的诊疗费用保障范围按照"社会保障协
调条例"执行。但《跨境医疗紧急援助指南》也强调该指南仅适用于新冠肺
炎大流行期间的紧急跨境医疗，对于仍能获得非紧急计划内医疗服务的
患者，原则上适用在另一成员国接受医疗服务的常规程序。此外，欧盟跨
境医疗专家小组认为 EHIC 也是重要的保障工具，敦促成员国接受该卡，

---

① Interreg 是欧盟区域发展基金计划之一，旨在解决各地区之间存在的差异，鼓励跨
境合作，目标是促进欧洲各地区的经济、社会和区域发展。Interreg 由欧盟委员会的区域和
城市政策局管理。欧洲每个边境地区都有自己的 Interreg 计划。

② 跨境健康倡议（Healthacross initiative）代表无国界的医疗保健服务，是在下奥地利
州和捷克以及下奥地利和斯洛伐克之间的边境地区开展的跨境合作和创新的卫生项目。

③ TRISAN 是一个三国能力中心，旨在通过上莱茵地区医疗领域的综合项目优化跨境
合作。该中心的主要目标是通过构建跨境网络，帮助合作伙伴创办跨境项目，在卫生领域跨
境合作进行知识生产和知识管理，以此构建和发展医疗卫生领域的合作。

④ 尤雷戈·默斯-莱茵（Interreg Euregio-Maas-Rhine）是欧洲 60 个 Interreg 地区之
一，使用欧盟资金用于跨境合作，它的范围包括比利时、德国和荷兰的部分地区。

为居住在其他成员国的欧盟公民提供保障①。欧盟委员会敦促成员国在疫情期间采取灵活的做法，并呼吁患者所属国确保病人携带必要的文件以证明他们参加了医保计划。

在欧盟及成员国努力下，各国之间加强了域内医院治疗新冠肺炎患者的跨境合作。德国的部分州和卢森堡向意大利及法国患者提供重症监护资源，帮助缓解卫生系统压力。罗马尼亚、德国、挪威、波兰和其他成员国派遣卫生专业人员为意大利病人提供支援。从欧盟新冠疫情的应对过程看，上述跨境医疗合作机制发挥出积极作用。但是，由于目前欧洲疫情仍在持续，跨境医疗机制在危机应对中的作用尚缺乏足够的数据和资料，有待进一步观察。

五、结论与思考

经济全球化、航空交通及信息技术的飞速发展为人们在全球范围寻求更佳的医疗服务带来便利，但是，患者在接受跨境医疗服务过程中也将面临很多现实问题，诸如法律保障、境外医疗信息获取、行政审批、跨境医疗费用报销、境外医疗服务质量等等。欧盟以给公民提供最高水准的医疗卫生服务，确保公民身心健康为目标，对跨境医疗进行立法管理的实践取得了显著成效。《患者跨境医疗权利指令》的制定标志着欧盟跨境医疗法律框架的成熟与完善，为全球跨境医疗的规范化和有效管理树立典范。本文通过概要分析欧盟有关跨境医疗的法律框架发展及其实践，总结得出以下几点启示。

第一，欧盟通过立法形式对跨境医疗进行管理，有效地保障了公民跨境医疗权利。法律框架的发展经历了运用欧盟条约及条例中的少数条款、碎片化的案例法直至最终形成完整的《患者跨境医疗权利指令》等几个阶段。《指令》作为法律依据，提高了跨境患者权利的法律确定性，为保

---

① European Commission，*Minutes of webex meeting*：*Cross-border Healthcare Expert Group*（*NCPs sub-group*）Brussels，https://ec.europa.eu/health/sites/health/files/cross_border_care/docs/ev_20191017_mi_en.pdf，登录时间：2021-10-02。

障欧盟公民跨境就医权利提供了有力支持。在《指令》转化和施行过程中，欧盟委员会通过法律程序督促各国执行，取得了较好的效果。我国在推进医疗卫生一体化过程中可借鉴欧盟经验，从立法层面对公众跨区域就医权利予以保障，消除异地就医所涉及的"模糊地带"。

第二，注重应用创新技术推动成员国跨境卫生合作。《条例》和《指令》促使欧盟充分运用信息技术手段，制定并落实了一系列创新性举措，如发行EHIC、建立国家联系点、欧洲参考网络及电子医疗网络等，这些措施消除了政策和技术障碍，实现了医疗信息共享，使成员国卫生系统紧密联系起来，有力地提升了欧盟公民享有的医疗服务质量。我国在医疗卫生跨区域合作中可结合实际借鉴这些举措，实现医疗信息共享，提升各地专业领域的合作水平。

第三，注重法律执行效果评估。《指令》的实施在推动欧盟跨境医疗发展方面取得历史性进步，在相当程度上解除了各成员国对跨境医疗设置的障碍。欧盟委员会对《指令》执行效果进行了持续跟踪，定期采集各成员国数据，委托专业机构实施评估，发布阶段性总结报告和年度数据报告，这种工作模式值得我们学习。

第四，史无前例的新冠疫情对跨境医疗实践提出了新的挑战。欧盟跨境医疗机制在此次新冠疫情应对中发挥出积极作用，促进了成员国在新冠患者救治中的合作。在全球性的重大公共卫生危机面前，如何建立有效的机制解决全球范围内的跨境医疗问题，保障患者跨境就医权利，维护生命健康是一项新的课题。欧盟的跨境医疗立法与实践为解决公共卫生危机应对过程中的跨境医疗问题提供了有益借鉴。

第五，对我国实施区域及全国医疗一体化的思考。改革开放以来，伴随大量人口在全国范围内流动和迁徙，与跨境医疗类似的异地就医现象日益增多，但是受到区域经济发展不均衡、各地医保政策存在差异以及地方政府财政负担、医保基金承受能力等因素的制约，有关机构往往采取一些措施，限制本地居民前往异地就医，公众跨区域就医面临的现实困难迫切需要在全国范围内实现医疗卫生一体化。学习借鉴欧盟在跨境医疗治理方面的成功经验和举措，对于保障我国公民异地就医权利，促进医疗公平，推进医疗一体化进程具有现实意义。

民粹主义政治的悲剧
——探究新冠肺炎疫情中特朗普领导错误的后果与根源

吴澄秋 *

【内容提要】 本文回顾特朗普政府应对新冠肺炎疫情的过程并总结其领导错误,通过把特朗普政府的抗疫表现与其他主要国家的同期抗疫表现以及拜登政府的抗疫表现作比较来评估其领导错误对美国疫情的影响,进而探究特朗普领导错误的根源。特朗普在疫情前期淡化其严重性,后又将疫情应对政治化,没有在抗疫上发挥有力的领导作用,这是美国成为新冠肺炎确诊人数最多和病死人数最多国家的重要原因。在其根源上,民粹主义政治存在一个悖论:一方面民粹主义领袖试图追随支持者的政治偏好以激发其政治热情,另一方面民粹主义领袖又对自己操控支持者的能力高度自信。这两个方面一起导致特朗普作出错误判断和采取错误政策,从而造成其领导错误和抗疫失败。对特朗普政府领导错误的后果与根源的探讨可以作为一个案例研究来考察民粹主义政治对健康治理的影响。

【关键词】 新冠肺炎;美国;特朗普;民粹主义;健康治理

【Abstract】 This paper reviews the Trump administration's response to Covid-19 and examines its leadership failure. It assesses the consequence of Trump's leadership failure by comparing the U.S. performance in fighting the pandemic to those of other countries and comparing the Trump administration's performance to that of the Biden administration, and it explores the political root of the failure. We find that Trump had played down the severity of the pandemic and the threat it posed in its early stages, politicized the response to the pandemic as it deteriorated, and failed to exercise strong leadership during and after the presidential campaign, which were the important causes for the United States' recording the largest number of confirmed Covid-19 cases and the largest number of Covid-19 deaths. With regard to the political root, this article argues that there exists a paradox in populist politics: on the one hand, populist leaders try to conform to their supporters' political preferences to stimulate their political enthusiasm; on the other hand, populist leaders are often over-confident on their abilities to manipulate their supporters. This paradox led Trump to make misjudgments and adopt wrong policies, which forged his leadership failure and the U.S. failure in fighting the pandemic. The exploration of the consequence and root of the Trump administration's leadership failure can be a case study for examining the impacts of populist politics on health governance.

【Key Words】 Covid-19, United States, Trump, Populism, Health Governance

---

* 吴澄秋,复旦大学国际关系与公共事务学院副教授。

一、引　言

　　2021 年 1 月 20 日,特朗普四年的执政生涯终于落下帷幕。此前一天,美国报告的新冠肺炎死亡病例数超过 40 万,远高于其他国家。2016 年,特朗普通过高举反精英、反建制的大旗而掀起民粹主义大潮,通过指责中国所谓的"实施不公平贸易、盗窃知识产权"和指责移民抢占美国中下层民众饭碗而获得高支持率,进而当选总统。然而,四年后,特朗普因在应对新冠肺炎疫情上的荒腔走板而落选。虽然特朗普本人已经下台,但鉴于新冠疫情已给国际格局带来深远影响,并且特朗普在美国国内政治影响力犹存,甚至不能排除东山再起的可能性,美国国内不时仍有将其疫情损失归责中国的声音出现,因此有必要检视特朗普政府在应对新冠肺炎疫情中的领导错误,并且探究这些错误的政治根源。由于拜登治下的美国新冠肺炎新增病例数也有起伏反复,并且随着奥密克戎变异株的来袭而在日新增病例数上屡创新高,甚至比特朗普治下的最高日新增病例数还要高得多,那么特朗普的领导错误在多大程度上导致美国疫情的严峻局面,这也值得我们客观评估。从理论上说,我们常说特朗普是民粹主义政治人物,但民粹主义政治对健康治理有什么影响?民粹主义倾向是如何导致特朗普消极抗疫的?这里面的机制鲜有研究进行揭示。本文试图从领导学的视角总结特朗普政府在应对疫情上的领导错误,并通过把特朗普政府的抗疫表现与其他主要国家的同期抗疫表现以及拜登政府的抗疫表现作比较来评估这些错误的后果,进而从民粹主义政治运作机制上探讨这些错误产生的原因。本文的观点是:民粹主义政治存在一个悖论,一方面民粹主义领袖试图追随其支持者的政治偏好以激发支持者的政治热情,另一方面民粹主义领袖又往往对自己操控支持者的能力高度自信,这两个方面导致民粹主义领袖容易作出错误判断和采取错误政策。特朗普在应对新冠肺炎疫情上的领导错误与其民粹主义的政治倾向有密切关系,可以说,他在应对疫情上的领导错误是一出民粹主义政治的悲剧。而民粹主义政治对健康治理的影响在于它往往会扭曲治理体系中决策者的利益考虑,进而冲击健康治理中决策的科学性。

新冠肺炎疫情爆发以来,一方面,学界对于美国的抗疫政策有过许多研究,其中王萍对美国抗疫的措施与错误作了较为系统的描述①,部分学者探究了美国抗疫失败的原因,如李海默从制度层面分析联邦制是否是美国抗疫失败的原因,②李雪峰则从重大风险防控的角度探讨美国抗疫失败的原因。另一方面,随着美国国内政治的发展,越来越多学者关注并分析特朗普政府在疫情期间的负面言行,如张馨元和郑培林解读了特朗普民粹主义话语背后的政治目的,③张雪魁分析了疫情下美国政府意识形态操作的政治逻辑,④王磊分析了特朗普话语对于抗疫的危害性,⑤徐海云和张秦瑜分析了疫情期间美国出现的反智言行及其对中美关系的影响。⑥然而,鲜有研究关注特朗普在应对疫情上的领导错误与他的民粹主义话语之间的逻辑关系。而有关特朗普作为总统的抗疫表现与美国疫情发展之间的关系到底如何,也缺乏系统的梳理。在特朗普下台,总统选举的喧嚣远去后,很有必要对这些问题作理性的评估。本文试图弥补这些缺憾,首先回顾特朗普政府疫情应对过程并总结其领导错误,然后通过把特朗普治下的美国抗疫情况与其他主要国家的抗疫情况以及拜登治下的美国抗疫情况作比较,探讨特朗普的领导错误对美国疫情的影响究竟有多大,接着探究特朗普领导错误的根源,最后在总结部分中讨论民粹主义政治对健康治理的负面影响。

---

① 王萍:《美国新冠肺炎疫情危机应对检视》,《和平与发展》2020 年第 3 期,第 18—37 页。

② 李海默:《联邦制是美国政治的死穴吗? ——通过新冠疫情防控表现进行的观察》,《东方学刊》2021 年 3 月春季刊,第 80—91 页。

③ 张馨元、郑培林:《新冠疫情背景下对特朗普民粹主义言论的解读》,《区域与全球发展》2020 年第 4 期,第 41—54 页。

④ 张雪魁:《新冠肺炎疫情下的美国意识形态操作机制及其内在困局》,《学术前沿》2020 年 7 月,第 69—79 页。

⑤ 王磊:《从美国新冠肺炎疫情应对看民粹主义危害》,《党建》2020 年第 6 期,第 59—60 页。

⑥ 许海云、张秦瑜:《新冠疫情下美国反智言行分析》,《现代国际关系》2020 年第 11 期,第 44—49、18 页。

二、特朗普对新冠肺炎疫情的应对及其领导错误

尽管特朗普在新冠肺炎疫情中的言行已经被媒体广泛报道,本节仍试图以媒体报道为基础系统总结其领导的政府应对疫情的整个过程以及特朗普的一系列领导错误。

（一）特朗普政府的疫情应对过程

特朗普政府对新冠肺炎疫情的应对大体可以分为三个阶段。第一个阶段是从 2020 年 1 月到 3 月初,在这个阶段,美国防疫部门对新冠肺炎的早期应对不可谓不积极主动,但同时也犯下一些致命错误,而特朗普本人则淡化病毒蔓延的风险。早在 2020 年 1 月 10 日,美国过敏症和传染病研究所所长福奇（Antony Fauci）就作出决定,开始新冠疫苗的研究。[①]2020年 1 月 17 日,美国卫生部门开始要求从武汉飞抵纽约、旧金山和洛杉矶的旅客受检。1 月 21 日,美国报告首例确诊病例。[②]2 月 2 日,美国政府开始禁止过去 14 天曾到过中国的外国人入境。截至 2 月底,美国报告的确诊病例为 69 例。在这一时期,尽管美国的疾病控制中心（CDC）警告美国发生新冠肺炎传播不可避免,但特朗普在 2 月 26 日新闻发布会上还不同意疾病控制中心的意见,强调风险很低。

同时,在这一时期,美国防疫部门在病毒检测、预防病毒扩散方面犯下了致命错误。2020 年 1 月 16 日,德国科学家宣布开发了新冠病毒的核酸检测试剂,该试剂被世界卫生组织采用。然而,美国疾病控制与预防中心（CDC,简称疾控中心）却不采用该试剂,而是安排自行研制核酸检测试剂盒,但在 1 月底时向全美 26 个公共卫生实验室发送的检测盒却无法使

---

① Keith Griffith, "Dr. Fauci Claims Credit for Vaccines: 'Best Decision I've Ever Made'," Daily Mail, March 29, 2021, https://www.msn.com/en-us/news/us/dr-fauci-claims-credit-for-vaccines-best-decision-i-ve-ever-made/ar-BB1f435Z.

② 关于美国首例新冠病例出现的时间,科学家一直在探索,新的研究发现陆续出现。例如,中国科学院的大数据建模发现,美国的新冠肺炎疫情很可能在 2019 年 9 月前后就开始流行。参见新华网:"研究表明:美国新冠肺炎疫情较大概率于 2019 年 9 月前后已开始流行",http://world.people.com.cn/n1/2021/0923/c1002-32233969.html。

用,因为其中有组件受到污染,加上对问题的确认、处理和补救又非常迟缓,延误了大规模检测的开展和对疫情的有效应对。在此过程中,美国食品药品监督管理局(FDA)基于官僚程序而回应缓慢,禁止开发和批准替代性的检测试剂,直到 2020 年 2 月 26 日才通过对检测试剂错误的修正,让试剂开始发挥作用。①这些错误让美国在很长一段时间内不具备对新冠肺炎病例的大规模检测能力。从 2020 年 1 月 21 日到 2 月 25 日,美国仅检测了 426 人次,确诊 57 例。②而事实上,这段时间里,病毒很可能已经在北美地区广泛传播。不仅如此,尽管各国医学专家在疫情早期就发现戴口罩对控制病毒传播非常有效,但是美国医学专家以怕影响医疗工作者的口罩供应为由一度宣称戴口罩无用,直到 4 月才主张民众戴口罩。

第二个阶段是 2020 年 3 月初至 4 月下旬。在这一阶段,美国报告的确诊病例数急剧上升,从 3 月初的 100 多例到 3 月底的超过 18 万例,到 4 月底超过 109 万例。病毒的急速传播导致社会恐慌,3 月上旬和中旬,美国股市大跌,多次发生指数跌幅超过 7%的交易熔断。3 月初,各州纷纷宣布进入紧急状态,3 月 11 日,特朗普宣布从 3 月 13 日起 30 天禁止欧洲旅客入境,并且于 3 月 13 日宣布国家进入紧急状态,从而联邦政府可以启用500 亿美元的紧急资金储备,用于各州医疗机构对于新冠肺炎疫情的应对,并且要求各州尽快建立应对新冠肺炎的应急指挥中心。③3 月 19 日和20 日,加利福尼亚州和纽约州先后颁布居家隔离令。

由于特朗普一直以股市涨跌作为经济好坏的重要指标,也把他 2017年上任以来的股市上涨看作自己的政绩,因此在新冠肺炎疫情在美国急剧扩散导致股市大跌和失业率攀升后,特朗普政府开始指责中国和世界

---

① Ethan Guillen, "U. S. Exceptionalism Created Deadly COVID-19 Failures," *Foreign Policy*, March 18, 2021, https://foreignpolicy.com/2021/03/18/us-exceptionalism-covid-19-deaths/.

② 21 世纪经济报道:《美国死亡超 4 万,特朗普:死亡率比西欧低多了! 美国核酸试剂盒被爆出错! 或致灾难性后果》,2020 年 4 月 20 日,http://static.nfapp.southcn.com/content/202004/20/c3428728.html; New York Times, "C.D.C. Labs Were Contaminated," April 18, 2020, https://www.nytimes.com/2020/04/18/health/cdc-coronavirus-lab-contamination-testing.html.

③ 张无为:《美国进入"紧急状态"意味着什么?》,《澎湃新闻》2020 年 3 月 14 日,https://m.thepaper.cn/newsDetail_forward_6496034。

卫生组织。在2020年3月初,美国国务卿蓬皮奥开始在面对媒体采访时指责中国在疫情信息方面不透明,并且宣称有大量证据表明新冠病毒源自武汉病毒研究所,①开始对中国进行毫无根据的抹黑和污名化。3月16日开始,特朗普常常把新冠病毒称为"中国病毒"(Chinese virus 或 China virus),②鼓动美国民众的仇华情绪。

在这一应对疫情的关键时期,特朗普不是通过在抗疫中发挥强有力的领导力、制定全国统一的行动计划去控制疫情的扩散,而是继续陷在"经济好即可连任"的迷思里,敦促尽快重新开放人员流动,重启经济。另外,特朗普还宣传,美国确诊病例数全球最高是因为检测能力的强大。4月底,美国各地陆续爆发要求解除封锁、重启经济的游行,也有很多州开始陆续推动重启。③

第三个阶段是从2020年5月初至2021年1月特朗普执政结束,在这个阶段,美国联邦政府除了推动疫苗研发与生产,其他方面基本上缺乏大的作为,把抗疫责任推给各州,各州则陆续重启。④特朗普基本上选择从抗疫战线退隐,一个最明显的证据是,在他于4月23日的抗疫简报会上说出了"把消毒剂注入身体内杀死病毒"的怪论,形象和支持率受损后,特朗普断然完全停办简报会,直到后来支持率进一步节节下滑,才在停办简报会近三个月后于7月21日重启简报会。从2020年5月下旬开始到美国2020年大选结束,特朗普没有参加过一次白宫应对新冠疫情的会议。⑤由于缺乏联邦政府的统一协调与行动,各州只能在新增确诊病例数急剧上升时采取更严厉的居家隔离措施,在疫情稍微缓解后又放松管制,病毒不断扩散的势头始终得不到扭转。客观地说,美国政府在这一阶段启动的

---

① Humeyra Pamuk and David Brunnstrom, "Pompeo Blames China for Hundreds of Thousands of Virus Deaths, Denies Inconsistency," Reuters, March 06, 2020, https://www.reuters.com/article/us-health-coronavirus-china-pompeo-idUSKBN22I27K.

② 许戈辉、王波:《美国政客污名化新冠病毒将加剧国内冲突与对立》,《世界知识》2020年第8期,第45—47页。

③④ Neal Freyman, "Tracker: When Each U.S. State Is Reopening Its Economy," Autobody News, May 4, 2020, https://www.autobodynews.com/index.php/industry-news/item/19888-tracker-when-each-u-s-state-is-reopening-its-economy.html.

⑤ Laurie Garrett, "Trump Is Guilty of Pandemicide," *Foreign Policy*, February 18, 2021, https://foreignpolicy.com/2021/02/18/trump-is-guilty-of-pandemicide/.

一个行动计划对美国后来的抗疫进程产生巨大影响,那就是2020年5月15日宣布启动的"曲速行动"(Operation Warp Speed),该行动由美国健康与人类服务部和国防部负责,加快疫苗的研发、试验、生产与配送,这一行动为美国在2021年1月获得疫苗作出了巨大贡献。①

而与此同时,随着美国大选气氛的日渐高涨,为了在大选之年提升其支持率,特朗普选择了把抗疫政治化的路线,甚至越来越走向科学抗疫的对立面。他在2020年5月下旬时嘲笑拜登的戴口罩,并且政治化许多抗疫措施,使美国选民围绕着疫情越来越走向分裂。2020年5月25日,明尼苏达州非洲裔美国人弗洛伊德遭到警察暴力执法而窒息死亡,导致美国各地迅速爆发大规模游行,这些游行显然让疫情复杂化。特朗普不是安抚游行群众,而是公开激化其支持者与反种族主义游行群众的对立,把自己包装成右派群众的保护者的角色。在这一时期,除了继续指责中国,特朗普还在2020年7月7日正式启动美国退出世界卫生组织的程序。8月24日,美国疾控中心宣布取消境外返美或外州返回所在地的居民14天的隔离令。9月14日,美国取消对机场入境旅客的新冠筛查。而在10月25日,白宫幕僚长透露,政府不控制疫情,重点放在保证能获得疫苗、疗法和其他缓解措施上。②

不仅如此,与拜登不举行大规模选举集会不同,特朗普的竞选策略是大规模选举集会,而且在这些集会中参加者常常不戴口罩,也不遵循社交距离。根据斯坦福大学的一个研究,特朗普从6月20日到9月22日间举办的18场选举集会可能造成美国的新冠肺炎确诊病例多30000例,造成美国新冠肺炎死亡人数因此多700多人。③在特朗普大选失败后,他几乎

---

① U.S. Government Accountability Office, "Operation Warp Speed: Accelerated Covid-19 Vaccine Development Status and Efforts to Address Manufacturing Challenges," February 11, 2021, https://www.gao.gov/products/gao-21-319.

② Devan Cole, "White House Chief of Staff: 'We Are Not Going to Control the Pandemic'," CNN, October 26, 2020, https://edition.cnn.com/2020/10/25/politics/mark-meadows-controlling-coronavirus-pandemic-cnntv/index.html.

③ B. Douglas Bernheim, Nina Buchmann, Zach Freitas-Groff, and Sebastian Otero, "The Effects of Large Group Meetings on the Spread of COVID-19: The Case of Trump Rallies," SSRN, December 18, 2020, https://papers.ssrn.com/sol3/papers.cfm?abstract_id=3722299.

把全部精力都放在试图推翻选举结果上，对于日益恶化的疫情袖手旁观。从 2020 年 11 月 3 日大选日到 1 月 20 日拜登就职，美国新冠肺炎确诊病例从 940 万快速增加到 2400 万。①

（二）特朗普的领导错误

基于以上对特朗普政府抗疫过程的回顾，从领导学的视角出发，我们可以看到，特朗普在疫情应对上存在以下方面的领导错误。

首先，特朗普不尊重专业，一开始就优先考虑选举的政治利益而不是民众健康的公共利益，霸占公共抗疫平台。领导权最直接的体现是人事的任免和奖惩，知人善用是领导艺术的重要方面，知人本身就意味着要尊重专业。正如刘建军在《领导学原理》一书中所言："那些事事都身体力行的领导者并不是优秀的领导者，领导目标依靠下属来实现是领导活动最为重要的一种特性。"②面对疫情，政治家应当把权威专家任命到关键岗位上，为他们提供传播知识的平台，让防疫专家为群众提供专业知识和行动指导，同时动员政府体系和社会为抗疫提供资源并协调其行动，进而通过奖惩来保证行动计划的顺利实施和政策的顺利执行。美国的疫情爆发后，白宫最受关注的应对措施是成立副总统彭斯为首的疫情应对小组，该小组最受关注的行动是在疫情早期每天举行长时间的简报会。然而特朗普不是让权威的卫生防疫专家唱主角，而是公器私用，霸占简报会的大量时间，宣传个人政绩，把自己塑造成"战时总统"，试图透过大量媒体能见度来边缘化其竞选对手。其结果是，言多必失，特朗普说出许多反科学的论断，例如主张"把消毒剂注入身体内杀死病毒"，推荐民众服用未经科学验证有效性的药物硫酸羟氯喹，给抗疫造成严重伤害。

其次，特朗普政府没能根据变化的形势而调整施政重点，特别是没能把抗疫放在优先的位置上，因而延误了战机。领导是领导者、被领导者、客观环境等相互作用的动态过程，领导者的主观指导与客观环境之间的矛盾是领导活动的基本矛盾之一，而领导艺术的重要方面就是敏锐地察知时势，认清最重要的"众人之事"，然后引领和协调众人之心力，制定和实施

---

① Laurie Garrett, "Trump Is Guilty of Pandemicide."
② 刘建军:《领导学原理:科学与艺术》(第 4 版)，复旦大学出版社 2013 年版，第 222 页。

相应的政策,去完成目标。在此过程中,领导者对客观环境变化的敏感性、判断力和决断极为重要。美国疫情发生后,特朗普似乎无法接受其长期引以为豪的股市屡创新高、失业率屡创新低的经济繁荣遭疫情破坏的现实,无法突破"经济好即连任"的思维定式,要么没能及时认知到美国优先事项已经变成抗击疫情,要么知道抗击疫情的必要性但故意选择消极抗疫,对疫情轻描淡写,以免影响人们对经济表现的信心。曾经曝光过"水门事件"的伍德沃德的书和录音表明,特朗普至少在 2020 年 2 月就了解新冠病毒极具传染性,而他在 2020 年 3 月 19 日与伍德沃德的一次私人谈话中透露他故意向公众"一直淡化"新冠病毒的威胁。[①]当危机发生时,领导者不应采取逃避的态度,而是应该"打破常规、勇于决策",制定政策控制和切断产生危机事件的根源。[②]在美国疫情因为坚持使用自己研制的有缺陷的检测试剂盒、检测能力不足、专家一开始宣称戴口罩无用、迟迟不对来自欧洲的旅客采取检测和限制措施等原因而面临疫情大范围扩散后,特朗普没有及时作出策略上的转变,制定全国性的计划,动员民众抗击疫情,而是选择指责中国,讽刺拜登的抗疫政策主张。可以说,特朗普除了推动疫苗的研发试验,其作为国家元首领导抗疫的角色是缺失的,基本上没有发挥总统的正面领导作用,导致各州各自为政。不仅如此,当各州纷纷实行封锁抗疫时,特朗普却过早敦促它们要全力开放经济。在抗疫措施没有完全到位、疫情尚未得到控制的情况下,许多州在 2020 年 4 月底和 5 月陆续重启经济,终于酿成发病人数和病死人数全球最高的恶果。

第三,在新冠肺炎疫情期间,特朗普随便宣传未经科学论证的药物、指责医生撒谎、把疫情推责给福奇和其他专家等言行使各类信息混乱不堪,损害了政府领导抗疫的威信。疫情爆发后,一个政府体制的威信是至关重要的,亟需政府保证科学的指导意见得到统一而有效的传播,也需要领导者团结各方面的力量,以应对危机的优先性来弥合各方分歧,保证各

---

① Grace Segers and Kathryn Watson, "Trump admitted to Woodward he downplayed corona virus threat in early days of outbreak," CBS News, September 10, 2020, https://www.cbsnews.com/news/trump-woodward-book-claims-downplayed-covid-19-threat/.

② 刘建军:《领导学原理:科学与艺术》(第四版),复旦大学出版社 2013 年版,第281 页。

方思想目标的统一，以增强政府应对疫情的政令的合法性和有效性。然而，特朗普一方面用不负责任的言论削弱政府权威，另一方面又宣称对疫情恶化自己不负责任。然而，领导地位本质上就意味着责任。

最后，特朗普政府把应对疫情政治化，为激发其支持者的热情而制造敌人，包括指责中国和世卫组织以及与民主党候选人及其主张针锋相对，从而鼓动其支持者抵制抗疫措施，也刺激其反对者走上街头游行，并阻碍美国与其他国家的抗疫合作，这些都大大加重了疫情严重性。在2020年4月美国疾控中心建议民众戴口罩后，特朗普却抗拒戴口罩，认为戴口罩会有损其强人形象，他本人直到2020年7月11日才第一次在公开场合戴口罩。①一个领导者不愿为民众作出表率，行为与自己政府的抗疫措施相悖，自然影响了整个国家的抗疫成效。其结果是，戴口罩和社交距离从一个简单的科学问题变成复杂的政治问题，导致各州政府的抗疫政令总遇到一部分人的抵制，疫情持续恶化，难以收拾。在国际层面，以世界卫生组织为中心的全球卫生治理体系是各国间最重要的抗疫合作机制。美国退出世界卫生组织，也不利于美国和全球的抗疫行动。

三、特朗普领导错误的后果

特朗普的领导错误对美国疫情的影响究竟有多大呢？基于前文对特朗普政府抗疫过程的回顾，本节通过把美国与其他主要国家的抗疫表现作比较，采取反事实分析的方法粗略探讨特朗普领导错误的后果，然后通过把特朗普政府抗疫表现与拜登政府抗疫表现比较，进一步评估特朗普领导错误对美国疫情发展的影响有多大。

（一）与其他主要国家的同期表现作比较

反事实分析是探究因果关系的一种方法。反事实的因果理论表示因果关系可以用"如果A没有发生，C就不会发生"这样的反事实条件形式

---

① Jonathan Lemire，"Trump wears mask in public for first time during pandemic，" ABC News，July 12，2020，https://abcnews.go.com/Politics/wireStory/trump-wears-mask-public-time-pandemic-71735715.

来解释。①我们可以把这样的逻辑分析运用于对特朗普领导错误的后果的探究,从而问这样的问题:假如某个错误没有发生,美国的疫情应对和哪个国家是相似的,其结果会是怎样的。

从 2020 年 3、4 月至特朗普下台的 2021 年 1 月,美国基本上一直是全世界疫情最严重的国家。表 1 列出美国与各主要国家的抗疫表现得比较。如果以每十万人累计确诊病例数作为抗疫表现的主要指标,可以看出,截至特朗普下台的 2021 年 1 月 20 日,美国是这些国家中每十万人累计确诊病例数最高的国家,达平均每十万人确诊病例数 7400.5504。如果以每十万人中累计死亡病例数作为抗疫表现的主要指标,那么美国是 121.3957,也是这些国家中第二高的,仅次于英国。由此可见,尽管特朗普政府在推动疫苗研发上起重要作用,但其治下的美国是发达国家中抗疫表现最差的国家之一。是什么因素导致美国的新冠疫情这么严重呢? 我们可以考虑多方面原因,如疫情初期检测能力的严重不足和检测能力建设的严重滞后、特朗普政府对疫情严重程度和危险性的淡化、美国民众因迷信自由和没有经历过非典而对社交距离政策遵守不到位、特朗普对抗疫措施的政治化让部分民众抵制抗疫政策等等。以这些因素为基础,我们可以把美国抗疫的情况与其他主要国家作比较。表 2 是有关国家抗疫情况的概括。在所列的这些原因中,英国区别于美国的是其领导人基本上没有对抗疫措施政治化,只是在疫情初期对抗疫不重视,甚至一度在无疫苗的情况下就宣扬靠"群体免疫"应对疫情。法国区别于英国的是其政府在疫情初期就很重视,而且其具有强国家的传统。德国区别于法国的地方是其

---

① 对此最著名的论述是 David Lewis, "Causation," *Journal of Philosophy*, Vol. 70, No. 17 (October 1973), pp.556—567. 反事实分析在政治学和国际关系里的运用,见 James Fearon, "Counterfactuals and Hypothesis Teasing in Political Science," *World Politics*, Vol. 43, No. 2 (January 1991), pp.169—195; Richard Ned Lebow, "What's So Different about a Counterfactual?" *World Politics*, Vol. 52, No. 4 (Jul., 2000), pp.550—585; Richard Ned Lebow, "Counterfactual Thought Experiments: A Necessary Teaching Tool," *The History Teacher*, Vol. 40, No. 2 (February 2007), pp.153—176; Richard Ned Lebow, *Forbidden Fruits: Counterfactual and International Relations*, Princeton, NJ: Princeton University Press, 2010.马赫尼(James Mahoney)和巴伦内契(Rogrigo Barrenechea)近年来进一步揭示了反事实分析运用于案例研究的因果解释时应遵守的一些原则,见 James Mahoney and Rodrigo Barrenechea, "The Logic of Counterfactual Analysis in Case-Study Explanation," *British Journal of Sociology*, Vol. 70, No. 1 (2019), pp.306—338.

在疫情开始就非常注重检测能力的开发与建设,并且在疫情早期就购置了充足的呼吸机等设施,①韩国区别于德国在于其民众经过 2003 年非典的影响,民众对政府抗疫措施的配合度非常高。我国与韩国相比,一个重要的区别因素是超强的党的领导。而巴西在以上因素上都与美国类似,其每十万人中确诊病例数和每十万人中死亡病例数比英法两国低,很可能是因为作为发展中国家其统计数据遗漏的问题比较严重。

表 1 截至 2021 年 1 月 20 日各主要国家抗疫表现比较

国家	截至 2021 年 1 月 20 日累计确诊病例数	截至 2021 年 1 月 20 日累计死亡病例数	总人口数（2020）	每十万人累计确诊病例数	每十万人累计死亡病例数
美国	24496018	401823	331002651	7400.5504	121.3957
巴西	8638249	212831	212559417	4063.922	100.1278
英国	3505754	93290	67886011	5164.1773	137.4215
法国	2987965	71652	65273511	4577.6073	109.7719
德国	2068002	48770	83783942	2468.2558	58.2092
韩国	73918	1316	51269185	144.17627	2.566844
中国（内地）	88618	4635	1439323776	6.15692	0.322026

数据来源:WorldMeter, "Reported Cases and Deaths by Country or Territory," October 3, 2021, https://www.worldometers.info/coronavirus/;WorldMeter, "Countries in the World by Population (2021)," https://www.worldometers.info/world-population/population-by-country/.

表 2 中各国抗疫情况的这些微小差异符合反事实分析应遵循的最小改写原则(minimal re-write rule),也就是说,对可能影响结果的因素作最小的改动有助于探讨其是否影响结果的原因。②根据各国情况的差异以及其抗疫成效的差异,我们可以作出以下观察。

① "Germany has more than enough ventilators," New York Times, March 17, 2020, https://www.nytimes.com/2020/03/17/opinion/coronavirus-europe-germany.html.
② Mahoney and Barrenechea, "The Logic of Counterfactual Analysis in Case-Study Explanation," pp.316—323.

表 2　各国抗疫情况概括

国家	初期检测能力不足和建设缓慢	初期政府淡化疫情或重视不够	民众迷信自由或未经过非典影响,对社交距离遵守不到位	领导人对抗疫措施政治化	缺乏强国家的传统	缺乏超强能力的党的领导
美国	▲	▲	▲	▲	▲	▲
巴西	▲	▲	▲	▲	▲	▲
英国	▲	▲	▲		▲	▲
法国	▲		▲			▲
德国			▲			▲
韩国						▲
中国（内地）						

注:▲表示存在该项情况。

第一,美国如果在疫情初期能具备较强的检测能力,并且迅速强化检测能力建设,也许能及早发现疫情出现,进而控制疫情的扩散,防止成为疫情的中心。然而,客观地说,这样的延误并非完全是特朗普的过错,美国的防疫部门应该承担很大部分的责任。因为美国政府的决策很大程度上是基于美国在 2 月病例较少的情况以及防疫部门对病毒扩散危险的评估,而美国防疫部门自行研制的新冠病毒试剂盒出错和检测能力长时间落后导致对新冠肺炎病例数量和病毒扩散速度的低估,进而导致决策的延误。无怪乎有学者宣称,"美国例外主义造就了致命的新冠肺炎失败"。①

第二,如果特朗普不是因为过分着眼于选票而过早鼓吹放松封锁和鼓动各州开放经济,而是像德国、法国等果断采取全国性的封锁措施,那么,病毒的传播可能会被延缓。然而,应该说,美国民众普遍储蓄率很低,其社会福利体系与德国、法国等欧洲国家相比显得较弱。因此,美国各州

---

① Ethan Guillen, "U. S. Exceptionalism Created Deadly COVID-19 Failures," *Foreign Policy*, March 18, 2021, https://foreignpolicy.com/2021/03/18/us-exceptionalism-covid-19-deaths/.

的逐渐解除封锁也有其不得已的理由。另外,即使德国、法国等国的中央政府采取较为有力的封锁措施,仍然无法完全阻止病毒的传播,这与深受个人主义影响且缺乏非典经验的西方民众在生活习惯上往往不愿严格遵守防疫规定有关。

第三,当疫情在美国大规模快速扩散,政府的抗疫职责的重点不再是在局部地区实现病例清零,而是降低病毒的传播速度,减少疫情造成的生命与财产的损失和对医疗资源的挤兑时,特朗普如果能发挥强有力的全国统一的领导,譬如颁布全国统一的戴口罩和保持社交距离的行政命令,就能减缓确诊病例数和病死人数的增长。然而,特朗普没有积极发挥联邦政府的统一指挥角色,而是放任各州自行其是,这的确是领导的失职。不仅如此,特朗普反其道而行之,对戴口罩和保持社交距离等进行政治化,鼓动民众抵制科学的防疫措施,挑战甚至嘲讽遵守防疫规定的行为,给戴口罩和保持社交距离等措施贴上民主党的标签。这是特朗普领导的重大错误。此外,特朗普坚持举办大规模竞选集会,并且这些集会大多不严格要求参与者戴口罩和遵守社交距离,从而导致染疫人数增加。有美国学者甚至指责特朗普犯了"大流行谋杀罪"(pandemicide)。[①]

总之,特朗普在美国新冠肺炎疫情的前期阶段淡化疫情的严重性和威胁,在疫情变得严重后又将疫情应对政治化,并且为了连任在大选过程中和大选后都没有发挥领导抗疫的作用,这是美国成为到特朗普下台为止全世界新冠肺炎确诊人数最多的国家和病死人数最多的国家的重要原因。有经济学家甚至测算,如果美国政府能在2020年5月前就采取有效的应对措施如规定普遍戴口罩、保持社交距离并颁布实施全国统一有效的检测规定,那么最终美国死于新冠肺炎的人数可能是30万左右。[②]根据马赫尼和巴伦内契对反事实分析的分类,如果把结果定义为美国发生严重疫情,那么特朗普的一系列领导错误并非必要条件,而是充分条件。在特朗普这一系列的领导错误的作用下,美国出现严重疫情是大概率事件。

① Laurie Garrett, "Trump Is Guilty of Pandemicide," *Foreign Policy*, February 18, 2021.

② Howard Schneider, "U. S. COVID Response Could Have Avoided Hundreds of Thousands of Deaths: Research," *Reuters*, March 25, 2021, https://www.reuters.com/article/us-health-coronavirus-usa-economy-idUSKBN2BH1DK.

但是如果把结果定义为美国疫情在发达国家中最严重,那么特朗普的一系列领导错误是 INUS 条件,即它是这个结果的非必要但充分的条件组合中非充分但并非可有可无的部分。①也就是说,特朗普的领导错误未必单独导致美国在所有发达国家中疫情最严重,但的确是很重要的原因。总而言之,没有特朗普的这些领导错误,美国很可能还会出现严重的疫情,但应该不至于这么严重。而在特朗普的一系列领导错误中,最大的错误应该是政治化抗疫,鼓动民众抵制戴口罩和保持社交距离等科学的防疫措施,甚至将这些防疫措施定义为政治的对立面。

(二)与拜登政府的抗疫表现作比较

拜登政府的抗疫表现大致可以分为三个阶段。第一阶段是从拜登2021 年 1 月 20 日上台到该年的 7 月初。在这个阶段,拜登政府推行积极的抗疫政策,包括戴口罩和疫苗接种等,这些措施一度收到显著的效果。拜登上台后,签署了要求美国人在所有联邦财产(建筑物和土地)上和在洲际火车、汽车、飞机上戴好口罩和保持社交距离的行政命令,并且在全国范围内设置疫苗接种点,大力提高人口中疫苗接种比例,特别是在上台前就规划在上任一百天要完成一亿剂疫苗的接种。②与特朗普政府相比,拜登政府更尊重专业、尊重科学,让福奇等专家更自由地传播科学的防疫知识,同时美国联邦政府逐渐发挥对抗疫的统一领导角色。图 1 表示美国日新增病例数,图中连续线表示七天平均日新增病例数。在图 1 中,在特朗普下台前的 2021 年 1 月 8 日是特朗普时期美国单日新增病例数最高的日子,日新增超过 30 万例,如果从七天平均日新增病例数来看,1 月 11 日前后是特朗普时期美国平均日新增病例数最高的时期,为日新增 255000多例。拜登于 2021 年 1 月 20 日就职后,由于戴口罩政令的颁行和疫苗接种的大规模推进,美国日新增病例数逐渐下降,到 6 月 21 日前后最低,为

---

① 关于 INUS 条件的定义,参见 James Mahoney and Rodrigo Barrenechea, "The Logic of Counterfactual Analysis in Case-Study Explanation"; James Mahoney, "Toward a Unified Theory of Causality," *Comparative Political Studies*, Vol. 41 (2008), pp.419; and John Leslie Mackie, *Cement of the Universe: A Study of Causation*, Oxford: Oxford University Press, 1980, p.62。

② Stephen Collison, "The Huge Stakes of Biden's New Covid-19 Plan," CNN, January 22, 2021, https://edition.cnn.com/2021/01/22/politics/joe-biden-coronavirus-plan-fauci-trump/index.html.

平均日新增 12000 例左右。一直到 7 月初美国独立日前后,平均日新增维持在 15000 例左右。从 2021 年 1 月 20 日到 2021 年 6 月初,美国感染新冠肺炎的日新增病例数下降 90%,日死亡人数下降 85%。为了推动在 2021 年 7 月 4 日前有至少 70% 的美国成年人接种疫苗,拜登于 6 月初宣布 2021 年 6 月为"全国行动月",通过各种奖励措施和提供各种便利条件来鼓励美国民众接种疫苗。①第二阶段是从 2021 年 7 月初到 11 月底。在这个阶段,由于新冠病毒的德尔塔变异株的迅猛传播,美国平均日新增病例数急剧上升,到 9 月初时达到日新增 16 万多例,其后才逐渐下降。与此同时,由于美国许多共和党民众对疫苗采取抵制的态度,直到 9 月上旬,75% 的美国成人接受了至少一剂的疫苗接种,全部美国人中只有 54% 完成全程接种,为了强力推进疫苗接种,拜登在 9 月 9 日宣布规定,雇员超过 100 人的私营企业应当确保雇员要么接种疫苗,要么每周接受新冠病毒检测,他还要求所有接受联邦资助的医护机构员工、联邦政府承包商雇员和部分联邦机构附属学校员工都要接种疫苗。②这样的命令虽然获得大多数民众的支持,但却引起共和党政客和民众的质疑,并且多次遭到司法部门的阻止。拜登的抗疫政策受到右翼民众的抵制和美国三权分立体制的制约。第三阶段是 2021 年 12 月初至今,由于奥密克戎变异株的来到和迅速传播,美国的日新增病例数急剧上升,在 2022 年 1 月中左右达到历史最高的 80 多万例(见图 1)。其后,美国报告的日新增病例数迅速下降。

图 2 呈现的是美国新冠肺炎日新增死亡人数的变化。疫情发展至今,美国的新冠肺炎平均日新增死亡人数出现过五个高峰期:第一个是 2020 年 4 月 21 日前后,平均每日大约 2200 多人,第二个是 2020 年 8 月 1 日前后,平均每日大约 1200 多人,第三个是 2021 年 1 月 15 日前后,平均每日大约 3500 多人,第四个是 2021 年 9 月 20 日前后,平均每日大约 2000 多

---

① The While House, "FACT SHEET: President Biden to Announce National Month of Action to Mobilize an All-of-America Sprint to Get More People Vaccinated by July 4th," June 2, 2021, https://www.whitehouse.gov/briefing-room/statements-releases/2021/06/02/fact-sheet-president-biden-to-announce-national-month-of-action-to-mobilize-an-all-of-america-sprint-to-get-more-people-vaccinated-by-july-4th/.

② Rich Mendez, "What you need to know about President Joe Biden's new Covid vaccine mandates," CNBC, September 10, 2021, https://www.cnbc.com/2021/09/10/what-you-need-to-know-about-president-joe-bidens-new-vaccine-mandates.html.

人,而第五个则是在 2022 年 1 月 30 日前后,平均每日大约 2600 多人。由此可以看出,在特朗普于 2021 年 1 月卸任之前是美国疫情灾难最严重的时期。

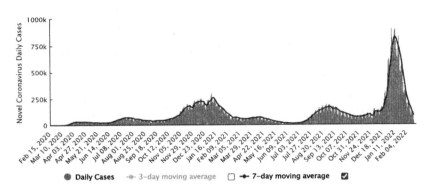

图 1　美国的新冠肺炎日新增病例数

资料来源:Worldmeter,Daily New Cases in the United States,February 21, 2022,https://www.worldometers.info/coronavirus/country/us/?page=31。

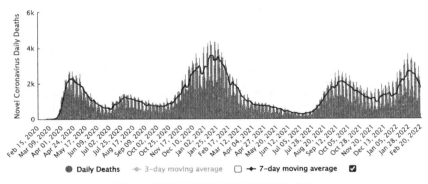

图 2　美国的新冠肺炎日新增死亡人数

资料来源:Worldmeter,Daily New Deaths in the United States,February 21, 2021,https://www.worldometers.info/coronavirus/country/us/?page=31。

从抗疫的表现来看,拜登政府克服了上文列出来的特朗普政府的一些领导错误。首先,拜登尊重专业,听从防疫专家的意见。其次,他根据形势的变化而调整政策,在面对传染性更强的德尔塔毒株带来的日新增病例的急剧上升时,拜登宣布更严格的疫苗接种规定,尽管该规定并非毫无争议。第三,拜登在抗疫过程中始终维护政府的威信,特别是让联邦政府在全国范围内发挥积极的领导作用。最后,拜登一定程度上避免了特朗普那样的把疫情应对政治化的错误。虽然许多美国民众甚至一些州长把接种疫苗的事情政治化,并且试图采用法律手段抵制拜登9月上旬宣布的疫苗接种规定,但是拜登还是避免用政治化的语言激化矛盾。①从抗疫效果来看,拜登执政后日新增病例数逐渐下降,到6月降低了90%,尽管这与疫苗的可获得性有密切关系,但拜登政府颁布口罩令和以行政力量大规模推动疫苗接种也是重要原因。然而,很大比例的美国民众对抗疫措施采取抵制的态度,这是美国推动疫苗接种到后期阻力越来越大的原因。而传染性更强的德尔塔毒株和奥密克戎毒株的出现给抗疫带来新的挑战,但拜登政府在应对这两个毒株初步成效也表明:一个不政治化抗疫工作的政府能部分提升抗疫效果。不过拜登政府的抗疫工作也存在各样的问题,如在2021年7月4日的美国独立日演讲中对疫情形势过于乐观,未预见到德尔塔毒株的巨大破坏力,以及在应对奥密克戎病毒株过程中没有预见到对检测能力需求的大幅上升。与拜登政府的抗疫表现相比,特朗普政府执政期间新冠肺炎日新增病例数基本上一直保持上升或短暂持平的趋势,尽管部分民众对戴口罩和社交距离等措施的抵制是重要因素,但政府的领导缺位和政治化抗疫等领导错误的确是疫情日益恶化的重要原因。

四、特朗普政府领导错误的根源

特朗普政府在抗疫方面的领导错误特别是政治化抗疫、鼓动民众抵制科学的抗疫措施等使美国蒙受了巨大的生命与财产损失,他个人也因此付出了巨大的代价,不但在任内确诊新冠肺炎,而且在2020年美国总统大选中失利。那么,特朗普领导错误的根源是什么呢?

① Spencer Kimball, "Businesses brace for Biden Covid vaccine mandate as Republicans threaten lawsuits," CNBC, October 15, 2021, https://www.cnbc.com/2021/10/15/businesses-brace-for-biden-vaccine-mandate-as-republicans-threaten-lawsuits.html.

特朗普作为美国总统,其在应对新冠疫情上的领导错误与其个人特质有密切关系。例如,错误的"义利观"让其把个人的选举结果看得比保护民众生命的职责更重,以至于淡化疫情;自恋、信口开河的性格特点又让他把美国疫情推责给其他国家,政策常常不以疫情现实为依据;缺乏同情心让他在民众走上街头抗议时作出火上浇油的言行,增加了疫情控制的难度。然而,有一点非常重要,对抗疫进行政治化,鼓动支持者抵制科学的抗疫规定,把对抗疫的态度政党化和标签化,这样的操作在特朗普看来是有助于他在 2020 年总统大选中获胜的。为什么特朗普不愿意发挥总统的职权积极科学地领导抗疫呢?特朗普的选择应该是理性的。他理性地作出错误的选择,这是基于他的错误认知,即政治化抗疫有助于当选。那么,特朗普为什么会有这样的错误认知呢?根源在于特朗普所引领的民粹主义政治。

民粹主义是一种宣扬平民化和大众化并以此作为其合法性来源的政治运动。很难对民粹主义给出一个带有普遍性而又清晰明确的定义,但是学界对民粹主义的研究已有时日,基于已有研究,我们可以梳理出民粹主义的下列特点。第一,民粹主义产生自民主制度的主权在民(popular sovereignty)理念和体制,但是它通过高举民众中的一部分来反对另一部分,从而对民主体制的多数原则作极端操作。[1]也就是说,传统的西方民主一般都强调在选举过后当选者会弥合分歧,保护少数派的必要权利,并在施政时考虑少数派的诉求,但民粹主义政治人物通常一旦赢得多数支持而当选会把多数人的决定权运用到极致,完全不考虑少数派的意见。第二,民粹主义政治领袖通常会动员媒体来说服民众他们代表了民众对传统建制精英的不满与反抗,并代表民众行使意志。[2]也就是说,民粹主义政治通常都落实到一个领袖的掌权上,只有该领袖掌权,才代表着正义还掌握在民众手中。特朗普在美国 2020 年总统大选中失利后,其支持者无法接受选举结果,以至于发生国会骚乱事件,原因就在于此。正如著名政治理论家拉克劳所言,所有的民粹主义政权都采取"领袖的名字"。[3]第三,民

---

① Nadia Urbinati, "Political Theory of Populism," *Annual Review of Political Science*, Vol. 22 (2019), p.111.

② Ibid, p.113.

③ Ernest Laclau, *On Populist Reason*, London: Verso, 2005, p.40.

粹主义常常采取"负面政治"话语把社会分为对立的两个集团,建构自我/他者二分,从而完全否定对方阵营的合法性。在民粹主义话语中,选举被描述为代表"公共意志"的"真正的人民"与所谓腐化和盗窃了国家的精英之间的对决,目的是"拿回这个国家"。①特朗普的支持者在 2016 年美国总统选战中高喊要把希拉里"关起来",并且要"把沼泽抽干",都是被这种话语鼓动的结果。第四,在民粹主义领袖当选后,为了表示他一直代表着民众并且没有变质为精英,他们的施政一般会有两个特点:一方面,他们会持续地攻击反对派,批评甚至羞辱精英和主流媒体,抗拒甚至冲击西方传统政治体制;另一方面,他们往往借助新媒体而持续与民众沟通,越过西方传统政治体制的中间架构,制造出民众"直接领导"的假象。②在特朗普的竞选与执政期间,他每天借助大量的推特向他的支持者发布信息,口无遮拦地攻击其政治对手和对立阵营的媒体,仿佛始终在与支持者沟通与交代,始终在与精英把持的体制战斗。通过这样的方式,特朗普也极其有效地激发了支持者的政治热情,构建起支持者对其的高度忠诚。

民粹主义政治的这些特点导致民粹主义领袖与其支持者关系存在一个悖论。一方面,民粹主义领袖对支持者具有很强的影响力和操控力。由于支持者对民粹主义领袖的态度往往是忠诚而不是问责,而民粹主义领袖不顾政治规范地对政治对手实施"负面政治"话语攻击的做法也让政治对手在民粹主义领袖的支持者眼中形象极其负面,民粹主义领袖支持者的政治选项中没有转投票给反对党的余地,并且民粹主义领袖往往非常善于运用社交媒体与民众保持高强度的沟通,因此,其结果是,民粹主义领袖往往对于支持者的操控力极其自信,甚至为了达到某种政治目的而不惜操纵民意。另一方面,由于民粹主义领袖常常高抬一部分选民而贬低不支持其的选民,不考虑少数派的意见,其施政的思路不是扩大支持者基础,而是激发支持者的政治热情和投票意愿,构建支持者的忠诚,因此,永远与对方阵营区隔与对立,认同己方支持者的政治特质以建构支持者的政治认同就成为民粹主义领袖维系政治生命的不二法门。因此,其结

---

① Paulina O. Espejo, "Populism and the People," *Theory and Event*, Vol. 20, No. 1 (2017), p.94.

② Nadia Urbinati, "Political Theory of Populism," pp.120—122.

果是,民粹主义领袖往往又被自己的支持者所影响与引领,为维持支持者的政治热情和自身的政治生命力而追随支持者的喜好。由此观之,民粹主义领袖与其支持者之间构成一种共生、相互建构的关系,一方面民粹主义领袖自信可以操控支持者,另一方面民粹主义领袖又不自觉地取悦支持者,追随支持者的政治喜好,这是民粹主义政治的一个悖论。其结果是民粹主义领袖往往忽略事情的真相和科学基础,和支持者一起形成反智的倾向。这种悖论帮助特朗普于2016年美国总统大选中获胜,也酿成特朗普在2020年抗击疫情中的失败。

在疫情爆发后,相比于主要居住在城市并且以知识分子、中产阶级为主的民主党支持者,特朗普的支持者主要居住在美国南部和中西部的乡村,平均受教育程度更低。前者更容易接受科学的防疫指导,而后者往往更具有反智倾向,更倾向于认为不戴口罩等是美国生活方式的一部分。而作为民粹主义政客,特朗普的认知和决策会不自觉地受到这些支持者的影响,为了维持这些支持者的忠诚,特朗普需要在言行、决策甚至认知上向这些支持者靠拢。因此,特朗普的抗疫政策常常与科学的抗疫要求背道而驰,更抗拒戴口罩。不仅如此,民粹主义领袖的政治手法就是在几乎所有的议题上与政治对手形成对立,并且视反对派及其支持者为敌人,通过一切可能手段来攻击对方。因此,在美国的新冠疫情已经非常严重的情况下,特朗普不是从人道主义出发采取科学的手段减少生命和财产的损失,而是攻击民主党候选人和甩锅中国,指责民主党执政的州的防疫措施失当,借助疫情制造国内的分裂和国际的分裂,以此来激发支持者的政治热情。

然而,根据伍德沃德的书和录音,特朗普至少在2020年2月就充分了解新冠病毒不同寻常的传染性,为什么他还选择对疫情轻描淡写呢?除了因为前文提到的特朗普过度执迷于自己引以为豪的经济增长和连任前景不能自拔,根源还是在于他的民粹主义倾向。第一,对于特朗普来说,如果他积极发挥领导作用,采取科学的抗疫措施,认真在戴口罩等事项上发挥表率作用,那么这对整个美国的抗疫会带来巨大的正面影响,但是在美国选民政治态度两极分化的局面已经非常稳固的情况下,这对于提升他的支持者对其的忠诚作用有限,甚至可能会因为特朗普支持者对抗疫措施的抵触比民主党支持者更大而降低对其本人的支持度,或者因为抗疫成效不彰而受质疑。但是,如果特朗普政治化抗疫措施,采取为支持者发声、攻击反对派候选人的做法,就能巩固甚至强化其作为共和党选民的代表人的身份,进而通过激发支持者热情、制造对立而提高其支持者的投票率。这样的做法虽然无法扩充支持者的基础,但是可以维持支持者的数量,让他或许有机会能顺利连任。第二,民粹主义悖论的另一方面也发挥作用,那就是特朗普对其操控支持者的能力高度自信,以至于认为可以通过政治化的操弄来抵消疫情发展的客观事实对其支持率和连任前景的伤害。长期以来,特朗普一直非常自豪自己的沟通能力,其推特等社交媒体受到高度关注,他也在言谈中流露出对收视率的关注与陶醉。特朗普相信其言说能力和在支持者中间累积起来的巨大的政治资本让他能动员和操控支持者,从而低估了中间选民的疏离和疫情恶化所导致的选票流失和对选举结果的影响。其结果是,特朗普形成这样的错误认知,即只要能制造分裂,激发支持者积极投票给他,提高支持者的投票率,他就能赢得选举。特朗普执政后期的许多言行与其相信他能通过迎合并鼓动其支持者而成功连任这样的对选举形势的乐观判断分不开。而这样的判断的形成又是与民粹主义政治中领袖与民众之间的悖论有关。事实上,在选战过程中,特朗普的确试图运用各种在科学家看来可笑的方式来解读疫情数据,以粉饰其政府的抗疫表现,并且也成功得到其众多支持者的认同。但是,疫情的发展仍然超出了其能用言语粉饰和操控的范围。

事实上,在新冠肺炎全球大流行中,许多民粹主义领袖如巴西总统博索纳罗、印度总理莫迪等都在抗击疫情方面遭遇失败。总之,特朗普等民粹主义政治领袖因为追求当选等政治利益而不顾选民生命与安全等利益,把疫情应对政治化,从而使科学的抗疫措施在政治面前被歪曲、被抵消、被利用,同时民粹主义领袖往往迷信自己鼓动的功效,迷信自己扭曲与建构现实的能力,这些都导致他们往往走上脱离实际、脱离民众根本利益、无视科学客观规律的歧路。

五、总　　结

本文回顾了美国应对新冠肺炎疫情的过程,探讨了特朗普政府在应对疫情方面的领导错误,并且通过把特朗普政府领导抗疫的表现与其他主要国家的抗疫表现以及拜登政府的抗疫表现作比较,来探讨特朗普领导错误对美国疫情发展的影响,进而探讨特朗普政府领导错误的政治根源。本文认为,特朗普抗疫失败的重要原因是他的领导错误,而这种领导错误的根源在于民粹主义政治。特别是,民粹主义政治会形成一个悖论:一方面民粹主义领袖试图追随其支持者的政治偏好以激发支持者的政治热情,另一方面民粹主义领袖又往往对自己操控支持者的能力高度自信。这两个方面导致民粹主义领袖很容易走向反智,没能正视客观现实,其政策往往酿成严重的后果。特朗普治下的美国疫情失控归根到底是一出民粹主义政治的悲剧。

本文通过对美国新冠肺炎疫情中特朗普的领导错误作系统梳理,对其后果与根源作深入分析,有助于我们更看清民粹主义政治对于健康治理的严重后果。健康治理的应有之义是政府决策基于健康议题的客观事实,基于科学的理论与方法,目的是保障民众的健康福祉。然而,民粹主义政治的结果往往是政治立场的对立让决策者和民众对健康议题的现实认定出现严重分歧,政客为追求自身的政治利益而鼓动社会分裂与对立,甚至枉顾民众的生命和健康,决策的科学性受到政治考虑的冲击与压制。不仅如此,民粹主义政治下,政客与民众常常相互作用,相互推动,形成反智的局面。

值得一提的是,拜登政府上台后,一方面在美国国内政治中纠正特朗普民粹主义的流毒,另一方面却在外交领域常常继续特朗普的民粹主义路线,煽风点火,纠集盟友向中国发难,分裂国际社会和全球经济体系,这种路线如果不尽早纠正将给国际社会带来巨大的危害。

中药创新品种与改良品种的保护机制研究

——基于欧美药品非专利保护机制的启示 *

李　慧　俞力畅　宋晓亭**

【内容提要】 除专利制度外,欧美推行了系列非专利制度,将改良药品纳入了知识产权保护中。对于渐进发展特性十分突出的中药而言,改良与创新同等重要,中药改良产品与创新产品都值得知识产权保护。中药品种保护制度具有发展为中药知识产权特有保护制度的潜力,在探讨其知识产权保护机制时,应对中药创新品种予以"强"保护以达成"激励"效果,对中药改良品种予以"弱"保护以达成"促进"效果。

【关键词】 中药创新品种;中药改良品种;非专利保护机制;中药品种保护制度

【Abstract】 In addition to the patent system, non-patent protection mechanisms for medicines has been implemented in Europe and America, improved drugs then become the object of intellectual property protection. For traditional Chinese medicine（TCM）, which has a very incremental nature, improvement and innovation are equally important. Both of the improved products and innovative products of TCM deserve intellectual property protection. The protection system for varieties of TCM has the potential to develop into a sui generis system for TCM knowledge. When discussing its protection mechanism of intellectual property rights, the innovative varieties of TCM should be "strongly" protected to achieve "incentive" effect, and the improved varieties of TCM should be "weakly" protected to achieve "promotion" effect.

【Key Words】 the Innovative Varieties of TCM, the Improved Varieties of TCM, Non-patent Protection Mechanism, Protection System for Varieties of TCM

---

* 本文系国家社会科学基金重大项目"中医药传统知识保护专门制度研究"（项目编号:16ZDA236）、浙江省软科学研究计划项目"中药国际科技合作中的知识产权保护机制研究"（项目编号:2018C35082）阶段性研究成果。

** 李慧,同济大学上海国际知识产权学院博士研究生,浙江中医药大学马克思主义学院副教授;俞力畅,华东政法大学经济法学院研究生;宋晓亭,同济大学上海国际知识产权学院教授、博士生导师。

195

创新一直是医药行业发展的主题,它对于人类疾病的预防、治疗及诊断具有重要意义。为了鼓励药品创新,保护创新者利益,兼顾公共卫生利益,除了专利制度,国际社会创设了系列非专利制度,如药品试验数据保护制度、药品专利期限补偿制度等。这些制度既立足药品创新发展,又关注药品品质提升,但在发展中都面临"保护对象应限于重大创新成果还是也应包括一般改良成果"的困扰。如在欧盟,各界对药品补充保护证书制度的保护对象应该仅限于具有高度创新的医药产品还是也应该包括一些耗资巨大、研究期限较长的改良型医药产品一直存有争议①。在美国,学界虽对其现行的药品试验数据保护制度的实施效果加以肯定,但也提出"现行的药品试验数据保护制度使得医药企业可通过对已有药品的改良来获得独占权,从而导致重大创新药品的减少"②之问题。改良型药品是否应当纳为药品非专利保护机制的保护对象? 如果应当纳入,对其与创新型药品应当分别予以怎样的保护? 这已是药品创新发展中不可回避的问题。中药品种保护制度是我国专为中药领域的技术发展和市场保护而设置的特有制度,它在促进中药创新发展中发挥了类知识产权功能,可与专利形成互补,并在运行机制上与药品试验数据保护制度、药品专利期限补偿制度具有相似相通之处。在学界对其知识产权属性有较为一致看法并探寻其知识产权保护机制的过程中,针对国际社会推行的药品非专利保护机制遇到的问题,结合我国中药新药研发的实情、中药渐进发展的特点以及《中药注册管理专门规定》(征求意见稿)对中药注册类型的新规定,探讨其对中药创新品种与中药改良品种应持的态度,以及该有的保护模式具有现实意义。

一、中药创新品种与中药改良品种
知识产权保护的必要性

众所周知,药品的研制具有风险大、投入高、周期长等特点,药品从研

---

① Zbierska, Katarzyna, *Application and Importance of Supplementary Protection Certificates for Medicinal Products in the European Union*, Aachen: Shaker Verlag, 2012, p.70.

② Joanna T. Brougher, *Intellectual Property and Health Technologies: Balancing Innovation and the Public's Health*, New York: Springer, 2014, p.132.

发到试验到上市整个时长可达 10—15 年，花费可达 10 亿美元。①药品的创新发展值得鼓励与保护。药品具有生命关联性，它是唯一必须经过人体试验数据以证明安全性和有效性后才能获准上市的特殊商品。②国际社会在对药品重大创新成果设以专利制度进行保护与鼓励的同时，设立了非专利保护制度，如药品试验数据保护制度、药品专利期限补偿制度、孤儿药保护制度、儿科药保护制度等。非专利保护制度相比专利制度，其审查标准更偏重于技术所能给药品带来的"安全性"、"有效性"及"质量可靠性"，也即在提升药品品质的前提下，某些无法满足专利制度审查标准的科技成果也能获得保护。在美国，对于改良型药品（增加新适应症、改变给药途径、药物剂型及剂量者），可以申请为期 3 年的药品试验数据保护。在欧盟，药品增加新适应症且相比之前取得了重大的临床效益者，可以在原有药品试验数据保护期及市场独占期的基础上获得为期 1 年的延长保护，但是给药途径、剂型、剂量等改变者不能激发 1 年的延长保护，也不能启动新一轮的药品试验数据保护。由此可见，对于药品的创新（重大创新、技术改良等），国际社会基于不同的出发点配以了不同的鼓励机制。概言之，为鼓励重大创新，配以了专利制度；为促进药品创新、改良，并兼顾药品的品质与可及，配以了药品试验数据保护制度、药品专利期限补偿制度；为鼓励特定类型药品（如孤儿药、儿童用药）的研制，配备了孤儿药保护制度、儿科药保护制度。这些制度纵横交错，相互配合，形成鼓励药品创新发展的知识产权综合保护体系。

自 2011 年国家中医药管理局与国家知识产权局共同颁发《关于加强中医药知识产权工作的指导意见》以来，"逐步建立符合中医药自身特点的中医药传统知识专门保护制度"成为中医药知识产权保护的工作重点。在国际社会对化学药、生物药领域的重大创新药品予以知识产权保护的同时，将（或者考虑将）"新适应症、新剂型、新给药途径、新剂量"等改良型药品也纳入保护范畴的情形下，对于"渐进发展"特性十分突出的中药而言，应将改良型中药的知识产权保护与创新型中药的知识产权保护放在

---

① Joanna T. Brougher, *Intellectual Property and Health Technologies：Balancing Innovation and the Public's Health*, New York：Springer，2014，pp.114—115.

② 褚童：《论药品试验数据保护中的数据独占保护制度》，《金陵法律评论》2013 年第1 期。

同等重要的位置。将满足一定条件(如疗效显著提升、增加新功能主治)的改良型中药加以知识产权保护不仅与中药的发展规律相符,同时也有利于公共卫生利益。为传承精华,守正创新,新近发布的《中药注册管理专门规定》(征求意见稿)更是对中药注册类型作了专门规定,将注册类别分为中药创新药、中药改良型新药等。明确将已上市中药的新剂型、新给药途径、新功能主治、新工艺或辅料引起药用物质或药物的吸收、利用明显改变的情形纳入改良型新药范畴,以鼓励对已上市中药临床价值的挖掘,做到"老药新用",造福人类。

国际社会对创新型药品与改良型药品知识产权加以分类综合保护的做法,中医药特有的发展规律,我国中药专门注册体系的建立,以及中药知识产权专门保护机制的探寻等都印证了对创新型中药与改良型中药进行分类保护的必要性。中药品种保护制度作为有潜力发展为中药知识产权特有保护制度的制度,更应发挥鼓励中药品种创新及改良的功能,只是应在吸收国际有益经验并避免其现有争议的基础上,进行保护对象及模式的更新与改造。

二、中药创新品种与中药改良品种的
保护机制应协同并进

现有的中药品种保护制度对中药品种推行分级保护,将保护级别分为一级与二级两类,并主要按临床疗效、技术难易程度进行分级。该制度除了存在保护标准模糊、保护门槛偏低等问题外,对保护品种的分类与《中药注册管理专门规定(征求意见稿)》将中药注册类别分为中药创新药、中药改良型新药、古代经典名方中药复方制剂、同名同方药的思路不够对应。按上文论述,综合中药自身发展规律及国际社会法则,在日后的修订中不妨将中药保护品种分为中药创新品种、中药改良品种及中药传统品种三类,在以临床价值为导向及利益平衡为准则的前提下,进行保护模式的探讨,本文将限于对前两类品种的探讨。

创新发展对于中医药行业的发展非常关键,在对创新型中药品种及改良型中药品种进行保护模式设计时,除追求保护模式的科学合理外,还应强调两种保护模式的协调。因为相较创新，改良通常更易达成，如果对两者配以同等水平的或相差无几的鼓励机制，必然使得医药企业趋易避难。医药企业重改良轻创新的问题在美国现行药品试验数据保护制度推行后有所暴露，其缘由在于该制度使得医药企业可以通过已有药品的改良来获得数据独占保护，且这种独占保护仅在时长上稍短于重大创新药品所能享有的独占权，这导致重大创新药品在逐步减少。①欧盟现行的药品补充保护证书制度之所以未将改良型药品纳入保护范畴，其出发点则在于对重大创新药品的激励，防止通过药品改良导致专利常青，这有其合理性。但各界对药品补充保护证书制度的保护对象是否也应该包括一些耗资巨大、研究期限较长、临床增效显著的改良型医药产品一直存有争议②。在明确"创新"与"改良"在中医药传承创新发展中都具有重要地位的前提下，基于中药创新（首家）品种逐年递减③以及改良品种临床价值不可小觑的实际（连花清瘟胶囊在新型冠状病毒治疗中的表现便彰显了"老药新用"的巨大临床价值），在对中药品种进行保护模式设计时，不防对"中药创新品种"持"激励"态度以鼓励新品种研发，对"中药改良品种"持"肯定"态度以促进老品种提高，最终达成中药创新品种与中药改良品种齐头并进的态势。

三、对中药创新品种予以"强" 保护以达成"激励"效果

从全球范围来看，新药开发难度在不断增加已成为一个整体趋势。④中药品种也不例外，经统计发现，近年中药创新品种呈逐年递减态势。原

---

① Joanna T. Brougher, *Intellectual Property and Health Technologies: Balancing Innovation and the Public's Health*, New York: Springer, 2014, p.132.

② Zbierska, Katarzyna, *Application and Importance of Supplementary Protection Certificates for Medicinal Products in the European Union*, Aachen: Shaker Verlag, 2012, p.70.

③ 李慧、宋晓亭:《中药品种保护制度的价值解读》,《中草药》2018 年第 18 期。

④ 王艳翚、姚峥嵘:《中医药知识产权保护的困境及制度完善——以专利与技术秘密的协作为起点》,《时珍国医国药》2018 年第 11 期。

因主要有二：一是原有新药注册审批机制与中医药不够匹配，导致中药创新药品获得审批的数量不多；二是中药品种创新鼓励机制不够到位。新修订的《药品注册管理办法（2020）》将中药、化学药和生物制品等进行分类注册管理，以及《中药注册管理专门规定》（征求意见稿）的发布，将为中药提供符合自身研究规律的新药注册政策保障，进而会将原因一的影响降至最低。在此形势下，中药品种保护制度应顺势而为，以"强"保护来激发中药企业的研发热情。"强"保护可以体现为绝对独占权的赋予、保护期限的充足、税收减免等。当然，其最终的保护强度及模式应综合药品的临床价值、创新程度、研发成本、利润赚取可行性等因素来把握。综合国内对药品的创新鼓励政策及国际社会经验法则，不妨将中药创新品种分为两大类——中药特殊创新品种和中药一般创新品种，并制定不同的创新激励机制。

（一）中药特殊创新品种的界定及创新激励机制的探讨

从国内政策来看，"重大及难治疾病药品、新发突发重大传染病药品、孤儿药、儿童用中成药"可以归类为需要特殊鼓励研制的特殊药品，具体情形如下：2019年8月26日新发布的《药品管理法》第16条第1款规定"国家支持以临床价值为导向、对人的疾病具有明确或者特殊疗效的药物创新，鼓励具有新的治疗机理、治疗严重危及生命的疾病或者罕见病、对人体具有多靶向系统性调节干预功能等的新药研制，推动药品技术进步"；第3款规定"国家采取有效措施，鼓励儿童用药品的研制和创新，支持开发符合儿童生理特征的儿童用药品新品种、剂型和规格，对儿童用药品予以优先审评审批"。2019年10月20日中共中央国务院发布的《关于促进中医药传承创新发展的意见》特别强调应"开展防治重大、难治、罕见疾病和新发突发传染病等临床研究，加快中药新药创制研究，……。支持鼓励儿童用中成药创新研发"。2019年12月28日发布的《基本医疗卫生与健康促进法》第60条规定"国家建立健全以临床需求为导向的药品审评审批制度，支持临床急需药品、儿童用药品和防治罕见病、重大疾病等药品的研制、生产，满足疾病防治需求。"

从国际法则来看，在欧盟，在设计药品创新鼓励制度（如药品补充保护证书制度、药品试验数据保护制度等）时，除了将药品分为创新药品与改良药品外，将孤儿药（orphan drugs）、儿科药（pediatrics）作为特殊类型，设以特殊的政策进行单列保护。在美国,同样在设计药品专利期限延长制度、药品试验数据保护制度时,将孤儿药、儿科药进行单列予以特殊保护。其缘由如下:对于儿科药,一因为儿科药市场较小,可得利润有限;二因为儿童体质异于成人;三出于保障儿童用药安全考虑。对于孤儿药而言,其主要原因在于所针对的疾病也就是罕见病的患病人数非常有限,市场相较儿科药更为有限,如果没有特殊的激励政策,孤儿药的研发将无人问津。欧洲药品管理局将孤儿药治疗的"罕见病"定义为一种危及生命或使人长期衰弱的疾病,这种疾病在欧盟每 1 万人中发病人数不超过 5 人。[①]在美国,罕见病的定义是指在美国患病人数少于 20 万人的疾病。[②]

结合国内国外政策,将孤儿药、儿科用药纳入需要特殊鼓励的中药特殊创新药品应无疑问。对于重大及难治疾病药品,从攻克疾病的难度大,对药品研制水平的要求高等角度来分析,应将其纳入需要特殊鼓励的药品。对于新发突发重大传染病药品,由于其新发突发性,存有防治困难、波及面广、对社会公众生活工作影响巨大等特点,也应对其研发给予特殊鼓励。概言之,可将属于"重大及难治疾病药品、新发突发重大传染病药品、孤儿药、儿童用中成药"范畴且满足中药品种保护条件的中药产品界定为中药特殊创新品种。

"医药企业不敢或不想涉足研发"是这类针对特定疾病/特殊人群的创新药品所面临的共同问题。如就孤儿药而言,即便有专利保护,有时也不足以吸引医药企业对孤儿药进行临床试验。[③]共性局面的形成有以下一方面或几方面原因:研发难度大、周期漫长、成本高昂、市场较小/很小。为有效调动医药企业对孤儿药的研发热情,美国从三方面进行努力:孤儿药临床试验的国家资助;以临床试验费用的 50% 为比照进行税收减免;对孤儿药推行 7 年的绝对独占保护,在此 7 年保护期内美国食品药品监督管理局不能依赖其试验数据受理并批准仿制药商就相同药品针对相同适应症

① Regulation(EC) No. 141/2000,Article 3(1).

② FAQs About Rare Diseases,https://rarediseases.info.nih.gov/diseases/pages/31/faqs-about-rare-diseases,2017-11-30.

③ G. Lee Skillington, Eric M. Solovy, "The Protection of Test and Other Data Required by Article 39.3 of the TRIPS Agreement," in *Northwestern Journal of International Law & Business*, vol. 24, no. 1, p.4.

（罕见病）的上市申请，即使后续申请者自行进行临床试验，独立获得了临床试验数据。但在医药企业无法为罕见病患者提供足够药品数量时，后续申请人可以就相同适应症的相同药品提出上市申请①。这区别于一般新药数据独占保护，一般新药数据独占保护在竞争者通过自身努力独立获得相关试验数据时，在新药试验数据保护期内可以递交相同药品的上市申请并能获得上市审批，也即一般新药的药品试验数据保护在理论上可以解释为一种相对独占保护。在欧盟，对孤儿药也推行绝对独占保护模式，独占期限为 10 年。如果对孤儿药开展儿科临床试验（paediatric investigation plan），将会获得 2 年的延长保护。②此外，欧盟还推行科技咨询及协议资助（scientific advice and protocol assistance）、上市申请费用等多项费用的减免政策。其中，对中小药企（SMEs）药品上市申请费用的减免可达 100%。③

就儿科用药的创新激励机制而言，在美国，开展药品的儿科临床试验并不能启动药品专利延长保护的再次延长，但是，在药品专利有效期或药品试验数据保护期届满前，开展药品的儿科临床试验（无论药品最终是否可以应用于儿童）可以在原有独占期的基础上获得 6 个月的延长保护。在欧盟，开展儿科临床试验并已获得药品补充保护证书的药品（无论药品最终是否可以应用于儿童）可以在原有药品补充保护期限的基础上获得 6 个月的延长保护。对于开展儿科临床试验的孤儿药，则可在原有的 10 年市场独占保护期的基础上延长 2 年的保护期限，当然，要求其递交的上市申请中包含根据议定的儿科药研究计划所开展的所有研究的结果、详细资料及满足《儿科药条例》第 28.3 条的相关声明。但是，在药品试验数据保护机制上无延长保护的情形。

无论是独占权的推行以及技术指导的给予，还是资金资助、上市申请费用及税收等的减免，其最终立足点都在于"对特殊药品形成更强有力的

---

① 褚童：《TRIPS 协定下药品试验数据保护研究》，复旦大学 2014 年博士论文，第94 页。

② Maria Isabel Manley and Chris Boyle, *Orphan Drugs*, in Maria Isabel Manley and Marina Vickers. *Navigating European Pharmaceutical Law*, Oxford：Oxford University Press，2015，p.113.

③ Fee reductions for designated orphan medicinal products，19 November 2013，EMA/622074/2013.

创新激励机制"。在诸多激励手段中,绝对的市场独占权被认为是最有效的创新激励因素。①为有效调动中医药企业对中药特殊创新品种的研发热情,中药品种保护制度不妨对其推行以绝对独占保护模式,在其保护期内不受理其他企业同品种或类似品种的保护申请。同时,对此类品种可推行"主动保护"。目前的中药品种保护,必须由企业提出保护申请,经过审查符合授权条件的,才授予中药品种保护证书,也即依申请的被动保护。为提高创新鼓励的针对性、时效性等,可对此类特殊品种推行主动保护,如在相关品种获得药品注册上市审批后即由药品行政管理部门给予保护。这与药品试验数据保护制度的做法具有相似性,也与我国部分学者对"主动保护"方式的引入理念相符②。当然基于保护手段的强劲,对于此类药品应推行"定期评估"或者"异议程序",以便在其不符合"重大疾病、罕见病、新发突发传染病"等情形时对其保护方式进行合理及时的调整。

(二)中药一般创新品种的界定及创新激励机制的探讨

2020 年 4 月 30 日发布的《中药注册管理专门规定》(征求意见稿)将中药复方制剂,从单一植物、动物、矿物等物质中提取得到的提取物及其制剂,新药材及其制剂界定为中药创新药。除了中药特殊创新品种外,其他中药创新药品在满足中药品种保护条件下,都可界定为中药一般创新品种。对于中药一般创新品种,可以考虑继续推行同品种③保护,但应注重首家品种企业与同品种企业及消费者之间的利益平衡,兼顾药品的创新与可及。这可从以下两方面进行努力:

一方面赋予首家品种企业更强或更多的权利,平衡好首家品种企业与同品种企业间的利益关系。一是将保护期限的前期设定为首家品种的独占保护期,在此期限内同品种企业只能提出保护申请,即便获得授权也只能在该期限届满后才能进行品种生产。按现有规定,首家品种企业拥

① Maria Isabel Manley and Chris Boyle, *Orphan Drugs*, in Maria Isabel Manley and Marina Vickers. *Navigating European Pharmaceutical Law*, Oxford:Oxford University Press, 2015, p.113.

② 李广乾、陶涛:《中药现代性与中药品种保护制度改革》,《管理世界》2015 年第 8 期。

③ 《中药品种保护指导原则》4.1 规定,同品种,是指药品名称、剂型、处方都相同的品种。同品种保护申请,是指初次保护申请品种公告后,其他同品种生产企业按规定提出的保护申请。

有首个提起中药品种保护的资格,首家申请资格的规定为首家品种企业带来一定期限(通常为 1 年左右)的市场绝对独占权,对其创新进行了肯定,但此期限的长短取决于审批部门的工作进程,存在不稳定、不明确的缺陷。对此,不妨将绝对市场独占期加以明确。如将 7 年保护期中的前 2 年规定为首家品种的市场绝对独占期,同品种企业在首家品种授权后的 6 个月内应提出申请,同品种在获得批准且首家品种的 2 年市场绝对独占期届满时,同品种企业方可开展生产活动。二是推进"国家中药保护品种"官方标志的应用,并对首家品种赋予进一步标明"首家品种"等类似关键词的权利,以表明原研企业在研发相关品种中的地位与贡献。中药保护品种是一种质量上乘疗效显著的中药产品,由药品监管部门在对相关品种进行审批后加以标志的授权,可认为是行政部门对产品品质的一种认可与保证,可行且有效。首先,含有"首家品种"类似关键词的特殊标志将有利于强化对首家品种的权益保护,利于创新动力的激发;其次,也将有利于消费者对上乘产品的识别;第三,将利于督促与鼓励生产企业对中药保护品种品质的维护与改进。

另一方面限缩同品种生产企业数量,平衡好企业与消费者之间的利益关系。应改变现有同品种生产企业数量偏多的情况,将同品种生产企业的最大数量限缩至 3 家。如果将最大数量限于 2 家,那么容易出现首家品种企业与第二家同品种企业间达成类似市场销售权买断的协议,不利于药品价格控制。美国食品药品监督管理局的一项关于仿制药数量与药品价格关系的调查结果表明,第一个仿制药的出现,对于药品价格的影响不大,但是第二个仿制药的出现,将使药品价格直降为原有价格的二分之一,随着第三第四个仿制药的出现,药品价格会继续下降,但降速会变慢。[1]因而,将可以生产同一品种的企业控制在 3 家以内,一来不会无限弱化市场独占的权利,二来相关企业也可以通过相对较长的保护期限以及可能的延长保护来尽可能的获取市场利润,三来也有利于药品可及性的提高。

---

① Generic Competition and Drug Prices,https://wayback. archive-it. org/7993/20190914072411/https://www. fda. gov/about-fda/center-drug-evaluation-and-research-cder/generic-competition-and-drug-prices,2021-12-23.

四、对中药改良品种予以"弱"
保护以达成"促进"效果

我国新近出台的《中药注册管理专门规定》（征求意见稿）将中药改良型新药界定为改变已上市中药的剂型、给药途径，且具有明显临床优势，或增加功能主治的制剂。已上市中药生产工艺或辅料等的改变引起药用物质或药物的吸收、利用明显改变的，按改良型新药注册申报。在欧美，改良型新药的类型与我国上述规定的范围相近，改良型药品的鼓励机制在各自的药品试验数据保护制度中有所体现。药品试验数据保护制度通过赋予药品试验数据一定期限的市场独占权的方式来保护原研企业利益，在此独占期内，药品行政机关不能依赖相关试验数据批准仿制药上市，但在此期限届满时，仿制药商可在证明其药品与原研药品存有生物等效性时便可获准上市，无需重新开展原研药品做过的系列临床试验。

在美国，对于含有新化学实体的新药，可于药品上市之日起获得为期5年的数据保护期限。针对已经上市的新药，医药企业如在适应症、剂量、剂型、给药途径等方面有突破的，可就这些药品改良通过补充申请的方式获得为期3年的药品试验数据保护，只是保护的范围限于支撑改良情形的试验数据。在欧盟，改良药品的鼓励机制在药品试验数据保护制度的延长保护中有所体现。欧盟现行的药品试验数据保护制度推行"8＋2＋1"的保护模式。获得保护的药品试验数据在相关药品获得上市审批时将自动获得8年的数据独占保护以及2年的市场独占保护，相关药品在8年的保护期届满前取得新适应症且相比之前取得重大的临床效益的（如更显著的临床疗效、更大的安全性、更强的诊断优势或者病患护理优势），经申请还可获得为期1年的延长保护。但是药物剂型、给药途径、药物剂量等的改良不能激发1年的延长保护，也不能启动新一轮的药品试验数据保护，具有这些改良形态的药物会被认定为相关原始药品的同族药品，而与原始药品享有同一药品试验数据保护，其期限为原始药品数据保护期限的余期。综上，美国与欧盟皆通过延长药品市场独占期的方式来促进药品的改良,只是能够获得延长保护的改良药品的范围,欧盟的窄于美国,仅限于增加新适应症的改良药品,且这些药品相较以前应有更大的临床效益。也即欧盟促进药品改良的政策更为严格,而美国的相对宽松。据目前的研究看来,美国的宽松政策使得医药企业更倾向于通过改良药品来获取市场独占权,因为药品的重大创新或者说整体创新比较难,且给予创新药品的市场独占期限(5 年)相较改良药品的市场独占期限(3 年)仅仅多了 2 年,这导致改良型药品增多,创新型药品减少的局面。

结合我国《中药注册管理专门规定》(征求意见稿)关于中药改良型新药的规定以及欧美对改良型药品的鼓励机制,并基于中药新品种数量逐年递减的实情,在保护方式上,中药品种保护制度可将中药改良品种限定为在适应症、剂型、剂量、工艺、给药途径上有突破的中药品种;在激励方式上,对中药改良品种也可配以延长保护的方式,但不适宜赋予启动新一轮保护的资格。按现有规定,在剂型、工艺上有改进的,且在临床应用上优势显著的,或疗效优于同类品种的中药保护品种,可以申请新的独立的中药品种保护。对于在临床、药理毒理、药学等方面较保护前有明显改进与提高的品种,且疗效优于同类品种的,可以申请延长保护。对改良品种加以保护应该说与中药渐进发展的特性相符,但是对改良品种加以强保护还是弱保护需谨慎权衡。基于中药新品种数量逐年递减的情况,不妨对中药改良品种的现有保护力度进行降级,防止医药企业趋易避难的情形出现(通过寻求中药品种的改良来获得市场独占保护),以达成中药创新品种以及中药改良品种的兼顾与鼓励。对于在适应症、剂型、工艺、剂量、给药途径上有突破者(无论是原研企业加以改良,还是其他企业加以改良),视其临床优势程度(是重大还是显著等),给予延长保护或者与原品种共享同一轮保护期限。对于在临床、药理毒理、药学等方面较保护前有其他一般改进者,则不再予以延长保护。

五、结　　语

欧美的药品非专利保护机制作为专利制度的补充,不仅着眼药品的创新,也鼓励药品的改良,并重视药品临床价值的提升。中药品种保护制度的保护理念与欧美的药品非专利保护机制有相似相通之处,它兼顾中药品种的创新与改良,并以中药品种的品质提高为目标,在对中药创新品种及改良品种进行保护模式设计时,应结合我国中药产业发展实际,秉持利益平衡的理念,给予强弱适当的保护,最终促进中药产业健康良性的发展。

印日韩传统医药海外发展政策分析及启示 *

尹相宜　　张昕玥　　宋欣阳 **

【内容提要】 近年来,各国愈发重视本国传统医药的传承与海外发展,中国、印度、日本、韩国作为传统医药文明大国,在传统医药海外发展方面具有一定领先性,四国均已出台具有指导意义的纲领性文件和政策,如《中医药发展战略规划纲要(2016—2030年)》《AYUSH 国际合作提升计划》《日本全球卫生外交策略》《韩医药发展五年综合计划》。本文通过分析印、日、韩传统医药海外发展情况,总结和借鉴其政策特点,为我国的中医药海外发展提出建议。

【关键词】 传统医药;海外发展政策;中医药

【Abstract】 In recent years, more importance has been increasingly attached to the inheritance and overseas development of traditional medicine. China, India, Japan, South Korea, who owns traditional medicine civilization, have certain leadership in overseas development aspect. The four countries have introduced several related policies and have guiding significance to the programmatic document, such as the Development Strategy of Traditional Chinese Medicine Outline (2016—2030), Central Sector Scheme for Promotion of International Co-operation in AYUSH, Japan global health diplomacy, Five-year Plan Development of Korean medicine. This paper analyzes the overseas development of Traditional Medicine in India, Japan and South Korea, summarizes and draws lessons from their policy characteristics, and puts forward suggestions for the overseas development of Traditional Chinese Medicine in terms of policies, organizational security, personnel training, cultural industry and scientific and technological innovation.

【Key Words】 Traditional Medicine, Overseas Development Policies, Traditional Chinese Medicine

---

＊ 本文系国家中医药管理局中医药国际合作专项"一带一路"中医药国际化战略研究(2020)、上海市 2020 年度"科技创新行动计划"软科学重点项目"上海中医药科技创新的瓶颈分析与对策研究"(项目编号:20692105300)的阶段性研究成果。

＊＊ 尹相宜、张昕玥,上海中医药大学八年制学生。宋欣阳,上海中医药大学科技人文研究院中医药国际化发展研究中心研究员。

近年来,世界传统医药发展迅速。2014 年,世界卫生组织制定《世卫组织 2014—2023 年传统医学战略》,使更多的国家认识到民众对传统医药的需求与保健服务市场,各国推动本国传统医药发展的热情和投入高涨。世卫组织《2019 年传统和补充医学全球报告》指出 109 个会员国出台了相关法律,传统医药已广泛深入地参与各国卫生体系建设。印度、日本、韩国是世界传统医药的代表性国家,出台了《AYUSH 国际合作提升计划》《日本全球卫生外交策略》《韩医药发展五年综合计划》等纲领性政策,对中医药发展具有参考价值和借鉴意义。

一、印度传统医药海外发展政策分析

印度传统医学部(取 Ayurveda、Yoga、Unani、Siddha 和 Homoeopathy 的首字母,简称 AYUSH)是印度政府为其传统医药在国内外传播和推广设立的部门,前身是 1995 年设立的印度医药与顺势疗法司(ISM & H)。2003 年,该部门更名为 AYUSH,其主要职责包括提高印度传统医药教育水平、加强研究及教育机构实力、积极开展科学研究、统筹传统医药系统发展、推广保护药用植物、制订印度传统药物的药典标准。2014 年 11 月,为加速印度传统医药的国内外传播,印度政府将 AYUSH 部提升为独立的正部级部门,由国务大臣领导,并由印度政府秘书协助,同时财政部额外提供一名秘书和财务顾问就财务事宜提供意见[①]。其行政级别上升以及管理人员增加的同时,印度政府亦给予其大量资金支持,体现印度政府对传统医药发展的重视。近年印度出台的传统医药发展政策见表 1。

表 1　印度传统医药政策一览

时　间	部　门	政策名称	
2001 年	印度医药与顺势疗法司	Directorate of Indian System of Medicine. Vanaspati Van Project	印度药用植物保护计划

---

① MINISTRY OF AYUSH, Background：http：//ayush. gov. in/about-us/background.

时　间	部　门	政策名称	
2002 年	印度医药与顺势疗法司	National Policy on Indian Systems of Medicine & Homoepathy 2002	印度传统医学国家政策
2002 年	印度政府	Biological Diversity Act	生物多样性法
2006 年	AYUSH	Guidelines for registration of Naturopathy practitioners and Accreditation of Institutions	自然疗法从业人员注册机构认证准则
2007 年	AYUSH	AYUSH Intervention in Public Health Initiatives	AYUSH 公共卫生倡议
2007 年	AYUSH	Central Sector Schemes for Development of AYUSH Industry Cluster	AYUSH 产业集群发展中央行业计划
2011 年	AYUSH	Central Sector Scheme for Promotion of Information，Education，and Communication（IEC）in AYUSH	AYUSH 促进信息，教育和传播的中央部门计划
2014 年	AYUSH	Conservation，Development and Sustainable Management of Medicinal Plants	国家药用植物委员会（NMPB）药用植物保存、研发与可持续管理中央部门计划
2014 年	AYUSH	National AYUSH Mission（NAM）	国家 AYUSH 任务赞助计划（NAM）
2014 年	AYUSH	Scheme Guidelines Central Sector Scheme for supporting Continuing Medical Education（CME）in AYUSH	支持 AYUSH 继续教育（CME）的中央部门计划
2015 年	AYUSH	Central Sector Scheme for Promotion of International Co-operation in AYUSH	AYUSH 国际合作提升计划
2015 年	AYUSH	Foreign Students Training Programme	留学生培训计划

时　间	部　门	政策名称	
2016 年	AYUSH	Public Notice along with Indian Medicine and Homoeopathy Pharmacy Central Council Bill	公告与成立印度医药和顺势疗法医药中央委员会法
2016 年	AYUSH	Draft National Policy on AYUSH	印度传统医学国家政策草案通知
2016 年	AYUSH	Draft Accreditation Standards for Ayurvedic Hospitals	阿育吠陀医院认证标准草案
2016 年	AYUSH	Health Insurance Regulation 2016	健康保险条例
2016 年	AYUSH	Revised Draft GMP of AYURVEDA, SIDDHA AND UNANI Drugs	阿育吠陀、悉达和尤纳尼药物优良产品生产标准修订草案
2020 年	AYUSH	AYUSH Fellowship Scheme	AYUSH 奖学金计划

资料来源：本表依据印度 AYUSHB 官网信息制作。

（一）注重传统医药知识产权，《生物多样性法》保障印医药可持续发展

目前，印度医学以阿育吠陀占主流优势，全球市场价值预计于 2020 年将达到 80 亿美元（529.1 亿元人民币）①。为更进一步保护印度传统医药，印度药典委员会（PCIM）与 AYUSH 部共同协作编写印度传统医学药典，官方出版发行的《印度阿育吠陀处方》收入了 980 种阿育吠陀医学复方，《印度尤纳尼药物处方》收入了 1229 种尤纳尼医学复方。印度政府于 2000 年建立国家药用植物委员会（NMPB），以确保原药供应品质，并在全球草药市场中扮演重要角色②。

2001 年起，印度科学与工业研究理事会与 AYUSH 部共同开展传统

① Businessworld. Ayurveda Witnesses Global Resurgence；Market Size To Touch ＄8 Billion By 2022：Minister of Ayush，http：//www.businessworld.in/article/Ayurveda-Witnesses-Global-Resurgence-Market-Size-To-Touch-8-Billion-By-2022-Minister-of-Ayush/17-10-2017-128849，2021-08-10.

② MINISTRY OF AYUSH，"Annual report 2016—2017"，http：//ayush.gov.in/sites/default/files/ANNUAL%20R%20EPORT%202016-17%20ENGLISH.pdf，2021-04-09.

知识数字图书馆（Traditional Knowledge Document Library，TKDL）工程，对印度传统知识，特别是印度传统医药知识以及配方进行以国际专利分类为标准的电子系统建设，以保护印度传统医药知识免遭盗版以及专利抢注，同时促进基于该系统的现代研究。为推进传统医药的标准化及国际化进程，该数字图书馆与国际领头的专利机构签署认证协议，如欧洲专利局（EPO）、英国知识产权局（UKPO）等机构的专利审查员有进入 TKDL 调取数据的权限，有助于印度传统医药通过海外专利审查①。

印度作为《生物多样性公约》（CBD）的缔约国，非常重视保护传统药物资源，并于 2002 年制定《生物多样性法》，目的为限制并明确境外各种势力在印度获取、收集和利用传统知识和生物资源，以及通过以上方式获得各类资源、知识所产生的利益分配，同时开设国家生物多样性保护局（NBA）以专门监督该法的实施②。《生物多样性法》规定，任何组织或个人，无论是在印度境内外，任何需要获取关于生物生态资源的知识产权保护信息或印度本土生物生态资源的相关资料，都必须事先得到印度生物资源协会的批准和审查，该协会将确定权益和专利使用费的分配③。《生物多样性法》在较全面地保障印度国家利益的同时，推进了印度传统药物资源可持续发展进程。

（二）《AYUSH 国际合作提升计划》着眼全球影响力

2015 年 5 月，印度政府正式修订完成第 12 期《AYUSH 国际合作提升计划》，计划为印度传统医药国际合作制定了新的发展目标④，包括：促进 AYUSH 专家与官员的国际交流；鼓励制药商、企业、AYUSH 医疗机构等组织投身 AYUSH 国际传播；推进拓展国际市场发展进程；支持举办 AYUSH 推广的相关活动；推动翻译出版不同语言的 AYUSH 文学作品与

---

① Wikipedia. Traditional Knowledge Digital Library，https://en. wikipedia. org/wiki/Traditional_Knowledge_Digital_Library，登录时间：2021-09-08。

② 陈婷、何金华、吴开庆等：《生物多样性监管体制研究》，《广州化工》2013 年第 13 期，第 170—172 页。

③ 林燕梅、成功：《印度生物遗传资源及相关传统知识获取与惠益分享制度分析》，《贵州社会科学》2014 年第 10 期，第 87—91 页。

④ MINISTRY OF AYUSH，"Central Sector Scheme for Promotion of International Co-operation in AYUSH"，http://ayush. gov. in/sites/default/files/-Revised%20IC%20scheme%20%20%20ic.pdf，登录时间：2022-01-10。

书籍;建立 AYUSH 信息点;国际留学生奖学金等。计划充分考虑印度传统医药发展中各类参与者的诉求,鼓励包括政府官员、外交使团、制药企业、研究机构、出版社、留学生等不同群体深入参与 AYUSH 的国际推广工作,并提出通过国际交流窗口(如会议、展览、路演等)、扶持机构研究、补贴企业海外注册商品、吸引留学生、AYUSH 健康产品产业打入国际市场等多种方式,多维度搭建其他国家深入了解 AYUSH 的桥梁,并逐渐接受 AYUSH 疗法进驻其卫生体系的平台和途径。该计划出台后,印度政府进一步推进并加深了与缅甸、阿根廷、拉脱维亚、以色列、加拿大、美国的传统医药合作,签署相关领域的合作备忘录,并举办多次如"世界阿育吠陀大会"的国际性印度传统医药会议。

《AYUSH 国际合作提升计划》涉及大量资金使用,对使团出访、参与会议、产品注册、论文发表、奖学金等不同的资助情况,都加以详细地分类、分级,其明确地将具体补助范围、资助额度、适用事项、申请流程,以及工作人员的调度配置情况公示于其中,并以附件的形式列出申报审批表。这帮助了企业及个人能够便捷地在 AYUSH 部官方网站中,了解项目申请所享受的福利补贴、所需材料并进行程式化的申报流程,有助于提高办公效率,一定程度上避免资金违规挪用。

该计划对民营企业和国有企业都给予了足够的重视,政府出资支持企业进行 AYUSH 相关的国际推广,包括:参与、举办印度传统医药的展览、交易会路演等活动,或在美国食药监局(USFDA)、欧洲药品管理局(EMEA)、英国药品与医疗物品监管署(UK-MHRA)、加拿大天然健康产品局(NHPD)、澳大利亚药品管理局(TGA)等不同国家的监管机构获得产品注册与市场授权许可。企业可以通过申请以及出示相关文书,经审批后即可获得最高 500 万卢比的补贴,较好地调动了印度传统医药企业"走出国门"的积极性。

《AYUSH 国际合作提升计划》中最具创新性的组成部分为 AYUSH 信息点(AYUSH Information Cells)建设。AYUSH 信息点主要设立在印度驻外使馆内,或者通过印度文化关系部在指定地点所建立的印度传统医药推广中心,以 AYUSH 信息点的名义举办各类促进 AYUSH 宣传推广活动。目前,AYUSH 信息点已在全球布局 25 个,在全球五大洲均有分布,未来将进一步的设置于其他国家与地区。每个信息点拥有 150 万卢比的初始建设基金,以及为印度海外特派员提供每年 50 万卢比的周期性费用,以供其维护并以 AYUSH 信息点的名义举办各类促进 AYUSH 系统宣传的活动。每个信息点由 AYUSH 委派一名专家进行单独管理,专家将在信息点内开展印度传统医药的讲座、咨询、研讨会和培训课程。如克罗地亚信息点举办主题为印度医疗旅游价值的国际会议,并组织与印度重点医院、医疗中心、AYUSH 医院、教育机构(高等医学院校护理学院及 AYUSH 大学)有关的展览,区域论坛和企业间的 B2B 会议;秘鲁信息点 2016 年以来一直为医疗专业人员、专职医疗人员、制药专业人士和广大公众组织定期举办各种阿育吠陀主题的活动、瑜伽培训研讨会和定制课程。此外,印度政府还依托 AYUSH 信息点促进东道国将 AYUSH 引入其当地卫生体系。

(三)《国家 AYUSH 任务中心赞助计划》《留学生培训计划》助力传统医药教育发展

2002 年印度政府出台的《印度传统医学国家政策》提出应进一步落实印度本国 AYUSH 教育建设,并吸引有意学习印医学的国外医学生前往印度传统医学学院,开始 1—2 年的 AYUSH 长期课程以获取印度传统医学学士、硕士学位,并授予这些参与传统医药研究的学生学业奖学金①。根据此文件精神以及印度传统医药发展情况,AYUSH 部于 2014 年 9 月出台《国家 AYUSH 任务赞助计划(NAM)》,文件提出应填补部分地区 AYUSH 教育体系的“空白”,各邦应充实 AYUSH 学院力量,推广以 75% 或 90% 建设资金为印度政府赠款援助、25% 或 10% 的资金为邦政府承担的做法,并帮助有 AYUSH 大学成立其研究生院,提升 AYUSH 教育水平②。

2015 年,AYUSH 部出台《留学生培训计划》吸引海外学生,前往印度传统医学院进行全日制或非全日制课程的学习,并授予他们传统医学和外科学士学位(BAMS)或治疗师证书,从而推动印度传统医药参与其他国

---

① MINISTRY OF AYUSH, “National Policy on Indian Systems of Medicine & Homoepathy-2002”, https://main.ayush.gov.in/schemes/centrally-sponsored-schemes,登录时间:2021-04-08。

② MINISTRY OF AYUSH, “National AYUSH Mission（NAM）”, https://main.ayush.gov.in/sites/default/files/National%20AYUSH%20Mission%20.pdf,登录时间:2021-04-08。

家医疗保健体系①。依据 2020 年 AYUSH 部新发布的《AYUSH 奖学金计划》相关数据，目前 AYUSH 部每年为在印攻读 AYUSH 本科、研究生以及博士学位的来自 99 个国家与地区的学生提供约 104 项奖学金，该奖学金计划正在通过印度文化关系理事会（ICCR）实施②。2017 年，根据经济合作与发展组织的数据，约有 6.9 万名在印度获得执业医师资格的医生在美国、英国、加拿大和澳大利亚等国工作③。2020 年 7 月，AYUSH 部高级官员 Manoj Nesari 博士在 AYUSH 从业者和商业开发者的全球会议中表示，AYUSH 部与外交部已采取措施，来加强了南亚区域合作联盟和其他地区印度医疗系统的关系和接受度，印度将向着更辽阔的市场输出本国传统医师④。

（四）《印度传统医学国家政策》积极争取传统医药国际主导权

世界传统医药主导权是除现代医学体系外最重要的全球医疗话语权，对提升国家的全球影响力和全球卫生治理能力作用巨大。为提升印度传统医药国际形象、争取传统医药国际主导权。2002 年，印度 AYUSH 部发布《印度传统医学国家政策》，制定未来印度传统医药国内外的发展方针，即积极调动传统医药参与现代卫生系统，加速印度传统医药国际化进程。印度 AYUSH 部与世卫组织签署传统医药实践培训国际标准的合作协议，开展一年一度的国际阿育吠陀医学大会，并与多个国家卫生部门签署传统医药领域合作谅解备忘⑤。2013 年 2 月 12 日至 14 日，AYUSH

---

① MINISTRY OF AYUSH, "Foreign Students Training Programe", https：//main. ayush.gov.in/education/foreign-students-training-programme，登录时间：2021-04-08。

② MINISTRY OF AYUSH, "AYUSH Fellowship Programme", https：//main.ayush. gov.in/event/ayush-fellowship-programme，登录时间：2021-08-10。

③ Migration Policy, "Global Demand for Medical Professionals Drives Indians Abroad Despite Acute Domestic Health-Care Worker Shortages", https：//www.migration-policy. org/article/global-demand-medical-professionals-drives-indians-abroad，登录时间：2021-08-10。

④ India Education Diary, "Global Meet of AYUSH Practitioners & Business Developers for Increased Acceptability of AYUSH in World Markets", https：//indiaeducationdiary. in/global-meet-of-ayush-practitioners-business-developers-for-increased-acceptability-of-ayush-in-world-markets，登录时间：2021-08-10。

⑤ MINISTRY OF AYUSH, "Annual Report 2016—2017", http：//ayush. gov. in/ sites/default/files/ANNUAL%20R%20EPORT%202016-17%20ENGLISH.pdf，登录时间：2021-04-08。

部与世卫组织东南亚区域办事处合作组织"东南亚传统医学国际会议",成功地将印度的传统医药推向全球,会议中印度与韩国、泰国、孟加拉国、印度尼西亚等 11 个国家代表或当地医学代表一致通过《德里东南亚国家传统医学宣言》,宣言传达了各国在传统医药领域内开展合作、协作和相互支持的意愿,为在传统医学领域的国际间交流搭建了以印度为核心的平台。[①]

瑜伽全球推广是印度打出的最成功一张"传统医药国际牌"。2014年,联合国决议通过将 6 月 21 日立为国际瑜伽日。印度总理莫迪主张将印度古老传统的瑜伽升华到精神层面,使瑜伽在其他国家的文化背景下依旧能产生"共鸣"。国际瑜伽日使印度传统医药拥有了一个国际瞩目的平台来宣传自己,以 2020 年国际瑜伽日为例,其主题为健康瑜伽——家庭瑜伽(Yoga for health—yoga at home)。在新冠疫情背景下,印度政府灵活开展网络互动赛事形式进行瑜伽日活动及宣传,由莫迪总理进行全球直播,据统计全球超过 20 万社交平台用户参与瑜伽日线上直播活动,展现瑜伽及印度传统医药的市场之广,影响之大。

二、日本传统医药海外发展政策分析

日本未设立专门的传统医药管理机构,汉方药由政府官方组织厚生劳动省医药食品局监督管理。1974 年,日本发布《一般用汉方制剂承认基准》成为日本汉方药现代研究及汉方剂制造的基础。日本政府分别于 1976 年和 1989 年颁布制定《药品生产质量管理规范》(GMP)和《汉方药生产质量管理规范》,两者为日本汉方药制剂生产实施标准。日本制药团体联合会于 2012 年出台《生药及汉方生药制剂制造与品质管理相关基准》(新汉方 GMP),对汉方剂制造与品质管理行业的每个生产环节提出严格标准规范[②]。日本的

---

① MINISTRY OF AYUSH, "Annual Report 2014—2015", https://main.ayush.gov.in/sites/default/files/AYUSH%20ENGLISH%20ANNUAL%20REPORT-2014-15_0.pdf, 登录时间:2021-04-08。

② 丁腾、李耿等:《日本汉方药产业发展现状分析及思考》,《中国现代中药》2018 年第 7 期,第 785—790 页。

汉方药与西药药物注准政策与管理规定统一,药品的研制、生产以及上市
销售的全过程中涉及的 GCP(医药产品临床试验管理规范)、GLP(医药产
品非临床试验管理规范)、GPMSP(医药产品上市后调查规范)、GMP(医药
产品制造管理规范)、GPP(药房工作管理规范)等与西药沿用一套标准。
厚生劳动省出台《关于如何对待医疗用汉方浸膏制剂的问题》《医疗用汉
方制剂管理的通知》等相关法规(见表2)。

表2　日本传统医药政策一览①

时　间	部　门	名　　　称	
1974 年	厚生劳动省	一般用漢方製剤承認基準	一般用汉方制剂承认标准
1976 年	厚生劳动省	医薬品の製造管理及び品質管理に関する基準(GMP)	药品生产质量管理规范(GMP)
1989 年	厚生劳动省	漢方製剤の製造管理及び品質管理に関する基準	汉方药生产质量管理规范
2010 年	日本外务省	日本のグローバルヘルスポリシ	日本全球卫生政策2011—2015
2012 年	日本制药团体连合会	漢方・製剤・生薬製剤の製造管理及び品質管理に関する自主基準について	生药及汉方生药制剂制造与品质管理相关基准
2013 年	日本外务省	グローバルヘルス政策関連の動向	日本全球卫生外交策略
2017 年	厚生劳动省	日本薬事法(JPAL)	药事法(J-PAL)(修改版)
2017 年	厚生劳动省	一般用漢方製剤承認基準の改正について	关于一般用汉方制剂批准标准的修改

资料来源:依据日本外务省、厚生劳动省官网信息制作。

　　日本政府对于日本传统医药系统的监管力度明显小于对汉方药的监
管,主要由民间力量发起,后逐渐获得政府认可。日本东洋医学会于1950

---

① 丁腾、李耿等:《日本汉方药产业发展现状分析及思考》,《中国现代中药》2018 年第 7
期,第 785—790 页。

年成立,1977 年成为民法第 34 条规定的非营利性基金会①。另有具有小规模、自发、分散的特点的日本汉方协会、日本中医药研究会、东亚医学协会等数十个社团。日本政府自 2000 年起拨出约 1.72 万亿日元(1035 亿元人民币)用于深化中医基础理论研究(即汉方医药研究),使日本的中医研究逐渐从自发的、不受支持的、计划外的小范围社活动转向有组织的、受支持的、有计划的政府活动②。日本传统医药的国内外发展均集中于汉方药及生药制剂,在海外建设符合 GMP 要求的生药种植基地从而引进优质生药原料,进而打开汉方药国际市场。

(一)《日本全球卫生政策》将传统医药融入国家卫生战略

日本在卫生外交政策的制定不仅考虑其国内环境,还善于将本国治理经验作出适当调整推广至全球范围。2010 年,日本发布《全球卫生政策 2011—2015》,使日本成为亚洲首个出台全球卫生策略的国家。该政策提出日本将致力于帮助其伙伴国家加强国家卫生系统,以实现联合国发表的千年发展目标(Millennium Development Goals, MDGs)。为了支持更好地执行日本的全球卫生战略,日本外务省于 2013 年 6 月发布《日本全球卫生外交策略》,使全球卫生成为日本外交的一个优先领域,主要措施是分享日本在实现全民健康保险方面的技术和经验,合作完善非洲全民健康保险系统;建立全球卫生伙伴关系,加强卫生人力资源储备;通过官方渠道发展援助的优惠条件和有条件贷款促进双边援助;鼓励日本保健领域的公司和技术进入他国市场。依托全球卫生战略,日本政府将具有特色的汉方制剂输出提上日程,通过国际会议,如日本产业卫生学会积极推动全球卫生事业的发展,建立发展中国家与发达国家对话交流的平台,开展卫生外交。

(二)《日本全球卫生外交策略》注重技术援助孵化专业精英

日本外务省 2013 年发布的《日本全球卫生外交策略》在其行动领域提到卫生人力资源建设。为使卫生外交在跨文化背景下顺利开展,日本对

---

① 日本东洋医学会:《日本东方医学会概况》,http://www.jsom.or.jp/about/gaiyou.html,登录时间:2022-01-12。

② 于翠婷、田侃、住田尚之等:《日本汉方制剂的发展现状及其经验启示》,《中草药》2018 年第 2 期。

外投入大量医疗援助项目。在实践中,日本认识到仅靠提高当地医疗设施是不够的,更需要提高当地医生、护士的技能。因此,在其实施国际卫生外交的众多项目中,人才培育是最注重的方面。从 1954 年至 2011 年,日本国际协力机构总共接收来自发展中国家的 27 万多名研修生,健康医疗领域已成为最主要的研习方向之一。从 1986 年到 2013 年 10 月,日本国立国际医疗研究中心共向 139 个国家派遣 3595 名专家,同时 1986 年至 2012 年期间接待来自 142 个国家 3482 名海外研修人员①。2001 年汉方医学成为医学和药学教育的核心课程。在教育、文化、体育、医学和医学教育部的核心课程中接受"日本医学概述"。2002 年"MEXT 制药教育模式·核心课程"加入"现代医学中的粗制药和中草药"。日本中医药研究会以及日本汉方协会设立大量相关课程,可获得药膳汉方资格证。目前,日本在华中医药相关专业留学生为 1000 余人。

（三）《日本特许法》严控汉方质量

汉方理论指导了日本汉方药制剂的运用,且在千年的发展过程中形成一定的体系。日本政府强调知识产权及其保护,并作为国家发展方针和战略政策,由日本通产省下属机构日本特许厅于 1959 年颁布《日本特许法》,对日本各项专利进行保护及立法管理。采取"专利优先"战略,实现汉方药处方国际化。不仅在本国积极注册汉方药处方相关专利,且在海外申请相关专利准入,以拓展国际市场。平均每 1 个日本产品专利申请将进入 1.8 个其他国家,其中 58% 的专利进入至少 1 个其他国家②。日本 PCT 专利申请的企业占比更是高达 85%③。相比个人,企业在产品开发和实验方面具有更强的经济支持,有能力确保研究成果及时转化,以实现专利成果价值最大化的目标。20 世纪末,日本汉方大型制药企业完成了从手工到机械自动化的转变,提升生产效率,保证药品煎煮和浓缩的质量,优化药品处理过程中的卫生问题。日本汉方制剂的研发主要根据《一般用汉

---

① 贺平:《日本的"国际健康外交"辨析》,《复旦国际关系评论》2016 年第 2 期,第 35—56 页。

② 张芙婧、谌侃:《中日两国中药 PCT 专利申请比较研究》,《中国医药生物技术》2017 年第 1 期,第 88—91 页。

③ 陈彬彬、陈瑶:《中国中药与日本汉方药发展状况比较》,《中西医结合心血管病电子杂志》2017 年第 35 期,第 7—9 页。

方制剂承认基准》的相关规章制度开展。在相关政策规章的支持与约束下,保证汉方制剂的药品品质,更为日本汉方药品进入全球市场奠定基础。汉方制剂在全球市场上的占比约为世界中草药处方制剂的 80%[①]。日本的汉方制剂发展快速,在国际上商誉良好,这与日本相关部门严格的市场监管和制定标准密切相关。

三、韩国传统医药海外发展政策分析

韩国传统医药系统由韩国保健福祉部管理。该部门由保健社会部1994 年改编而成,下设韩方政策官室负责管理与韩方制度以及韩医药的相关事务。现韩方政策官室为保健福祉部二级机构,分为韩方政策组与韩方产业组。韩方政策组主要负责韩医药相关政策制定、职业培训及资格认证、韩医药人才培养等工作,韩方产业组主要负责韩药材管控、地方韩医药产业资助等。(见表 3)

表 3　韩国保健福祉部韩方政策官室主要职责

分　　组	主　要　职　责
韩方政策组	韩医药的政策制定及调整,韩医药相关法令有关事项,韩医药制度及政策调查及研究,韩医药人才的培养,韩医药法人及团体的资助等相关事项,针士、灸士、接骨士等医疗从业者的相关事项,韩医药公共保健事业,韩医药国际合作。
韩方产业组	调整制定韩医药产业振兴政策,韩医药发展的相关研究、开发及资助、运行韩医药产业发展协议会,地方自治团体及民间韩医药产业资助与发展相关事务,韩药材的供应及流通管理相关事项,优秀韩药的养殖及资助

资料来源:依据韩国保健福祉部官网信息制作。

在殖民时期,日本对韩医学采用了压制政策。战争结束后,韩国政府在法律政策上为韩医提供保障,并支持韩医拓展经济业务的发展。1952年,韩国出台《国民医疗法》确立了韩医专业人员的合法地位,为后来韩医

---

①　孙玉松:《汉方药与中药的差异》,《中医药临床杂志》2010 年第 6 期,第 545—547 页。

学加入韩国基础医疗系统起到关键的作用。2003 年,韩国国会通过《韩医药育成法》以支持和支援发展韩医药。自 2005 年起,韩国政府陆续出台三轮《韩医药发展五年综合计划》极大地促进韩医发展(见表 4)。最新的计划侧重于四个关键目标:加强实证方法;增加国家医疗保险覆盖面;通过技术创新和应用促进产业增长;以及提高韩医国际竞争力。

表 4　韩国韩医政策一览

时　间	部　门	名　　称	
1900 年	朝鲜政府	힐러규칙	医士规则
1952 年	社会部保健局	의료법	国民医疗法
1984 年	韩国食品与药品安全部	대한민국약전외한약 (생약)	韩国草药药典
2003 年	韩国保健福祉部与韩国大韩韩医师协会	한의약육성법	韩医药育成法
2005 年	韩国保健福祉部	제 1 차한의약육성발전 5 개년종합계획	韩医药发展第一个五年综合计划
2010 年	韩国保健福祉部	제 2 차한의약육성발전 5 개년종합계획	韩医药发展第二个五年综合计划
2013 年	韩国保健福祉部	한국의료해외진출확대방안	扩大韩国医疗海外发展方案
2014 年	韩国保健福祉部	천연물신약연구개 발촉진법	天然物新药开发研究促进法
2014 年	韩国保健福祉部	한약처방의종류및조제방법에관한규정	韩药处方种类及制造方法相关规定
2015 年	韩国保健福祉部	보건의료기술진흥법	保健医疗技术振兴法
2015 年	韩国保健福祉部	제 3 차한의약육성발전 5 개년종합계획	韩医药发展第三个五年综合计划
2015 年	韩国保健福祉部	제 3 차한의약육성발전종합계획(2016—2020)	第 3 次韩医药育成法发展计划(2016—2020)

资料来源:依据韩国保健福祉部官网信息制作。

（一）《韩医药育成法》注重医药周边产业发展

韩国传统医药主要集中发展草药原料和成药输出输入、保健类产品生产及美容类产品生产。1957 年，韩国医药品输出入协会成立，并成为在该国医药行业中唯一能代替韩政府行使行政职权的组织，协会对产品实行如原材料成药、草药、日化用品等分类管理。韩国出口以名牌高价取胜，如高丽参从生产加工到销售都由指导专卖厅控制，实行独家经营，任何人不能参与经营，违者依法论处。1990 年，韩国高丽参出口额高达 1.75 亿美元，仅此一项约为我国同年中药材出口额的 58%，同年我国常见草药柴胡的出口仅达 650 万美元[①]。韩国政府于 2003 年 8 月颁布《韩医药育成法》，通过该法制定韩医药育成的基本方向及拟定韩医药基础研究、促进新技术及新药的开发。韩国政府投入大量的资金及人力推动韩医药的科学化、产业化及国际化。2017 年 12 月韩国保健福利部发布 2018 年度预算为 580 亿韩元（3.4639 亿元人民币），其中用于韩医发展的资金为 66.64 亿韩元（3980 万元人民币），相较往年增加 8.9 亿韩元（531.5 万元人民币）。用于韩国医学的全球化推广资金为 3.5 亿韩元（209 万元人民币），相较往年增加 4700 万韩元（28 万元人民币）。依照韩国《第三个韩国医药发展促进综合计划》，资金将主要用于韩医海外集群建设和产业推广等方面。在产品方面，高丽参作为韩医药的"明星"被广泛用于韩国各类保健类及美容类产品中。如韩国庆北大学化妆品科学研究所从红参中提取出皂苷、粘蛋白、维生素等生理活性成分，开发和销售以红参生理活性成分为主打的"红参化妆品"。

（二）《扩大韩国医疗海外发展方案》开展具有韩医药元素的援助医疗

韩国政府对东南亚、中亚国家进行持续的医疗援助已有多年经验，曾帮助越南、斯里兰卡等国家建设基础医疗设施以及援助项目配套设施。韩国前总统朴槿惠提出将建立以"中东—中亚俄罗斯—中国—蒙古—东亚"为中心的"医疗高丽带"（Medical Korea Belt）。2013 年，韩国召开第 141 届对外经济部长会议，并通过保健福祉部提出的《扩大韩国医疗海外

---

① 《韩国传统医药保健品市场现状》，《中国中医药信息杂志》1996 年第 10 期，第 32—34 页。

发展方案》,《方案》提出将按援助国家分类,建立医疗系统海外发展商务模型,加强赴海外人员力量;保证赴海外医疗机构资金周转,而由保健福祉部与政策金融机构等共同出资建立韩国医疗系统海外发展专门基金;建立由国家、政府机关、医疗界、企业以及民间专家等组成的国际医疗工作官民联合体,充分集中国家机关与民间资源的力量。如:2013年,大韩韩医海外医疗义诊团向越南派出第120支义诊队,由11名韩医师及越南当地13名翻译组成,总共为1629名患者进行治疗;2018年,22支海外医疗义诊团赴摩洛哥进行医学交流,其中包含8支韩医义诊团,为当地居民提供针灸等韩医服务。保健医疗领域的机关也与韩国驻外使馆、领馆、旅行社以及韩国贸易投资促进社等进行有机的网络联系。①韩国保健福祉部对沙特的医疗出口服务贸易已初显成效,并计划拓展其他中东国家市场。

（三）传统韩医文化申报"无形文化遗产"

韩国在天然以及"有形文化遗产"的申请中不占优势,政府将重心落于"无形文化遗产"的申报上。分别于2001年、2003年、2005年推动韩国王室宗庙神殿歌舞、清唱板索里、江陵端午祭申遗成功后,韩国政府将《东医宝鉴》申报为联合国教科文组织（UNECO）世界文化遗产,并使其于2009年7月31日成为第一部被列入"世界记忆遗产名录"的医学著作。《东医宝鉴》由许浚编撰,内容主要辑自中国古代医书如《素问》《灵枢》《伤寒论》《证类本草》等书。除了启动注册申请之外,政府还计划编撰新版本《东医宝鉴》,举办"许浚博览会",建立以韩国医学为主题的公园旅游项目。《东医宝鉴》被列入名录,证明联合国教科文组织肯定其历史真实性,以及在世界历史上的重要性、原创性,以及其对人类历史发展的重大意义,认证了其有关人员的成就以及它的文化影响力等。但有学者认为"韩医"实则在国际上把"汉医"概念进行了偷换②,入选名录不尊重历史,并对中医药文化进行剽窃与抢夺。

---

① 徐俊:《韩国"对外经济部长会议"决定新设"国际医疗工作组"》,《中医药国际参考》2013年第1期,第9—10页。

② 周彭:《由"韩医申遗成功"引发的再思考》,《亚太传统医药》2010年第1期,第1—4页。

四、启　　示

政策方面,应重视研究印日韩传统医药政策。借鉴韩国已出台三轮《韩医五年计划》及两轮《韩医药育成法》,制定长期规划使中医药的未来发展更有目标性,循序渐进地推动中医药传承创新。借鉴日本《生药及汉方生药制剂制造与品质管理相关基准》(新汉方GMP)等文件,完善中药材质量与生产管理法规,并建立规范化追踪系统。借鉴印度《印度传统医学国际合作提升计划》,多维度推动中医药海外发展,探寻中医药国际化新模式。

组织保障方面,借鉴印度传统医学部的设置,提升国家中医药管理局的行政级别,使中印在传统医药领域的国际交往更加对等。借鉴《韩医药育成法》《日本特许法》加大对中医药的国家资金投入。借鉴韩国"大韩韩医义诊团"的管理模式,将中医药海外义诊规范化、制度化。借鉴印度传统医学信息点的设立,将中医药放进外交官的"口袋",做大做精做强一批海外中医药中心。

人才培养方面,借鉴印度《国家印度传统医学任务中心赞助计划(NAM)》《留学生培训计划》传统医药教育投入以及《日本全球卫生外交策略》人力资源建设模式,重视对中医院校的支持和投入和中医药国际化人才的培养。借鉴印度,制定国际中医药类专业技术人员资格认定体系。

文化产业方面,借鉴韩国"无形文化遗产"申遗策略和日本《日本特许法》强调汉方专利保护。设计中医药国际文化符号,如:阴阳、中和、太极等文化符号制定特色推广策略。以创新形式在国际上宣传中医药,可借鉴印"国际瑜伽日"的方式,推动中医药文化海外推广。重视中医药非物质文化遗产的保护和申请。借鉴韩国《韩医药育成法》多元产业发展模式。支持中医药新业态发展。以奖代补鼓励中成药产品海外注册,并推动中医药企业与海外传统医药企业的合作。

科技创新方面,借鉴印日韩经验,对中医药科技创新的瓶颈问题进行分析和对策研究。日本在新汉方GMP指导下,对汉方药创新研发的投入。借鉴印度传统医学部协同印度药典委员会收集并出版民族医学药典的做法,做好对中医药《古代经典名方目录》的补充与更新工作,开展中医药及民族医药知识信息收集工程建设,创新信息标准转化过程,建立中医药电子数据库及中医思维框架检索关键词目录,推动科技创新整体发展。

"一带一路"争端调解机制构建的中国因素研究[*]

梁　咏[**]

【内容提要】　2020 年"新冠疫情"的持续蔓延加速国际投资关系再调整。在此背景下,建构新型争端解决方式不仅是现实需求,也是维持投资环境稳定的必要保障。针对"一带一路"合作所采取的"政策驱动＋规则构建"的特殊模式、沿线国家法治环境不完善、投资争端多样化等特点,本文立足于中国与沿线国家投资合作的实践,从理念创新、机制塑造和竞争推广三方面融入中国因素,以主导"一带一路"争端调解机制为契机,提升中国在新一代国际经贸规则构建中的话语权。

【关键词】　投资;争端调解机制;中国因素

【Abstract】　The continuous spread of the COVID-19 happened in 2020 has aggravated the economic and social imbalance of countries and has led to many institutional conflicts. Encountering the high risks of disputes between investors and host countries in the post-COVID-19 era, it is not only a realistic demand but also a necessary guaranty to maintain the overall stability of the investment method that is high efficient, cost-affordable and conducive to maintain good relationships between the parties. The China-led new international investment dispute mediation mechanism makes innovations in concept, mechanism and promotion, and builds a more balanced and self-contained investment dispute mediation mechanism that takes into account the interests of all parties from a holistic perspective, thus enhancing China's discourse in the construction of the new generation of international economic and trade rules.

【Key Words】　Investment Dispute, Mediation Mechanism, China's Innovation

*　本文系 2020 年度国家哲学社会科学后期资助项目"大数据时代信息安全保障机制研究"(项目编号:20FFXB069)和 2020 年度上海市哲学社会科学一般项目"后疫情时代国际投资争端调解机制的中国创新研究"(项目编号:2020BFX020)和主持 2021 年度国家哲学社会科学重大专项研究的阶段性成果。

**　梁咏,复旦大学法学院副教授,投资仲裁常设论坛副秘书长。

2020 年初爆发的新型冠状病毒疫情("新冠疫情")持续蔓延,放大各国制度差异,可能加剧国际投资规则质变和撕裂。各国通过紧急干预诸如严控人员聚集流动、地区封锁、对防疫物资和相关企业征用等措施进行疫情防控,相关措施可能对外国投资者产生重大损失;同时疫情影响使部分企业陷入困境,企业可能倾向于运用法律工具弥补利润损失。以往经验反复证明,在危机时期投资者与国家争端解决(Investor-State Dispute Settlement,IS-DS)案件可能高发。面对 ISDS 案件可能"丛集性"爆发的风险,寻求灵活便利、成本效益最优化的争端解决方式符合中国整体投资利益。

面对中国与美国、欧盟等主要合作伙伴以"合作、协调、竞争、对抗"的4C 关系①转向"全面竞争与对抗"的 2C 关系甚至可能进一步恶化的背景,中国与"一带一路"国家之间经贸合作重要性和迫切性进一步提升。然而大部分"一带一路"投资风险较高且缺乏良好的法律传统,中国投资者如频繁提起争端必然侵蚀"一带一路"倡议所依赖的高度互信和政策驱动的合作基础。结合"一带一路"投资争端特征、国家需求和合作基础等多方因素,以新型调解机制解决 ISDS 争端或许是当下最务实的路径。

2020 年 9 月生效的《联合国关于调解所产生的国际和解协议公约》②将调解机制显著"硬法化",大幅提升调解的强制力。③中国 2019 年 8 月签署《公约》,对接纳新型国际调解持开放态度。2020 年 7 月,中国紫金矿业占股 50%的巴理克(新几内亚)有限责任公司在国际投资争端解决中心(ICSID)启动针对巴布亚新几内亚的调解程序,是中国投资者首次运用国际投资争端解决中心调解程序,④体现了中国投资者对调解机制的关注已

---

① 杰夫·戴尔的《世纪争锋》中将中美关系总结为 4C 关系,即对抗(confrontation)、竞争(competition)、合作(cooperation)和协调(collaboration)。参见冯并:《"一带一路"全球发展的中国逻辑》,中国民主法制出版社 2015 年版,第 329 页。

② 《公约》官方名称采用了"和解"的表述方式,但是在条文中均采用了"调解协议"的表述方式,本文中均称为"调解协议"。

③ UNCITRAL 秘书长 Anna Oubin-Bret 专门介绍了草案,强调了调解在争议解决中的重要作用,并希望其成为国际调解领域的奠基石,达到和《纽约公约》一样的高度。张维:《〈纽约公约〉推动中国仲裁法治建设进程》,《法制日报》2018 年 9 月 22 日,第 4 版。

④ 2020 年 4 月 24 日,巴布亚新几内亚政府以环境和土地补偿安置为由拒绝巴理克新几内亚有限公司(Barrick Ningini Limited,BNL)提起的针对波格拉(Porgera)金矿特别采矿权延期申请。BNL 在巴布亚新几内亚国家法院启动司法审查程序的同时,向国际投资争端解决中心(ICSID)申请启动调解机制,2020 年 7 月 22 日 ICSID 受理该案调解申请。

经落实到实践。

一、"一带一路"投资对投资争端解决的制度需求

"一带一路"倡议是中国主动与周边国家开展深层次合作的一种机制,以加强中国与亚洲、欧洲、非洲大陆及其相邻海域的连接度(connectivity)。[①]"一带一路"倡议至少涉及沿线 66 个国家,[②]而且倡议的开放性可兼容更多国家参与。随着实践开展,"一带一路"投资合作中的多重矛盾也已初步显现。

(一)投资规模持续增长与投资风险不断累加之间的矛盾

自 2013 年"一带一路"倡议提出以来,中国对沿线国家投资整体持续增长。虽然受整体国际国内环境影响,2018 年、2019 年投资流量有一定下滑,但是沿线国家投资量在中国对外投资总量中的比重持续提升。即便受新冠疫情影响,2020 年上半年中国对外投资整体下滑,中国对沿线国家投资依然逆势上扬。[③]

中国与沿线国家的投资合作中也隐藏着巨大投资风险,主要体现在:第一,投资流向地相对集中、投资合作发展欠均衡。截至 2018 年投资存量前十大国家(新加坡、俄罗斯联邦、印度尼西亚、马来西亚、老挝、哈萨克斯坦、阿联酋、柬埔寨、泰国和越南)[④]吸收了中国投资 1251.12 亿美元,占同期中国对沿线国家投资总额的 72.41%。第二,前十大投资流量地国中,

---

① Lutz-Christian Wolff and Chao Xi, eds., *Legal Dimensions of China's Belt and Road Initiative*, Hong Kong: Wolters Kluwer Hong Kong Limited, 2016, p.105.

② 2015 年 3 月,中国国家发改委、外交部、商务部联合发布的《推动共建丝绸之路经济带和 21 世纪海上丝绸之路的愿景与行动》(简称《一带一路愿景与行动》)第二点"共建原则"中提及"……基于但不限于古代丝绸之路的范围,各国和国际、地区组织均可参与,让共建成果惠及更广泛的区域。"

③ 2020 年上半年,中国境内投资者共对全球 159 个国家和地区进行非金融类直接投资,投资总额 3621.4 亿元人民币(折合 515 亿美元),同比下降 0.7%。但同期中国对"一带一路"沿线国家非金融类直接投资 81.2 亿美元,同比增长 19.4%。其中,对东盟国家投资 62.3 亿美元,同比增长 53.1%。来源于中华人民共和国中央人民政府网站,http://www.gov.cn/xinwen/2020-07/16/content_5527540.htm,登录时间:2021-07-31。

④ 《2018 年度中国对外直接投资统计公报》,第 25 页。

表 1 2014—2019 年中国投资者对"一带一路"国家投资概况①

年度	当年投资额（亿美元）	中国投资总量（亿美元）	占当年投资流量比重（%）	当年底投资存量（亿美元）	中国累计投资存量（亿美元）	占投资存量比重（%）
2014	136.6	1231.2	11.09%	924.6	8826.4	10.48%
2015	189.3	1456.7	12.99%	1156.8	10978.6	10.54%
2016	153.4	1961.5	7.82%	1284.1	13573.9	9.46%
2017	201.7	1582.9	12.74%	1543.98	18090.4	8.53%
2018	178.9	1430.4	12.51%	1727.7	19822.7	8.72%
2019	150*	1106*	13.56%	/	/	/

除新加坡、阿联酋属于低风险国家，哈萨克斯坦属于中低风险国家外，其他国家均属于中等及以上风险国家，②俄罗斯、哈萨克斯坦、越南、印度尼西亚等国在投资者与国家间争端案件中被诉较多。③（见表 2）

（二）仲裁机制的限制适用与投资争端演进之间的矛盾

前十大投资流向地国除了印度尼西亚外，均与中国签署有生效的 BIT，但除中国—俄罗斯 BIT 签署较晚外，其他 BIT 均属中国第一代 BIT，④仅允许将征收或国有化补偿额争端提交仲裁。然而在实践中，自 20 世纪 90 年代开始，东道国政府较少采用直接剥夺外国投资者对投资的

---

① 表格中 2014—2018 年数据来源于《2018 年度中国对外直接投资统计公报》，中华人民共和国商务部、国家统计局、外汇管理局 2019 年，第 18、25 页，表格中标注星号的 2019 年数据来源于《中华人民共和国 2019 年国民经济和社会发展统计公报》，中华人民共和国国家统计局网站，http://www.stats.gov.cn/tjsj/zxfb/202002/t20200228_1728913.html，登录时间：2021-07-31。

② World Economic Forum：The Global Risks Report 2018，pp.38—39.第 1—33 位属于高风险国家；第 34—68 位属于中高风险国家；第 69—101 位属于中风险国家；第 102—136 位属于中低风险国家；第 137—171 位属于低风险国家。

③ 来源于 UNCTAD 网站，https://investmentpolicy.unctad.org/investment-dispute-settlement，登录时间：2021-07-31。

④ 中国在 BIT 缔约实践中，大致可以按 1998 年中国—巴巴多斯 BIT 和 2012 年中国—加拿大 BIT 划分为三个阶段，其中 1998 年中国—巴巴多斯 BIT 之前签署的 BIT 被称为"第一代 BIT"，除 1994 年中国—罗马尼亚 BIT 和 1997 年中国—南非 BIT（已废止）外，通常允许将因征收或国有化引发的补偿额争端提交投资仲裁。

表 2　中国投资主要流向地国的法律争端风险概览

排序	国家	2018 年存量 （亿美元）	安全 排序①	ICSID 公约	ISDS 被诉②	ISDS 起诉	BIT/FTA③
1	新加坡	500.94	1	是	0	5	BIT（1985）/FTA （2008）/ASEAN
2	俄罗斯	142.08	14	是（未 批准）	26	25	BIT （2006）/ASEAN
3	印度尼西亚	128.11	15	是	7	0	BIT（1994，已终 止）/ASEAN
4	马来西亚	83.87	12	是	3	4	BIT （1988）/ASEAN
5	老挝	83.09	20	否	4	0	BIT （1993）/ASEAN
6	哈萨克斯坦	73.41	16	是	19	5	BIT（1992）
7	阿联酋	64.36	2	是	4	12	BIT（1993）
8	柬埔寨	59.74	11	是	0	0	BIT （1996）/ASEAN
9	泰国	59.47	35	是（未 批准）	2	0	BIT （1985）/ASEAN
10	越南	56.05	34	否	8	0	BIT （1992）/ASEAN

所有权或使用权的征收方式，转而采用精巧化的间接征收方式对外资施加类似直接征收的影响，东道国通常会以环境保护、公共健康为由进行抗辩。然而按第一代 BIT 规定，投资者无法就东道国管制措施是否构成间

---

① 评级报告选取 114 个国家进行九级评级，其中包含"一带一路"沿线主要的 51 个国家，对 51 个沿线国家的风险评级报告显示，仅新加坡一国属于低风险国家。表 2 中按照各国在 51 个沿线国家中的国家风险排名进行标注，排名越靠前，表明国家风险越低。参见张明、王碧珺等：《中国海外投资国家风险评级报告（2020）》，北京：中国社会科学出版社 2020 年版，第 77—78 页。

② 来源于 UNCTAD 统计的 IIA Navigator 统计数据，最后更新于 2018 年 9 月 20 日。

③ 表 2 中将双边投资协定（Bilateral Investment Treaty，BIT），将自由贸易协定（Free Trade Agreement，FTA），国际投资法中的国际投资协定（International Investment Agreement，IIA）一般统称 BIT 和含有投资章节的 FTA。

接征收或违反公正或公平待遇义务等事项提交投资仲裁,构成投资者将东道国诉诸国际投资仲裁庭的法律障碍。

（三）调解方式的"缺位"与实践中对调解的需求之间的矛盾

上述 10 项协定中,除了中国—泰国 BIT 中无规定,中国—哈萨克斯坦 BIT 中仅宣誓性地宣告补偿额争端可以提交仲裁外,其他 8 项协定呈现三种模式:模式一:5 项 BIT 规定友好协商解决 6 个月无果后,可以在司法解决或仲裁解决任择其一,但此种选择是终局选择,不得回退。模式二:2 项 BIT 规定友好解决 6 个月无果后,可以向东道国行政主管部门申诉和/或东道国司法解决,涉补偿额可提交仲裁。模式三:如 ASEAN,前面与模式一相同,但又明确 ICSID 仲裁程序和 ICSID 调解程序是互斥的。

表3 中国与前十大投资流向地国投资协定中对调解机制的规定

BIT 名称	对争端解决机制(ISDS)规定
中新(1985)	友好协商解决(6 个月)无果,东道国法院司法解决或仲裁(仲裁限补偿额争端)①
中俄(2006)	友好协商解决(6 个月)无果后,东道国法院司法解决或仲裁(明确岔路口,ICSID 或 UNCITRAL)
中马(1988)	友好解决(6 个月)无果后,东道国行政主管部门申诉和/或东道国司法解决,涉补偿额可提交仲裁②
中老(1993)	友好协商解决(6 个月)无果后,东道国法院司法解决或仲裁(仲裁限补偿额争端)
中哈(1992)	补偿额争端可提交仲裁
中阿(1993)	友好解决(6 个月)无果后,东道国行政主管部门申诉和/或东道国司法解决,涉补偿额可提交仲裁
中柬(1996)	友好协商解决(6 个月)无果后,东道国法院司法解决或投资仲裁(仲裁限补偿额争端)

① 1985 年中国—新加坡 BIT 中规定如果中国加入《华盛顿公约》,双方可以针对 ICSID 调解程序、仲裁程序进一步磋商。2008 年中国—新加坡 FTA 第十章规定将未来达成 ASEAN 投资协议纳入其中,作为投资章的一部分,对 ISDS 争端解决并无特别安排,第十二章争端解决中对缔约国之间的争端规定了调停或调解制度。

② 1988 年中国—马来西亚 BIT 中规定,如果中国加入《华盛顿公约》,双方可以针对 ICSID 调解程序、仲裁程序进一步磋商。

BIT 名称	对争端解决机制（ISDS）规定
中泰（1985）	无规定
中越（1992）	友好协商解决（6 个月）无果后，东道国法院司法解决或投资仲裁（仲裁限补偿额争端）
ASEAN 投资协定（2009）	友好协商解决（6 个月）无果，东道国有管辖权的争端缔约方法院或行政法庭或仲裁，将调解与仲裁置于互斥的规定

早期中国与外国签 BIT 时，倾向于从东道国视角考虑问题，甚至将缔结 BIT 作为一种良好外交关系的宣誓，对投资保护和促进考虑不足。上述 10 项协定中仅有签署最晚的 ASEAN 投资协定中提及调解机制，体现了中国及 ASEAN 成员国近年来对调解的关注有所提升。

（四）不熟悉争端解决实践与争端解决需求增长之间的矛盾

尽管中国拥有仅次于德国的庞大 BIT 网络，但是中国投资者似乎未对争端解决条款表现出较大热情，①中国政府也对未被诉表示肯定。但从 2011 年伊佳兰诉中国案（Ekran v. China）以来，近年来涉华 ISDS 争端显著增长。截至 2020 年 7 月 31 日，中国政府被诉 5 次［ICSID 被诉 4 起，常设仲裁法院（PCA）被诉 1 起］，中国内地投资者起诉 5 次（ICSID 起诉 3 起，PCA 起诉 2 起），港澳投资者起诉 3 次（ICSID 起诉 2 起，PCA 起诉 1 起）。②多起案件涉及中国与沿线国家签署的老旧 BIT 中过时的争端解决条款，譬如 1988 年中国—马来西亚 BIT、1991 年中国—蒙古 BIT、1998

---

① Lutz-Christian Wolff and Chao Xi: *Legal Dimensions of China's Belt and Road Initiative*, p.183.

② 中国政府被诉案 5 起，包括：Ekran v. China（ICSID Case No. ARB/11/15），Ansung v. China（ICSID Case No.ARB/14/25），Hela Schwarz v. China（ICSID Case No. ARB/17/19），Jason Yu Song v. China（PCA），Macro Trading Co., Ltd. v. China。中国内地投资者起诉 5 起，包括：Beijing Shougang and others v. Mongolia（PCA），Ping An Life Insurance Company, Limited and Ping An Insurance（Group）Company, Limited v. The Government of Belgium（ICSID Case No. ARB/12/29），Beijing Urban Construction Group Co. Ltd. v. Republic of Yemen（ICSID Case No. ARB/14/30），Jetion Solar Co. Ltd and Wuxi T-Hertz Co. Ltd. v. Hellenic Republic（PCA），BNL v. Papua New Guinea（ICSID Case No. CONC/20/1）。港澳投资者起诉 3 起，包括 Tza Yap Shum v. Peru（ICSID Case No. ARB/07/6）；Sanum Investments Limited v. Laos（PCA Case No. 2013-13）；Sanum Investments Limited v. Laos（ICSID Case No.ADHOC/17/1）。

年中国—也门 BIT 以及 1993 年中国—老挝 BIT。面对日益增长的投资争端,囿于对争端解决机制不熟悉,中国投资者无法及时正确求偿,中国政府在被诉案件中被动应对。

二、"一带一路"投资争端调解机制
构建的中国需求

(一)无法通过强化仲裁机制解决制度需求

针对一带一路投资争端解决制度需求与制度供给之间的矛盾,中国投资者难以通过老旧 BIT 启动仲裁机制寻求救济。如果能通过重新协商和修改 BIT 中老旧 ISDS 机制,从而将新型投资争端纳入可仲裁的范围似乎可以解决此问题。①但是,重新协商或修订 BIT 需要双方合作,沿线国家基本都是资本输入国,尤其是在当前新冠疫情影响下,沿线国家经济、社会、政治制度正面临全方位考验,此时接受一种强化东道国责任甚至可能引起它们被诉的争端解决机制的可能性不大。

中国在目前积极推进的《区域全面经济伙伴关系协定》(Regional Comprehensive Economic Partnership,RCEP)中暂时排除了 ISDS 机制,也从侧面反映了几个问题。第一,ISDS 机制涉及 RCEP 十五个谈判方中的核心关切且各国实质分歧较大,继续将其纳入议题可能影响到整体协议达成;第二,中国对 ISDS 机制或有较成熟方案,但是肯定不是已有改革方案简单的变种、移植或排列组合;第三,中国即便有较成熟方案,也不会坚持一揽子(all or nothing)的方式予以推进,而一定会关注到其他参与方的意愿并进行对应调整,这种基本理念在"一带一路"倡议建设中也会有所反映。

(二)现行 ISDS 机制改革无法解决制度需求

相较于政治解决和司法解决等方式,现行以投资仲裁为特征的 ISDS 机制为外国投资者提供了东道国直接诉诸国际仲裁予以解决的可能,通

---

① 投资仲裁通常被认为是"投资者友好型"争端解决机制,对 ICSID 仲裁机制审结案件统计显示,案件结果有利于投资者约占案件总数 61%,有利于东道国约占案件总数 39%。See Investor-State Dispute Settlement Cases Pass the 1000 Mask:Cases and Outcomes in 2019,http://unctad.org/en/PublicationsLibrary/diaepcbinf2020d6.pdf,登录时间:2021-08-05。

过提升东道国的违约成本以保护投资。但 ISDS 机制也存在内生性缺陷,①国际社会已经提出数个改革方案。以 ICSID 和联合国贸易和发展会议(UNCTAD)为代表的国际组织的努力集中于程序改革,未触及实体规则;较大经济体方案差异性显著,譬如美国在《美墨加协定》(USMCA)通过限制仲裁和"三国四制"的商事化改良模式,②欧盟积极推进投资法院机制(ICS)及多边投资法院(MIC);中国、印度、巴西等新兴大国话语权提升意见不一。③中国尚未明确提出细化的中国方案,但对 ISDS 机制改革表示高度关切并持相对开放态度。④

(三)现行国际投资解决机制实践滞后

明显滞后于对调解的需求。ICSID 是处理 ISDS 争端最重要的机构,⑤提供仲裁、调解(conciliation)、⑥附加便利仲裁和附加便利调解四种方式。⑦相较于发展"如火如荼"、"毁誉参半"的仲裁机制,调解机制则基本处于"半休眠"状态。截至 2020 年 7 月 31 日 ICSID 登记的 791 起案件中仅有 13 起案件采用调解机制,仅占案件的 1.63%。⑧

---

① 由于 ISDS 机制脱胎于商事仲裁,仲裁庭任意扩展解释权、忽视东道国公共利益、裁决不一致等诸多失衡,引发了 ISDS 机制的"正当性危机"(legitimacy crisis)。参见:刘笋:《国际投资仲裁引发的若干危机及应对之策述评》,《法学研究》2008 年第 6 期;Susan D. Franck: "The Legitimacy Crisis in Investment Arbitration: Privatizing Public International Law through Inconsistent Decisions", *Fordham Law Review*, 2005, 73, pp.1582—1585, pp.1587—1611。

② USMCA 生效后,美加之间的投资争端不再适用 ISDS 机制;加墨之间的投资争端适用 CPTPP 中的 ISDS 机制;美墨之间的投资争端虽然依然适用 ISDS 机制,但其适用被严格压缩,对投资准入阶段、间接征收均不予适用,对于可以适用 ISDS 机制的事项也要求在提起仲裁前必须经过长达 30 个月的"等候期"。作为过渡性安排,加拿大允许在 USMCA 生效后三年内,对 NAFTA 存续期间的"遗留投资"(legacy investment)继续适用 ISDS 机制。

③ 澳大利亚在与新加坡(2003 年)、美国(2004 年)、马来西亚(2012 年)的 FTA 排除了 ISDS 机制,但在与韩国(2014 年)、中国(2015 年)的 FTA 中依然保留了 ISDS 机制。

④ 中国积极参与 UNCITRAL、ICSID 组织的对 ISDS 机制的改革磋商,同时在进行中的中欧 BIT 谈判中,中国也未拒绝欧盟提出的 ICS 机制。

⑤ 截至 2020 年 7 月 31 日,UNCTAD 统计的 1023 起 ISDS 仲裁案件中,ICSID 处理的仲裁案件有 758 起,占 74.10%。来源于 UNCTAD 网站,https://investmentpolicy.unctad.org/investment-dispute-settlement,登录时间:2021-07-31。

⑥ ICSID 中调解称为 conciliation,本文将调解统称为 mediation。

⑦ 其中附加便利仲裁和附加便利调解均适用于投资者母国或东道国中有一方不是《华盛顿公约》成员国的情况。

⑧ 11 起案件采取 ICSID 调解程序,2 起案件采取 ICSID 附加便利调解程序,https://icsid.worldbank.org/en/Pages/cases/AdvancedSearch.aspx,登录时间:2021-07-28。

表 4　ICSID 登记案件概况

序号	案　号	案件名称	行业	状态	登记日期	组庭日期	最后更新
1	CONC/82/1	SEDITEX v. Madagascar	纺织	组庭前和解	1982.12.55		1983.06.20
2	CONC/83/1	Tesoro v. Trinidad and Tobago	油气	终结	1983.08.26	1984.01.06	1985.11.27
3	CONC/94/1	SEDITEX v. Madagascar	纺织	终结	1994.06.13	1994.09.23	1996.07.19
4	CONC/03/1	TG v. Niger	油气	组庭前和解	2003.12.08		2005.04.08
5	CONC/05/1	Togo Electricité v. Togo	电力	终结	2005.05.20	2005.09.16	2006.04.06
6	CONC/07/1	SASEM 股东 v. Central Africa	农业	终结	2007.08.13	2008.02.04	2008.08.13
7	CONC/11/1	RSM v. Cameroon	油气	终结	2011.09.19	2012.02.17	2013.06.11
8	CONC(AF)/12/1	Hess v. Equatorial Guinea	油气	进行中①	2012.05.15		2017.10.05
9	CONC(AF)/12/2	Republic of Equatorial Guinea v. CMS et al	油气	终结	2012.06.29	2012.07.06	单一仲裁员
10	CONC/16/1	Xeonfon v. Albania	基建	进行中	2016.05.16	/	/
11	CONC/18/1	Société d'Energie et d'Eau du Gabon v. Gabon	水和电力服务	终结	2018.03.30	2018.04.30	2018.09.19
12	CONC/19/1	La Camerounaise des Eaux (CDE)	水服务	进行中	2019.05.24	2019.09.04	2020.07-09 视频会
13	CONC/20/1	Barrick v. Papua New Guinea	矿业	进行中	2020.07.22	/	/

① 2017 年 10 月 5 日协议推迟组庭，直到 2018 年 1 月 31 日。

从表 4 统计不难发现,ICSID 调解程序案件呈现如下特点:第一,被诉东道国基本是中小经济体量国家,个别国家甚至是最不发达国家,无论采取强法律化的仲裁程序还是弱强制性的调解程序,关键在于东道国履约意愿和能力。第二,13 起案件中有 9 起组成调解庭前和解或终结,和解成功率达到约 70%。如果考虑到最新 2 起案件尚在正常调解周期内,和解成功率似乎更高。大部分案件两年内得到和解,有 2 起案件在调解庭组成之前就已经和解,相较于仲裁程序动辄 3—4 年的时间及庞大的律师费用,调解机制在效率和效益上均有着显著优势。第三,13 起调解案件中有 1 起由东道国启动,这突破了仲裁程序下东道国只能被诉①或只能针对投资者诉请进行反诉的申诉权限制,有助于对可能失衡的投资者与东道国之间的不均衡关系进行再调整。第四,调解程序处理案件涉及行业广泛,且较多涉及资源开采、自来水服务、电力合同等与东道国治安权(police power)等关联度较高的领域,这些领域东道国的公权力与投资者的私权利对抗显著,传统上是 ISDS 争端的"重灾区"。在这些领域以调解方式予以解决体现了更强的务实性。

前述 BNL 案基本也符合东道国是小国、涉及重要行业等特点。特别是,在 BNL 启动 ICSID 调解程序的同时,BNL 另一股东加拿大巴理克黄金公司(Barrick Gold Corporation)的全资子公司巴理克澳大利亚公司(Barrick(PD) Australia Pty Limited, PD 公司)援引 1990 年澳大利亚—巴布亚新几内亚 BIT②申请 ICSID 仲裁。③对比不难发现,从巴理克(PD)公司采用 ICSID 仲裁程序,而合资企业 BNL 采用调解程序,应该受到紫金矿业的影响或者至少表现了双方对调解机制可行性的思考。

从和解达成结果看,现行 ICSID 调解实践表现还算过得去。但是绝

---

① 在现行 ISDS 仲裁机制中,东道国无法主动提起投资仲裁,仅能在外国投资者提起仲裁后提起反诉,因此投资者可以援引投资条约频繁启动针对东道国争端解决,而东道国却无法对可能的滥诉进行制衡。

② 1990 年澳大利亚—巴布亚新几内亚 BIT 第 14.2.b 条规定,如果巴布亚新几内亚和澳大利亚均为《ICSID 公约》成员国,可以按照《ICSID 公约》第 28 条或第 36 条启动仲裁程序或调解程序。签署 BIT 时,《ICSID 公约》对巴布亚新几内亚已经生效,1991 年 6 月 1 日《IC-SID 公约》对澳大利亚生效。因此 PD 公司有权选择申请 ICSID 仲裁或 ICSID 调解。

③ Barrick Gold Corporation(NYSE:Gold, TSX:ABX)2020 年 7 月 10 日发布公告,其全资子公司 PD 公司已经通知巴布亚新几内亚政府,根据 1990 年澳大利亚—巴布亚新几内亚 BIT 启动 ICSID 仲裁。https://www.italaw.com/sites/default/files/case-documents/italaw11687.pdf,登录时间:2021-07-31。

大多数投资者依然选择仲裁机制,原因主要有两点:第一,调解程序"类仲裁化",ICSID 调解机制的审查标准、调解员组成和指定要求与仲裁程序相差无几,这种"小仲裁式"的调解机制扼杀了调解原有的灵活便捷、节约成本优势。投资仲裁中第三方资助制度的完善使投资者有物质保障与东道国进行旷日持久的仲裁程序。第二,调解机制的弱强制性及结果的不确定性。由于调解中当事人主导性特征,调解机制是否有效运作、调解协议能否达成和双方作出让步极大依赖于双方是否诚信参与,加上调解协议如何要求跨国当事人进行承认与执行等一些内生障碍,以及可能将调解的弱强制性误读为"弱约束力"甚至"无约束力",又对调解机制的推广造成外部障碍。第三,调解考虑的因素并不完全是双方的权利、义务和责任,而是如何更好地解决争端,它不寻求任何一方利益最大化。一旦有一方寻求利益最大化,调解协议达成就可能比较渺茫。

(四)调解机制推广中存在制度障碍

上一部分已经对 ICSID 调解机制程序繁琐但是结果对投资者不是利益最大化导致 ICSID 的调解机制并不受青睐,调解机制未被广泛推广,与调解制度本身的"内生缺陷"有关。此外,调解协议的效力确认与执行也构成重要障碍。以中国为例,中国国内法调解类型繁多,效力差异显著。[①]本文探讨的调解属于诉讼外调解,无法通过诉讼和仲裁直接获得法律效力,自然就面临调解协议的法律确认。国内法仅仅规定"当事人应当履行调解协议",但不能直接申请法院强制执行。即便是 2009 年进行修改之后,产生强制执行力的是司法确认书,而不是调解协议本身。调解协议在获得司法确认之前,仅具有一般的合同效力,不足以保障调解协议的公信力。

将于 2020 年 9 月 12 日生效的《公约》可能给国际调解发展带来根本

---

① 按照机构不同可以分为社会调解(包括行业调解、商事调解)、人民调解、法院调解、仲裁调解、公证调解、行政调解等,按照法律效力不同,又可以分成诉讼调解、诉讼外调解、仲裁调解、仲裁外调解等。诉讼调解也称为法院调解,指在民事诉讼过程中由法院主持的调解,法院主持的诉讼调解,是法院行使国家审判权的一种方式。调解达成协议,一般情况下由法院根据调解协议制作调解书,生效的调解书与生效判决书具有同等的法律效力。诉讼外调解,包含社会调解(含行业调解、商事调解等)、人民调解、行政调解、仲裁调解、公证调解、诉讼外调解,调解人进行的调解并非行使国家审判权的一种方式,其所达成的调解协议,除了仲裁调解外的诉讼外调解所达成的调解协议不具有法律效力,不利于发挥非诉讼调解在解决民事纠纷中的功能。

变化。根据《公约》达成的调解协议拥有跨国执行的强制效力,具有等同于判决或裁决的既判力法律文书。如果能够全面得到落实,硬化后的调解机制可以大大提升调解协议效力,实现便利与效果的双向追求。但是《公约》能否发挥其预期价值还有待实践检验,主要包括:第一,《公约》影响力不够。仅有5个成员国批准,①除了新加坡在国际调解实践方面有重要影响力外,其他批准国影响力有限,能否吸引更多有影响力的国家参与并批准将决定《公约》未来走向。第二,《公约》在某些方面过于理想化。与1958年《纽约公约》中有明确仲裁的做法不同,《公约》并没有规定调解地的概念,经调解程序达成的调解协议即便由调解员或当事人在不符合其本国或执行地国某些法律规定情况下作出,理论上也不影响调解协议的效力,要求生效但不合法的调解协议在缔约国被执行,容易引起被执行国的反对。第三,《公约》与中国对外缔结的BIT对接性不够。从表3梳理的中国BIT争端解决条款看,契合度不够。是否有第三方参与是区分协商与调解的关键因素,"友好协商解决"无法涵盖调解,要将"友好解决"扩展到调解也很牵强。第四,调解协议的履行对国际环境有强依赖性。调解协议是否能够真正履行不仅受调解协议达成时的国际环境影响,同时也会受到调解协议执行时的国际环境影响,对动态国际环境的强依赖性可能加剧执行中的不确定性。第五,成功的调解意味着没有明显的胜诉者和败诉者,调解考虑的因素并不完全是双方的法律权利、义务和责任,而是如何更好地解决争端,可能将政治、经济、文化等多重因素纳入考察范围,调解协议中可能涉及金钱给付义务也可能涉及非金钱给付义务?这些非金钱给付义务如何量化?除当事方意见一致外,是否可能确认这些非金钱给付义务已经实现?

要创建新型"一带一路"争端调解机制,必须根据中国需求,在调解机制创新中采纳更多中国因素并将其有机融合,本文建议从纵向引领、横向拓展和动态发展三方面进行系统安排。

---

① 目前仅有新加坡、斐济、卡塔尔、沙特阿拉伯、白俄罗斯5国批准或核准《公约》,按照《公约》第14.1条规定,《公约》应于第三份批准书、接受书、核准书或者加入书交存后6个月生效,第三份批准书是2020年3月12日由卡塔尔提交。来源于联合国网站,https://uncitral.un.org/zh/texts/mediation/conventions/international_settlement_agreements/status,登录时间:2021-08-01。

三、纵向引领：调解机制的理念创新

美国法理学家富勒曾说："法治的目的之一在于以和平的非暴力的方式来解决争端"，相较于诉讼、仲裁、公证等其他涉第三方争端解决方式，调解无意是合意最多、强制最少的争端解决方式。中国创设的"一带一路"争端调解机制不是现有调解机制的移植、变种或排列组合，而应该是中国传统调解的当代化、《公约》项下调解机制的中国化，更是中国引领新型调解机制国际化的和谐发展。中国因素在调解机制的理念创新中具体表现为：

（一）"一带一路"合作模式与调解机制的融合

中国主张文明的多样性，各种文明和谐共生，交流互鉴，共同促进人类文明的和谐发展，尊重各国自主选择的发展道路。①"一带一路"倡议超越了传统的"中心—边缘"的治理模式，采取以中国为发起方的"1＋N 召集人模式"，根据双方的意愿不断调整合作方式，最终形成多边平面化合作网络。中国以整体性思维看待国际投资，尊重多元主体利益，以人类命运共同体为指导理念，将中国利益与他国利益平衡与共赢注入合作机制，建立在高度互信和政策驱动基础上的"一带一路"合作模式与调解机制兼收并蓄、和而不同、寻求各方的最大公约数而不是零和博弈的理念内在统一。②

尽管调解并没有统一的定义，但是无论是"由中立、公正的第三人协助当事方通过谈判的方式解决纠纷的争议解决模式"③，还是"调解当事人在一个（或多个）中立者的协助下，找到所发生纠纷的争议点，并在自愿的前提下达成解决方案的过程"；④抑或"是指在第三人的主持下，通过斡旋、协商、劝说、教育等手段，促使纠纷当事人之间达成基于自主意志的协议，

---

① 尚伟：《总体国家安全观》，人民日报出版社 2020 年版，第 146 页。

② 曾向红：《"一带一路"的地缘政治想象与地区合作》，《世界经济与政治》2016 年第 1 期。

③ Christopher Moore, *The Mediation Process：Practical Strategies for Resolving Conflict*, San Francisco：Jossey-Bass, 2003, p.16.

④ J. Folberg and A. Taylor, *Mediation：A Comprehensive Guide to Resolving Conflicts without Litigation*, San Francisco：Josssey-Bass, 1984, p.7.

以消除争议的一种法律制度"①,都涵盖了调解具有介入性(第三方参与)、自愿性(当事人主导性)和契约性(调解程序的发起及最终协议的达成,本质上源自当事人之间的契约或合意)的特性。其中当事人主导性(自治性)是调解的核心特征。《公约》虽然没有直接使用诸如"自愿、自主"的措辞,但在第2.3条明确调解员无权对争议当事人强加解决办法,而应由当事人设法友好解决。调解机制的优势主要表现为:第一,调解机制的非对抗性、当事人意思自治等特点,有利于消减当事人之间的对立,从关注具体争端的是非曲直的"向后看"转向维持甚至改善整体投资关系的"向前看",这与一带一路合作模式立足的高度互信基础密切相关。第二,调解机制不必拘泥于高度程序化的要求,有助于达到争端解决成本效益最大化,这一点对于中小投资者和中小规模国家经济体而言价值尤为突出。第三,调解机制的当事人主导型使其具有高度灵活性,法律、道德、人情、习惯等都可能成为重要社会规范,甚至可能将法律判断中的"法理情"转化为"情理法",这种务实性的安排可以更加合理、合情地解决纠纷。第四,仲裁等强法律化的方式本来应作为"最终途径",现在被当作单一选择,似乎有本末倒置之嫌。尤其是,被誉为"东方瑰宝"的调解机制的理念和价值似乎更多被域外文明所接受,成为西方话语体系主导下的一个难得的东方元素和中国印记②,而在中国反而被误读为一种与法治"背道而驰"的落后理念,更多被主动性"摒弃"。

(二)中国主导的新型国际法理念在调解机制中的体现

针对国际社会的新变化,近年来中国提出了人类命运共同体、共商共建共享的新型国际法理念。现行国际法以"共存法"(law of co-existence)为基础,"互"是现行国际法原则的基础,以和平共处五项基本原则为例,首先强调的是"互相尊重主权和领土完整"、"互不侵犯"、"互不干涉",在此基础上再强调"平等互利"、"和平共处",实际就是国家为了更好交往和相处,约束自身相关行为,如果某些国家和非国家行为体违反相关国际法义务,则应依据追责机制进行限制及惩罚。中国提出的人类命运共同体等新型

① 廖永安主编:《中国调解学教程》,湘潭大学出版社2016年版,第24页。
② 王国征等:《调解协议司法确认程序研究》,中国人民大学出版社2019年版,总序第1页。

国际法理念将"互"上升到"共"的层次,在不否定国家主权的前提下,并不拘泥于责任的追责形式。习近平主席在不同场合阐释人类命运共同体思想时,多次强调"人类已经成为你中有我、我中有你"的命运共同体,利益高度融合,彼此相互依存,每个国家都有发展权利,同时都应该在更加广阔的层面考虑自身利益,不能以损害其他国家利益为代价,中国必须有超越自我中心的"软实力"诉求,着眼于世界领导型国家的新身份,着眼于解决21世纪国际社会面临的共同问题的人类的共同关切。①这种理念指导下的调解机制构建必然是寻求争端各方最大公约数,谋求共赢和长期发展的目标。

（三）和文化在调解机制中的实现

从成本效益理论看,无论以何种方式解决争端,当事人都希望在解决纠纷的效率和花费成本之间寻求最佳平衡点。缺乏灵活性又事无巨细的争端解决制度带来效率低下问题会影响个案中实质公平与正义的实现。尽管从微观看,某些投资仲裁案裁决东道国向投资者支付巨额乃至"天价"赔偿,表面上似乎达到了投资者利益最大化。譬如 PCA 在尤科斯案中裁决俄罗斯对尤科斯三个股东赔付总额超过 500 亿美元的赔偿金,然而裁决作出后俄罗斯政府向仲裁地荷兰海牙地区法院起诉要求撤销裁决获得支持,之后尤科斯案申请人不满判决又上诉,直至 2020 年 2 月 18 日荷兰上诉法院驳回俄罗斯政府诉求才算基本尘埃落定,但是俄罗斯政府将来是否会履行裁决显然存在极大的不确定性。②从投资者角度看,看似在调解协议中作出了一定让步甚至是重要让步,但是结合花费时间、成本和未来得到执行的可能性等多重因素,调解成功往往比通过仲裁解决得到的收益大得多。有别于诉讼和仲裁,调解并不是简单地判断黑白,在这一程序中没有明确的胜诉者或败诉者,节约了大量时间和程序去审查哪一方、哪一个行为在法律上是对的,哪一方、哪一个行为在法律上是错的。从某

---

① 王一桅:《"一带一路"的国际话语权探析》,《探索》2016 年第 2 期,第 47 页。

② Yukos Universal Limited(Isle of Man) v. The Russian Federation, UNCITRAL, PCA Case No.2005-04/AA227,此案直到 2020 年 2 月 18 日荷兰上诉法院作出判决,驳回上诉人俄罗斯政府的诉求,此判决立即生效。来源于 Italaw 网站,https://www.italaw.com/sites/default/files/case-documents/italaw11337.pdf,登录时间:2021-07-31。

种角度看,用繁琐细密的法律程序对争端进行彻底分析后解决争议,需要花费大量的时间和精力,然而除非存在特殊情况或者特殊经济要素,这种就具体事项花费大量时间和精力的做法是不值得的。通常意义上,成功的调解意味着最大程度的满足。

四、横向拓展:调解的具体制度塑造

调解机制中的中国因素构建不仅要在理念上有革新,更要在具体机制上进行塑造。调解机制要获得广泛接受,必须解决可信性、便捷性和专业性三角关系最优化。

(一)以示范性调解机制为前置程序

中国近年来积极推进中国主导的"一带一路"国际商事争端解决中心建设,①希望构建"一站式"(one-stop)国际商事纠纷解决平台,其中涵盖了调解、诉讼、仲裁等方式,也在宏观上考虑不同争端解决方式之间的衔接和互动,但是其对不同争端解决方式之间关系究竟是先后关系、并列关系、主次关系还是补充关系并未明确。客观讲,如果仅仅是构建一种集合式的枢纽(hub),让争端各方自主选择的"超市式"平台显然难以发挥聚合效应,也难以与新加坡国际调解中心(Singapore International Mediation Centre)、香港和解中心(Hong Kong Mediation Centre)等比较成熟调解机构进行竞争,更不可能强化中国主导调解机制的话语权。如果说在国际商事调解机制中采用"超市式"多元争端解决方式而不作前置程序设计具有尊重当事人意思自治的内在考虑,但是对投资争端的多元化争端解决

---

① 譬如 2018 年 6 月 27 日中共中央办公厅、国务院办公厅印发《关于建立"一带一路"国际商事争端解决机制和机构的意见》规定坚持纠纷解决方式多元化原则,充分考虑"一带一路"建设参与主体的多样性、纠纷类型的复杂性以及各国立法、司法、法治文化的差异性,积极培育并完善诉讼、仲裁、调解有机衔接的争端解决服务保障机制,切实满足中外当事人多元化纠纷解决需求。12 月 5 日,最高人民法院组织召开国际商事纠纷多元化解决机制座谈会,发布并施行《最高人民法院办公厅关于确定首批纳入"一站式"国际商事纠纷多元化解决机制的国际商事仲裁及调解机构的通知》《最高人民法院国际商事法庭程序规则(试行)》《最高人民法院国际商事专家委员会工作规则(试行)》三项规范性文件。

机制则更应关注争端解决方式的体系化构建。相较于诉讼和仲裁等方式，融入了整体性思维，融合了人类命运共同体、三共原则等理念的调解机制应该成为当下国际投资规则出现撕裂背景下的首选规则。长期以来调解被批评缺乏法律性和正式性，明显忽视了调解机制的真正价值，也对调解机制本身内涵和特点存在误读。调解制度以当事人自治为基础，但是不排除其可以融入必要的强制要素，①融入强制要素并不当然侵蚀当事人自治原则，只有迫使各方完成调解程序、强迫接受某一调解才是有害的。②构建示范性调解机制是对调解自愿原则的渗透，是调解自愿原则在国际投资争端解决领域进行适用的必要变通，其根本目的在于促进调解程序的启动、提高调解程序的运行效率，从而促进争端的及时解决。主要内容包括：

1. 将强制调解作为前置条件

UNCTAD 对现行 2576 项 IIAs 的统计显示，其中有 626 项 IIAs 中含自愿调解要求，没有 IIAs 中含强制调解要求。③在很多案件中，自愿调解要求被用于满足"冷却期"（cooling-off period）的时限要求，没有真正发挥调解作用。UNCTAD 对东道国进行针对强制调解的观点调研显示，30% 的东道国认为强制调解"非常有利于"（strongly favoring）达成调解；34% 的东道国认为"一定程度上有利于"（somewhat favoring）。④当前传统全球化模式面临重构，国家主权强势回归，从务实性角度出发，投资者应客观考虑东道国政府的履约意愿和能力，本文建议将自愿调解上升为强制调解，通过规则上的适度强化促使当事人尽快达成一致。

2. 示范性调解机制的具体安排

为了平衡强制调解可能带来对当事人调解自愿原则的渗透以及可能

---

① 肖建国、黄忠顺：《诉前强制调解论纲》，《法学论坛》2010 年第 6 期，第 38 页。

② 王寰：《投资者——国家争端解决中的调解：现状、价值及制度构建》，《江西社会科学》2019 年第 11 期，第 177 页。

③ 其余 IIAs 中，1813 项 IIAs 没有包含调解要求，2 项 IIAs 包含不确定的调解要求。参见：http://investmentpolicy.unctad.org/international-investment-agreements/iia-mapping #section-103，登录时间 2021-08-05。

④ Catherine Kessedjian, Anne van Aakens, et al., "Mediation in Future Investor-State Dispute Settlement", Academic Forum on ISDS Concept Paper, 5 March 2020, p.11.

引致的成本增加①等不利影响,建议制定示范性调解机制,具体包括:第一,较短的强制调解时限要求,相较于现行多为 6 个月甚至更长的自愿调解时限,为促成调解协议的尽快达成,建议设置 3 个月左右的强制调解时限,在早期阶段,当事方对案件中的具体细节尚未充分调查和论证的情况下,整个调解协议的达成相对容易,也更符合成本效益最大化的理性经济人标准。第二,提高对调解员调解能力和沟通水平的"软规则要求"。相较于仲裁员对案件拥有完全的自由裁量权,调解员的最大价值是在保持中立的前提下促进当事人尽快达成和解,对调解员的调解能力和沟通技巧对调解协议能否达成有着举足轻重的影响,而以往实践中大多参照仲裁员标准设置对调解员要求,显然无法满足调解需求,未来设定调解员要求,在满足专业知识、中立性等要求之外,还要强化对调解能力的要求。第三,适度的透明度要求,相较于仲裁程度对第三方的私密性,调解中除了当事人的完全参与外,也应允许东道国的其他相关利益方如当地社会团体的适度参与,从而保证调解协议能兼顾多方利益实现多赢,也最大限度降低未来东道国履约中可能的阻力。

(二)调解与仲裁的衔接

由于调解本身的弱约束性,因此实践中完全可能出现经过一段时间调解却失败的可能,对于这类调解失败的案件,应尽快转入强约束性法律程序,为了不浪费在调解程序中的时间和资源,应将在调解中达成的程序或者信息转移到仲裁中,以节约解决争端的时间和资源。这里之所以探讨调解与仲裁的衔接,根本原因在于两种解决方式均以当事人之间达成某种契约为前提,存在内在共通性,与可能受到管辖权、法官选择、规则适用等种种限制的诉讼有着本质区别。调解与仲裁在中国有结合的传统,1994 年《仲裁法》首次以基本法律的形式规定"仲裁与调解相结合"的纠纷解决机制,具体表现为:第一,《仲裁法》作出的"调解书与裁决书具有同等法律效力"的规定,为调解与仲裁的衔接打下坚实基础;第二,《仲裁法》规定的自愿调解原则,有利于将仲裁和调解相结合导入正确的方向;第三,

---

① 针对投资者进行的强制调解意见调研显示,54%的投资者认为强制调解增加成本,29%的投资者认为强制调解减少成本。

《仲裁法》是以法律的形式对中国仲裁机构首创的仲裁与调解相结合实践的确认,使这一做法不再处于法律的真空,从而确定了它的法律权威。在某些特殊行业规定中,对诉讼外调解协议得到仲裁程序保障进行明确规定。譬如深圳证券期货业纠纷调解中心①发布的《调解规则》第17条(调解与仲裁相结合)规定,"当事人达成调解协议的,为了使调解协议内容具有强制执行效力,任何一方当事人均有权依据仲裁协议中的仲裁条款,申请深圳国际仲裁员按照调解协议的内容依法作出仲裁裁决。当事人之间不能达成调解协议的,任何一方当事人均有权依据仲裁协议将争议提交深圳国际仲裁院仲裁"。深圳证券期货业纠纷调解中心创建了"专业调解+商业仲裁+行业自律+行政监管""四位一体"的资本市场纠纷解决机制,创设了证券调解中心与专业仲裁机构、证券监管机构及行业自律组织等互相协作的新范式。

调解与仲裁的衔接在程序上应进行分阶段安排:首先,争端发生后当事人之间应进行调解,尽量在调解阶段达成和解,在仲裁开始前,双方先进行调解,尽量使争端在仲裁还没开始的阶段就得到解决。如果在调解中,当事人仅就一部分争议达成和解,则可就该部分制作调解协议,将未解决的部分争端转入仲裁。若双方均明确表示拒绝调解或在调解期限届满后仍无法达成调解协议,则直接转入仲裁程序。在仲裁过程中,如果双方均表示愿意调解,也可在仲裁过程中启动调解程序,先中止仲裁,进行调解,如果调解失败再恢复仲裁,如果仲裁中调解达成协议则程序终止。如果仲裁中调解再次失败,只能由仲裁庭作出仲裁裁决来解决争端,以此防止某一方随意地、反复地在调解与仲裁中切换,造成无意义的拖延,增加时间和成本。在前面提及的"前置调解—仲裁—仲裁内调解—仲裁"的模式下,前三个阶段只要当事方达成协议,程序就可以终结。为了达到调解与仲裁衔接相衔接,制度上最重要的就是调解人员与仲裁人员的衔接,相较于让仲裁员同时担任调解员,或者让调解员同时担任仲裁员,或者采

---

① 深圳证券期货业纠纷调解中心是中国内地资本市场第一个紧密结合调解与仲裁功能的纠纷解决机构,由中国证券监督管理委员会深圳监管局和深圳国际仲裁院共同推动,由深圳国际仲裁院和深圳市证券业协会、深圳市期货同业协会和深圳市投资基金同业公会共同设立,是经深圳市事业单位登记管理局批准登记成立的公益性事业单位法人。

用联合调解的模式,本文建议采用"影子仲裁"模式,即仲裁员和调解员都在同一个团队中,一旦仲裁和调解之间互相转换,团队中就进行工作的交接或者信息的分享,达到时间成本最小化。

(三)调解协议的效力与司法确认

调解机制的非强制性并不代表调解协议的非约束性。①当事方在自愿基础上达成调解协议之后,此种调解协议应该具有相应的效力,这既是调解诚信的基本要求,也是调解机制经受实践检验和接受的前提。美国学者亨利·布朗(Henry Brown)对此有一段经典的论述,认为调解(可能)结果能够约束当事人双方的唯一条件就是具有相应的约束力。②2012年《民事诉讼法》在实践的基础上,在特别程序一章中规定了"确认调解协议案件"一节,其中第194条规定,申请司法确认调解协议,由双方当事人依照人民调解法等法律,自调解协议生效之日起三十日内,共同向调解组织所在地基层人民法院提出。调解协议司法确认机制的确立,实现了非诉调解与司法程序之间的有效衔接,激活了非诉调解的生机和活力,促进了多元纠纷解决机制的不断完善。③

中国新近成立的"一带一路"国际商事调解中心的运行规则中,在针对服务对象的"常见问题"问答中,明确写到"调解协议应具有最基本的合同效力","如调解协议书未经司法确认,一方当事人可以提起新的诉讼"。在《公约》生效之前,不援引仲裁或诉讼途径保障执行的调解协议被认定为是一般合同,由私法管辖,但依然可以通过其他争端解决途径对其进行挑战。将调解协议定位为一般意定合同似乎存在"贬低调解协议"之嫌,然而《公约》突破了传统对于调解协议合同性质的局限,《公约》项下有效的调解协议自身拥有跨国执行的强制效力,实质效力等同于判决和裁决。不仅如此,一旦达成调解协议就"一事不再理",不得再援引其他争端解决方式,似乎又有矫枉过正的可能,调解协议效力的过度强化也可能减损调解

---

① 王钢:《国际商事调解规则研究》,中国社会科学出版社2019年版,第187页。

② 同上书,第186页。

③ 王国征等:《调解协议司法确认程序研究》,中国人民大学出版社2019年版,第3—4页。

本来的灵活性和当事人自治的关键特征。①

　　本文建议对调解协议赋予基本的约束力和间接的强制执行力。这里所称的基本约束力,指将调解协议应当视作当事人之间的一种特殊合同,具有高于一般合同的效力;而间接的强制力是指一旦调解协议在诉讼中得到确认,就可以申请法院强制执行。特别需要强调的是,为防止司法确认中对调解协议的过度干预,建议参考《合同法》和《人民调解法》等司法解释的标准,②以"负面清单方式"将不确认效力情形进行列举,除非发生(1)当事人在调解中受到胁迫;(2)当事人在调解中发生重大误解;(3)调解中存在欺诈、虚假的意思表示;(4)调解的结果"显失公平";(5)调解结束后出现重大"情势变更"等情况下,否则司法确认中仅进行形式审查,从而保障调解协议基本具有"准强制力"和公信力。中国虽然已经签署《公约》,但是国际调解协议要在中国国内法中得到落实可能涉及法律体系的调整,短期内实现可能性不大,因此这里不再展开研究。

―――――――――――

　　① 《公约》第 3 条规定"如果就一方当事人生成已由调解协议解决的事项发生争议,公约当事方应允许该当事人按照本国程序规则并根据本公约规定的条件援用调解协议,以证明该事项已经得到解决"。

　　② 2009 年 7 月 24 日,最高人民法院发布《关于建立健全诉讼与非诉讼相衔接的矛盾纠纷解决机制的若干意见》(法发〔2009〕45 号,简称 2009 年《诉讼与非诉讼衔接意见》),将调解协议的司法确认作为非诉讼纠纷解决方式与诉讼衔接的 8 种方式之一,对定西中院探索、提出、试点和推行的人民调解协议诉前司法确认机制的核心内容和主要经验做法予以采纳。《意见》第 24 条规定有下列情形之一的,人民法院不予确认调解协议效力:(一)违反法律、行政法规强制性规定的;(二)侵害国家利益、社会公共利益的;(三)侵害案外人合法权益的;(四)涉及是否追究当事人刑事责任的;(五)内容不明确,无法确认和执行的;(六)调解组织、调解员强迫调解或者有其他严重违反职业道德准则的行为的;(七)其他情形不应当确认的。当事人在违背真实意思的情况下签订调解协议,或者调解组织、调解员与案件有利害关系、调解显失公正的,人民法院对调解协议效力不予确认,但当事人明知存在上述情形,仍坚持申请确认的除外。2011 年《人民调解协议司法确认解释》确立了书面审查与庭审相结合的审查原则,人民法院受理司法确认申请后,应当指定 1 名审判人员对调解协议进行审查,如果审判人员认为书面审查不能作出决定,可以通知双方当事人同时到场,当面询问当事人。当事人无正当理由未按时补充或者拒不接受询问的,人民法院不能直接作出不予确认的决定,当事人这种不配合的状态,表明当事人不具有申请司法确认的真实意愿,人民法院可以按撤回司法确认申请处理。就不予确认的情形看,2011 年《人民调解协议司法确认解释》比 2009 年《意见》第 24 条减少 3 种情况,"涉及是否追求当事人刑事责任的"、"调解组织、调解员强迫调解或者有其他严重违反职业道德准则的行为的"以及"当事人在违背真实意思情况下签订调解协议,或者调解组织、调解员与案件有利害关系、调解显失公正的",增加了"损害社会公序良俗的"。

（四）调解与其他法律保障机制的衔接

相较于诉讼、仲裁等方式，成本效益最优化可能是调解机制另一核心价值之一。落实这一点也需要其他配套机制的衔接。譬如，2004年《民事调解司法解释》第10条规定："人民法院对于调解协议约定一方不履行协议应当承担民事责任的，应予准许。调解协议约定一方不履行协议，另一方可以请求人民法院对案件作出裁判的条款，人民法院不予准许"。这一条中规定了两种激励机制，一是当事人可以在调解协议中约定一方不履行调解协议时应承担的额外民事责任，这种额外的民事责任一经法院确认，也可以强制执行；二是当事人可以为履行调解协议设定担保，一旦不履行调解协议的情况产生，另一方可以向人民法院申请执行担保人的财产或者担保物，以保证他的债权得到及时的实现，这种调解协议中约定履行责任实际就是对当事人调解反悔权的限制，也有助于提升调解协议的稳定性和可预期性。此类督促条款和担保履行条款可以通过"正向激励＋反向惩罚"的方法激励当事人及时履行调解协议。

五、动态演进：中国方案的推广研究

"一带一路"投资合作中涉及区域贸易协定，纳入了多种差异化的争端解决机制，中国主导的调解机制要得到最大多数主体认同，必须考虑到各国差异和不同需求。在中国方案的推广中，必须考虑与他国制度良性竞争和耦合创新，保持其灵活性同时还要保证其相对稳定性，以保证中国因素在复制和推广中得到有效承继和发展，从而在保证较高灵活性与相对稳定性之间的动态平衡。具体措施包括：

（一）建立以调解为中心的多元化争端解决中心

"一带一路"涉及国家众多，争端数量庞杂，建立一个主导型的争端解决中心，能够提高争端解决的效率，有助于促进区域经济共同发展。中国建立的"一带一路"国际商事争端解决中心就是这方面的重要实践，美中不足的是，中国对于该中心提供的调解、诉讼、仲裁等多种解决方式是主次关系、并列关系还是递进关系并没有明确，未来以中心为组织基础，打造以调解为主导、仲裁为补充、诉讼为保障和补缺的和谐、稳定、自洽型的多元化争端解决中心。相较于仲裁程序,调解程序要适度灵活,避免将调解事实上作为类仲裁来处理,损害调解制度的特殊价值。

（二）针对实践效果的第三方评估和同行评议制度

中国引导的调解制度是否在实践中取得了良好的效果,不能单纯依托中心或者政府主导的评估制度,中心和政府更多会从制度提供方视角考虑,对当事方的实际使用便利和实际关系关注度可能不够,建议引入第三方评估和同行评议制度从而对实践效果进行双向评估。

（三）与 ICSID、PCA 之间的合作和良性竞争

有别于传统 ISDS 机制本质上以"实力决定收益"为原则,中国推进的国际投资争端调解机制是在整体性思维指导下,对投资争端解决机制进行的创新,不会加剧 ISDS 机制进一步"碎片化"。中国创新的投资调解机制作为一种后发机制,是在吸收原有制度优点、摒弃缺点基础上的发展和提高,在发展和推广过程中要尽量减少与现行接受程度较高的争端解决机制不必要的摩擦,如可能应通过合作交流寻求与现行制度的良性竞争与互利共赢发展。

（四）主动植入与竞争推广相结合

中国主导的调解机制应以"主动植入＋竞争选择"方式予以推广。一方面中国可以植入亚洲基础设施投资银行和丝路基金的基础设施合同,通过投资合同条款对未来潜在争端解决方式进行预先安排;另一方面"一带一路"规则构建中,可以在双边、多边、区域经贸协定谈判中将调解机制进行制度化构建,譬如为了加速达成 RCEP,十五个谈判国将 ISDS 机制排除在外,这显然是一种非常态的方式。RCEP 达成后,ISDS 机制谈判依然是不可能回避的问题,在 RCEP 未来谈判中应考虑纳入主导型调解机制的可能性。除了这种主动性植入外,还需要通过实践检验调解机制的实际效果,调解机制运用的积极实践效果会带动其他投资者和国家择优选择调解机制,从竞争推广角度推动调解机制的进一步发展。

六、结　　语

世界正面临百年未有之大变局,全球经贸规则进入大变革、大调整

期。新冠疫情影响下各国制度的差异被放大,更可能加剧现行国际机制分裂和质变,甚至可能走向乱局。中国在坚持和维持现行国际治理机制整体稳定的前提下适时适度进行完善与改革。我们清楚地认识到,中国基本还处于从世界大国向世界强国演进的道路上,尚未具备引领国际社会整体格局的能力。①针对"一带一路"合作中的投资争端调解机制是提炼后的中国调解经验的国际化和当代化,如何平衡投资保护与投资安全、如何结合现实需求和未来需求,如何兼顾中国利益与他国利益,不仅有助于解决现实的争端解决需求,同时也有助于中国引领的大国法治的方法论取向。这种以区域为中心的中国法研究方式,可以为我们提供更为全面的中国途径,提供崭新的智识想象,可以使我们正视中国不同区域的差异,可以通过构建中国主导的国际投资调解机制为新一代国际经贸协定中的中国话语权构建积累更为精细而周全的现实资料。

---

① 国家在国际制度中身份有所不同,所承担的责任和发挥的作用也有着明显的差别。一般而言,全球治理的国际制度参与者按其地位与作用的不同,可能具有跟随者、支撑者和引领者。随着身份、实力、意图、责任和作用的变化,三者之间的身份可以发生转换。

水外交与国际水法的
内在机理、理论构建与当代实践
——以湄公河"上下游困局"为例*

张　励**

【内容提要】　上下游关系是水资源争端的重要议题,甚至被认为是诸多水冲突的"原罪"。本文认为在以"限制领土主权"流派的水权为前提下,将"国际水法因素"纳入水外交理论和实践体系,能更为公平、合理、有效地解决"上下游困局"。为此,在对水外交和国际水法的源流发展与内在机理分析的基础上,重点探析新型水外交理论的法律因素升级与理论体系构建,并以湄公河流域的"上下游困局"为例探讨中国水外交因应之道。

【关键词】　水外交理论;国际水法;湄公河;"上下游困局";中国水外交

【Abstract】　The relationship between upstream and downstream countries is an important issue in water disputes, and is even considered the "original sin" of many water conflicts. This article believes that under the premise of water rights of limited territorial sovereignty, incorporating international water law factors into the water diplomacy theory and practice system can solve the upstream and downstream dilemma more fairly, reasonably and effectively. Therefore, based on the analysis of the origin, development and internal mechanism of water diplomacy and international water law, this article focuses on the analysis of the legal factor upgrade and theoretical system construction of the new water diplomacy theory, and how China uses the new water diplomacy to deal with the upstream and downstream dillema in the Mekong River Basin.

【Key Words】　Water Diplomacy Theory, International Water Law, Mekong River, Upstream and Downstream Dilemma, China's Water Diplomacy

*　本文系国家社科基金青年项目"澜湄国家命运共同体构建视阈下的水冲突新态势与中国方略研究"(项目编号:18CGJ016)、中国博士后科学基金第12批特别资助项目"中国水外交的历史演进、理论构建与当代实践研究"(项目编号:2019T120289)、中国博士后科学基金第65批面上资助项目"国际社会对澜湄合作机制的意图认知与中国经略之策研究"(项目编号:2019M651392)、云南省哲学社会科学研究基地项目"澜湄合作机制下联合护航的升级发展路径与云南作用研究"(项目编号:JD2017YB08)的阶段性成果。本文受第一届上海市"超级博士后"激励计划资助。

**　张励,复旦大学"一带一路"及全球治理研究院助理研究员,上海高校智库复旦大学宗教与中国国家安全研究中心研究员。

"对手、竞争者"的英文"Rival"一词源自拉丁文 Rivalis，意为"使用同一河流的人"。水资源一直被人类视为重要的生存与发展资源，更成为由河流近邻演变为竞争对手的重要缘由。而相对于河流两岸的邻国用水关系而言，位于河流上下的邻国更易形成相互敌对乃至公开冲突的紧张关系。近几十年来，随着国际秩序与国家利益的调整与变化，水资源更是超越自然属性，更多地被赋予政治意味，并被视为国家间博弈的重要砝码。

水外交与国际水法作为解决国家间水资源争端的新兴路径与传统方案都亟需解决国家间水资源冲突，尤其是流域国家间的"上下游困局"。目前而言，水外交相较国际水法被视为带有更多的"主观性与利己性"色彩，而国际水法相较水外交则存在"参与度低与见效慢"等局限。但面对全球水资源使用开发力度日益加剧，以及水作为国际关系博弈的重要性迅速抬升等严峻形势，水外交是目前至未来较长一段时间内更易取得成效的"最优选择"。因此，厘清水外交与国际水法之间的内在机理关系，并从国际水法中提炼有益成分对水外交理论进行升级，使之超越水外交利益并辐射全流域利益是当务之急。这无论对于新兴的水外交理论的创新发展，还是全球国家间水资源冲突的解决，尤其是对中国在澜沧江—湄公河①水资源议题上处理与湄公河国家（缅甸、老挝、泰国、柬埔寨、越南）的"上下游困局"都将有重要的学理与现实意义。

一、水外交与国际水法的源流发展和内在机理

随着河流从航行使用转变为非航行使用为主，以及水资源在自然属性外被赋予更多的政治经济属性的变化趋势下，国家与政府间组织开始寻求除传统的国际水法外的新型水合作与水冲突管控的方式——水外交。本部分在对水外交与国际水法的源流发展作简要梳理的基础上，重点就水外交与国际水法的内在机理进行比较，并指出水外交是目前直至未来较长一段时间内解决水资源争端的"最优选择"。同时，水外交也需吸

---

①　中国境内部分称为澜沧江，一般表述为"澜沧江—湄公河"，为简约起见，下文统一写为湄公河。

收部分国际水法因素，使其更为公平、合理、有效。

（一）水外交的源流发展

水外交是解决水资源冲突和突破水资源合作困局的新型方式。水外交由最初聚焦于水外交实践议题研究，逐渐转变为理论与实证并举，研究与实践共进。国内外学术界不仅通过论著、报告等进行纸质平面形式研究，还采用学术交流、培训等立体形式。与此同时，联合国以及各国开始将水外交理论与实证研究的成果应用于具体的水外交事务的处理过程中。

水外交的发展可划分为三个阶段。

第一，1980 年之前的水外交铺垫期。在此阶段，国内外学界运用历史学、地理学、人类学等学科视角来分析水资源管理、水资源冲突、水战争等议题，并主要对某地区造成水问题的原因进行分析，以提供对应的策略。这为之后的水外交研究发展奠定良好的基础。在此阶段的相关研究有雷米·纳多（Remi Nadeau）的《水战争》[1]，阿尔伯特·莱帕斯基（Albert Lepawsky）的《国际河流发展》[2]，丹尼尔·奥格登（Daniel M. Ogden）的《未来流域发展的政治和管理战略：国家视角》[3]，尤金·罗伯特·布莱克（Eugene Robert Black）的《湄公河：东南亚和平发展中的挑战》[4]，贾斯珀·英格索尔（Jasper Ingersoll）的《湄公河流域发展：新环境下的人类学》[5]，王庆的《湄公河及其三角洲》，[6]明远的《摩泽尔河的运河化》，[7]竹珊的《尼日尔河三角洲》，[8]等。

第二，1980—2010 年水外交研究的萌芽期。该阶段水外交研究的显

[1]　Remi Nadeau, *The Water War*, Rockville: American Heritage Publishing Company, 1961.

[2]　Albert Lepawsky, "International Development of River Resources", *International Affairs*, 1963, 39(4), pp.533—550.

[3]　Daniel M. Ogden, "Political and Administrative Strategy of Future River Basin Development: The National View", *Political Research Quarterly*, 1962, 15(3), pp.39—40.

[4]　Eugene Robert Black, *The Mekong River: A Challenge in Peaceful Development for Southeast Asia*, Washington: National Strategy Information Center, 1970.

[5]　Jasper Ingersoll, "Mekong River Basin Development: Anthropology in a New Setting", *Anthropological Quarterly*, 1968, 41(3), pp.147—167.

[6]　王庆：《湄公河及其三角洲》，《世界知识》1963 年第 12 期。

[7]　明远：《摩泽尔河的运河化》，《世界知识》1964 年第 12 期。

[8]　竹珊：《尼日尔河三角洲》，《世界知识》1964 年第 19 期。

著特征是突破原有学科视角以国家关系视域来研究跨界水资源问题。同时在该时期首次出现了"水外交"一词,①并开始研究涵盖东南亚、南亚、中亚、西亚、非洲等地区的具体水外交实践问题。这为之后水外交理论的构建与发展夯实了基础。在此阶段代表性的研究成果有,努尔·伊斯兰·纳赞(Nurul Islam Nazem)和穆罕默德·哈马尤恩·卡比尔(Mohammad Humayan Kabir)的《印度与孟加拉国共有河流与水外交》,②瑟亚·萨贝迪(Surya Subedi)的《在南亚的水外交:马哈卡里河条约与恒河条约的结局》,③马尔瓦·多迪(Marwa Daoudy)的《水外交下的叙利亚与土耳其(1962—2003)》,④阿毗采·顺金达(Apichai Sunchindah)的《澜沧江—湄公河流域的水外交:前景与挑战》,⑤扎伊丁·卡拉夫(Zainiddin Karaev)的《中亚的水外交》,⑥弗兰克·加朗的《全球水资源危机和中国的"水资源外交"》,⑦等。

　　第三,2011 年至今水外交的发展期。该阶段水外交研究开始蓬勃发展,在理论研究、实践研究、国家组织与国家的政策研究等方面都空前活跃,真正意义上进入了"水外交时代"。**首先,国内外学术界不仅对水外交的冲突案例作进一步深入研究,同时还开始进行水外交理论构建。**例如,2013 年,沙菲克·伊斯拉姆(Shafiqul Islam)和劳伦斯·苏斯金德

---

①② Nurul Islam Nazem and Mohammad Humayan Kabir, *Indo-Bangladeshi Common Rivers and Water Diplomacy*, Dhaka: Bangladesh Institute of International and Strategic Studies, 1986.

③ Surya Subedi, "Hydro-Diplomacy in South Asia: The Conclusion of the Mahakali and Ganges River Treaties", *The American Journal of International Law*, 1999, 93(4), pp.953—962.

④ Marwa Daoudy, "Syria and Turkey in Water Diplomacy(1962—2003)," in Fathi Zereini, et al. eds., *Water in the Middle East and in North Africa: Resources, Protection and Management*, New York: Springer Berlin Heidelberg, 2004, pp.319—332.

⑤ Apichai Sunchindah, "Water Diplomacy in the Lancang-Mekong River Basin: Prospects and Challenges", Paper presented at the Workshop on the Growing Integration of Greater Mekong Sub-regional ASEAN States in Asian Region, September 2005, Yangon, Myanmar, pp.20—21.

⑥ Zainiddin Karaev, "Water Diplomacy in Central Asia", *Middle East Review of International Affairs*, 2005, 9(1), pp.63—69.

⑦ 弗兰克·加朗:《全球水资源危机和中国的"水资源外交"》,《和平与发展》2010 年第 3 期。

（Lawrence Susskind）的《水外交：一种管理复杂水网络的协调方式》。①
2015 年，沙菲克·伊斯拉姆和阿曼达·科布拉（Amanda C. Repella）的
《水外交：一种管理复杂水问题的协调方式》。②2014 年，张励的《水外交：
中国与湄公河国家跨界水合作及战略布局》、③2015 年，郭延军的《"一带
一路"建设中的中国周边水外交》，④等等。**其次，国际组织与国家从政策
设计与实践层面推动水外交的研究发展。**例如，2011 年联合国呼吁推进
水外交政策、⑤联合国训练研究所（United Nations Institute for Training
and Research，UNITAR）还专门开设"水外交入门"在线课程。⑥2016 年
联合国安理会在举行有关水议题的公开辩论中认为要推动水外交并强调
水在维持和平与安全中的特殊作用。⑦2012 年，印度提议对中国开展"次
区域水外交"。⑧2013 年，欧盟提出将水外交纳入到外交政策议程。⑨同年，
瑞士也提出在关键跨界热点地区进行水外交与水治理，等。⑩最后，全球各
大研究机构围绕水外交展开专门的学术会议探讨，甚至开设对应专业以
培养水外交专业人才，推动了水外交研究的进一步深化。

---

① Shafiqul Islam et al., *Water Diplomacy：A Negotiated Approach to Managing Complex Water Networks*, New York：RFF Press，2013.

② Shafiqul Islam and Amanda C. Repella, "Water Diplomacy：A Negotiated Approach to Manage Complex Water Problems", *Journal of Contemporary Water Research & Education*，2015，155(1)，pp.1—10.

③ 张励：《水外交：中国与湄公河国家跨界水合作及战略布局》，《国际关系研究》2014年第 4 期。

④ 郭延军：《"一带一路"建设中的中国周边水外交》，《亚太安全与海洋研究》2015年第 4 期。

⑤ 《联合国呼吁推进"水外交"政策》，福布斯中文网，http://www.forbeschina.com/review/201103/0008356.shtml，2021-03-25。

⑥ "Introduction to Water Diplomacy," *United Nations Institute for Training and Research*, http://www.unitar.org/event/introduction-water-diplomacy.

⑦ 《安理会推动"水外交"强调水在维持和平与安全中的特殊作用》，联合国新闻，http://www.un.org/chinese/News/story.asp?NewsID＝27148，2021-11-26。

⑧ 《印度提议对华开展"次区域水外交"》，新华网，http://news.xinhuanet.com/world/2012-12/27/c_124156187.htm，2021-12-27。

⑨ "EU：'Water Diplomacy' Will Join Foreign Policy Agenda," *Oxford Analytica Daily Brief Service*, September 25，2013.

⑩ "Switzerland：Water Diplomacy and Governance in Key Transboundary Hot Spots," *MENA Report*, April 27，2013.

（二）国际水法的源流发展

国际水法是处理全球水资源问题的传统路径，同时也是解决和缓解国际河流开发利用冲突的重要工具。国际水法在发展过程中开始由注重航行使用功能转变为以非航行使用为主，其中比较有影响力的是国际法协会通过的《国际河流利用规则》（The Helsinki Rules on the Uses of the Waters of International Rivers，又称《赫尔辛基规则》）和联合国通过的《国际水道非航行使用法公约》（Convention on the Law of the Non-Navigational Uses of International Watercourses）。

国际水法的发展大致可分为三个阶段。第一，1648 年以前的国际水法的铺垫期。早在 1648 年《威斯特伐利亚和约》作为现代国际法开始之前，国际水法便已在一些王国与城邦之间的河流冲突之中孕育，这为之后国际水法的发展积累了经验。例如，在公元前 3100 年，位于幼发拉底河流域的两个部落乌玛（Umma）与拉格什（Lagash）达成分水协议，通过挖掘一条边界渠道以分流幼发拉底河的水流，①等。

第二，1648 年至 1920 年左右国际水法的萌芽期。该阶段的国际水法主要聚焦于航行使用功能。1648 年《威斯特伐利亚和约》的签订有利于欧洲国家在莱茵河上的自由航行。1815 年《维也纳会议最后议定书》确立国际河流的航行自由原则。②1868 年《莱茵河航行公约》规定莱茵河对一切国家开放。③1921 年国际联盟通过《国际性可航水道制度公约及规约》④全面规定国际可航行水道的航行使用相关法律法规，等。

第三，1920 年左右至今的国际水法的发展期。该阶段的国际水法的航行功能继续发展，但国际水法的关注开始日益集中于非航行使用功能（水力发电、农业灌溉、工业用水、污染防治、综合管理等方面）。其中比较有影响力的国际水法有：1966 年由国际法协会通过的《国际河流利用规

---

① Stephen C. McCaffrey, *The Law of International Watercourses*, New York: Oxford University Press, 2007, p.59.

② 《国际条约集（1648—1871）》，世界知识出版社 1984 年版，第 326—329 页。

③ 王志坚：《国际河流法研究》，法律出版社 2012 年版，第 25 页。

④ 国际联盟：《国际性可航水道制度公约及规约（1921 年）》，载水利部国际经济技术合作交流中心编译：《国际涉水条法选编》，社会科学文献出版社 2011 年版，第 3—11 页。

则》(简称《赫尔辛基规则》)和 1997 年联合国通过的《国际水道非航行使用法公约》(简称《国际水道法公约》)。虽然《赫尔辛基规则》不具有法律约束力,[①]但其被视为 1997 年联合国《国际水道法公约》通过前,唯一并最具权威和广泛引用的一套用于调整国际水道使用和保护的规则体系。[②]同时,《赫尔辛基规则》被国际社会视为习惯国际法而接受。[③]1997 年联合国通过的《国际水道非航行使用法公约》(简称《国际水道法公约》)是在调整国际淡水资源利用关系方面最具影响力的框架性公约,其旨在确保国际水道的利用、开发、养护、管理和保护,并促进对其进行最佳和可持续的利用。[④]虽然《国际水道法公约》被认为是国际水法史上继《赫尔辛基规则》后另一个重要标志,但其自通过 17 年后于 2014 年 8 月 17 日才获得生效。截至 2020 年 10 月 8 日,只有 16 个国家签署《国际水道法公约》[⑤],37 个国家认可、接受、加入或批准了《国际水道法公约》(详见表 1)。[⑥]但大多数国家以及一些具有影响力的大国不在其中。湄公河流域除越南于 2014 年加入外,中国、缅甸、老挝、泰国、柬埔寨五国都未签署、认可、接受、加入或批准该公约。因此,《国际水道法公约》在具体水资源争端解决的执行范围和影响力方面仍旧有限。

表 1　《国际水道非航行使用法公约》参与国(截至 2020 年 10 月 8 日)

参加国	签　　署	认可(AA),接受(A), 加入(a),批准
贝宁		2012 年 7 月 5 日 a
布基纳法索		2011 年 3 月 22 日 a

---

① 制定《赫尔辛基规则》的国际法协会是一个非官方、非政府的组织。

② Salman M. A. Salman and Kishor Uprety, *Conflict and Cooperation on South Asia's International Rivers: A legal Perspective*, Washington: *The World Bank*, 2002, p.21.

③ Charles B. Bourne, "The International Law Association's Contribution to International Water Resources Law", *Natural Resources Journal*, 1996, 36(2), p.215.

④ 联合国《国际水道非航行使用公约(1997 年)》,载水利部国际经济技术合作交流中心编译:《国际涉水条法选编》,社会科学文献出版社 2011 年版,第 16 页。

⑤ 科特迪瓦、芬兰、德国、匈牙利、约旦、卢森堡、纳米比亚、荷兰、挪威、巴拉圭、葡萄牙、南非、叙利亚、突尼斯、委内瑞拉、也门。

⑥ "Convention on the Law of the Non-Navigational Uses of International Watercourses," *United Nations Treaty Collection*, August 10, 2020(EDT), https://treaties.un.org/Pages/ViewDetails.aspx?src = IND&mtdsg_no = XXVII-12&chapter = 27&lang = en#1.

续表

参加国	签　署	认可(AA),接受(A), 加入(a),批准
乍得		2012 年 9 月 26 日 a
科特迪瓦	1998 年 9 月 25 日	2014 年 2 月 25 日
丹麦		2012 年 4 月 30 日 a
芬兰	1997 年 10 月 31 日	1998 年 1 月 23 日 A
法国		2011 年 2 月 24 日 a
德国	1998 年 8 月 13 日	2007 年 1 月 15 日
加纳		2020 年 6 月 22 日 a
希腊		2010 年 12 月 2 日 a
几内亚比绍		2010 年 5 月 19 日 a
匈牙利	1999 年 7 月 20 日	2000 年 1 月 26 日 AA
伊拉克		2001 年 7 月 9 日 a
爱尔兰		2013 年 12 月 20 日 a
意大利		2012 年 11 月 30 日 a
约旦	1998 年 4 月 17 日	1999 年 6 月 22 日
黎巴嫩		1999 年 5 月 25 日 a
利比亚		2005 年 6 月 14 日 a
卢森堡	1997 年 10 月 14 日	2012 年 6 月 8 日
黑山		2013 年 9 月 24 日 a
摩洛哥		2011 年 4 月 13 日 a
纳米比亚	2000 年 5 月 19 日	2001 年 8 月 29 日
荷兰	2000 年 3 月 9 日	2001 年 1 月 9 日 A
尼日尔		2013 年 2 月 20 日 a
尼日利亚		2010 年 9 月 27 日
挪威	1998 年 9 月 30 日	1998 年 9 月 30 日
巴拉圭	1998 年 8 月 25 日	

参加国	签　署	认可（AA），接受（A），加入（a），批准
葡萄牙	1997 年 11 月 11 日	2005 年 6 月 22 日
卡塔尔		2002 年 2 月 28 日 a
南非	1997 年 8 月 13 日	1998 年 10 月 26 日
西班牙		2009 年 9 月 24 日 a
巴勒斯坦		2015 年 1 月 2 日 a
瑞典		2000 年 6 月 15 日 a
叙利亚	1997 年 8 月 11 日	1998 年 4 月 2 日
突尼斯	2000 年 5 月 19 日	2009 年 4 月 22 日
英国		2013 年 12 月 13 日 a
乌兹别克斯坦		2007 年 9 月 4 日 a
委内瑞拉	1997 年 9 月 22 日	
越南		2014 年 5 月 19 日 a
也门	2000 年 5 月 17 日	

资料来源：Convention on the Law of the Non-Navigational Uses of International Watercourses，United Nations Treaty Collection，August 10，2020（EDT）。

（三）水外交与国际水法的内在机理比较

水外交与国际水法都经历了铺垫期、萌芽期与发展期三个阶段，且两者都以促进国家间水资源合作和解决水资源争端为重要指向目标。但何者为目前及未来较长时间一段时间内的"最优解"，以及如何取长补短，这需要对两者的互动逻辑关系、功能有效性以及使用条件进行探讨。

第一，水外交与国际水法的互动逻辑关系。水外交是外交的分支，而国际水法是国际法的一个支系。因此，水外交与国际水法遵循外交与国际法的宏观互动逻辑框架。在外交与国际法的互动过程中，国际法为外交所服务。[①]所以，在跨界水资源合作与冲突的处理上，国际水法也从属于

---

① 黄惠康：《中国特色大国外交与国际法》，法律出版社 2019 年版，第 35 页。

水外交并成为水外交的重要工具。

第二,水外交与国际水法的功能有效性比较。虽然水外交与国际水法都有促进水资源合作、解决水资源争端的功能。但从国家对跨界水资源争端解决方式的长期选择偏好上来看,谈判和协商等外交途径是一国解决跨界水资源冲突最有效的"首选方式"。而由于国际水法的约束力与效率较低,参与国也有限,因此国际水法往往成为一国解决跨界水资源问题的"最后选择"。①

第三,水外交与国际水法的使用条件比较。水外交的使用可以由某一国政府根据本国在流域内遇到的情况随时使用,在水外交的实施对象国选择范围上也较多。而某一国在通过国际水法促进或解决流域内水资源议题时,首先要明确其要协商的对象是否已加入《国际水道法公约》等,使用条件会大大受限。此外,一国无法借用国际水法来解决紧急的跨界水资源争端。国际水法执行过程中具有较长的延迟性。

因此,从水外交与国际水法的互动逻辑、功能有效性以及使用条件来看,水外交比国际水法更具有优势,是目前及未来较长一段时间内的"最优选项"。但水外交本身也存在着外交的天然不足之处。即当一国外交一味强调实力,而完全忽视国际法应有作用时会走向另一个极端,导致强权政治和霸权主义的出现。②因此,现有水外交理论体系需要通过纳入部分国际水法的"法律因素"来升级新型水外交理论体系,从而使一国在使用水外交过程中避免出现水霸权主义并有利于"上下游困局"等水资源冲突的解决,最终有效地保证国家水利益,促进流域内水资源公平合理的开发。

二、新型水外交理论的法律因素
升级与理论体系构建

既有水外交理论设计中已蕴含部分"法律因素",同时由于水外交与国际水法在目标指向、水权强调、公平使用、补偿原则等方面的共通性也

---

① 贾琳:《国际河流争端解决机制研究》,知识产权出版社 2014 年版,第 159、163 页。
② 黄惠康:《中国特色大国外交与国际法》,第 16 页。

为水外交"法律因素"的升级，以及确保水外交在"使用"与"公平"中的平衡提供了重要基础。与此同时，新型水外交理论在其核心、实施主体、实施原则、基本属性上的构建也为水外交超越水外交自身提供了可能性。水外交的"超越水外交"特性也将极大有利于塑造和引导全球流域水治理新路径与新规范，创造和平与可持续的水发展环境。同时水外交"超越水外交"的特性也将是处理"上下游困局"的突破点。

（一）既有水外交理论体系中的"法律因素"

既有水外交理论体系中已具备一些"法律因素"，并主要体现在水外交理论内涵中的"合法性"上。水外交理论中的合法性是水外交得以展开的重要前提。**第一**，水外交的合法性根据水权的变化有所不同。当水权只强调国家自身开发时，应以不损害他国主权和利益为条件。此时，水外交的合法性主要来源本国，但会受流域其他国家的限制。而当水权强调朝着具有共同意识、共同合作、共同管理的方向发展时，水外交的合法性则来源于流域内合作国家的水权让渡。流域内各国通过部分水权让渡，形成专门的跨界河流合作机制及执行机构来进行评判、沟通与管理。**第二**，各国承担的水外交合法性比例并不能简而化之地按流域成员国数量平均分配，而应根据所处的地理位置、河段流经长度、水资源状况、开发能力、周边环境来判定、计算、分配对应的比例。①

（二）既有水外交理论体系中"法律因素"的升级基础

既有水外交理论与国际水法在目标指向、水权强调、公平使用原则、补偿原则的共同与共通性，为升级水外交理论体系中的"法律因素"奠定了良好的基础。

第一，水外交与国际水法的目标指向具有一致性。无论是水外交还是国际水法都意在重点解决水资源冲突、促进流域国家间的水资源合作，确保由水资源引起的安全问题最小化。同时水外交与国际水法都注重河流的航行使用与非航行使用的多功能目标实现，以促进流域在航运发展、水利水电、农业灌溉、工业用水、鱼类保护等方面的可持续发展，降低政治、经济、技术、自然风险。因此，水外交与国际水法在目标指向上的一致性使

① 张励：《水外交：中国与湄公河国家跨界水资源的合作与冲突》，云南大学2017年博士学位论文，第34页。

得"国际水法因素"能自然地融入水外交并服务于水外交的目标与功能实现。

第二,水外交与国际水法都以水权为重要核心。水权存在于水外交与国际水法的体系之中,并成为影响水外交与国际水法实施走向的起点。水权具有不同的派别、条件与效果(见表2)。既有的水外交中的水权强调国家在行使自身的主权时,应以不损害他国主权和利益为限,同时逐渐朝着具有共同意识、共同合作、共同管理的水权方向发展。①即水外交的水权是"限制领土主权理论"派别为基础并逐渐向"共同利益"理论派别过渡。而国际水法中的水权,由一开始上游国强调"绝对领土主权理论"与下游国强调"绝对领土完整理论"的两极对抗,开始相互妥协为"限制领土主权理论"。该理论开始逐渐引导流域国在跨界水资源上的实践并成为国际水法的理论根基。②因此,水外交与国际水法都视"限制领土主权理论"为主要的核心。

表2　水权理论派别的条件与功能

派别	绝对领土主权理论	绝对领土完整理论	先占用主义理论	限制领土主权理论	共同利益理论
条件	开发不受任何限制,不必考虑下游影响	不得对水流作任何改变	开发和利用受到时间与实力的限制	开发和利用权利受到沿岸国家约束	树立共同意识,采用共同管理
效果	上游国占绝对优势	下游国对上游国具有否决权	对先开发国、强国有利	沿岸国平等、公平	沿岸国和谐、统一

资料来源:本文整理。

第三,水外交与国际水法都注重公平使用与补偿原则等内容设计。首先,水外交原有的实施原则已包含了平等与补偿的元素。既有水外交理论注重沿岸国平等、公平开发,甚至未来趋于升级为和谐、统一发展。同时,水外交内涵部分也指出"流域内一国受其他国家水资源开发而造成经济、生态等影响的可以获得补偿。"③其次,国际水法也注重公平使用与补

---

① 张励:《水外交:中国与湄公河国家跨界水资源的合作与冲突》,第33页。
② 孔令杰、田向荣:《国际涉水条法研究》,中国水利水电出版社2011年版,第5页。
③ 张励:《水外交:中国与湄公河国家跨界水资源的合作与冲突》,第111、33页。

偿原则。1966 年国际法协会通过的《赫尔辛基规则》把公平合理利用原则列为核心。在 1997 年联合国通过《国际水道法公约》乃至国际水法中,公平合理利用原则也是重要的基础和指导性原则。此外,在《国际水道法公约》条款中也表明造成损害如果进行补偿也是可以容忍的。①

(三)新型水外交的"法律因素"升级与理论体系构建

现有水外交中的"法律因素"及水外交与国际水法间的相似基础,使得"国际水法因素"较易融于水外交理论中并升级为新型水外交理论。而水外交理论中"法律因素"的进一步升级,确保了新型水外交理论在各国跨界水资源"发展"与"公平"中达到最佳平衡。新型水外交的"法律因素"升级主要涉及水外交定义中的实施主体、实施原则,以及水外交内涵中的水外交核心、水外交基本属性等方面。

第一,水外交实施主体中的"法律因素"升级。水外交的实施主体是某一国的政府(或某一政府间国际组织)。②一般而言,水外交由一国的外交部所负责和实施。在以往的水外交理论中,对外交部门下属机构的细化功能研究不多,尤其对涉及"法律因素"的内容关注较少。因此,新型水外交要充分发挥外交部门下属的条约法律部门作用,关注全球国际水法进展,积极融入全球国际水法的制定,建立起科学、公平、合理、有效的水外交大环境。例如,中国外交部在湄公河实施水外交过程中,除了亚洲司、边界与海洋事务司、新闻司等部门积极发挥作用外,还要注重条约法律司在国际水法等法律领域的研究并积极融入国际水法的改进与提升。

第二,水外交实施原则中的"法律因素"纳入。原有水外交的实施原则,讲究灵活多变的特性。在具体水合作开展与水冲突解决过程中,在把握一定的实施规则与路径的基础上,可以根据目标的不断变化及形势的改变作出适合的调整。而国际水法中"公平合理"原则的纳入,将进一步有助于水外交实施的公平合理性,从而避免某些国家(或某一政府间国际组织)过度强调实力与利益,而导致流域"水霸权主义"的出现。同时水外交实施原则中"公平合理"的纳入也将使得水外交有了更多"超越水外交"自

---

① Salman M.A. Salman, "Downstream Riparians Can Also Harm Upstream Riparians: The Concept of Foreclosure of Future Uses", *Water International*, 2010, 35(4), pp.353—355.

② 张励:《水外交:中国与湄公河国家跨界水资源的合作与冲突》,第 31 页。

身的可能性。在流域内各国的水外交良性互动下,将有利于创造流域内
水资源开发利用的健康形态。

第三,水外交基本属性中的"法律因素"扩容。 水外交的基本属性包括
自然属性、技术属性、社会属性与捆绑属性。[1]其中要对社会属性进行扩
容,加入国际水法的部分内容。水外交的社会属性是指水外交需要对对
象国国内水资源开发政策、区域内的相关水资源管理机构、区域外大国水
资源开发竞争、水资源开发沿岸社会民众文化与宗教、水资源非政府组织
与媒体行为、国际环境变化等众多社会因素进行关注。[2]新型水外交理论
还要关注对象国国际水法参与度,以及域外大国借用国际水法介入流域
水事务造成地区复杂化的可能性等。同时,新型水外交理论还要融入国
际水法中避免使用的"上游国"与"下游国"的称法,同时在相关探讨中也不
作刻意区分,[3]而可统称为"流域国",有利于流域共有身份的塑造,形成共
同利益。

第四,水外交核心中的"法律因素"稳固。 水外交的核心是水权。水外
交的水权首先应强调国家在行使自身主权时,应以不损害他国主权和利
益为限,同时逐渐朝着具有共同意识、共同合作、共同管理的水权方向发
展。[4]原有水外交的水权基于水权理论中的"限制领土主权理论"并向"共
同利益理论"过渡(见表2)。但在具体水冲突产生时,一些流域国的水外
交的水权就会产生漂移,转而临时强调"绝对领土主权理论"或"绝对领土
完整理论"以过度维护本国水利益从而不利于流域内的水资源解决。因
此,水外交核心中要通过融入国际水法的公平合理利用原则优先于不致
损害原则,从而使一国水外交的水权稳固在"限制领土主权理论"上,防止
其产生临时性的利己选择行为,从而使国家间的水外交互动朝着良性方
向发展。

---

① 笔者在2017年水外交理论构建的基础上对其基本属性进行了部分升级,见张励:
《气候治理与水外交的内在共质、作用机理和互动模式——以中国水外交在湄公河流域的实
践为例》,《复旦国际关系评论》第27辑,上海人民出版社2020年版。

② 张励:《水外交:中国与湄公河国家跨界水合作及战略布局》,《国际关系研究》2014
年第4期。

③ Salman M.A. Salman, "Downstream Riparians Can Also Harm Upstream Ripari-
ans: The Concept of Foreclosure of Future Uses", p.356.

④ 张励:《水外交:中国与湄公河国家跨界水资源的合作与冲突》,第33页。

（四）新型水外交的"超越水外交"特性蕴含

在原有水外交理论设计中已经蕴含一些"超越水外交"的特性。即一国水外交在注重由流域各国从沿岸国平等、公平开发转向沿岸国和谐、统一发展时，水外交要进行部分水权让渡。即一国在运用水外交保护自身开发权益时，要注重部分管辖权力的让渡，使形成流域内共有的管辖权力，最终促使形成全流域的水资源管理组织和制度等。①

而新型水外交对国际水法部分内容的吸收融入，以及对水外交理论核心、实施主体、实施原则、基本属性等关键架构的升级，使得水外交在流域水资源开发、国家间水资源争端解决、全球水资源博弈中更注重"发展"与"公平"之间的平衡性，具备了"超越水外交"自身的可能性。新型水外交要具备"超越水外交"的特殊属性，即要超越水外交"追求利益""追逐实力""追求博弈"的极端化，以建立起"塑造全流域水治理路径""引导全流域水治理规范""创造和平与可持续的水发展环境"等全新发展指向。这也是从未来与全流域视角处理"上下游困局"的突破点。

第一，新型水外交要超越"追求利益"的极端化，塑造全流域的水治理路径。虽然外交是为了实现一国对外政策和国家利益，水外交也重在保障和追求水利益，但其并不能成为水外交利益过度化、极端化的理由。从2011年联合国呼吁水外交到之后不断强调水外交在全球水资源管理、维持和平与安全中的特殊作用来看，②联合国已将水外交作为一种"超越水外交"乃至"超越外交"的新方式，而并非鼓励各国通过水外交追求自身利益的最大化，从而进一步激化日益严峻的水资源冲突乃至引起水战争。新型水外交在吸收了国际水法因素后，更要有"区域治理"与"全球治理"的部分功能，从而以目前在水资源议题上最能见效的水外交方式最高效地解决几国间矛盾重重的水冲突，建立全流域认可的水治理新路径。

第二，新型水外交要超越"追逐实力"的极端化，引导全流域的水治理规范。外交趋于追求实力，而国际法则更为注重公平，两者的相互制约会

---

① 张励：《水外交：中国与湄公河国家跨界水资源的合作与冲突》，第111页。

② 《联合国呼吁推进"水外交"政策》，福布斯中文网，http://www.forbeschina.com/review/201103/0008356.shtml，2011-03-25；《安理会推动"水外交"强调水在维持和平与安全中的特殊作用》，联合国新闻，http://www.un.org/chinese/News/story.asp?NewsID = 27148，2021-11-26。

避免对方走入狂热的现实主义或理想主义。新型水外交将国际水法因素的吸纳与融入使其出现外交与国际法弊端的可能性最小化,同时能达到实力与公平的最大平衡化。与此同时,水外交通过强化原有体系中公平合理使用的规则,并结合国际水法中的"公平合理"因素,将避免一国水外交过度"追逐实力"的情况,从而使新型水外交有了超越水外交的可能性。新型水外交在超越过度追求跨界河流上的实力,以更加公平合理的方式进行开发和解决水争端时,将开始引导更为科学的水治理规范。

第三,新型水外交要超越"追求博弈"的极端化,创造和平与可持续的水发展环境。水外交在发展过程中往往容易被一国作为重要博弈方式,形成恶意攻击的"水资源手牌",以达到战略遏制的目的。新型水外交在维护正常利益与注重各国公平的平衡下,最大追求"共赢属性""共赢红利"。这使得一国甚至大国水外交能在百年变局中、新冠疫情下、水资源争端日趋激烈中获得更长远的发展,同时避免其他域外国家在水外交议题上的挑衅。新型水外交也有利于减弱国际事务中"水砝码""水手牌"的作用,破解流域国"上下游困局"。因此,新型水外交一定要着眼于全局,避免流域内问题"外化"甚至"国际化",最终创造和平与可持续的水发展环境。

三、湄公河流域的"上下游困局" 与中国水外交因应之道

上下游关系一直是水外交和国际水法中处理的难点,而湄公河"上下游困局"是其中的典型案例。运用新型水外交对其作分析有助于理论与实践的相互验证,并有助于中国水外交在湄公河地区的实施,以及用新型水外交促进该地区水资源的合理开发、机制建设并防范部分域外国家的"水博弈手牌"。

(一)湄公河的自然条件与地理逻辑

湄公河的自然条件与地理逻辑深刻关乎湄公河流域"上下游困局"的发生发展。流域内外国家在湄公河的"河段分布""气候条件""地理逻辑"上的把握是否准确,又或有无被部分国家刻意地夸大或忽略是致使"上下游关系"成为"困局"的重要原因。

第一，湄公河的地理区位。湄公河为东南亚地区最重要的国际河流，发源于中国青藏高原东部，在中国境内称澜沧江，流入中南半岛后始称湄公河，经缅甸、老挝、泰国、柬埔寨和越南，最后注入南海。

第二，湄公河的河段分布。湄公河可分为上游、中游、下游和三角洲河段四部分。上游为中国—缅甸—泰国（部分）—老挝万象；中游为老挝万象—泰国（部分）—老挝巴色；下游为老挝巴色—柬埔寨金边；三角洲河段为柬埔寨金边—越南。[①]对湄公河"河段分布"的清晰界定有助于避免"上下游困局"。

第三，湄公河的气候条件。湄公河地区位于亚洲热带季风区的中心，5月至10月为雨季，11月至次年4月为旱季。由于降雨时间分布不均，每年流域各地都要经历一次历时与强度不等的干旱并有时发生严重洪涝灾害。因此，湄公河深受气候变化因素的影响。与此同时，随着全球气候变暖加速，进一步加剧了湄公河海水倒灌、干旱洪涝、鱼类减少，以及湄公河三角洲农作物减少等。[②]

第四，湄公河的地理逻辑。湄公河的地理逻辑符合大多数河流流域的地理逻辑，即大多数河流的上游国位于山区而下游国则地处平原，国际河道的主要使用者通常是下游国。这将十分有利于下游国而不是上游国。[③]此外，位于下游的国家地处河流三角洲平原，土地也相较山区更为肥沃，利用率更高。

（二）湄公河流域的"上下游困局"

跨界河流的"上下游困局"遍布于南亚、中东、非洲等全球各地。湄公河流域也同样面临着该问题，并随着域外国家在湄公河水资源博弈力度上的加剧，使得近年来湄公河"上下游困局"并未完全改善。"困局"的产生来自利用地理区位、气候变化等自然因素，以及故意夸大和忽视河段分布

① 《澜沧江—湄公河》，中国数字科技馆，http://amuseum.cdstm.cn/AMuseum/shuiziyuan/water/02/w02_b03_08.html。

② 张励：《气候治理与水外交的内在共质、作用机理和互动模式——以中国水外交在湄公河流域的实践为例》。

③ Lucius Caflisch, "Regulation of the Uses of International Watercourses", in Salman M.A. Salman and Laurence Boisson de Chazournes, eds. *International Watercourses：Enhancing Cooperation and Managing Conflict-Proceedings of a World Bank seminar*, Washington：The World Bank, 1998, p.13.

与地理逻辑等人为因素。总体而言,湄公河"上下游困局"主要聚焦于以下几方面:

第一,地理位置的"刻板印象",致使出现"上下游优劣之分"的假象。 从河流流向来看,位于上游的国家在水资源的使用、开发、管理顺序上优先于下游国家,因此也具备了过度使用或者截流的可能性,出现上游国优于下游国的错误"刻板印象"。在部分研究与新闻中也将此"刻板印象"简单地套用于湄公河流域。但其违背了上述提到的湄公河的"地理逻辑",下游国无论在航道利用还是农业灌溉的自然条件上都优越于上游国。此外,"上下游"是一种相对的概念。例如对于位于上游区位的缅甸而言,中国是其上游国,而缅甸是中国的下游国。而对于越南而言,中国、缅甸、老挝、泰国、柬埔寨都是上游国。因此,"刻板印象"刻意放大上游国优势与下游国劣势的逻辑也无法存在于"上下游的相对概念"中。另外,在《国际水道法公约》中一般也不使用"上游国"或"下游国"的称法。《赫尔辛基规则》也指出无论一个国家在集水区流域的位置如何都享有相关权利。①

第二,"气候变化类水冲突"的责任转嫁,制造部分"上下游矛盾议题"。 如上所述,湄公河地区位于亚洲热带季风区的中心,有着季节性的旱季与雨季,并会引起干旱与洪涝。随着全球气候日益变暖,全球气温已上升 0.8 度,至 21 世纪末将相较 18 世纪工业革命前上升 4 度。②这使得湄公河地区将深受全球变化带来的海平面上升、极端酷热增加、热带飓风加剧等影响并造成湄公河海水倒灌、干旱洪涝加剧、鱼类减少,以及湄公河三角洲农作物受损等。而上述由气候变化引起的水资源问题很难直接从气候变化获得补偿和收益,也很难找到直接的"问题引发者"。因此,部分国家选择转嫁问题与矛盾,把"气候变化类水冲突"转嫁为人为造成的水资源冲突,因此"归罪"于大坝建设等原因,从而以期获取补偿。在 2016 年③与 2019 年至 2020 年,由厄尔尼诺现象引起的湄公河全球流域严重干旱中,

① Salman M.A. Salman,"Downstream Riparians Can Also Harm Upstream Riparians: The Concept of Foreclosure of Future Uses",p.356.

② The World Bank,*Turn Down the Heat*:*Climate Extremes*,*Regional Impacts*,*and the Case for Resilience*,June 2013,p.xi.

③ 张励、卢光盛:《从应急补水看澜沧江—湄公河合作机制下的跨境水资源合作》,《国际展望》2016 年第 5 期。

部分流域内国家出于补偿心理再加上一些域外国家出于战略博弈的原因,①将干旱原因"归罪"于位于上游的中国大坝。越南在湄公河三角洲有关海水倒灌、农业用水减少上也存在类似现象。因此,"气候变化类水冲突"的矛盾转移到了"上下游关系"中,从而进一步引发了流域国的"上下游困局"。

第三,流域国河流开发中的"漂移性"与"利己性"水权选择,呈现"上下游关系紧张"的表象。无论水外交还是国际水法水权都定位于"限制领土主权理论",使得流域国在开发和利用水资源中更为平等与公平。但在实践中,部分流域国并没有完全固定选择此水权,仍旧会随着情况变化选择有利于自身的水权情况。此类现象也出现在湄公河流域开发过程中。当部分湄公河流域国家出现亟需通过水利水电发展本国经济时,位于其下游的国家就会强调"绝对领土完整理论"来限制位于其上游国家的正当水资源开发权利。例如,老挝准备通过水电产业以摆脱贫困,促进发展并打造成为"东南亚电池"。但老挝在计划进行沙耶武里大坝(Xayaburi Dam)建设时,位于老挝下游的柬埔寨和越南都极力反对。中国在湄公河流域也面临着同样情况。因此,部分流域国"漂移性"与"利己性"的水权选择本质被呈现为湄公河上下游关系间的矛盾,致使湄公河"上下游困局"的复杂化。

第四,部分域外国家对流域国的"身份拆分"与"人为分组",增加"上下游关系矛盾"的程度。美国等部分湄公河域外国家与相关群体长期利用固有的"对立视角"对湄公河国家进行错误引导。中国地处湄公河最上游,而湄公河国家处在相对"下"的位置。利用以中国为代表的"上"与"湄公河国家"为代表的"下"的对立视角,来简单推导一切都是"上"的问题,②人为塑造"上下游关系矛盾"。此外,随着中美两国对抗的加剧以及湄公河地区影响力的日益抬升,美国国务卿蓬佩奥(Michael Richard Pompeo)、助理国务卿戴维・史达伟(David R. Stilwell),以及《纽约时报》等媒体在湄公河议题上不断强化湄公河流域国的"身份拆分",以继续"人为分组",塑造

---

① 张励:《美国"湄公河手牌"几时休》,《世界知识》2019年第17期;《云南旱情持续发展已致114万余人饮水困难》,新华网,http://www.xinhuanet.com/local/2020-04/03/c_1125811479.htm,登录时间:2021-04-03。

② 张励、卢光盛:《"开闸放水"后的思考》,《世界知识》2016年第8期,第27页。

中国与湄公河国家的"两组对抗模式"。①因此,部分域外国家出于地缘政治经济竞争等战略利益,长期将湄公河流域国"身份拆分"与"人为分组"的实践与宣传,增加了"上下游关系矛盾"的程度。

(三)中国水外交因应之道

中国水外交在湄公河流域"上下游困局"中,既要通过创新升级自身原有的水外交体系,同时还要运用新型水外交对现有的"上下游关系"进行破局。中国在维护本国利益的同时,要不断促进湄公河全流域内水资源环境的整体改善与发展,引领流域内"公平合理"的水治理氛围,从而真正"超越水外交",建立起"同饮一江水,命运紧相连"的"澜湄国家命运共同体"。

第一,不断完善中国水外交理论与实践中的"法律因素",引领湄公河"上下游关系"的破局。首先,中国在水外交实施主体上要充分发挥外交部下属条约法律司的作用,并与亚洲司、边界与海洋事务司、新闻司等部门形成良好互动。同时中国水外交要稳固以"限制领土主权理论"的水权为核心,并在未来逐渐向"共同利益理论"的水权过渡,起到流域国示范作用。同时中国水外交的社会属性要增加对实施对象国的国际水法参与度关注,并在中国水外交的实施原则中加强"公平合理"的内容,从而在湄公河的水外交实践中起到引领效果。

第二,塑造"澜湄流域国"与"澜湄国家命运共同体"的意识与身份,打破"上下游困局"中被恶意分化的难点。首先,中国水外交在湄公河水资源合作发展与冲突解决过程中,在非特殊情况下要持续使用"流域国"对湄公河国家进行称呼,以代替"上游国""下游国"的称法,建立起澜湄流域六国平等的意识与氛围。其次,中国要充分利用 2016 年启动的澜沧江—湄公河合作机制(简称澜湄合作机制)及其中的水资源合作来不断加强六国"澜湄国家命运共同体"的身份塑造。此外,在澜湄合作机制旗舰项目"澜沧江—湄公河流域治理与发展青年创新设计大赛"中,进一步升级六国青年在水资源活动项目上的互信互动,以消除"上下游困局"的误解,构建起"澜湄国家命运共同体"。

第三,建立流域内多元智库网络,共同深度分析湄公河全流域的地理

---

① 张励:《美借湄公河对华大打"水舆论战"》,《环球时报》2020 年 9 月 15 日,第 7 版。

价值，突破"上下游优劣之分"的假象。首先，中国水外交要继续保持澜湄水资源合作中心、澜湄环境合作中心和全球湄公河研究中心的高效运行，增强流域六国政府间的互动研究，着重探寻湄公河全流域各段的地理价值与突破瓶颈的方式。其次，中国水外交还要积极打造流域内六国的"二轨智库"网络，充分利用六国相关高校和研究机构在国际关系、国际法、地理学、水利工程等方面的专家，积极加大对流域自然情况与地理逻辑的深度分析，从而突破"上下游优劣之分"的假象。

第四，增强联合研究与数据分享，共同解决"气候变化类水冲突"，防止该冲突转移为"上下游矛盾"。中国要继续巩固与湄公河国家在湄公河重大灾害中的联合研究，①同时积极落实中国于 2020 年 8 月在澜沧江—湄公河合作第三次领导人会议上提出的"与湄公河国家分享澜沧江全年水文信息，共建澜湄水资源合作信息共享平台，更好应对气候变化和洪旱灾害"的承诺，②以缓解和解决"气候变化类水冲突"的发生发展，杜绝该类冲突转化为"上下游矛盾议题"。

---

① The Mekong River Commission and Ministry of Water Resources of the People's Republic of China，Technical Report—*Joint Observation and Evaluation of the Emergency Water Supplement from China to the Mekong River*，2016.

② 《李克强在澜沧江—湄公河合作第三次领导人会议上的讲话》，新华网，http://www.xinhuanet.com/politics/leaders/2020-08/24/c_1126407739.htm，2021-08-24。

国际法的力量:常设国际法院中的中国籍法官

罗天宇 *

【内容提要】 常设国际法院的出现是饱受第一次世界大战伤害的各国和平解决国际争端的一种尝试。而又因其时国际法体系还并不完善,常设国际法院在某种程度上还负有"造法"的职责。同时,其出现也是中国开始进一步走向西方主导的国际社会之时,本文试图通过分析中国法官在常设国际法院中的具体参与,来讨论早期中国的国际司法实践与摆脱不平等条约之间的联系。对于当时国力衰微的中国而言,国际法是最好的,也是仅有的其可以利用的武器。

【关键词】 国际法;常设国际法院;中国法官;不平等条约

【Abstract】 The emergence of the Permanent Court of International Justice(PCIJ) was an attempt to settle international disputes peacefully among the countries that had suffered from the First World War. As the system of international law was not yet complete, the PICJ was also responsible for "law-making". At the same time, its emergence also coincided with the beginning of China's move towards a Western-dominated international community. This article attempts to discuss the link between early Chinese international judicial practice and the emergence from unequal treaties by analyzing the specific involvement of Chinese judges in the PCIJ. International law was the best and only weapon available to China, which was in a state of decline.

【Key Words】 International law, Permanent Court of International Justice, Chinese Judges, Unequal Treaties

---

* 罗天宇,清华大学社会科学学院国际关系学系博士研究生。

在近代中国历史上，中国与世界的互动是一个非常重要的议题。1842—1943年这百年被著名汉学家费正清称为"条约世纪"。①进入近代的中国需要调适传统以适应变化，"条约"就是这种变化的副产品，也帮助中国从"朝贡体系"过渡到"国际法体系"。

而于中国而言，这百年的"条约世纪"内部具有分野。如果说"条约世纪"的早期（19世纪40年代—80年代）仅仅是西方想把中国带入西方世界的一个手段。它也许可以同样被视为清朝适应西方和在中国的世界秩序中给予西方一个位置的手段。②那么之后的数十年，尤其是中华民国成立之后，中国与国际法的联系往往与摆脱"不平等条约"获得平等主权地位的尝试相联系在一起。在一个民族主义兴盛起来的时代，"主权"、"不平等条约"、"领事裁判权"、"治外法权"等概念都成为这个逐渐构建起来的新现代国家不得不与之纠缠与搏斗的对象。③

20世纪初中国从所谓"文明标准"学说下的第二等级——即既不违犯也不体现欧洲文明标准的国家——中"毕业"而出，走进世界的中国需要面临的直接问题就是如何在建立于主权国家体系之上的欧美国际法中找到自身的定位。从这一维度出发，国际法对中国具有别样的意义。一方面，国际法是中国最好的武器，中国可利用国际法从侵害其主权的诸国中合法地拿回自身正当权益。另一方面，国际法也是中国仅有的武器。中国对国际法体系的认同体现了其对国际秩序的尊重，也是被接纳的重要前提。同时，中国的国力也决定了其无力"另起炉灶"，推翻旧秩序下的全部规则。

林学忠认为，"讨论近代中国的政治外交史，传统中华世界秩序的崩溃与中国走进西方国家主导的国际社会是一个不可回避的问题。"④而在中国步入国际社会的过程中，国际法发挥的作用远比我们想象中的更重要。但是，当前对国际法在中国与世界互动过程中发挥作用的研究往往

① 王栋：《中国的不平等条约：国耻与民族历史叙述》，王栋、龚志伟译，复旦大学出版社2011年版，第2页。

② 费正清：《中国的世界秩序中的早期条约体系》，费正清编：《中国的世界秩序：传统中国的对外关系》，中国社会科学出版社2010年版，第277—293页。

③ 赖骏楠：《国际法与晚清中国：文本、事件与政治》，上海人民出版社2015年版。

④ 林学忠：《从万国公法到公法外交：晚清国际法的传入、诠释与应用》，上海古籍出版社2009年版，第1页。

着眼于晚清时期,对中华民国时期的研究极其少见。常设国际法院这一国际司法机构的重要起点,作为当时国际上最成熟的司法机构,为人们所相信是"第一个可能具有全球管辖权的常设法院"①的这一机构更是在今天往往被简单地视为国际法院的前身。在这样的前提下,当前对常设国际法院的研究都极有限,而中国在常设国际法院内的参与研究,更是几不可考。

本文试图从中国籍法官在常设国际法院中的参与研究这一空白领域。法官的参与何以对国际法有影响?这种影响又在多大程度上推动了国际秩序的演变?就前者而言,影响主要体现在两个方面。首先,当时国际法仍处于发展时期,法官的法学观点极深刻地影响了国际法的发展,扮演了规则塑造者的角色。其次,常设国际法院法官的身份背景往往超越律师或是法学家,他们也同时或先后担任国家、国际行政部门的高级公务员、外交官、议员等,因此,对于他们来说,影响就不会局限于司法或是法学理论层面。②中国在常设国际法院成立之初就有王宠惠法官担任副法官一职,随后其成为正式法官。在王宠惠离任之后,又有郑天锡法官接任。两位法官在任内参与了诸多案件,并在部分案件中发表了自身的个人意见书或是反对意见书,部分成了之后国际法发展的渊源。而对于后者而言,当前对国际法对国际秩序的影响的重要性的重视是有所不足的,恰如佩里·安德森所言,尽管国际法在某种意义上不是名副其实的法,但它并非不值一提的力量。伪善是恶向善表达的敬意,国际法存在的本身,就是最大的一种意义。③

因此,尽管常设国际法院有其局限性,如判例太少、判例缺少代表性、法院缺乏执行能力等,加拿大法学家麦克温尼(Edward McWhinney)便指出,常设国际法院的种族文化、价值基础在今多元的国际社会中过于狭

---

① Philippe Sands and Pierre Klein, *Bowett's Law of International Institutions*, 5th edition, London: Sweet and Maxwell, 2001, p.352.

② Guillaume Sacriste and Antoine Vauchez, "The Force of International Law: Lawyers' Diplomacy on the International Scene in the 1920s", *Law & Social Inquiry*, 2007, 32(1), pp.83—107.

③ 佩里·安德森:《大国协调及其反抗者》,章永乐、魏磊杰主编,北京大学出版社 2018 年版。

窄,他认为只有很少的判例对今天的国际法发展有着较明确的影响。①中国籍法官又因客观因素之限制,所能发挥影响似值得商榷。但是无论如何,常设国际法院的判决是不同法学思想和制度合作的结果。中国法官的参与不仅仅体现了中国这一初步接触国际体系的国家对国际法的直观认识,本身也推动了国际法的发展并间接影响了国际秩序的演进。虽然这种影响如其他国际法案例一样并非一蹴而就,一眼就能看到具体的变化,但是从长期来看,这种影响确实是深远的。1969 年《维也纳条约法公约》对条约失效、终止的新规定不能说不受这种法治观念流变之影响。

一、常设国际法院的性质及其运行模式

作为国际法院的前身,常设国际法院是一个历史性的"熔炉",它融合了关于国际正义的理想以及一些人所说的国际社会和国际法概念。②其可以追溯至成立于 1899 年的常设仲裁法院(Permanent Court of Arbitration)。相较于司法裁决,仲裁的出发点往往是协商一致。而 20 世纪初期人们希望以具有一定强制力的国际司法来实现国际正义。因此,虽然第一次世界大战的爆发打断了第三次海牙和平会议的举办,但是战后成立的《国际联盟规约》第 14 条,明确指出行政院应当考虑设立一个永久性质的国际法院,管辖相应国际争议并在行政院或联盟会大会需要咨询时,法庭亦有权限出具相应的咨询意见。

常设国际法院之成立,赖于法律专家委员会从事相关条例案。法律专家委员会计有专家十名,分别来自日本、西班牙、巴西、比利时、挪威、法国、荷兰、英国、意大利、美国。该委员会在 1920 年 6 月于海牙开议,经过一月的讨论方闭幕。最终,常设国际法院于 1922 年 1 月正式开庭。

王宠惠法官言道,常设国际法院的组织方法、办事细则、管辖范围及

---

① Edward McWhinney, *Supreme Courts and Judicial Law-Making: Constitutional Tribunals and Constitutional Review*, Dordrecht: Martinus Nijhoff Publishers, 1986, p.298.

② Ole Spiermann, *International Legal Argument in the Permanent Court of International Justice—The Rise of the International Judiciary*, Cambridge: Cambridge University Press, 2004, p.3.

审案程序种类有四,分别为国际法庭条例(此条例系由国际联盟大会通过,经国联成员国批准者)、国际法庭办事细则(此细则系由法庭根据条例规定者)、国联行政院及大会因补充条例所通过之各决议案、各项条约及国际协定,承认国际法庭有管辖权者(此种条约及协定,有对于某项问题概括规定者,有对于某种案件列举规定者)。①常设国际法院的法官推举与今日国际法院的法官选举相类,由国际仲裁庭中的各国团体提交候选人名单,最多可推选四人,其中应当有两人为外国人,未参加仲裁庭的国家也可以专设团体参与提名。②

根据相关条约的规定,常设国际法院的职权主要有二,一为咨询案件,二为诉讼案件。就投票规则而言,两种案件的流程相同,系少数服从多数,法官可出具个人意见或反对意见。咨询案件的申请主体只来自国联大会及行政院,其他任何主体均无资格向常设国际法院咨询意见。而因相关咨询案性质不同,法庭保有不发表意见之权。

诉讼案件则可分为两种,一为合意管辖,二为强制管辖。前者指争端双方均有意交由法庭裁决,后者指因已订立的条约,法庭的管辖权在事前即有约束,只需一国提出,即已成立。但法院的强制管辖权本身引发极大争议,在法律专家委员会阶段各委员的意见就极为相左。日本籍委员安达峰一郎(Mineichiro Adachi)并不认可强制管辖权,但是与此同时,荷兰籍委员罗德尔(Bernard Loder)与英国籍委员菲利莫(Philimore)均认为如果没有强制管辖权,这意味着国际司法体系从司法倒退回了仲裁。③至1925 年 6 月,计有奥地利、保加利亚、巴西、中国、哥斯达黎加、丹麦、爱沙尼亚、芬兰、海地、利比里亚、立陶宛、卢森堡、挪威、巴拿马、荷兰、葡萄牙、萨尔瓦多、瑞士、瑞典与乌克兰二十国签署承认法庭强制管辖之任意条款,除去哥斯达黎加、利比里亚、卢森堡、萨尔瓦多和巴拿马五国,其他十五国已完成国内批准程序。

至于法庭审理程序,当法庭具体开庭之时,需至少由正式法官十一人出席,若正式法官不能出席,则由补充法官(副法官)出席。但是,若仍不能

---

① 王宠惠著、张仁善编:《王宠惠法学文集》,法律出版社 2008 年版,第 204—205 页。

② 《国际法院规约》,https://www.un.org/zh/documents/statute/chapter1.shtml。

③ Ole Spiermann, *International Legal Argument in the Permanent Court of International Justice—The Rise of the International Judiciary*, pp.10—11.

补足此数，最低九人亦可开庭。除去正式庭以外，简易庭与专门庭为相应的例外。简易庭法官三人，每年改选一次，专门庭法官五人，针对劳工与交通两类问题，法官三年改选一次。在审理程序之上，咨询案件并无成文规定。按照惯例，法院会要求涉事各国上交相关文件，并要求各方随时派人莅庭口头说明，以供法庭参考。法庭具体讨论咨询意见则应秘密进行，及至完成意见书之后再由法庭公开宣告。诉讼案则程序略有不同，由其管辖形式决定最终的审理程序。若为合意管辖，当法院收到双方协定的通知的时候，案件成立；如果为强制管辖，则只要收到原告的申请书，该案件就已然成立。[①]

国际常设法庭被认为在国际法的演变过程中发挥重要的影响，但是一个不容忽视的问题是，常设国际法院的判例数量有限，共计只有 29 起诉讼案件、27 起咨询案件。

二、法官的作用：规则的塑造者？

常设国际法院历经两次选举，成立之时，计有十一名正式法官，四名副法官。第二次换届之后正式法官的数目上升至十五名，副法官仍然保持四名，于 1936 年 10 月取消该职务。具体人员见下表：

表 1　常设国际法院第一任期法官名单[②]

名　　字	任　　期	国　籍
Rafael Altamira y Crevea	1920/01/30—1930/12/06	西班牙
Dionisio Anzilotti	1920/01/30—1930/12/06	意大利
Antonio Sanchez de Bustamente y Sirven	1920/01/30—1930/12/06	古巴
Hans Max Huber	1920/01/30—1930/12/06	瑞士
Bernard Cornelius Johannes Loder	1920/01/30—1930/12/06	荷兰

① 王宠惠著、张仁善编：《王宠惠法学文集》，法律出版社 2008 年版，第 204—205 页。
② 相关资料参见：http://www.indiana.edu/~league/pcijorgjudges.htm。

名　字	任　期	国　籍
Didrik Galtrup Gjedde Nyholm	1920/01/30—1930/12/06	丹麦
Yorozu Oda	1920/01/30—1930/12/06	日本
Ruy Barbosa	1920/01/30—1923/03/01	巴西
Epitacio da Silva Pessoa	1923/09/10—1930/12/06	巴西
Viscount Finlay	1920/01/30—1929/03/09	英国
Cecil James Barrington Hurst	1929/09/19—1930/12/06	英国
Charles Andre Weiss	1920/01/30—1928/08/31	法国
Henri Fromageot	1929/09/19—1930/12/06	法国
John Bassett Moore	1920/01/30—1928/04/11	美国
Charles Evans Hughes	1928/09/08—1930/02/15	美国
Frank Billings Kellogg	1930/09/25—1930/12/06	美国

表 2　常设国际法院第一任期副法官名单①

名　字	任　期	国　籍
Frederik Valdemar Nicholai Beichmann	1920/01/30—1930/12/06	挪威
Demetre Negulesco	1920/01/30—1930/12/06	罗马尼亚
Wang Ch'ung-hui	1920/01/30—1930/12/06	中国
Michailo Yovanovitch	1920/01/30—1930/12/06	南斯拉夫

表 3　常设国际法院第二任期法官名单②

名　字	任　期	国　籍
Rafael Altamira y Crevea	1931/01/15—1945/10	西班牙
Dionisio Anzilotti	1931/01/15—1945/10	意大利
Antonio Sanchez de Bustamante y Sirven	1931/01/15—1945/10	古巴

①② 　相关资料参见：http://www.indiana.edu/～league/pcijorgjudges.htm。

名　　字	任　　期	国　籍
Willem Jan Mari van Eysinga	1931/01/15—1945/10	荷兰
Henri Fromageot	1931/01/15—1945/10	法国
J. Gustavo Guerrero	1931/01/15—1945/10	萨尔瓦多
Cecil James Barrington Hurst	1931/01/15—1945/10	英国
Demetre Neglulesco	1931/01/15—1945/10	罗马尼亚
Mineitciro Adatchi	1931/01/15—1934/12/28	日本
Harukazu Nagaoka	1935/09/17—1942/01/15	日本
Wang Ch'ung-hui	1931/01/15—1936/01/15	中国
Cheng Tien-His	1936/10/08—1945/10	中国
Edouard Rolin-Jaequemyns	1931/01/15—1936/07/11	比利时
Charles de Visscher	1937/05/27—1945/10	比利时
Frank Billings Kellogg	1931/01/15—1935/09/09	美国
Manley O. Hudson	1936/10/08—1945/10	美国
Michel Jean Cesar Rostworowski	1931/01/15—1940/03/24	波兰
Walter Schuecking	1931/01/15—1935/08/25	德国
Francsico Jose Urrutia	1931/01/15—1942/01/09	哥伦比亚
Aake Hammarskjoeld	1936/10/08—1937/07/07	瑞典
Rafael Waldemar Erich	1938/09/26—1945/10	芬兰

表4　常设国际法院第二任期副法官名单①

名　　字	任　　期	国　籍
Rafael Waldemar Erich	1931/01/15—1936/10	芬兰
Jose Caeiro da Matta	1931/01/15—1936/10	葡萄牙
Mileta Novacovitch	1931/01/15—1936/10	南斯拉夫
Josef Redlich	1931/01/15—1936/10	奥地利

注：表1-3中加粗意为改任期的初选法官。

---

① 相关资料参见：http://www.indiana.edu/~league/pcijorgjudges.htm。

统筹第一任期的十一名法官与四名副法官,正式法官分别来自西班牙、巴西、意大利、古巴、英国、瑞士、荷兰、美国、丹麦、日本与法国,候补法官分别来自中国、挪威、罗马尼亚以及南斯拉夫。

而第二任期十五名最初当选的法官,分别来自西班牙、意大利、古巴、萨尔瓦多、荷兰、法国、英国、罗马尼亚、日本、中国、比利时、美国、波兰、德国、哥伦比亚。

其中十名法官的国家保持不变,巴西、瑞士、丹麦、挪威及南斯拉夫为萨尔瓦多、比利时、波兰、德国与哥伦比亚所取代。从调整来看,主要是将一个北欧国家的名额交给了拉丁美洲。另外,从后期德国法官去世其名额由瑞典、芬兰法官先后递补的情况来看,在此时的名额分配中,可能是出于压制德国的考虑,德国与北欧应当是划分在一起的。而因为此时的名额分配不需要考虑非洲国家,欧洲国家占据了绝大多数的席位。

常设国际法院的法官虽以个人身份参与法院的活动,但是考察其在法院内的活动对于我们理解国际法治仍有意义。常设国际法院的成立目的究竟为何?这种思考不能脱离当时的国际环境。相较于出现在战前的海牙仲裁庭,常设国际法院成立于第一次世界大战之后,饱受战争之害的人们希冀通过常设国际法院维系来之不易的和平。这也如瑞典法官哈马舍尔德所言,常设国际法院的成立目的有二,一是解决已经出现的国际争端,二是从根本上防止新的国际争端的出现。[1]如果说第一个目的仍然是技术性和被动式的,那么,当常设国际法院试图去从根本上解决国际争端之时——无论这种尝试是否可能会成功,它都试图扮演一个规则塑造者的角色。因此,我们可以看到,作为主要由学者组成的职业共同体,常设国际法院在司法实践中总是会遵循与国内法院相近的逻辑,绕开甚至无视国家试图对其"造法"权力的限制,通过援引先例与使用法律区别技术来发展自身法理和国际法。[2]但是,常设国际法院的矛盾之处在于,它在很多

---

① M. Ake Hammarskjold, "The Permanent Court of International Justice and Its Place in International Relations", *Journal of the Royal Institute of International Affairs*, 1930, 9(4), pp.467—497.

② 宋杰:《〈国际法院规约〉第 38 条:起草过程与启示》,《国际法研究》2019 年第 4 期,第 33—49 页。

案例上又保持了高度的"克制"。因为如果法院的裁决超出了法律的领域,那么它的判决不仅不能保持和平,还会在争议双方之间造成新的冲突,进而也会损伤常设国际法院本身的权威性。应该说,这种规则塑造行为本身也是随着一战以后国际法作用上升而来。在此前,各国的外交政策中很少考虑国际法的因素。法学家参与的主要国际事务仍然具有"技术属性"。即使普遍的法律主义理想已然发端,国际事务中的法律论证往往仅被视为对已经存在的国家外交利益的合理化。①

在国际法发展并不完善的 20 世纪 20 年代,常设国际法院的造法又遵循何等逻辑,换言之,就是法院是怎样确立自身的法律渊源?《常设国际法院规约》第 38 条规定,法院应适用:

1. 无论普遍或特殊的国际条约,建立由争端当事国明确承认的规则;

2. 作为普遍实践被接受为法律的国际惯例;

3. 被文明国家所承认的一般法律原则;

4. 在第 59 条规约限制下,司法裁决和不同国家最权威公法家学说,作为确立法律规则的辅助方法。

在当事国同意的前提下,本规定不妨碍法院本"公允及善良"原则裁判案件之权。②

第 4 款的法律适用条件是十分值得人们深思的。宋杰对《常设国际法院规约》的这一条款的起草作出了详尽的讨论。从最终的结果来看,司法裁决和权威的公法家的学说被视为确立法律规则的辅助方法,这意味着于常设国际法院而言,法律适用的弹性区间非常宽广。

因此,从上述可以看出,常设国际法院会根据某些既定的"蓝图"(如最大限度的维持和平等)发展国际法。此外,当时对国际法的阐释环境并不

① Sacriste and Vauchez, "The Force of International Law: Lawyers' Diplomacy on the International Scene in the 1920s", Law & Social Inquiry, 2007, 32(1), pp.83—107.

② Documents concerning the action taken by the Council of the League of Nations under Article 14 of the Covenant and the adoption by the Assembly of the Statute of the Permanent Court, 1921, pp.263—264.

成熟,很多争端首次被尝试从国际法治的角度出发去处理,比如非常知名的"荷花号案"。也恰是在那样一个时代,常设国际法院法官的重要性得以被强调。而这种重要性不仅体现在最终形成的决议对之后国际法发展的指导作用,比如 2002 年法官希金斯(Higgins)、库伊曼斯(Kooijmans)、布尔根塔尔(Buergenthal)将"荷花号"案视为国际关系中自由放任主义的最高标志。①同时,在形成合议过程中各个法官不同的逻辑推导过程均会对后世国际法产生影响。"荷花号案"中,西班牙法官阿尔达米拉(Rafael Altamira y Crevea)在反对意见书中讨论了国内法与国际盟约或条约的关系,并且认为一国行使其管辖权的自由有其限度,完全采用外国法官对外国法律进行适用是对人权的一种侵害;②法国法官维斯(Charles Andre Weiss)强调了国际法出自各国的合意,国际法践行中需要考虑对无限的国家主权予以限制,因为各国互相的主权会发生碰撞,需要国际法予以调解,同时,他认为"荷花号案"另一个重要的事实是其发生在公海,公海自由原则应当被强调,因此,对戴蒙的审判应当基于船旗国的法律;③美国法官摩尔(John Bassett Moore)则就土耳其政府依托的《土耳其刑法》第 6 条有违一般国际法原则提出自己的异议。④而 1952 年通过的《公海公约》与1982 年通过的《海洋法公约》对碰撞船只管辖权归属作出的划分中受到法国委员维斯意见书的影响,排除了船旗国和船长、船员国籍国以外的国家对其行使刑事管辖权的权力。

在分析一个合议庭式的司法机构的决定的时候,显然人们不能将法官群体去人格化。这些法官的背景履历均不相同,有些法官以前便从事国际法工作,有些则为国家法律部门工作,甚至具有一定的政治经验;有些法官笃信国际联盟的作用,而有些法官对此持怀疑态度;有些法官对大

---

① See Judges Higgins, Kooijmans and Buergenthal's joint separate opinion at para. 51 in Case concerning the Arrest Warrant of 11 April 2000, ICJ Reports [2002] 3.

② See Dissenting Opinion by M. Altamira, https://www.icj-cij.org/files/permanent-court-of-international-justice/serie_A/A_10/36_Lotus_Opinion_Altamira.pdf.

③ See Dissenting Opinion by M. Weiss, https://www.icj-cij.org/files/permanent-court-of-international-justice/serie_A/A_10/32_Lotus_Opinion_Weiss.pdf.

④ See Dissenting Opinion by M. Moore, https://www.icj-cij.org/files/permanent-court-of-international-justice/serie_A/A_10/35_Lotus_Opinion_Moore.pdf.

国有倾向性,而有些法官秉信国际法的力量和权威。①他们的观点往往分散在最终裁决的不同段落之中,有时也会以个人意见书或是反对意见的形式出现。随着国际环境的变化以及国际法原则的衍化,过去的少数意见未尝不可能变成新的主导原则。同时,这些不同思想的贡献也可在某种程度上视为国际法的渊源。本文接下来试图通过讨论中国法官在常设国际法院某些案例上的具体观点,来阐明当时中国对于国际法的态度及其背后存在的原因,并进一步探讨中国的这种参与如何从观念层次影响当时之国际法治。

从常设国际法院的具体案例来看,中国法官参与的判决并不在少数。而在"德奥关税联盟案"(*Customs Regime between Germany and Austria*)与"摩洛哥磷酸盐矿案"(*Phosphates in Morocco*)中可以看到王宠惠法官与郑天锡法官的反对意见与个人意见书,这有助于我们进一步讨论中国是如何利用国际法这一武器的。

三、中国籍法官与常设国际法院裁决

1. 王宠惠与德奥关税联盟案

在具体进入"德奥关税联盟案"之前,我们可以先简单了解一下王宠惠法官。王宠惠法官以其深厚的法学功底、精湛的语言能力、出众的外交才能以及儒雅的个人涵养蜚声中外,深为国际法学界折服,是当之无愧的近代中国法坛"第一人"。

何勤华在《中国法学史》中认为王宠惠的法学成就以及为中国法制现代化作出的贡献值得称道。②从学术上而言,出生于 1881 年的王宠惠在北洋大学堂获得中国第一张大学文凭,同时,他也是中国获得耶鲁大学法学博士第一人。1907 年,王宠惠因将晦涩难懂的《德国民法典》翻译成流畅的英文版而蜚声西方法学界。该译本之质量得到今日法学家米健的高度

---

① Ole Spiermann, *International Legal Argument in the Permanent Court of International Justice——The Rise of the International Judiciary*, p.26.

② 何勤华:《中国法学史》第 3 卷,法律出版社 2006 年版,第 647—648 页。

评价,认为"与国内现有的几个中译本加以比较,这个译本的质量和水准是最好的"。①也恰是因此获得的学术声望,加之王宠惠精擅英德法日多门外语,在研究中能融合东西法系,助力王宠惠在日后成立的常设国际法院中获选法官。同时,王宠惠还发表了大量法学研究文章,为中国近代法理学、宪法、民法、刑法等法律的诞生与发展作出突出贡献。而学仕兼擅的王宠惠在学术界的成就以外,在政坛也发挥着重要的作用。他既是中华民国南京临时政府第一任外交总长,也是北京政府第一任司法总长,为历届政府所信任,一次出任阁魁,两度执掌外交,五次掌理司法。②除却知识分子固有的业务能力,王宠惠身上还带有中国士大夫的"修身齐家治国平天下"的使命感。诚如许章润先生的评价,中国第一代法学家"身兼士大夫与知识分子双重使命,而东西文化兼有,新知旧学混然,于承先接后、媒介东西间,将修齐治平的浩然理想落实为日复一日的'以法律为业'持敬践履,真可谓'经明行修,一国清选'。"③另外,1922 年 10 月 7 日,美国人在上海创办、发行的英文报刊《密勒氏评论报》做了一次"中国当今十二位大人物"的问卷调查。继孙中山、冯玉祥、顾维钧之后,王宠惠位列第四。这在某种程度上说明王宠惠的功绩得到社会舆论的肯定与褒扬。④

　　1931 年 3 月 19 日,德国与奥地利签订一项建立两国关税联盟的议定书。其中规定双方关税边界取消,并共同制定统一的关税法。这一行为被视为德奥合并的重要先兆。因此,国际联盟行政院于 1931 年 5 月 19 日请求常设国际法院就这一行为是否符合《圣日耳曼和约》第 88 条和 1922 年关于恢复奥地利的第一议定书的问题提供咨询意见。常设国际法院于1931 年 9 月 5 日发表咨询意见指出,从宏观经济来看,德奥的关税同盟有悖于 1922 年关于恢复奥地利的第一议定书。因为这种行为极大影响了奥地利的经济独立,在这一维度上,因其会进一步威胁奥地利之独立,也因

　　①　米健:《关于王宠惠〈德国民法典〉英译本的几封信》,《比较法研究》2002 年第 2 期,第 133—139 页。

　　②　相关论述可见王宠惠著、张仁善编:《王宠惠法学文集》,北京:法律出版社 2008 年版,序言部分。

　　③　许章润:《说法·活法·立法:关于法律之为一种人世生活方式及其意义》,清华大学出版社 2004 年增订版,第 335—340 页。

　　④　杨天宏:《密勒氏报"中国当今十二位大人物"问卷调查分析》,《历史研究》2002 年第 3 期,第 63—75 页。

此被视为是对《圣日耳曼和约》第88条的破坏。

而关于德奥同盟的咨询意见之所以特殊，还体现在其最终的票决结果是八比七，常设国际法院内部在这一问题上并未形成一致的意见。投票结果见表5：

表5　德奥关税联盟案票决结果①

赞　成		反　对	
国籍	姓名	国籍	姓名
萨尔瓦多	José Gustavo Guerrero	日本	Mineichiro Adachi
波兰	Michel Rostworowski	中国	Wang Ch'ung-hui
法国	Henri Fromageot	美国	Frank B. Kellogg
古巴	Antonio Sánchez de Bustamante y Sirven	比利时	Edouard Rolin-Jaequemyns
西班牙	Rafael Altamira y Crevea	英国	Cecil Hurst
意大利	Dionisio Anzilotti	德国	Walther Schücking
哥伦比亚	Francisco José Urrutia	荷兰	Jonkheer van Eysinga
罗马尼亚	Demetre Negulesco		

在投票中，意大利法官安齐洛蒂虽然投了赞成票，但是其提出了自身的个人意见。他认为只要不将一国置于另一国的法律之下，就不会影响一国的独立。但是经济联盟可能会导向政治同盟，因此德奥关税同盟制度可能会损害奥地利独立这一事实。②

而七位持反对意见的法官（包括王宠惠）均认为关税同盟的签订并无损于奥地利独立的现状。目前的诉讼过程中，没有向法院提交任何材料，以表明已缔结关税同盟的国家已因此危及其作为国家的未来存在。在没有任何这方面证据的情况下，法院不能假定在两国完全平等的基础上缔

---

① 具体投票可见：Advisory Opinion of 5 September 1931(including the text of the declaration by M. Guerrero，Count Rostworowski，M. Fromageot，M. Altamira，M. Urrutia and M. Negulesco)，https://www.icj-cij.org/files/permanent-court-of-international-justice/serie_AB/AB_41/01_Regime_douanier_Avis_consultatif.pdf。

② 王铁崖主编：《中华法学大辞典·国际法学卷》，中国检察出版社1996年版，第89页。

结关税同盟的目的是危害或威胁其中一个国家的未来存在。法院更不能假定丧失独立是任何一个国家都可能预见到其行为后果的结果。①七位法官指出,一个国家独立程度受影响与其参与国际条约让渡自身的主权之间是有区别的,事实上,独立国家之间缔结的每一份条约在一定程度上都限制了其行使主权的能力,绝对主权是不太可能存在的。

法院的义务是就法律问题提供咨询意见,因此必须根据事实出发。而不应该从政治推测的角度去揣测国际关系发展的方向,这已然超出常设国际法院职权的范畴。同时,一旦进入政治考量的范畴,法院显然会成为大国政治博弈的工具,诚如七位法官在反对意见中所提,奥地利之前签署的那些条约都被认为是不损害其主权的,出于同样的考虑,这个关税同盟的签署也应该被认为是不损害奥地利作为国家的独立性的。为何国联行政院以此要求法院出具咨询意见,显见的是更多地出于政治之上的考虑。而这是常设国际法院自成立之初就极力避免的事情。

法律问题与政治问题的冲突,是国际法应用中一个关键问题。尤其在1919—1939年这被爱德华·卡尔称为20年危机的这一段岁月里,很多学者对这两者之间的冲突进行了讨论,由此延伸出来的问题是常设国际法庭到底能发挥怎么样的作用。卡尔指出,在二十年危机中,存在一种非常严重的混乱的思想,即如何在国际与国内事务中,将"政治性"争端与"法律性"争端区分开来。卡尔认为这是一个非常合理的问题,他认为,所谓"法律性"争端,是指依据现有权利提出的不同要求引发的争端;所谓"政治性"争端,则是指由于要求改变现有法律性权利所引发的争端。在一国之内,前者法院解决,后者由政治行动解决。但是在国际上,由于法律问题与政治问题之间的模糊性,且在实际操作中提出争端的国家也不会明确指出此为"政治性"争端还是"法律性"争端,使得这类问题的处理十分不明确而危险。②虽然劳德派特教授指出应将所有国际争端都交由强制性仲裁负

---

① Dissenting Opinion of M. Adatci, M. Kellogg, Baron Rolin-Jaequemyns, Sir Cecil Hurst, M. Schücking, Jonkheer van Eysinga and M. Wang, https://www.icj-cij.org/files/permanent-court-of-international-justice/serie_AB/AB_41/03_Regime_douanier_Opinion_Adatci.pdf.

② 爱德华·卡尔:《20年危机(1919—1939):国际关系研究导论》,秦亚青译,北京:世界知识出版社2005年版,第183页。

责，方能维持和平的存续。但现实是法官并不应该成为立法者，因为司法程序从根本上来说应当尽可能排除权力因素。如果法庭在重大的国际"政治性"争端中作出了裁决或是给出了咨询意见，无异于是由法庭对国际关系中"公平"与"正义"这样的概念下达了定义。进一步来看，这意味着政治与法律的关系出现了颠倒。法律观念应当具有政治基础，而非政治问题被纳入法律体系考虑。因此，从这个角度说，常设国际法庭本身不应该离开国际法和法律权利这一对相对坚实的基础。因为在国际社会中，很难找到如国内社会一般的受到广泛认可的普遍观念。这意味着一旦脱离法律本身，最终的裁决必然是权力政治的结果，那么，如果是这样的话，常设国际法庭的存在不过是"一堆长袍假发空发议论"。①因此，常设国际法庭存在的一个重要意义就是对法律问题和政治问题作出区分。司法判断要从政治理念中受到启发，本是一件很正常的事情，但是这并不意味着"政治性"争端可以法律化。

在常设国际法庭建立之初的另一起案例"东卡累利阿案"（*Status of Eastern Carelia*）颇值得参考。1921 年 11 月 26 日，芬兰政府向国联行政院申诉，认为苏联政府违反了苏芬两国在 1920 年 10 月 14 日签署的关于东卡累利阿自治的《多巴条约》的义务。但是在这起案件中，常设国际法庭作出的裁决是拒绝对此问题发表咨询意见，因为提请法院咨询的不是抽象的法律问题，而是直接涉及芬兰和苏联争端的主要问题，回答这个问题等于对争端作出判决，在苏联政府不同意的情况下不能强制进行。②这与德奥关税同盟的咨询案并不相同，但是其中涉及类似的因素，即法院应当如何看待"政治性"争端。在此次咨询案中，法院的意见是自身无权对这一政治问题发表看法，参与裁决的十一位法官以七比四的票数通过该决议，投票结果见表 6。

如果将"东卡累利阿案"与"德奥关税联盟案"对比的话，我们可以看到有四位法官同时参与了这两案。中国法官王宠惠、古巴法官布斯塔曼特、西班牙法官阿尔达米拉与意大利法官安齐洛蒂四人在两案中均有出场，

---

① Alfred Zimmern，*The League of Nations and the Rule of Law 1918—1935*，MacMillan and Co Ltd，1936，p.125.

② 王铁崖主编：《中华法学大辞典·国际法学卷》，中国检察出版社 1996 年版，第103 页。

表6　东卡累利阿案票决结果①

反　　对		赞　　成	
国籍	姓名	国籍	姓名
荷兰	Bernard Loder	法国	Charles Andre Weiss
英国	Robert Finlay	丹麦	Didrik Nyholm
美国	John Bassett Moore	古巴	Antonio Sánchez de Bustamante y Sirven
日本	Yorozu Oda	西班牙	Rafael Altamira y Crevea
瑞士	Max Huber		
意大利	Dionisio Anzilotti		
中国	Wang Ch'ung-hui		

其中,前三者在两案中立场一致,中国法官王宠惠一直试图限制法院的权力,即他认为政治问题上法院并不应该过多地参与,法院的造法权力必须慎用。古巴法官与西班牙法官则一直希望扩大法院的权力,让法院参与更多的国际争端。安齐洛蒂的观点则并不一致,这与这位意大利的实证主义法官对形式主义的反感有关。安齐洛蒂并不支持将判例法引入常设国际法院,同时,他也指出,常设国际法院并非开拓新的国际关系,而是发展国际法并解决外交领域难以处理或处理不完善的一般国际争端。②如果扩大到国家,可以看到日本、英国、美国在这两案上的观点比较一致,均是不希望法院对此给出咨询意见,而法国则正好相反。

2. 郑天锡与摩洛哥磷酸盐矿案

进一步讨论中国法官在常设国际法院的参与,另一个不能绕过的案例就是"摩洛哥磷酸盐矿案"。在这一案例中,继任王宠惠法官的郑天锡法

---

① 具体投票可见 Advisory Opinion of 5 September 1931(including the text of the declaration by M. Guerrero, Count Rostworowski, M. Fromageot, M. Altamira, M. Urrutia and M. Negulesco), https://www.icj-cij.org/files/permanent-court-of-international-justice/serie_AB/AB_41/01_Regime_douanier_Avis_consultatif.pd。

② Jacopo Crivellaro, How did Anzilotti's jurisprudential conception influence the jurisprudence of the Permanent Court of International Justice? https://www.juragentium.org/topics/thil/en/crivella.htm.

官有一篇单独的个人意见书，由此我们可以进一步了解中国法官在国际法治上的一些观念。

郑天锡法官是中国在英国获得法学博士的第一人，其较多地关注国际私法领域中的契约问题。郑天锡于1918年受王宠惠等人邀请回国，历任法律翻译监督、法律编纂委员会委员等职，1936年王宠惠法官辞职之后郑天锡法官接替其职。

"摩洛哥磷酸盐矿案"发端于1918—1919年法国政府的被保护国向两位法国国民发出的33项勘探磷酸盐矿的许可证。后来这两位法国公民将这些许可证转让给一个意大利公民，1920年，摩洛哥宣布国有垄断磷酸盐矿的勘探权利，并于1925年宣布意大利公民取得的勘探证明无效。意大利因此在1936年向常设国际法院提起诉讼，要求法院宣布摩洛哥垄断制的行为无效。法国以自身接受常设国际法院的强制性管辖声明在1931年4月之后批准为由，不认可1925年的事件常设国际法院具有管辖的权力。常设国际法院在其后给出的裁决中支持了法国的主张，驳回了意大利的起诉。①

"摩洛哥磷酸盐矿案"中绝大多数法官支持法国的主张，中国法官郑天锡亦是如此，但是在表态支持之外，郑天锡对该案也有一些个人的看法。这种看法表面上是对强制管辖权生效日期的探讨，更深一层的话，这里面还包含有国际法上关于"情势变更原则"的讨论。

郑天锡在这起案件中的个人意见围绕于法国政府对意大利政府的提案（a）与提案（b）的回应。提案（a）中，意大利政府针对磷酸盐矿的垄断问题，提案（b）则主要针对意大利公民受到损失的问题。郑天锡认可法院对提案（b）的最终意见，即对于意大利公民受到损失的问题常设国际法院并无强制管辖权，但是关于垄断问题，郑天锡认为并不能将这类问题置于法院的管辖权之外。他认为，相较于公民受到损失的问题，垄断问题属于一直产生新的侵权，因为一直有新的事实或情形出现，所以垄断并非只发生在一个特定的时间点，或是发生之后产生的侵权一直保持不变，因此，无论如何向前追溯，法院在这一问题上都并不能理所应当地认为自己没有

---

① 王铁崖主编：《中华法学大辞典·国际法学卷》，中国检察出版社1996年版，第425页。

管辖权。同时,郑天锡还认为这两个提案是互不相干的,不能认为其是普遍与特殊的关系。①

在当时的法官中,郑天锡法官之所以不认同法院的部分裁决意见,正是因为他与其他法官在"垄断"是否造成新的情态这一点上有不一样的观点,其他法官均认为并未有新的情势出现。郑天锡缘何会有不一样的认识,这与中国接触国际法的整体大背景是有关的。

众所周知,"情势变更原则"主要针对的是已经签署的条约。因国际社会并未有最高的权威机构,因此,为了国际秩序的平稳运行,一般缔结条约的各方都默认彼此之间应该严格遵守条约,这即是说,"条约应该遵守"已然成为国际法的原则。然而,对中国来说,在条约遵守之上有一个非常特殊的问题,即对于中国早期签署的被后继政府定义为"不平等条约"的那些条约,中国政府应当如何对待?从北京政府的外交实践来看,中国当时对国际法的质疑主要依托于在法学上案诉纷纷的"情势变更原则"。比如,1926 年驻美公使施肇基就援引情势变更原则试图说明中国在签约条件发生剧烈变化的前提下,具有单方面宣布不再履行国际法义务的权利。②

但是,因为国际上也并无一套相应的评估情势的规则,这一原则的使用具有很强的任意性。因此,传统国际法学者对此原则的运用是十分谨慎的。恰如凯尔森(Hans Kelsen)在 1962 年所指出的,"截至目前,没有一个国际法庭会毫无保留地确认这一规则(情势不变原则)的存在。"③

从这一角度出发,不难理解为何其他法官几乎一面倒地不认可该案中情势出现了变化,因为对情势是否变化的确认是常设国际法院乃至其后的国际法院都极力避免的事情,而相反,作为饱受不平等条约之苦的郑天锡法官,与当时中国其他的国际法学者一样,都试图摆脱不平等条约对中国的钳制,因此,他的个人意见中用不小的篇幅去讨论到底有没有新的

---

① Separate Opinion of Mr. Cheng Tien-His, https://www.icj-cij.org/files/permanent-court-of-international-justice/serie_AB/AB_74/03_Phosphates_du_Maroc_Opinion_Tien_Hsi.pdf.

② 王栋:《中国的不平等条约:国耻与民族历史叙述》,王栋、龚志伟译,复旦大学出版社 2011 年版,第 68 页。

③ Hans Kelsen,*Principle of International Law*,New York:Rinehart,1952,p.360.

情势出现，并最终得出了相应的结论。

尽管无可否认的是，常设国际法院的各个法官都不可能摆脱其祖国的影响，但是对于绝大多数法官而言，很多时候影响其观点、进而推动国际法发展的还是其个人的法学观念与司法经验。但对于中国籍的法官王宠惠与郑天锡而言，情况略有不同。诚然，二人的法学背景并不相同，但是，两人皆试图通过法律改善中国的处境。在这种情况下，我们不难发现中国在常设国际法院的参与是具有一致性的。无论是对"政治性"争端与"法律性"争端的区分，还是对"情势变更原则"的某些讨论，都是与中国在整个国际体系中的地位息息相关。而这些观点直到今天也仍然发挥着重要的作用。因此，中国参与常设国际法院不仅标志着中国参与国际司法之肇始，也为全球国际法理论提供了宝贵源泉。

结　　语

本文就常设国际法院中中国籍法官的参与作出了较为详尽的论述。不过需要强调的是，由于常设国际法院本身的局限性、中国当时衰微的国力，以及中国籍法官较为稀缺的个人意见（这一方面可能是中国本身对于国际法处于较为被动的接受状态，另一方面也应考虑到王宠惠、郑天锡于国内均有任职，具有较重要的国内任务），本文的梳理和分析简略而有所不足。

国际法的变化可以改变国家的行为吗？现实主义学者对这一问题持否定观点。他们认为只有体系的激励机制改变，国家的行为才会随之而变。而这是法律，尤其是无约束的国际法很难做到的。但这种认识在某种程度上误解了法律的运行机制，法律难以让行为体违背激励机制，但其能直接影响机制本身，尽管这种影响往往难以在短期体现。[1]

在个案中，我们往往会发现国际法的"无用性"。因为国际法指向的国际秩序的变化难以一蹴而就，新规则需要逐渐被适应与接纳。签署于

---

① Oona Hathaway and Scott J. Shapiro, "International law and its transformation through the outlawry of war", *International Affairs*, 2019, 95(1), pp.45—62.

1928 年的《非战公约》是一个代表性的案例,其因没有阻止第二次世界大战的爆发而备受讥嘲。汉斯·摩根索(Hans J. Morgenthau)因此质疑其不过是一份没有法律效力的道德原则声明。但从长期来看,该条约对战争合法性的否认彻底动摇了主宰了近三个世纪的国际旧秩序。侵略战争合法性的不再被承认,直接更改了各国之间互动的原则。①从这个角度出发,国际法的重要性及其影响应为学术界重视。因此,尽管国联的安排仍然大量保有"等级制"这类旧国际关系秩序的特点,但是常设国际法院并不能被简单视为"吉祥物"。中国在常设国际法院的参与更绝非不值一提。

中国籍法官在常设国际法院中的参与与中国当时处于的国际环境是密切相关的。对于饱受不平等条约之苦的中国,一直在谋求一个更为平等的地位。这种努力一方面来自中国外交官的争取,比如顾维钧、施肇基、魏宸祖等在巴黎和会上的努力,另一方面,在国际司法机构任职的中国法官也发挥了重要的作用。常设国际法院在很大程度上具有发展国际法的作用,很多国际观念的具体形成正是肇始于这段时间。法官之间的互相影响、各个法系的观点在碰撞之中渐渐融合,这给予弱小国家一个相对公平的平台维系自身利益。而从已有案例中分析,我们能看到传统列强的一些"让步"的行为,这不能说不是一种进步。在国际法的维度上,各国在某种程度上具有共同利益。

因此,中国法官对"政治性"争端与"法律性"争端分野的坚决和对"情势变更原则"的讨论极具有意义。首先,这可以被视为中国摆脱不平等条约的一种尝试,中国法官在尝试对"情势变更"作出更明晰的确认,同时,中国也鲜明地表现出一种态度,即两种争端的解决方式应当是不同的,不能相混淆;其次,这些清晰的态度与意见(包括投票表决情况、不同意见的保留等)有助于我们理解中国国际法发展的脉络。讨论今天中国对国际司法的态度不能回避过去的历史,对过去两位法官的理解也有助于我们更好地参与国际司法实践。最后,今天的中国显然已经不是当初备受压迫的半殖民地,中国在国际上已然具有一定的话语权。那么,对过去历史的铭记更有助于让中国理解今日的小国、弱国对国际法的需求,中国可以通

---

① Oona Hathaway and Scott J. Shapiro, "International law and its transformation through the outlawry of war", *International Affairs*, 2019, 95(1), pp.45—62.

过这种"共情"获得相应的威望以及支持，并更好地参与"国际造法"，发挥自身的影响力。最后，伴随着对国际法力量忽视的同时，我们常常低估了法官的个人作用。法律下的和平对很多人来说似是一个伪命题，但完全失去国际法对于国际社会来说更是不可接受与难以想象的。今日之中国的国力自然远强于昔时，但是，我们同样需要熟稔运用与解释规则的能力，因此，我们更需要能代表我们国际法学思想和法学价值观的法官，需要他们参与国际社会的立法、造法。

"受邀请的帝国"?
——战后美利坚帝国属性再议 *

梁　志 **

【内容提要】　20 世纪 80 年代，挪威著名历史学家吉尔·伦德斯塔德针对美国霸权的崛起提出了"受邀请的帝国"的概念。战后美国全球同盟体系形成的过程昭示，无论是在地域上还是在时间上，"受邀请的帝国"概念的适用范围都极其有限，远不能用于指代美利坚帝国。"二战"结束后的美国是一个具有多重面相的帝国：某些情况下，是一个"受邀请的帝国"；个别情境中，甚至还是一个"被要挟的帝国"；更多时候，则是一个"压制性的帝国"。

【关键词】　美国；吉尔·伦德斯塔德；"受邀请的帝国"；"被要挟的帝国"；"压制性的帝国"

【Abstract】　In the 1980s，Geir Lundestad, a renowned Norwegian historian, proposed the concept of an "empire by invitation" to describe the rise of U.S. hegemony. The formation of the postwar U.S. global alliance system demonstrates that the concept's explanatory power is so much limited in terms of regional and temporal variability that it could be used to describe the American empire only in a minority of cases. Post-war America is an empire with multiple faces：in some cases, it is an "empire by invitation"；under specific condition, it is a "coerced empire"；in most circumstances, it is a "coercive empire."

【Key Words】　the United States, Geir Lundestad, "Empire by Invitation", "Coerced Empire", "Coercive Empire"

---

　*　本文系国家社会科学基金重大项目"不结盟运动文献资料的整理、翻译与研究（1961—2021）"（项目编号：18ZDA205）的阶段性成果。
　**　梁志，华东师范大学历史学系、社会主义历史与文献研究院教授。

美国是"帝国"吗？何为美利坚帝国的主要属性？美利坚帝国的扩张手段经历了哪些变化？如何计算美利坚帝国的成本与收益？美利坚帝国究竟给世界带来了什么？所有这些都是 19 世纪末以来各国学者热议的话题。其中，流传甚广的概念之一便是挪威具有全球影响力的著名历史学家吉尔·伦德斯塔德（Geir Lundestad）在 20 世纪 80 年代提出的"受邀请的帝国"（Empire by Invitation）。此论一出，引来国际学术界尤其是西方学术界的广泛认可和借用。当然，也有不同的声音：部分学者认为"受邀请的帝国"概念只是部分反映了美利坚帝国建构的历史过程，忽视了美国利用传统的硬实力在世界范围实施帝国控制、发动战争并派驻军队的一面，忽视了美国同盟体系中的等级性；①另外一些学者则指出，战后美国与西欧结盟，确立了合作性的"大西洋治下的和平"（Pax Atlantica），而非单方面强加、具有新帝国主义特征的"美国治下的和平"（Pax Americana）。不仅如此，世界上的大部分国家都希望成为美国领导下的"自由世界"的一部分，所以美国不是"帝国"，而只是"霸权国"。从这个意义上讲，伦德斯塔德借助"受邀请的帝国"概念描述的新型美利坚帝国的形象具有误导性。②

需要特别指出的是，对于"受邀请的帝国"的概念，无论是支持者还是反对者基本上都是仅止于简单表态，而没有与伦德斯塔德进行正面的史实与学理上的对话。根据这一判断，本文拟在剖析"受邀请的帝国"概念学术源流和影响的基础上，通过对战后美国同盟体系建构过程的观察探究该命题的适用范围和准确程度，进而对美利坚帝国的属性加以辨析。

---

① R. Kroes, "The Paradox of American Global Power", *Society*, 2014, 51 (5), p.493; David N. Gibbs, "Washington's New Interventionism: U.S. Hegemony and Inter-Imperialist Rivalries", *Monthly Review: An Independent Socialist Magazine*, 2001, 53 (4), p.16.

② Patrick O. Cohrs, "'Pax Americana': The United States and the Transformation of the 20th Century's Global Order", *Revista Brasileira de Política International*, 2018, 61 (2), p.10; Micheal Mann, "American Empires: Past and Present", *Canadian Review of Sociology*, 2008, 45(1), p.23; Hendrik Spruyt, "'American Empire' as an Analytic Question or a Rhetorical Move?", *International Studies Perspectives*, 2008, 9(3), p.297.

一、"受邀请的帝国"概念的源流与影响

1941 年 2 月 17 日,当时的美国还处于孤立主义政治气氛的包围之下,报业巨头亨利·卢斯(Henry Luce)在自己创办的《生活》杂志上发表了一篇题为《美国世纪》的文章。文章断言,美国面对着一个比眼前的战争更具根本性的问题,那就是要不要承担起领导世界的责任。"20 世纪是美国的世纪"。从桑给巴尔到汉堡,代表美国的爵士乐、好莱坞电影、俚语乃至于大型机械和专利产品随处可见。"最重要的是,我们拥有作为领导者难以界定却又确定无疑的特征:威望。不同于罗马帝国、大蒙古国或 19 世纪的大英帝国,美国的国际威望来自外界对全体美利坚人民伟大智慧、无穷力量和良好意愿的信任。"正因为如此,很长一段时间以来,英国人一直对美国人拒绝扮演世界领袖的角色耿耿于怀。在今后的英美合作中,英国将心甘情愿地充当美国的"小兄弟"。1919 年,华盛顿失去了一次领导世界的机会。如今,英国在战争中独木难支,美国必须为了全世界人民的福祉而接受成为"善良的撒玛利亚人"(圣经语,意为乐善好施之人)①的"天定命运"。②

冷战爆发不久,以美国为代表的西方学术界便对这场东西方对抗的起源问题进行了探讨。其中,部分学者将苏联描绘为一个"邪恶强权国家"。在他们看来,恰恰是因为面对苏联围攻的西欧国家向美国发出了邀请,华盛顿这才下定决心通过推行杜鲁门主义和马歇尔计划阻挡莫斯科的"扩张"。③此种判断可以被视为"正统派"(对 20 世纪 40 年代末到 50 年代西方冷战研究主流学者的统称)对卢斯"美国世纪"命题中英美关系界定的"冷战诠释"。

---

① Judith Siefring(ed.), *Oxford Dictionary of Idioms*, Second Edition, New York: Oxford University Press, 2004, p.252.

② Henry R. Luce, "The American Century", *Diplomatic History*, 1999, 23(2), pp.159—171.

③ 陈兼、余伟民:《"冷战史新研究":源起、学术特征及其批判》,《历史研究》2003 年第 3 期,第 4 页;邓峰:《冷战起源研究的国际渊流与发展》,《社会科学战线》2012 年第 12 期,第 87 页。

但真正将战后西欧与美国这种"邀请"与"受邀请"关系阐发到极致的便是伦德斯塔德。他在 1980 年出版的一本著作中指出，挪威和丹麦加入北约主要是由于自身的意愿，而不是受到美国的压力。同样，美国也没有不择手段地迫使瑞典与自己结盟。由此延伸开来，伦德斯塔德认为"美利坚帝国"更多地属于防御性而非进攻性，是其他国家"邀请"而非强加给其他国家的结果，乃即兴而为而非静心谋划的产物。①在六年后的一篇论文中，伦德斯塔德进一步以 1945—1952 年美国与西欧关系为例，通过分析马歇尔计划酝酿和北约成立的历史经过，认定英国与法国等国家施加的压力虽不能迫使美国违背自己的意志行事，但却毫无疑问地加快了它介入欧洲事务的进程。不仅仅在西欧，伊朗、沙特阿拉伯、埃及、印度、澳大利亚和新西兰等国家的领导人也出于获取经济援助和抵制苏联影响等不同的目的向美国发出了"邀请"。所以，与苏联这一强权国家不同，"美国在很大程度上是一个受邀请的帝国"。②1999 年，伦德斯塔德在另外一篇文章中进一步阐释了"受邀请的帝国"的概念。此次，他将观察的时间范围从二战结束之初向前后延展到整个 20 世纪，地理范围由西欧扩大至全球。具体地说，伦德斯塔德选取了 1918—1920 年、1945—1952 年、1952—1989 年、1989—1998 年西欧对美国的"邀请"作为主要例证，辅之以欧洲以外美国同盟体系的确立，从而为美国构建起了一个"仁慈的帝国"的形象：与传统的帝国不同，它赋予盟国以明显的独立性，更多地采取间接手段对其他国家施以控制，属于一个非典型"帝国"。③

虽然"受邀请的帝国"概念的雏形来自冷战史研究学术谱系中的"正统派"，但从后续学术效应来看，真正让这一概念为各国相关学者所熟知的还是伦德斯塔德。自他正式阐释和提出"受邀请的帝国"论以后，借鉴其论证思路和观察视角者众多，其中不乏如约翰·加迪斯（John Gaddis）和

---

① Geir Lundestad，*America，Scandinavia. and the Cold War，1945—1949*，New York：Columbia University Press，1980，pp.329—358.

② Geir Lundestad，"Empire by Invitation? The United States and Western Europe，1945—1952"，*Journal of Peace Research*，1986，23(3)，pp.263—277.

③ Geir Lundestad，"Empire by Invitation in the American Century"，*Diplomatic History*，1999，23(2)，pp.189—217.

约瑟夫·奈(Jeseph Nye)这样的大家。①对于"受邀请的帝国"概念的高接受度,伦德斯塔德颇引以为豪。②

那么,美国究竟在多大程度上是一个"受邀请的帝国"呢?

二、美国同盟体系建构过程中的"主动"与"被动"

伦德斯塔德提出"受邀请的帝国"概念,主要是基于对战后初期西欧推动美国介入欧洲军事和经济事务的判断。他认为,以英国和法国为代表的西欧各国普遍希望美国介入当地防务事务。伦德斯塔德的相关叙述忽视了一个很重要的问题,那就是当时的英国和法国内部并非"铁板一块"。就英国而言,外交部主张以联合其他西欧国家和海外殖民地的形式,缔造西欧联盟,在美苏之外构建"第三极"。相反,参谋长委员会则指望更多地依靠美国,通过打造大西洋联盟来对抗苏联。1948 年以前,英国的主要努力方向一直是建立西欧联盟。1948 年初,欧洲安全形势逐渐恶化,这时英国外交大臣欧内斯特·贝文(Ernest Bevin)才不得不承认争取美国防务支持确属必要。③同样,经过外交部同意,1946 年初法国军方秘密探寻与美国建立跨大西洋军事联盟的可能性。但很快得知此事的法国总理费利克斯·古安(Félix Gouin)予以了制止。在当时的法国联合政府内部,"大西洋主义"与"打造欧洲第三极"两者间的分歧一时间难以弥合。1947—1948 年,法国内部的政治斗争和苏联在欧洲的"攻势"促使巴黎决定争取美国的防务支持。④部分地由于英法的推动,起初反应冷淡的美国

① John Lewis Gaddis, "The Emerging Post-Revisionist Synthesis on the Origins of the Cold War", *Diplomatic History*, 1983, 7(3), pp.177, 182; *We Now Know: Rethinking Cold War History*, New York: Oxford University Press, 1997, pp.51—53; Joseph S. Nye, Jr., *Soft Power: The Means to Success in World Politics*, New York: Public Affairs, 2004, p.61.

② Geir Lundestad, "Empire by Invitation in the American Century", pp.194—195.

③ 陈向阳:《1945—1955 年英国防务战略研究》,首都师范大学 2013 年博士学位论文,第 77—88 页。

④ Jenny Raflik, "The Fourth Republic and NATO, 1946—1958: Alliance Partnership or Idiosyncratic Nationalism?", *Journal of Transatlantic Studies*, 2011, 9(3), pp.208—210.

很快启动与英国和加拿大的防务协商。换言之，从某种程度上讲，1948年英法正式向美国发出"结盟邀请"是国内外形势急剧变化的结果，甚至具有一定的偶然性。伦德斯塔德没有注意到1945—1947年这段"前史"，忽视至少是低估了两国缔造美苏之外"第三极"防务主张的影响力。

如果说伦德斯塔德所选取的北约案例尚具备一定史实基础，那么他对马歇尔计划的论证则更加缺乏说服力。伦德斯塔德准确地指出了战后西欧国家急需美国的经济援助，但从他的叙事中却很难看出英国和法国如何"邀请"美国推行马歇尔计划，看到的只是华盛顿慷慨地赋予伦敦和巴黎援助计划首倡权。不可否认，马歇尔计划蕴含着人道主义精神。不过，该计划的内核更多地还是杜鲁门政府阻止西欧政治"左转"、加速推进欧洲联合以及防止美国陷入经济衰退的大战略。能够证实这一判断的论据之一便是，自1947年初起负责经济事务的美国副国务卿威廉·克莱顿（William Clayton）每周都与下属开会评估欧洲日益恶化的形势，寻找美国满足欧洲各国需要的方法。很快，他便得出如下结论：美国必须立即行动起来，担负起领导世界的责任，填补西欧的权力真空。而且，为了提高美国的威望，避免给世人造成"强加于人"的印象，杜鲁门政府决定向所有欧洲国家发出"邀请"，并将对方制定经济合作计划设定为获得经济援助的前提。① 显然，马歇尔计划折射出来的是美国构建国际新秩序的主动谋划而非良性霸权（benign hegemon）的顺势而为。

北欧国家加入北约问题是伦德斯塔德"受邀请帝国"命题的例证之一。他的研究表明，挪威和丹麦之所以决定加入北约，主要是由于自身的意愿，而非受到美国的压力。事实证明，挪威和丹麦加入北约确实出于自愿，但程度上远不是伦德斯塔德所说的那样"主动"。二战结束初期，挪威奉行的是联合国框架下的不结盟政策，希望借此成为东西方之间沟通的"桥梁"。此后，随着冷战在欧洲的爆发，为了获得西方世界特别是美国的

---

① Diane B. Kunz, "The Marshall Plan Reconsidered: A Complex of Motives", *Foreign Affairs*, 1997, 76(3), pp.164—165; Meredith Hindley, "How the Marshall Plan Came About", *Humanities*, 1998, 19（6）, pp. 22—27; Alexander D. Weissman, "Pivotal Politics—The Marshall Plan: A Turning Point in Foreign Aid and the Struggle for Democracy", *The History Teacher*, 2013, 47(1), pp.112—113; 王新谦：《马歇尔计划成因新探》，《史学月刊》2009年第6期，第101—105页。

物质援助,1949 年挪威决定加入北约。但挪威与西方国家的安全合作是有限度的,例如不允许盟国和平时期在本国领土上建设军事基地,禁止盟国在自己的国家储备和部署核武器。①同样,战后的最初几年,同美国结成同盟关系并非丹麦对外政策的重要目标。1946—1947 年,苏联与西方国家之间的矛盾开始升级,丹麦的第一反应是选择中立。1947—1948 年,冷战正式爆发并不断加剧,丹麦转而希望同挪威和瑞典结成"斯堪的纳维亚防务联盟"(Scandinavian Defense Union)。只是因为 1949 年初建立该联盟的谈判失败,瑞典又不愿意和丹麦结成双边同盟,丹麦才最终仓促决定加入北约。②

瑞典是伦德斯塔德证明美利坚帝国"非强加性"的另外一个例子。在他看来,美国并没有在敦促瑞典加入北约方面动用强制力。实际上,1948—1950 年杜鲁门政府积极地推动瑞典成为北约成员国。相反,瑞典认为中立是维护自身国家安全的最佳手段。于是,美国转而控制对瑞典的原材料特别是军事物资出口,以此向对方施压。不仅如此,朝鲜战争爆发后,华盛顿还坚决要求斯德哥尔摩阻断对苏东国家的转口贸易,并相应地加强对瑞典出口许可证颁发限制。面对美国的高压,瑞典不得不调整中立政策,同意同西方国家分享军事情报,扩大同北约国家之间的军事技术和人员往来,并为了得到雷达站向美国暗示一旦战争中无法中立则站在西方一边。与此同时,瑞典还通过秘密协议的方式向美国承诺控制同苏东国家的贸易往来。③也就是说,主要是由于受到了美国的压力,20 世纪五六十年代瑞典变成一个准北约成员国,或者说成为北约的一个"非正式盟友"。④

---

① Helge Danielsen, "'A military ERP'? Military Assistance and US Public Diplomacy in Norway in the early 1950s", *Journal of Transatlantic Studies*, 2017, 15(4), p.315.

② Mikkel Runge Olesen, "To Balance or Not to Balance: How Denmark Almost Stayed out of NATO", *Journal of Cold War Studies*, 2018, 20(2), pp.63, 76—92.

③ Birgit Karlsson, "Neutrality and Economy: The Redefining of Swedish Neutrality, 1946—52", *Journal of Peace Research*, 1995, 32(1), pp.37—48; Mikael Nilsson and Marco Wyss, "The Armed Neutrality Paradox: Sweden and Switzerland in US Cold War Armaments Policy", *Journal of Contemporary History*, 2016, 51(2), pp.339—349.

④ Anna Wieslander, "What Makes an Ally? Sweden and Finland as NATO's Closest Partners", *Journal of Transatlantic Studies*, 2019, 17(2), pp.196—197.

在亚洲,伦德斯塔德将韩国作为向美国发出"结盟邀请"的典型案例。与上述其他案例相反,对照历史事实,他对美韩同盟的相关论述显然低估了邀请方的主动程度。早在朝鲜战争爆发前,韩国就已委婉地表示希望同美国订立共同安全条约,但杜鲁门政府并未作出积极回应。朝鲜停战谈判开始后,担心被美国抛弃的李承晚总统更加急切地要求与美国结盟,并为此组织反停战运动、发出"北进统一"威胁且声称要将韩军撤出联合国军司令部。可是,不愿承担保卫亚洲大陆义务的艾森豪威尔政府只同意以书面的形式保证不会弃韩国于不顾,拒绝签署同盟条约。但事态很快发生变化。1953 年 5 月底,朝鲜停战谈判接近尾声。为了换取李承晚接受停战协议,既不能推翻韩国现政权又无法放弃朝鲜半岛的美国不得不答应同韩国协商共同安全条约事宜。出乎美国预料的是,"非理性的"李承晚依旧决定通过释放近 3 万名朝鲜非遣返战俘来破坏停战谈判。震惊和气愤之余,美国领导人最终还是同韩国结成了同盟关系。①韩国的例子表明,极端情况下美国是一个"被要挟的帝国"。

最令人不解的是,伦德斯塔德将印度也视为向美国发出"邀请"的国家。众所周知,印度领导人尼赫鲁反对冷战,反对建立军事同盟,反对集团政治,主张亚洲人要掌握自己的命运。正因为如此,印度才成为 1947 年和 1949 年两次亚洲关系会议、1955 年万隆会议以及 1961 年第一次不结盟运动首脑会议的倡导者或主要推动者。②不仅如此,最近的研究还证明,20 世纪 50 年代上半期印度曾借助经济和军事援助以及示范性的"软实力"等方式阻止缅甸和锡兰等国家加入美国所主导的《东南亚条约组织》。这让美国颇为不满。③

相对而言,在伦德斯塔德为"受邀请的帝国"这一命题确定的所有论据中,最为贴合的反倒是他在自己的著述中轻描淡写的澳新美同盟。近

---

① 梁志:《"被挟制的"帝国:美韩同盟形成史论》,《冷战国际史研究》第 28 辑,世界知识出版社 2019 年版,第 1—45 页。

② Itty Abraham, "From Bandung to NAM: Non-alignment and Indian Foreign Policy, 1947—65", *Commonwealth & Comparative Politics*, 2008, 46(2), pp.208—211;郑先武:《东南亚早期区域合作:历史演进与规范建构》,《中国社会科学》2017 年第 6 期,第 191—192 页。

③ Nabarun Roy, "Assuaging Cold War Anxieties India and the Failure of SEATO", *Diplomacy & Statecraft*, 2015, 26(2), pp.322—340.

来,学者对澳新美同盟起源的研究揭示出如下结论:"《澳新美同盟条约》是一个由澳新双方倡导的区域性防御条约,防范对象是日本;如果没有澳新双方尤其是澳方的执意请求甚至是要求,几乎可以肯定地说,该同盟条约难以问世,至少在当时的历史背景下是如此。"①而且,"澳新美同盟"这一表述中的国别名称先后顺序也从一个侧面反映了新西兰尤其是澳大利亚在该同盟形成过程中所发挥的重要作用。

综合来看,二战结束后美国在全球范围构建起一个同盟体系,盟友遍布欧洲、亚洲和大洋洲等世界各地。在各种同盟关系确立的过程中,个别情况下美国确实可以被视为"受邀"的一方,甚至是"被挟制"的对象。根据这些案例,伦德斯塔德引申出"受邀请的帝国"的概念。虽然他的论证存在着这样或那样的不足,但这一概念本身仍具有某种合理性,反映了战后初期世界格局的基本特征:美国拥有较高的国际威望,它的世界领导地位得到英法等大国的认可,英美霸权更替是和平进行的。或许也正因为如此,"受邀请的帝国"才频繁地出现于各国历史学家的著述中。

不过,需要特别说明的是,无论是在地域上还是在时间上,"受邀请的帝国"概念的适用范围都极其有限,远不能作为二战以后美国的"代名词"。

其一,就连伦德斯塔德本人也承认,在广大的第三世界地区美国时常与独裁政权站在一起,并频频运用干涉手段(包括采取意在颠覆当地政权的隐蔽行动甚至发动先发制人的战争),大多数情况下并非一个"受邀者"。事实确实如此。也正因为这样,自20世纪50年代起越来越多的新兴民族独立国家将避免按照意识形态划线和不结盟作为对外交往的基本准则。在这一潮流中,最引人瞩目的便是不结盟运动。加入不结盟运动被视作是成为两大集团成员之外的又一种选择。20世纪60年代初不结盟运动正式形成以后,短短二十年内便拥有近100个成员国。但不结盟运动并非两大阵营之外的第三个集团,它甚至没有章程,也并未设立总部和常设秘书处,至多算作一个松散的国际组织。②

---

① 汪诗明:《"澳新美同盟"的名称由来及其属性刍议》,《学术界》2017年第7期,第232页。其他类似的研究参见 Neville Meaney, "Look back in fear: Percy Spender, the Japanese Peace Treaty and the ANZUS Pact", *Japan Forum*, 2003, 15(3), pp.399—410.

② Nicholas Tarling, *Neutrality in Southeast Asia: Concepts and Contexts*, London: Routledge, 2017, p.27.

其二,即使是在作为"概念发源地"的欧洲,美国也绝非一个不具有"强制性的"帝国。比如,战后初期华盛顿曾借助经济援助和贷款迫使英法两国逐渐削弱和取消关税与贸易壁垒,接受贸易自由化原则。①又如,1948—1949年,美国通过拒绝提供军事装备的方式扼杀了瑞典提议组建的"斯堪的纳维亚防务联盟",以此迫使挪威和丹麦放弃中立而加入北约,缔造了一个更符合美国利益的跨大西洋军事联盟。②再比如,20世纪50年代初杜鲁门总统先后批准了国家安全委员会针对瑞士的第119号文件和针对瑞典的第121号文件。据此,美国通过武器出售或军事援助促使瑞士和瑞典两个"武装中立国"偏离中立道路,转而奉行亲西方的政策,实际上成为美国主导的西方安全体系中的一员。有学者将这种现象概括为"武装中立的悖论"(the armed neutrality paradox)。③

其三,从时间的角度观察,自二战结束前后至20世纪50年代,美国确立并巩固了自己的霸权地位,"受邀请的帝国"的概念有助于我们理解这一历史进程,并从中发现美利坚帝国的某些特质。此后,以20世纪60年代逐步介入越战为标志,追求"绝对安全"的美国像世界历史上的其他帝国一样走向了"过度扩张",相应地越来越频繁地推行强权政治,研究者便再难从中找到"受邀请的"贴切实例。

---

① 舒建中:《克莱顿与马歇尔计划》,《西南大学学报》(社会科学版)2011年第5期,第206页。实际上,伦德斯塔德在自己的著述中也谈到了相关史实,只是他似乎并不认为这是美国对西欧事务的干涉。参见 Geir Lundestad, *The United States and Western Europe since 1945: From Empire by Invitation to Transatlantic Drift*, New York: Oxford University Press, 2003, pp.36—37; "Empire by Invitation? The United States and Western Europe, 1945—1952", pp.267—268。

② Tuomas Forsburg, "The Rise of Nordic Defence Cooperation: A Return to Regionalism?", *International Affairs*, 2013, 89(5), pp.1165—1166; Håkon Lunde Saxi, "The Rise, Fall and Resurgence of Nordic Defence Cooperation", *International Affairs*, 2019, 95(3), p.660; Mikkel Runge Olesen, "To Balance or Not to Balance: How Denmark Almost Stayed out of NATO", p.63; Mikael Nilsson and Marco Wyss, "The Armed Neutrality Paradox: Sweden and Switzerland in US Cold War Armaments Policy", p.340.

③ Marco Wyss, "Neutrality in the Early Cold War: Swiss Arms Imports and Neutrality", *Cold War History*, 2012, 12(1), pp.25—49; Mikael Nilsson and Marco Wyss, "The Armed Neutrality Paradox: Sweden and Switzerland in US Cold War Armaments Policy", pp.335—363.

三、美利坚帝国的多重面相

1898 年美西战争以后,人们一直在争论一个问题,那就是美国是否一个"帝国"。在什么是"帝国"的问题上,狭义的定义为一个国家对另一个国家的武力占领和主权控制。广义的定义则强调帝国与扈从国在权力和影响力方面的差异,而非明确的控制与被控制关系。①即便是从狭义的定义看,1898 年之后的二十年中美国将古巴变为"被保护国",兼并波多黎各和菲律宾使之成为正式的殖民地,入侵并占领海地和多米尼加。在这一时期,美国应该可以被视为一个正式的殖民帝国。②依据广义的定义,自 19 世纪 90 年代成为世界第一经济强国到二战结束,历经了半个世纪的犹豫和摇摆,美国终于确立起领导世界的决心,将强大的经济实力转化为全球范围的政治影响力。③换言之,冷战时期美国成为世界上唯一的同时拥有超强的经济和军事"硬实力"以及文化"软实力"的大国,并借此对国际体系和相当一部分其他国家施加至少是隐性的控制,以至于最近几十年不同国家的学者不约而同地讨论"全球美国化"的命题。从这个角度观察,完全可以将二战以来的美国界定为"帝国"。

具体地讲,二战结束后的美国是一个具有多重面相的帝国:在构建跨大西洋共同体和缔结澳新美条约的过程中,美国在很大程度上处于被动中,是一个"受邀请的帝国";在相对极端的情况下,为了保证自身安全,韩国李承晚政权甚至凭借该国家所处的冷战前沿战略地位,迫使美国与之结成同盟关系,将华盛顿和自己长期捆绑在一起。这时的美国可以被视为一个"被要挟的帝国";更多的时候,我们看到的美国是另外一种状态,即时常利用援助和贷款等有形工具以及更为柔性的文化手段促使其他国家

---

① 夏亚峰:《美国是"帝国"吗?——对美国政界学界相关争论的辨析》,《世界历史》2017 年第 2 期,第 114、119 页。

② Justin F. Jackson, "Roads to American Empire: U.S. Military Public Works and Capitalist Transitions, 1898—1934", *Journal of Historical Sociology*, 2020, 133 (1), pp.116—133.

③ 王立新:《蹒跚的霸权:美国崛起后的身份困惑与秩序追求(1913—1945)》,中国社会科学出版社 2015 年版,第 544 页。

接受美国的政治、经济和文化观念，甚至在其他国家建设军事基地，向海外派驻军队，并通过采取隐蔽行动、准军事行动甚至发动战争等方式颠覆他国政权，强迫对方服从华盛顿的意志。这样的美国显然是一个"压制性的帝国"。

围绕美利坚帝国的霸权性质，人们一直争论不休，观察的视角多种多样。其中，较为常见的一种视角是将苏联作为"霸权参照点"（hegemonic reference point），并得出如下结论：冷战时期华盛顿的行为经常表现得自私自利，令人感到沮丧。但相对莫斯科来说，美国仍然是"慈善的霸权"。① 不过，并非所有时候都存在一个界定美国霸权性质所需要的参照标准。就此而言，另外一种视角则更为可取，那就是综合考量主观意愿与客观效果。德国著名记者彼得·本德尔（Peter Bender）曾言："在动用武力方面，美国人几乎一直像罗马人一样毫无禁忌。但与罗马共和国不同的是，美国很少长时间不负责任地肆意妄为。只要符合自身利益，正如它所宣称的那样，美国真心希望带给世界和平、自由和福祉。"②该说法虽然在某种程度上存在美化美国之嫌，却绝非完全没有事实依据。二战结束前后，美国出于维护自身超级大国地位等考虑，主导建立了自由国际主义新秩序，向国际社会提供了自由贸易体制和核不扩散机制等公共产品，为世界的繁荣和稳定提供了重要保障。如果说本德尔的说法在某些方面有助于我们理解冷战时期的美国，那么伦敦大学学者亚历杭德罗·科拉斯（Alejandro Colás）的观点则更适合用于描述后冷战时代华盛顿的对外战略。他认为："（但）美国对外关系的主要推动力来自获取和维持自身优势地位，而非追求自由国际秩序"。③小布什和特朗普两任政府的单边主义外交便是明证。

从9·11事件发生到2003年美国发动伊拉克战争，小布什政府公开喊出"非友即敌"的口号，在国际社会越来越多地采取单边行动，将预防性

---

① Stephen G. Brooks, "Can We Identify a Benevolent Hegemon?", *Cambridge Review of International Affairs*, 2012, 25(1), p.36. 伦德斯塔德采用的便是此类观察视角。

② Peter Bender, "America: The New Roman Empire?", *Orbis*, 2003, 47(1), p.159.

③ Alejandro Colás, "No class! A comment on Simon Bromley's *American Power and the Prospects for International Order*", *Cambridge Review of International Affairs*, 2012, 25(1), p.40.

行动作为国家安全战略的一部分,以确保美国威胁的有效性,进而维持"美国治下的和平"。①相应地,美国政界、学界和媒体出现了一种"新帝国主义论"。比如,《华盛顿邮报》社论和专栏作家塞巴斯蒂安·马拉比(Sebastian Mallaby)2002 年上半年在《外交》杂志上发表文章指出,在恐怖主义盛行和"失败国家"频现等新的国际问题面前,提供对外援助和推动民族国家建构等非帝国主义"药方"均失去了效力。无论美国多么不情愿,国际局势的动荡带来的巨大威胁都要求它承担起新的帝国主义责任。华盛顿注定要重新领导世界。②实际上,美国的对外政策行为远没有它所宣传的那样具有"利他主义色彩",更多地还是为了维护自身所处的唯一超级大国的地位。以 2003 年美国入侵伊拉克为例,小布什政府给出的主要理由是伊拉克隐藏有大规模杀伤性武器。但事实证明该理由根本不成立。国际舆论认为,伊拉克战争至少表明美国是一个轻易作出错误判断并具有暴力倾向的国家。更坏的估计是,华盛顿发动此次战争主要是希望借此控制中东石油资源、保护以色列甚至是进攻整个伊斯兰世界。③与此同时,作为对美国单极霸权的回应,反美主义在全球范围渐渐兴起。④

　　相较于小布什政府,奥巴马政府更为强调国际合作的必要性。但 2017 年特朗普上台后,美国的外交政策重新走单边主义路线。不同之处在于:小布什政府奉行的是进攻性单边主义,根源为绝对权力优势带来的傲慢,目的是利用美国的权力改造世界;特朗普政府奉行的是防御性单边主义,根源为美国实力的相对衰落,目的是维护自身的地位和优势。⑤其

---

① Andrew Kydd, "In America We(Used to) Trust: U.S. Hegemony and Global Cooperation", *Political Science Quarterly*, 2005, 120(4), pp.619—620.

② Sebastian Mallaby, "The Reluctant Imperialist: Terrorism, Failed States, and the Case for American Empire", *Foreign Affairs*, 2002, 81(2), pp.2—7. 关于"新帝国主义论"的评介,可参见罗文东、易艳华:《欧美"新帝国主义"剖析与批判》,《国外社会科学》2012 年第 5 期,第 62—68 页;李丹:《新帝国论与小布什外交》,《华北航天工业学院学报》2003 年第 4 期,第 46—50 页。

③ Andrew Kydd, "In America We(Used to) Trust: U.S. Hegemony and Global Cooperation", pp.619—620.

④ 李凡:《"9·11"以来的全球反美主义浪潮》,《世界经济与政治论坛》2007 年第 3 期,第 72—78 页。

⑤ 李泽生:《特朗普政府的防御性单边主义外交及其影响》,《当代世界与社会主义》2020 年第 2 期,第 161—164 页。

中,尤为值得注意的是,基于"美国优先"的考虑,特朗普"不再把维护国际秩序的长期稳定作为美国对外政策的核心目标之一,认为强化美国的实力比'领导世界'更为重要"。他反复强调美国遭受了"不公正待遇",要尽可能减少"不必要"的国际责任,并因此选择退出一系列国际组织和条约,以威胁退出推动部分国际规则的调整,降低世界贸易组织和联合国等重要国际组织的运行能力,甚至在现有国际规则之外频繁实施"长臂管辖"。所有这一切形成合力,对长期以来形成的国际规则体系造成明显的冲击。①

当下的美国依旧是一个帝国,但已经不再是二战结束初期那个受到部分国家"邀请"甚至"要挟"的"帝国"。它与世界的关系变得明显不同,"利他"的色彩所剩不多。

---

① 周方银、何佩珊:《国际规则的弱化:特朗普政府如何改变国际规则》,《当代亚太》2020年第2期,第13—17页。

美国外交权的宪法配置与变迁

李松锋[*]

【内容提要】 美国宪法关于外交权的配置极为原则，但仍然体现了权力制衡的理念，由总统和国会共享外交权。在历史发展过程中，法院先是借助主权理论和联邦制原则，把外交权集中于联邦，防止各州自行其是；后又通过解释行政权的固有性质，将外交权集中于总统。随着国际环境的变化，总统外交权愈加独大，权力制衡被架空，以致成了有限政府的例外。这种例外论夸大了外交的特殊性，而只有回归宪法，才能规范各部门的外交权，维护健康有效的外交法治。

【关键词】 外交权；宪法权力；制衡；外交例外论

【Abstract】 The U.S. Constitution's allocation of diplomatic power is extremely general, but it still embodies the concept of checks and balances of powers. The President and Congress share diplomatic power. In the course of historical development, the Supreme Court have gradually recognized that foreign affairs are political by their nature and thus unsuited to adjudication, that states involvement is inappropriate in foreign affairs, and that the President has the lead role in foreign policymaking. With the changes in the international environment, the President's diplomatic power has become more and more powerful and has been unrestricted. This kind of exceptionalism exaggerates the particularity of foreign affairs and makes diplomatic power be an exceptional sphere of policymaking, separate from domestic law. It is necessary now to drag the constitutional foreign affairs debate back to the text, where constitutional debates ought to begin.

【Key Words】 Foreign Relations, Constitutional Law, Checks and Balance, Uniqueness of Foreign Affairs

---

* 李松锋，中国政法大学法学院、中国政法大学制度学研究院副教授。

一、引　言

美国宪法对外交问题着墨甚少,且极为原则、笼统。主要内容包括:第1条第8款规定国会有权"管理与外国的……以及与印第安部落的贸易""规定和惩罚在公海所犯的海盗罪和重罪,以及违反国际公法的犯罪""宣战""招募和供养陆军""建立和供养海军""抵御侵略"。第2条规定"行政权赋予美利坚合众国总统""总统应为合众国陆军和海军的总司令",总统有权经由参议院咨议和同意"缔结条约""任命大使、其他公使和领事,""接受大使和其他公使"。第3条规定司法权管辖"一州或其公民与外国、外国公民或外国国民之间的争讼"。①有关外交权的原则性规定成了各部门间"争权斗争的请柬"。②两百多年来,围绕外交权的分配问题聚讼纷纭,迄今仍络绎不绝。核心问题是(1)宪法是否赋予总统在外交事务上享有排他性的主导权;(2)法院能否,以及在多大程度上,对政治部门的外交行为进行审查。③

二百多年来,国会、总统和法院围绕外交权的争斗成为美国权力斗争的焦点之一,形成卷帙浩繁的法律文件、司法判例和学术论文。本文无力(意)做全景梳理和展示,而是从制宪原意出发,围绕司法裁判对外交权的解释和分配所形成的节点性案例,结合外交问题能否构成司法审查之例外的学术争鸣,追述美国宪法外交权的嬗变,并从中窥探宪法关于权力制衡的设计在外交权上的变化。

二、制宪时代的外交权

美国宪法在外交问题上的粗线条是时代的产物。首先,制宪者对外

---

① 《美利坚合众国宪法》(1787年),吴新平译,载《美国法典·宪法行政法卷》,中国社会科学出版社1993年版,第15—24页。

② 徐更发:《美国总统和国会战争权之争》,《政治学研究》1985年第4期。

③ 参见:Hamdi v. Rumsfeld, 542 U.S. 507(2004);Cass R. Sunstein, *Radicals in Robes*:*Why Extreme Right-Wing Courts Are Wrong for America*, New York:Basic Books, 2005, pp.163—164.

交事务知之甚少。在制宪者眼中,外交就是战争与签订条约,这也是为何宪法中有关外交条款的规定仅限于这两类。①其次,制宪者对总统一职举棋不定。当时可供制宪者参考的样板是英王和各殖民地总督。但这两者显然不是制宪者心目中的理想模型。制宪者只是不希望总统成为国王,但总统究竟应该是何种形象,掌握多少权力,并没有清晰的构想。还有,制宪者对权力分立无所凭借。制宪者试图通过权力分立实现权力平衡,用野心对抗野心。但制宪的首要目的是打造国家能力。倘若因权力制衡导致新政府无所作为,显然并非制宪者所愿。因此,制宪者确定要建立一个有限政府,而政府的"有限"和"有为"之间如何平衡则捉摸不定。这些因素导致宪法上——主要是总统享有的——外交权不甚明晰。

不过,宪法文本大而化之的规定,还是表明了制宪者分配外交权的基本理念。根据普拉卡什和拉姆塞的总结,宪法中有关外交权的规定为解决外交关系提供了四个原则:第一,依据第二条第一款关于执行权的规定,宪法未明确授予其他部门的外交权由总统"保留";第二,明确授予其他部门的外交权构成对总统外交权的限制;第三,除宪法明确授予的外交权之外,国会具有派生的外交权。但是,与处理国内事务不同的是,在外交问题上,国会不具有独立的普遍性的权力,尤其是不能与外国建立外交关系或确立外交政策;第四,总统的外交权只限于执行权,尤其不涉及拨款和立法性权力。②

宪法第二条第一款关于执行权的规定,蕴含了未明确列举的外交权由总统保留。这是基于当时对执行权的理解。法律语言的解释需要考虑立法者当时的语言用法,并以立法时特定的含义来理解。③制宪一代深受洛克、孟德斯鸠、布莱克斯通等人的影响。他们不仅对这些思想家的作品耳熟能详,更将其奉为设计宪政制度的圭臬。因此,这些思想家对外交权的认识是理解制宪者如何看待这个问题的钥匙。

洛克虽然区分了对外权和执行权,但又认为两者密不可分,不应由不

---

① 肯尼思·汤普森编:《宪法的政治理论》,张志铭译,上海三联书店1997年版,第187页。

② Saikrishna B. Prakash & Michael D. Ramsey, "The Executive Power over Foreign Affairs", *Yale Law Journal*, 2001, 111(2), pp.231—356.

③ 卡尔·拉伦茨:《法学方法论》,陈爱娥译,商务印书馆2003年版,第201—203页。

同人掌管。"因为两者的行使既然都需要社会的力量,那么把国家的力量交给不同的和互不隶属的人们,几乎是不现实的;而如果执行权和对外权掌握在可以各自行动的人的手里,这就会使公共的力量处在不同的支配之下,迟早总会导致纷乱和灾祸。"①其次,外交权变幻莫测,难以用成文法予以规范,必须仰赖掌握此种权力者的智慧。"这种对外权行使得适当与否,对于国家虽有重大影响,但是比起执行权来,远不能为早先规定的、经常有效的明文法所指导,所以有必要由掌握这种权力的人们凭他们的深谋远虑,为了公共福利来行使这种权力。"②"对于外国人应该怎样做,既然在很大程度上要看外国人的行动以及企图和兴趣的变动而定,就必须大部分交由赋有这种权力的人们的智谋来决定,凭他们的才能所及为国家谋利益。"③在洛克看来,掌握执行权的人也应该承担对外权,并且,对外权的行使无法用"明文法"来指导,只能凭掌权者的"智谋"和"才能"。孟德斯鸠则认为"参与媾和与战争"的权力"与其说是立法权不如说是行政权",④直接把今天所谓的外交权划入行政权的范畴。

威廉·布莱克斯通的《英国法释义》在美国的影响力甚至比在英国还大。据说,这本书在北美13个殖民地的销量几乎和英国一样多,尽管双方的人口差距很大。⑤在谈到国王权力的实质性部分时,布莱克斯通指出,作为国家首席行政长官享有的行政权包括"和外国签订任何条约"。⑥"国王的特权,(就我们现在所研究的这些特权而言)不是涉及这个国家和其他国家的交往,就是涉及国家内部的政体与国内政府。"⑦布莱克斯通从国家元首的视角论证了国王专享外交特权的缘由。其论证简洁又精妙,值得大段引述:

---

① 洛克:《政府论》下篇,叶启芳、瞿菊农译,商务印书馆1996年版,第91页。

② 同上书,第90—91页。

③ 洛克:《政府论》下篇,叶启芳、瞿菊农译,商务印书馆1964年版,第91页。

④ 孟德斯鸠:《论法的精神》上册,张雁深译,北京:商务印书馆1961年版,第178页。

⑤ 拉塞尔·柯克:《美国秩序的根基》,张大军译,江苏凤凰文艺出版社2018年版,第374页。

⑥ 威廉·布莱克斯通:《英国法释义》第1卷,游云庭、缪苗译,上海人民出版社2006年版,第278页。

⑦ 同上书,第279页。

在涉外事务方面,国王是他的人民的代表或代理人。一个国家的所有个体成员是不可能以集体的身份与另一同样人口众多的国家交涉国际事务的。他们在采取行动时肯定不够团结一致,而他们在执行计划时肯定也缺乏力量。因此,国王就像一个辐射中心,所有的臣民所放出的射线都集中到这个中心,从而组成了一个壮丽辉煌、坚不可摧的强有力的统一体,令所有的外国君主都会有所顾虑,因为这些协议在签订后还必须经过公民大会的复查和批准。在与外国政府签订协议时,如果是根据国王的权力进行的,那么国王的行为就是整个国家的行为,如果此协议未经国王同意,就仅仅是个人的行为。到目前为止,我们的法律仍然是这样认为,并且有这样的规定:即使英国所有的臣民与一个和英国国王结盟的国王开战,如果英国国王没有同意向其宣战,这场战争便不能打破这种同盟关系。①

尽管制宪者并不希望美国总统成为国王,但从宪制设计来说,制宪者设定总统作为新生合众国的国家元首。布莱克斯通认为,国王是人民的代表,国家的象征,对外交往的行为"就是整个国家的行为"。这也隐含了对外交往需要"一个声音""一个代表"的理念。人民选举产生,且由唯一人员担任的合众国总统,契合了这种权力的需要。

但是,制宪者又不希望行政部门主导外交事务。②他们担心行政权会扩展到决定和平与战争的程度,以致成了一个"选出来的君主"。③这从制宪会议上的争论可以看出端倪。制宪会议上讨论到行政权时,来自康涅狄格的罗杰·谢尔曼提出,"行政官不过是一种设置,只是把立法机构的意志付诸实施,……议会才是社会最高意志的宝库。"来自宾夕法尼亚的詹姆斯·威尔逊认为,不能用英国君主的权力来定义行政官的权力,因为君主权力中包括一些立法权,还有宣战、媾和等,"行政官仅仅应有的

---

① 威廉·布莱克斯通:《英国法释义》第1卷,游云庭、缪苗译,上海人民出版社2006年版,第279—280页。

② Leonard W. Levy, *Origins of the Bill of Rights*, New Haven and London: Yale University Press, 1999, p.243.

③ 麦迪逊:《辩论:美国制宪会议记录》,尹宣译,沈阳:辽宁教育出版社2003年版,第34页。

权力,就是执行法律,任命与立法无关,也不由议会任命的官员"。①弗吉尼亚的詹姆斯·麦迪逊还专门提议对行政权的范围进行明确界定,并建议用以下词语:"有权执行各项全国性立法,任命其他条文未明文规定的官员,行使就其性质而言既不属于立法、又不属于司法的其他权力,由议会每隔一段时间因势授予。"②从这些表述中看到,制宪者区分了立法权与行政权,强调行政权主要是执行法律,即执行权。宪法第二条赋予总统的就是"执行权",英文是"executive",而非"administration"。其原因恰恰在于,执行权不仅有执法和管理,还包括危机处理和紧急情况下的变通措施。③

在制宪者的认知中,执行权包含了对外交往的权力。为了构建制衡体制,他们设计的是行政和立法分享外交权。由于当时能够想到的外交事业主要是战争和缔结条约,以及任命外交使节,因此国会和总统之间的外交分权就局限在这有限的领域。对于未列举部分,是否经由行政权授予作为国家元首的总统则未可知。尽管后来总统以此作为独享外交权的法理依据,④但在宪法原意上并不明晰。

宪法设立了分权联邦制。外交权纵向上由联邦和各州共享,横向上,由总统和国会分享。但是,从司法实践来看,整个 19 世纪,主要以领土管辖、印第安部落和移民问题为争点,法院基于联邦制原则,并借助国际法和主权理论,为联邦的超宪法外交权奠定了基础。自两次世界大战开始,基于外交独特性原则,外交事务又逐步集权于总统。⑤冷战结束至今,外交权的发展趋势可称为第三波,最高法院试图以权力制衡为由,对联邦政府的外交权进行必要的限制,使其更加规范化。⑥接下来三部分,通过梳理相关判例,勾勒二百年来外交领域的司法裁判,分析宪法框架下,司法实践

---

① 麦迪逊:《辩论:美国制宪会议记录》,尹宣译,辽宁教育出版社 2003 年版,第 35 页。

② 同上书,第 36 页。

③ 刘晗:《合众为一:美国宪法的深层结构》,中国政法大学出版社 2018 年版,第 200 页。

④ Saikrishna B. Prakash & Michael D. Ramsey, "The Executive Power over Foreign Affairs", pp.231—356.

⑤ G. Edward White, "The Transformation of the Constitutional Regime of Foreign Relations", *Virginia Law Review*, 1999, 85(1), pp.1—150.

⑥ Ganesh Sitaraman and Ingrid Wuerth, "The Normalization of Foreign Relations Law", *Harvard Law Review*, 2015, 128(7), pp.1897—1979.

中的外交权变迁,然后,评析外交例外论引发的学术争鸣,阐述外交权回归宪法规范的重要性。

三、超宪法的国会外交权

美国立宪建国本是迫于外交,而非内政。当时面临的困境主要是邦联软弱无力,既无法抗衡外部压力,也无力履行对外义务。各州之间分头外交,不符合邦联利益。①具有多年外交生涯的杰伊对"弱国无外交"深有感触,痛心疾首地呼吁建立联邦,以赢得国际社会尊重。他说:"众所周知,一个联合起来的强大国家,作出承诺,提出解释,给予补偿,常常会得到满意的接受;邦政府或联盟政府,缺乏声望和权势,提出解决办法,可能难以令人满意,遭到拒绝。"②

建国之初,美国仍一直周旋于各种外交问题。和英国的纷争;开疆扩土,买地并购;抵制法国大革命浪潮等。③不过,当时国会亦处于初建时期,"在实施那些未曾尝试的权力方面,还有点笨拙。""还没有优良的调适机制,""还没学会最佳的统治艺术",因此,尤其在外交事务上,更乐意听取行政部门的指导和建议。④譬如,杰弗逊政府斥资购买路易斯安那地区,使当时的美国领土扩大了近一倍,是美国历史上最大规模的领土取得。但如此重大的决策,并没有宪法的明确授权。总统"摸着石头过河",国会事后追认,以致这种开疆扩土的方式竟成了传统。最高法院也认为外交属于政治职责,不由法院管辖。⑤整个19世纪的外交问题主要聚焦于领土扩张以及扩张之后随之而来的原住民治理问题。内战之后,移民问题开始出现,且以《排华法》为典型。对本文来说,重要的不是涉及的问题,而是法院在宪制框架下解决问题的思路和论证的理由,即如何从法律(理)上论证

---

① 肯尼思·汤普森编:《宪法的政治理论》,第176页。
② 亚历山大·汉密尔顿、詹姆斯·麦迪逊、约翰·杰伊:《联邦论》,尹宣译,译林出版社2016年版,第16页。
③ 伍德罗·威尔逊:《国会政体:美国政治研究》,黄泽萱译,译林出版社2019年版,第27—28页。
④ 同上书,第28页。
⑤ Ware v. Hylton, 3 U.S.(Dall.) 199(1796).

外交权的归属。

可能是苦于从宪法上找不到依据的缘故,最高法院跳出宪法的桎梏,诉诸国际法理论解决外交问题。1823年,在一起涉及印第安部落土地买卖的案件中,首席大法官马歇尔援引国际法上的发现理论,认为联邦可以通过购买或征服的方式消灭传统上属于印第安人享有的领土主权。①这是联邦最高法院涉及外交问题的案例中较早的一例。用发现理论,而不是宪法上的缔约权等规范,来论证联邦权力,等于是为联邦处理外交事务打开了闸门,未来的发展必将势不可挡。

联邦诉卡格玛案涉及联邦对印第安部落土著人刑事案件的管辖权。法院承认宪法并未触及联邦政府和土著部落之间的关系,转而援引发现理论为联邦的领土管辖权提供依据。此外,法院还基于国家主权,以联邦政府是保护土著人安全所必须为由,为联邦权力触及土著人领地寻找了超宪法文本的依据。②1903年,在另一起涉及部落土地的案件中,最高法院明确表示这项联邦权力由国会专享,属于国会固有的权力范畴。"在处理与印第安人部落之间的关系上,国会自始享有绝对权力。并且,这是一项政治权力,不受司法部门的控制。"③

针对外侨管理,早在1798年《外侨法》制定时就有争论。以汉密尔顿为首的联邦主义者认为,作为社会契约的宪法,只保护缔约方"我们人民"。外国人并不属于宪法当事人,不享有宪法权利,外侨事务由国会立法治理。麦迪逊则认为,虽然外国人不属于宪法当事人,但并不能因此认为宪法赋予国会绝对的管辖权。缔约方可能授予其他部门也可能保留了管理外国人的权力。④但在接下来的近百年时间,最高法院极少触及移民问题的纠纷。直到19世纪末,《排华法》的出台引发了系列案件。

在较早的一个排华案件中,最高法院基于国家主权论证了国会的管理权。费尔德大法官撰写的判决意见认为,"联邦政府通过立法驱逐领土内的外国人,没有什么可争议的。每个独立国家都有权管辖自己的领土。

---

① Johnson v. McIntosh, 21 U.S.(8 Wheat.) 543(1823).

② United States v. Kagama, 118 U.S. 375, 377—384(1886).

③ Lone Wolf v. Hitchcock, 187 U.S. 553, 565(1903).

④ Gerald L. Neuman, "Whose Constitution?", *Yale Law Journal*, 1991, 100(4), pp.909—991.

这是其独立性的体现。如果不能驱逐自己领土上的外国人,国家的独立性在某种程度上就是不完整的。"①这意味着国会基于国家主权,在移民管辖上享有绝对权力。三年后,法院再次确认联邦政府享有驱逐外国人的固有权力。联邦政府在执行这项权力时,只要满足最低程序要求即可。②

之后,法院继续扩张适用绝对权理论,支持国会行使这种绝对权力,甚至是合法居住在美国的华人,因为还未归化为公民,便可遭联邦政府驱逐。法院以此事专属国会管辖为由,拒绝进行司法审查。③颇具讽刺意味的是,这竟让该理论的开创者费尔德大法官也无法苟同,直接批评了国家主权的固有权力论:

> 联邦政府是一个权力有限的政府,没有从欧洲政府的惯例中继承任何东西,也不享有任何所谓的固有主权……这个国家的主权或最高权属于人民,并且,只能属于人民。人民把部分主权权力授予联邦政府,剩余主权权力归属各州和人民自己。因此,国会行使的权力必须有宪法的明文规定,或属于行使明文规定权力所必要且适当的方式。否则,就不存在这种权力。④

总之,到19世纪末,最高法院不是依据宪法文本,而是基于固有权力理念和国际法上的发现理论,扩大了国会在领土扩张、管理土著人和外侨事务等方面的涉外权力。⑤此外,依循此种逻辑,最高法院还一再基于主权理论,恪守己身,针对国会在新领域的管辖权,展示了高度的司法自制,让渡了法院在外交事务的制衡权,为美国19世纪的领土扩张和国会外交权保驾护航。⑥

---

① Chae Chan Ping v. United States, 130 U.S. 581, 603—604(1889).

② Ekiu v. United States, 142 U.S. 651(1892).

③ Fong Yue Ting v. United States, 149 U.S. 698(1893).

④ Fong Yue Ting v. United States, 149 U.S. 698, 757—758(1893).

⑤ Sarah H. Cleveland, "The Plenary Power Background of Curtiss-Wright," *University of Colorado Law Review*, 1999, 70(4), pp.1127—1156.

⑥ 相关分析参见:Sarah H. Cleveland, "The Plenary Power Background of Curtiss-Wright", *University of Colorado Law Review*, 1999, 70(4), pp.1127—1156.

四、外交权集中于总统

进入 20 世纪后,随着国力逐渐强盛,外交事务日趋复杂,加上接连发生的世界性战争,导致外交权从国会逐步转向总统,权力愈加集中,权力的运用渐趋灵活。

把外交权转向总统的鼎力贡献者当属乔治·萨瑟兰大法官。早在担任大法官之前,萨瑟兰就曾撰文对传统外交权进行反思,并对内政和外交作区别对待,提出外交权具有主权性质,属于超宪法权力,不受宪法规范的制约。[1]担任大法官后,萨瑟兰在 1936 年判决的联邦诉柯蒂斯-怀特案中明确表示总统为外交领域的"唯一机关"。他的判决意见直接放弃了传统上对权力分立的解释,取而代之的是内政和外交的区分。他认为宪法设定的权力限制和有限政府只是对内政权的限制,并不是对外交权的限制。换言之,外交权不属于宪定权,而是国家主权所固有的权力,像宣战、媾和、签约等与其他主权国家维持外交关系的权力属于独立国家的必要元素。[2]

联邦诉柯蒂斯-怀特案正式确立联邦行政机关为外交关系领域的"唯一机关",明确了外交不同于内政,具有特殊性。在紧随其后的联邦诉贝尔蒙特案中,萨瑟兰大法官再次从内政与外交相区分的角度阐述联邦制。他认为内政由联邦政府和各州政府共享,依据宪法在两者间的权力配置进行分权,但外交领域并不存在分权,完全属于联邦政府。[3]这种把外交权不加限制地交给联邦行政部门的判决带来了外交权的重大转变,以致被称为外交法领域的"萨瑟兰革命"。[4]但从前文分析中可以看出,萨尔兰大法官的理论及其判决并非空穴来风,而是以整个 19 世纪的司法实践为基

---

① Sarah H. Cleveland, "The Plenary Power Background of Curtiss-Wright", *University of Colorado Law Review*, 1999, 70(4), pp.1127—1156.

② United States v. Curtiss-Wright Export Corp., 299 U.S. 304, 318(1936).

③ United States v. Belmont, 301 U.S. 324, 330(1937).

④ Ganesh Sitaraman & Ingrid Wuerth, "The Normalization of Foreign Relations Law", *Harvard Law Review*, 2015, 128(7), pp.1897—1979.

础。最高法院早在19世纪已经从国家主权理论来论证外交权。

当然,外交权集中于总统之手,并非一蹴而就,而是有个渐进的过程。1920年的密苏里州诉霍兰德案确立了不能以州权限制联邦缔约权,维护了联邦在外交领域的权力。该案起因于1916年,英美签订条约,保护往返于美国和加拿大之间的候鸟。1918年,国会制定《候鸟条约实施法》,授权联邦政府落实候鸟保护。密苏里州认为候鸟保护是各州自己的事情,属于宪法第十修正案(**宪法既未授予联邦,也未禁止各州行使的各项权力,分别由各州或人民保留。**)保留给各州的权力。法律争点是英美之间的条约以及国会相关立法是否违反了宪法第十修正案保留给各州的权力。法院认为,在全国性事务上,条约和联邦立法取代州法。因为宪法明确授予联邦缔约权,并规定国会立法高于各州立法。在候鸟保护这种涉及全国性的问题上,州法不能和联邦法律相提并论。①密苏里州诉霍兰德案否决了以州权为由限制联邦缔约权,捍卫了联邦在涉及全国性事务上的外交权。此外,霍姆斯大法官在该案中还间接提出了争论至今的"活宪法"概念,②认为制宪者设计的宪制结构是一个有生命力的机制,能够并应当与时俱进。这种解释方法释放了宪法的活力,为后续扩大联邦权力奠定了基础。实际上,制宪者立宪建国的用意之一本就是缔造联邦,确保一致对外,以防内讧。正如杰伊所说,"在全国政府领导下,条约和条约里的具体款项,还有国际法,总是按一种口径解释,总是按一种解释执行;反之,十三个邦政府,或三四个联邦政府,各行其是,同一问题,决策不同,无法协调,前后不一贯。"③

外交权集中于联邦之后,只是解决了外交权的纵向分配问题。如前所述,基于宪法规定,外交权的横向配置属于国会和总统分享。行政协定的出现和普及则架空了宪法赋予参议院的制衡权,坐实了总统的外交权。联邦诉贝尔蒙特案认可了外交领域行政协定的合法性。④1933年,美国与

① Missouri v. Holland,242 U.S. 416(1920).

② 有关"活宪法"的相关争论,参见斯蒂芬·卡拉布雷西编:《美国宪法的原旨主义:廿五年的争论》,李松锋译,当代中国出版社2014年版,第169页以下。

③ 亚历山大·汉密尔顿·詹姆斯·麦迪逊·约翰·杰伊:《联邦论》,第14页。

④ 对行政协定合宪性的辩护,参见徐泉:《行政协定的合宪性分析》,《现代法学》2010年第3期。

苏联正式建交。苏联与美国政府签订协定，将1917年革命之前沙俄一家金属公司在美国银行的存款国有化。银行拒绝合作。法院判定，政府间的外交协定虽未经参议院批准，不属于正式条约，但对当事人仍有约束力，因为并非所有类型的条约都需要参议院批准。[1]随后，最高法院在联邦诉平克案中，再次确认了行政协定的合法性。[2]经过这两个判决，最高法院承认了联邦政府以行政协定的方式处理外交关系，很大程度上架空了宪法赋予参议院的条约批准权，进一步强化了联邦行政部门在外交事务上的专有权。

当然，在扩大总统外交权的过程中，法院采取尊让态度，自我限制。在秘鲁案中，因纠纷涉及的货轮属国家所有，法院认为，案件涉及主权国家的尊严和权利，通常由总统通过外交关系解决。[3]墨西哥诉霍夫曼案则进一步强化了这一点。[4]

国会在总统权力的稳步增长中起到了促进作用。国会先是承认总统对日常外交事务的管辖权。继而，随着外交事务的渐趋复杂，总统愈加强调外交事务的专业性，国会也感到无能为力。当然，其间亦有总统与国会的沟通协商，解除国会对总统扩权的戒备。譬如，1950年开始的朝鲜战争，国会同意划拨经费，并未对总统权力加以质疑。[5]

总之，最高法院自20世纪初，不断强化联邦对外交事务的管辖权。随着新政、世界大战以及冷战的接续出现，外交权逐步集中于总统领导的行政部门，毕竟"在紧急需要时，政府虽然要考虑合法性问题，但这是次要的，一切必须服从于应对危机状态的需要。"[6]由此导致外交权愈加集中，联邦行政部门中的外交机构日益庞大。战争结束后，美国又卷入欧洲事务，对抗以苏联为首的社会主义阵营，朝鲜战争、越南战争等一系列军事事件，美国国家安全始终面临着一种军事对峙的威胁，使得美国处于一种事实

---

① United States v. Belmont，301 U.S. 324(1937).

② United States v. Pink，315 U.S. 203(1942).

③ EX PARTE PERU，318 U.S. 578(1943).

④ Mexico v. Hoffman，324 U.S. 30(1945).

⑤ 路易斯·亨金：《宪政·民主·对外事务》，邓正来译，三联书店1996年版，第41—42页。

⑥ Albert L. Sturm，"Emergencies and the Presidency," in *Journal of Politics*，Vol.11，No.1(February 1949)，pp.121—144.

上的"准战争"状态,国际事务成了美国政治的中心事务。①同时,"新政革命"彻底改变了美国的政治生态环境,不仅塑造了国内政治的权力配置及其运行规则,"而且使美国成为一个充满自信的国家,一个几乎不受任何限制地在全球范围推进美国霸权和美国价值观的国家。"②内外因素共同导致总统外交权的急剧增长,二战之后,达到前所未有的程度。

五、法院介入外交权的司法审查

冷战结束后,美国称霸世界,一时间,颇有"历史终结"的迹象。有趣的是,法院开始转向对总统外交权的制衡。即使在遭受恐怖袭击的情况下,法院亦不退缩。由此揭开了外交权领域的第三波转向。③

20世纪90年代,因加州税法涉及全球性跨国公司的税务申报问题,虽然遭到外国反对,但却得到最高法院的认可。④这等于是承认了联邦制对联邦政府外交权的限制。如前所述,百余年前,法院持续以联邦制为由收回各州的外交权,将外交权逐步集中于联邦政府。而今,峰回路转,法院又开始适度认可各州在外交事务上的主权。

9·11恐怖袭击震撼朝野。美国重拳出击,不择手段。社会舆论认为,要打赢这场战争,维护国土安全,全国上下需同仇敌忾。法官亦不例外。在此危难之际,倘若需要审查政府行为或决策时,法院要高度尊重行政部门的选择。⑤然出乎意外的是,在涉及针对恐怖嫌犯审讯的案件中,法院对政府部门并未言听计从,反倒否认外交行为专属政治部门的说辞。首先是在拉苏尔诉布什案中,政府主张外交关系属于政治部门的权力,遭

---

① 王希:《原则与妥协:美国宪法的精神与实践》(增订版),北京大学出版社2014年版,第487页。

② 艾拉·卡茨尼尔森:《恐惧本身:罗斯福"新政"与当今世界格局的起源》,彭海涛译,书海出版社2018年版,第652页。

③ Ganesh Sitaraman & Ingrid Wuerth, "The Normalization of Foreign Relations Law," pp.1897—1979.

④ Barclays Bank PLC v. Franchise Tax Board, 512 U.S. 298(1994).

⑤ Oren Gross, "Chaos and Rules: Should Responses to Violent Crises Always Be Constitutional?" in *Yale Law Journal*, Vol.112, No.5(January 2003), pp.1011—1134.

到法院否决,并判定被监禁在关塔那摩监狱里的人享有诉讼权利。[1]在哈姆迪诉拉姆斯菲尔德案中,政府认为,哈姆迪是"敌方战士",在双方解除敌对关系之前,无需经过审判程序,即可将其监禁。法院并不认同这种说辞,判决哈姆迪享有知情权和听证权。此外,还认定总统的军事委员会与联邦法律规定不一致。针对政府部门提出的权力主张,奥康纳大法官直言,"战时状态并不意味着权力不受限制"。[2]随后,在另一起涉及关塔那摩监禁者权利的案件中,最高法院再度否决政府关于国家安全和外交紧急状态的说辞。[3]

最高法院在危及国家安全的反恐问题上坚持维护权力有限原则,在非反恐的外交领域更是当仁不让。在一起涉及国务院外交政策的案例中,首席大法官约翰·罗伯茨试图澄清法院在外交问题上的角色。他认为,"在外交问题上,司法部门不是为政治部门背书,当然亦不是用司法意见取代政治部门的决定。司法部门的职责是判断相关立法是否合宪,行政部门对法律的理解是否正确。"[4]在这种理念的支配下,最高法院开始越来越多地介入涉及外交权的纠纷。[5]尽管法院要介入到何种程度目前还不明朗,且这种做法亦引发争议,但从近20年的司法实践来看,不失为一种规范外交权的趋势。[6]

六、学术争鸣:外交例外论?

冷战以来,司法积极介入涉及外交权的纷争,并对总统行为呈现强势制约。这引发了学术上的讨论。从前文分析可以看出,建国之后的漫长历史中,法院在外交权上一直谨慎自守。从宪法规定来看,外交主要是国会

① Rasul v. Bush,542 U.S. 466(2004).

② Hamdi v. Rumsfeld,542 U.S. 507(2004).

③ Boumediene v. Bush,553 U.S. 723,733(2008).

④ Zivotofsky v. Clinton,566 U.S. _(2012).

⑤ 相关判例参见:Bond v. United States,564 U.S. _(2011);Chamber of Commerce v. Whiting,563 U.S. _(2011);Bond v. United States,572 U.S. 844(2014).

⑥ Ganesh Sitaraman & Ingrid Wuerth,"The Normalization of Foreign Relations Law",in *Harvard Law Review*,Vol.128,No.7(May 2015),pp.1897—1979.

和总统的职权。最高法院在建院之初,就明确意识到,条约之类的外交事务属于"政策问题……法院完全无力审查和决定"。①许多时候,法院都以政治问题为由,拒绝涉足外交领域。②联邦诉柯蒂斯-怀特案之后,外交例外论成了司法实践中的主导理论。以至于外交关系不再是宪法学者的研究对象,反成了国际法问题。大多数宪法教科书也不再涉猎外交权的有关内容。③

（一）外交例外论

外交例外论强调外交事务的特殊性,认为传统宪法对权力的制约并不适用于外交领域。联邦政府行使的外交权不同于国内治理权,应当只有"一个声音",且要有更大的自由度,以确保其灵活、迅捷地应对纷繁复杂又瞬息万变的国际事务。④因此,适合由权力集中的行政部门承担外交职责。担任过最高法院大法官并参与创建哈佛法学院的约瑟夫·斯托里关于国会不适合参与签订条约的论证实际上就隐含了外交权的特殊性:

> 在制定条约过程中,一般而言保密和迅速处置是必需的,有时是绝对不可或缺的。情报要经常搜集,对策要在秘密中深思熟虑,除非对严格保密有信任和信心,这些从来就不可能实现。熟悉外交的人们必然会认识到,谈判的胜利经常取决于公众对此并不知情,如同取决于谈判的公平或者方针。人们承担私密下的责任、并且传递信息和表达意见,他们可能对公然宣称这些东西感到极大的反感;外国列强的阴谋和操纵可以挫败（我们的）措施,如果它们猜想到这些措施在进展之中,并且知道这些措施的准确性质和范围。以此看来,行政部门是比国会而言该权力较理想的承担者。一个大型的集会伴随着拖延、意见的差异、辩论所耗费的时间,以及根本不可能保密,所有这

---

① Ware v. Hylton, 3 U.S.(Dall.) 199, 260(1796); Marbury v. Madison, 5 U.S.(1 Cranch) 137(1803).

② 参见 Jones v. United States, 137 U.S. 202(1890); Guaranty Trust Co. v. United States, 304 U.S. 126(1938); Charlton v. Kelly, 229 U.S. 447(1913)。

③ G. Edward White, "The Historical Turn in the Constitutional Law of Foreign Relations", in *Chicago Journal of International Law*, 2000, 1(1), pp.133—140.

④ Curtis A. Bradley, "The Treaty Power and American Federalism", in *Michigan Law Review*, 1998, 97(2), pp.390—461.

些使得国会不适合外交目的。我们在邦联期间的经验已经充分地表明了从理论上即可想象出来的所有不幸。此外,国家事务如同私人生活中的事务一样,存在着时机。辨别这些时机,并从中获利,是真正的政治智慧的一部分;延误了一周、甚至一天的时间,有时就可以改变局势的所有方面,并且使得谈判彻底无效或者犹豫不决。当此之时一次战斗的失败、一个君主的去世、一个大臣遭到解职、财政危机的压力或者消除以及其他情况,都可能改变局势的整体态势,带来胜利或者挫败最佳的协同安排。对外交事务密切关注的行政长官能够迅速地应对,甚至参与到这些危机之中,利用从中产生的所有优势;而一个大型的集会还在毫无知觉地考察着胜利的机会,以及展开谈判的政策。这样,显然国会不是该权力的适当承担者。①

斯托里的长段论证阐释了外交例外论的主要理由。综合各种论述,外交例外论的正当性源于以下几点:

第一,外交事务具有专业性。从部门的功能设置来看,行政部门的设置和运行更适合做外交决策。行政系统采取首长负责制,能够确保对外政策的一致;因着专业技术、信息渠道等优势,行政部门更了解国际局势。②相对来说,法院既没能力,也没资源追踪国际事务,了解国际局势,掌握国际规范。法院职责是维护国内法治,以解释和适用宪法法律为己任,并不涉及外交争论。法院在解决外交争议方面,缺乏制度上的优势,正当性和权威性不足,并且,法院卷入国际纷争的代价较高。

第二,外交决策强调高效。外交决策通常需要当机立断。战争决策自不待言,即便是日常国际交往、签约建交之类,亦忌讳优柔寡断或掣肘拖拉。尤其是面对激烈的国际竞争,时间就是机会。制宪者就认识到,行政系统权力集中,"有助精明强干",何况,外交所需要的"果断、进取、缜密、神速,是一人办事的特点,远胜一群人;人数越多,优势越少。"③

第三,外交决策具有灵活性。国际局势瞬息万变,既有规律性,也有偶

---

① 约瑟夫·斯托里:《美国宪法评注》,毛国权译,上海:三联书店 2006 年版,第 459 页。

② Eric A. Posner & Cass R. Sunstein, "Chevronizing Foreign Relations Law", *Yale Law Journal*, 2007, 116(17), pp.1170—1228.

③ 亚历山大·汉密尔顿、詹姆斯·麦迪逊、约翰·杰伊:《联邦论》,第 477 页。

然性,更重要的是,外交领域奉行实力政治,凭"拳头"说话,"无政府"状态,为维护国家利益,外交决策需要顺势而为,随机应变。这就导致国内宪法很难为外交问题制定详细明确的法律规则,只能是原则性授权。[①]甚至交由法院或国会争辩、论证,都可能适得其反。内战之后,议会试图介入外交事务,带来的却是负面效果。[②]

第四,外交工作要求保密。杰伊在谈到总统独享谈判运作权的优势时,指出"不论条约是什么性质,谈判过程中,有时需要完全保密和速战速决,这种特点,罕有例外。"[③]外交工作的保密性导致许多证据,甚至决策背后的真实缘由,都难以提交国会或法庭作为呈堂证供。

第五,外交工作具有政治性。外交决策的后果通常由国家承担,决策者负政治责任,故宪法将外交授予政治部门,由政策裁量,法院缺乏司法裁判的标准和依据。此外,宪法设定了一个政治部门自我规制的体系,行政部门和立法部门可以相互制约。只要国会愿意,可以通过譬如财政权制衡总统,[④]完全无需法院介入。在非外交领域,法院在谢弗林案中确立了尊重原则,承认在立法模糊不清时,行政机关具有一定的法规解释权,且行政机关的合理解释通常都应受到法院尊重。[⑤]何况更为特殊的外交领域,更应当尊重行政机关。

总之,外交例外论强调联邦政府的外交权具有特殊性,相对于内政事务的管理,外交事务需要更加宽松且集中的权力。因此支持总统在外交领域处于主导地位。尤其当国会在相关外交领域的立法模糊不清时,法院应完全尊重行政部门的解释和决定。

(二)外交无例外

外交例外论导致总统外交权愈加集中,不受司法审查。随着冷战结

---

① Robert Knowles, "American Hegemony and the Foreign Affairs Constitution," in *Arizona State Law Journal*, 2009, 41(1), pp.87—158.

② 伍德罗·威尔逊:《国会政体:美国政治研究》,第32页。

③ 亚历山大·汉密尔顿、詹姆斯·麦迪逊、约翰·杰伊:《联邦论》,第437页。

④ John C. Yoo, "The Continuation of Politics by Other Means: The Original Understanding of War Powers", *California Law Review*, 1996, 84(2), pp.167—305.

⑤ Chevron U.S.A. Inc. v. Natural Resource Edfence Council, Inc., 467 U.S. 837, 842—843(1984). 有关谢弗林原则的介绍参见高秦伟:《政策形成与司法审查——美国谢弗林案之启示》,《浙江学刊》2006年第6期。

束,法院愈加介入所谓的外交问题,越来越多的学者开始反思外交例外论,提出外交无例外,外交法也是普通法律,和国内法无异。所谓的专业性、高效性、灵活性、保密性、政治性等并不能成为外交例外论的正当理由。①

第一,专业性貌似外交例外论最强的正当理由,相对于国会和法院,行政部门在外交领域确实具备更多的专业能力和资源,但这并不能作为排除司法介入的理由。实际上,国际交往和国内治理并无差异,都会涉及不同的专业领域,社会方方面面的纠纷必然涉及不同的专业问题,诚如反垄断、生物伦理、环境保护和人工智能等,无不充满专业元素。司法裁判是法律裁判,法官无需成为各领域专家,这既不现实,也不合理。即便外交问题上的司法审查也是"法律"判断而非"技术"决策,只是确保外交决策民主、公平、符合公益等,并不涉及决策的科学性。既然国内事务不会因专业禁止司法介入,外交事务亦然。

第二,速度并非外交共性。除了战争或危机,外交关系并不要求"神速"。诚如外贸谈判,旷日持久,耗时数年,并不鲜见。危机或战时,外交和内政都需要"神速""果断",两者并无实质区分,因此,从这个角度来说,外交关系也难属例外。

第三,灵活性作为外交例外论夸大了外交领域的"野蛮"状态,仍然是旧式外交思维。随着国际规则的完善和普遍认可,国际交往法治化程度渐趋提高,并且,在美国霸权的今天,许多国际规则都由美国主导制定,为外交工作提供了较为具体的指引,提升了外交工作的稳定性和可预期性。

第四,保密和政治性都不是外交的独特性,绝非论证外交工作区别于国内事务的合适理由。国内治理亦涉及保密和政治性问题。司法审查并不会成为泄密的渠道,也不会破坏宪法确立的政治架构,反而是防止行政部门以保密和政治性为借口滥用权力。

全球化的背景下,新时代外交是一个极为丰富的概念,除了传统上的战争、媾和、商业贸易等内容外,还有移民、边境政策、主权豁免、人权保护、反腐败、金融系统、互联网技术等等,外交不再局限于主权国家之间的交

---

① 参见 Ganesh Sitaraman & Ingrid Wuerth, "The Normalization of Foreign Relations Law," pp.1897—1979。

往,而是越来越多的跨国企业,甚至公民个人,参与其中。国内国际事务之间的界限愈加模糊,甚至相互交织。尤其是经济的全球化,资本、市场的一体化,利益的复杂化超出了主权国家的界限,传统上国与国之间的外交渐趋式微,让位于你中有我,我中有你的复杂情势,这让国家之间的联系更为紧密,更期待合作与有序竞争,而非剑拔弩张的对峙。因此就更愿意落实国际规则。①重要的是,全球化带来了外交关系的法律化。外交事务的法律专业性愈加凸显。

因此,外交例外论并不成立,至少,并不具备区别于国内问题的正当理由。规范外交权的合宜途径是淡化外交与内政的区分。从行政权运行及制约的角度来说,外交与内政并无实质区别,因此,法院在审查行政部门的外交行为时,应适用行政法的基本原则,对行政机关的外交行为给予适度的尊重。这不仅不会阻碍外交事务,反倒更有利于外交的规范化,更符合国家利益。应当说,冷战之后,最高法院频频涉足外交问题,其大部分观点是规制外交关系的法律并不例外。学术界亦愈加认可这种观点。总之,外交领域的"例外论现在倒成了例外"。②

七、结语:回到宪法

宪政实践中面临的共同问题是政治现实与宪法规范的脱节。跳脱宪法限制是权力的秉性。美国宪法文本中关于外交权的规定过于原则,增加了权力逸出规范的机会。尤其是随着总统外交权的日益扩张,有学者甚至认为这已构成"一场宪法危机",提出修宪,以"恢复国会的外交权力"。③

事实上,宪法在外交问题上已经规定了总统和国会之间的分权。尽管宪法规范极为原则,但足以表明国会和总统之间在外交权上的制衡。法院在外交领域的权力确实很小,只是"争诉"管辖权,通常只有直接涉及

① Peter J. Spiro, "Globalization and the(Foreign Affairs) Constitution", in *Ohio State Law Journal*, Vol.63, No.2(2002), pp.649—730.

② Ganesh Sitaraman & Ingrid Wuerth, "The Normalization of Foreign Relations Law", *Harvard Law Review*, 2015, 128(7), pp.1897—1979.

③ 倪世雄、卢义民:《美国宪法与美国外交》,《复旦学报》(社会科学版)1987年第5期。

个人权利或财产利益时，法院才会介入。否则，法院便以政治问题为由，回避外交纷争。政治现实之所以一再扩展总统享有的外交权，很大程度是过于强调外交特殊性的产物。随着国际化程度的加深，外交关系日益复杂，但这不能成为外交例外论的理由，反而应当注重其规范性。只有回到宪法上来，在宪法设定的权力架构内，三个部门各司其职，各尽其责，才能真正维护健康有效的外交法治，才真正有助于国家的长远利益。

论张彭春人权思想中的人的尊严*

孙平华**

【内容提要】 在联合国成立初期，人权问题成为最迫切需要解决的问题之一。联合国人权委员会成立后，国际社会开始起草《世界人权宣言》。通过对联合国档案的考察，发现在起草过程中，中国代表张彭春利用他的人权思想，把人的尊严作为人权的渊源，从而将人的尊严融入《世界人权宣言》之中。研究发现，张彭春善于利用人的尊严的价值与意义，说服人们就人权标准达成共识，从而为所有国家和所有人民提供了一个共同的人权标准。

【关键词】 人的尊严；人权；张彭春；中国传统文化

【Abstract】 In the early stage of the United Nations, human rights became one of the most urgent issues to deal with. After the establishment of the UN Commission on Human Rights, the international community began to draft the Universal Declaration of Human Rights (UDHR). By exploring the UN archives, this paper finds that during the drafting process, Peng-chun Chang (P. C. Chang), the Chinese representative, took advantage of his thought about human rights, viewing human dignity as the origin of human rights, which resulted in the integration of human dignity into the UDHR. A conclusion was drawn that P. C. Chang was good at using human dignity to convince people to reach a consensus on human rights standards, which provide a common standard for all peoples and all nations.

【Key Words】 the Dignity of Man, Human Rights, Chang Peng-chun, Chinese Traditional Culture

* 本文系作者主持的 2020 年度"教育部哲学社会科学研究后期资助项目"——"国际人权话语中的中国声音研究"（项目编号：20JHQ010）的阶段性研究成果。系作者 2018 年 8 月 3 日在英国牛津大学基督堂学院（Christ Church College，Oxford University）发表的演讲稿加工、改编而成。

** 作者系中国政法大学教授、北京师范大学英语语言文学硕士、英国华威大学英语语言教学艺术硕士、中国政法大学人权法学博士（系我国第一位人权法学博士）。

一、引　　言

在过去的 8 年里，我在人权研究方面花费了不少时间和精力，主要写了以下四本书：(1)《〈世界人权宣言〉研究》(北京大学出版社 2012 年版)；(2)《中国人权保障制度》①(英文版)(斯普林格出版社 2014 年版)；(3)《张彭春：世界人权体系的重要设计师》(社会科学文献出版社 2017 年版)；(4)《历史性共同标准的达成：张彭春与〈世界人权宣言〉》②(英文版)(斯普林格出版社 2018 年版)。这些著作在人权研究领域已经引起国内外学者的关注。2018 年 8 月，我应邀出席在英国牛津大学召开的主题为"Human Dignity for Everyone Everywhere"的国际学术会议，并应邀在会议上发表题为"Human dignity in P. C. Chang's thought about human rights"(张彭春人权思想中的人的尊严)的演讲。

然而，当回顾上述作品和在牛津的演讲内容时，我突然想到一个问题：张彭春人权思想中人的尊严的作用是什么？这个问题可以进一步细分为以下问题：(1)张彭春是谁？(2)张彭春的人权思想是什么？(3)根据联合国档案文件，张彭春人权思想中"人的尊严"是如何使用的？(4)"人的尊严"在《宣言》中又是如何使用的？本文试图对上述问题展开如下讨论。

二、张　彭　春③

张彭春(1892—1957)，字"仲述"，1892 年 4 月 22 日出生于天津，是教育

---

① 见国家哲学社会科学规划办网站，http://www.npopss-cn.gov.cn/n/2014/0916/c389139-25672964.html；出版社网站，https://link.springer.com/book/10.1007%2F978-3-642-39663-2。

② https://www.springer.com/cn/book/9789811083686.

③ 对张彭春的研究已经引起越来越多国内外学者的密切关注，并相继出版了不少论著，不仅有我国学者的著作，也有国际学者的著作。我国学者的著作，除我本人的两本中英文著作《张彭春：世界人权体系的重要设计师》和《历史性共同标准的达成：张彭春与〈世界人权宣言〉》)(英文版：*Historic Achievement of a Common Standard：Pengchun Chang*（转下页）

家、哲学家、戏剧家、外交家、人权活动家①、《世界人权宣言》的主要起草人。③

张彭春具有东西方文化教育背景，是哥伦比亚大学约翰·杜威（John Dewey）教授最喜欢的学生之一，1924 年被授予哲学博士学位。还是南开大学的计划人、曾任南开学校代理校长（1917—1919），清华大学第一任教务长（1923—1926）。曾在清华大学（1923—1926）、南开大学（1926—1937）、芝加哥大学（1931）、芝加哥艺术学院（1931）、夏威夷大学（1933—1934）和哥伦比亚大学（1945）任教，对教育有着诸多独到见解。

他还是著名的戏剧教育家和导演，也是著名剧作家曹禺的导师。他受邀担任梅兰芳在美国（1930 年）和俄罗斯（1935 年）巡回演出的总导演，传播中国传统文化，参与民间外交活动。他所编剧的《新村正》，被戏剧史家誉为"中国戏剧现代化的标志性著作"③，"20 世纪上半叶中国戏剧现代化的引领者和国际化的推介者"和"中国导演制的开创者"④。

在多元文化特别是中国传统文化的熏陶下，张彭春的多元主义哲学思想在国际人权体系建设中发挥了重要作用。他也是一位出色的外交家，曾任中国驻土耳其特命全权公使（1940—1942）和驻智利特命全权公使（1942—1945）。1946 年 1 月 10 日至 2 月 14 日，联合国大会第一届大会在伦敦举行。张彭春是出席大会的四位中国正式代表之一。⑤会议期间，他被任命为中国驻联合国经社理事会（1946—1952）首席代表（大使级）。

从 1947 年到 1948 年，张彭春担任联合国人权委员会副主席和起草委员会副主席，对《世界人权宣言》的起草作出了杰出的贡献。1952 年从联

（接上页）*and the Universal Declaration of Human Rights*）外，还有化国宇博士的《国际人权事业的中国贡献：张彭春与〈世界人权宣言〉》等。欧美学者出版相关论著的也不乏其人，主要的有美国哈佛大学玛丽·格伦登（Mary Glendon）教授的专著：*A World Made New：Eleanor Roosevelt and the Universal Declaration of Human Rights*，瑞典斯德哥尔摩大学汉斯·英瓦尔·卢斯（Hans Ingvar Roth）教授的专著：*P. C. Chang and the Universal Declaration of Human Rights* 等。另外，还有国内外相关研究论文数十篇。

① 孙平华：《张彭春：享誉全世界的人权活动家》，《人权》2011 年第 6 期，第 40—45 页。

② 孙平华：《张彭春：世界人权体系的重要设计师》，社会科学文献出版社 2017 年版。

③ 载于崔国良、崔红（编）：《张彭春论教育与戏剧艺术》，南开大学出版社 2004 年版，第712 页，后记。

④ 崔国良：《中国现代戏剧的引领者和国际化的推介者》，《戏剧艺术》2015 年第 3 期。

⑤ 其他三位正式代表是顾维钧（Dr. V. K. Wellington Koo）、傅秉常（Dr. Foo Pingsheung）和钱泰（Dr. Chien-Tai）。

合国退休。1957 年 7 月 19 日，在美国新泽西因心脏病发作去世，享年
65 岁。

三、张彭春的人权思想

正如前面所提到的那样，张彭春对国际人权事业作出了杰出的贡献。
但是，他是如何能够作出这些贡献呢？为了探讨这一问题，我曾经从理论
基础、社会基础、丰富内涵和当代评价四个方面论述张彭春的人权思想，
即"张彭春多元主义人权观"①。在简要介绍张彭春的人权思想之后，想特
别关注张彭春多元主义人权思想的丰富内涵。②

（一）张彭春人权思想简介

作为一名世界知名的人权活动家，张彭春不仅从事国民和公共外交，
还参与《世界人权宣言》的起草工作，取得举世瞩目的成就。然而，在参与
起草《世界人权宣言》之前，他从未在人权领域从事过专门研究，也没有发
表过有关人权的文章或著作。因此，尽管人们对他在教育和戏剧艺术方
面的丰富实践越来越重视，但在中国法学界，很少有人了解张彭春在人权
领域的贡献。然而，他在全球治理中对国际人权事业作出的巨大贡献并
非偶然。张彭春丰富的人生经历深深地印证了他对人类苦难的深刻感
悟，对人性和人权保护问题的深思熟虑，为其多元主义人权观的形成奠定
了坚实的基础。

张彭春既可以站在哲学的高度，也可以跨越不同的哲学流派。他宁
愿从人类的共同利益出发看待问题，而不是局限于某一特定的国家或社
会。他以宽广的胸怀、脚踏实地的态度、对人性的关注，从不同的政治、文
化、种族、哲学的角度思考和界定一切问题，尤其是人权问题，形成了惯用
的思维方式，从而形成了一系列关于人权的哲学主张，催生了他的多元主
义人权哲学。这种多元主义人权哲学思想为联合国初期国际人权体系的

---

① 孙平华：《张彭春：世界人权体系的重要设计师》，第 333—388 页。

② Sun，Pinghua，*Historic Achievement of a Common Standard：Pengchun Chang and the Universal Declaration of Human Rights*，Singapore：Springer，2018.

建构提供了指南,对他参与《世界人权宣言》的起草过程中所作出的杰出贡献起到了决定性的作用。

（二）张彭春人权思想的丰富内涵

在中国传统文化的滋养下,又经过西方系统哲学的洗礼,张彭春努力追寻教育救国。他在公共外交时期,对西方世界和伊斯兰文化也有着较为深入的了解。在职业外交家生涯中,他积累了对拉美国家人权精神内涵的深刻体验。作为一名哲学家,他对整个世界和多元文化有深刻理解。通过"读万卷书,行万里路"方式,他不仅从书中获取了知识,而且从实践中积累了经验。基于渊博的知识和丰富的社会经验,作为一名教育家的成就得到凸显,作为一名戏剧艺术家的感情得到升华,作为一名外交家的外交技巧也日趋娴熟。

人权哲学是关于人权问题的基本观点,张彭春是多元主义人权哲学家。他坚持人文主义精神、珍视人的尊严和价值;他秉持儒家思想,推崇博大精深的中国传统文化,并致力于中国文化的世界传播。他坚持杜威的现实主义,反对形而上学的哲学思想。他的集体主义思想提醒他要重视平等原则。张彭春的多元主义人权哲学思想内涵丰富:"1. 坚持以人为本,弘扬人文主义精神;2. 推崇中华传统文化,崇尚中华文明智慧;3. 秉持儒家哲学思想,摒弃西方中心主义;4. 借助良心制约理性,立足自由平等原则;5. 主张人权的普遍性,尊重多元主义;6. 强调权利义务对等,注重实现集体人权;7. 坚持实用主义哲学,注重经社文权利;8. 倡导实施人权教育,力促国家人权保障。"①

四、张彭春人权思想中"人的尊严"的概念

《联合国宪章》(1945年)序言宣称国际社会决心"重申基本人权、人格尊严与价值,以及男女与大小各国平等权利之信念。"《世界人权宣言》

---

① 参见孙平华:《张彭春:世界人权体系的重要设计师》,第369页;Sun, Pinghua, "Zhang Pengchun's human rights philosophy of pluralism", *China Legal Science*, 4(3), pp.109—132。

(1948 年)序言则宣称"对人类家庭所有成员的固有尊严及其平等和不移的权利的承认,乃是世界上自由、正义与和平的基础",并在其第 1 条中声明:"人人生而自由,在尊严和权利上一律平等。"《经济、社会和文化权利国际公约》(1966 年)和《公民权利和政治权利国际公约》(1966 年)在序言中则确认人权"源于人身的固有尊严"。《维也纳宣言和行动纲领》(1993 年)也在序言段中声称"一切人权都源于人与生俱来的尊严和价值。"作为《世界人权宣言》起草的参与者,张彭春从二战的痛苦经历中汲取教训,珍视人的尊严。他经常提到人的尊严,认为人的尊严是人权的源泉和基础,也是人权保护的目的。下面就来简要讨论张彭春人权思想中人的尊严的使用。

(一)宣言的缔造者高度重视人的尊严

宣言起草的参与者,包括美国代表罗斯福夫人、中国代表张彭春先生、黎巴嫩代表查尔斯·马利克先生、法国代表勒内·卡森教授等,他们对人的尊严的作用有着相似或者共同的理解。

埃莉诺·罗斯福,即罗斯福夫人(1884—1962)是美国驻联合国经社理事会的代表,当选为人权委员会主席(1946—1952),负责领导"国际人权法案"的起草工作。虽然她并不是人权法专家,但她对宣言起草过程的杰出贡献使她在世界上享有崇高的威望。她对联合国工作的热情植根于她的人道主义信念和她对人的尊严和价值的坚定信念。

中国常驻联合国经社理事会代表张彭春作为哲学家、教育家、外交家当选为人权委员会副主席,几乎全程参与了"国际人权法案"的起草工作。抗日战争爆发不久,他经历了南开大学被侵华日军炸毁的痛苦经历,也被迫从事国民外交,从事人权活动,力争国际社会的声援和支持。日军炸毁南开大学的痛楚,给张彭春心灵造成巨大创伤,也加深了他对人格尊严和人权原则的理解和感悟。尽管他在参与起草《世界人权宣言》之前并没有法学学历背景,对人权也没有做过专门的研究,但在宣言的起草过程中,却能够从人的尊严的角度寻求人权的基础,这为"普遍人权时代的到来铺平了道路"①。

---

① Ju Cheng-wei, "On the contribution of Confucianism to the new human rights theory: Starting from Peng Chun Chang's contributions to the formulation of the Universal Declaration of Human Rights", *China Legal Science*, 4(4), pp.51—68.

另外，作为创建联合国国际组织积极参与者以及参与起草《联合国宪章》的法国代表勒内·卡森教授，曾经坚持明确将尊重人权和人的尊严纳入《宪章》。众所周知，在纳粹德国，勒内·卡森有 26 个亲属丧生，他对人的尊严的意识比任何人都强烈。

宣言的其他起草参与者包括查尔斯·马利克、约翰·汉弗莱等也对人类尊严的作用有着类似的理解。

（二）张彭春的"人的尊严"概念的影响因素

怀有人文主义思想，张彭春极为珍视人类尊严的价值。他崇尚儒家思想并具有爱国主义情怀、赞美博大精深的中国传统文化，并大力致力于中国文化的世界传播。人权源于人的尊严，人的尊严来源于人的理性和良心。人类因其理性和良心而发现自己与动物根本不同。张彭春经常把卢梭对人性的认识与孟子的思想联系在一起，认为人性的仁慈使人关心他人，而不仅仅是为了自己的利益，这是人类区别于动物的根本特征。张彭春的人格尊严观受到以下因素的影响：（1）中国传统文化中的"人的尊严"概念；（2）张彭春的痛苦经历。

1. 中国传统文化

在中国传统文化中，虽然并没有明确提出"人权"一词，但儒家作为中国传统文化的杰出代表，蕴含着丰富的人权观念。儒家哲学强调人的尊严，人权便来源于此。孔子说："三军可以夺帅也，匹夫不可夺志也。"表明孔子重视个人的意愿，不管他的社会地位如何。当孔子被问及是否有一个词可以用来指导一个人的一生时，他回答说："己所不欲，勿施于人。"这已成为现代文明世界中人类的黄金法则。关于治理，孟子认为"民为贵，社稷次之，君为轻。"

《世界人权宣言》的起草实践，也说明了中国传统文化中的儒家思想和人权思想是如何成为《世界人权宣言》的历史渊源的。中国代表张彭春以中国传统哲学特别是儒家哲学为基础，强调牢记人的尊严、平等原则、普遍适用原则和《世界人权宣言》的起草背景。在起草的讨论过程中，他坚持尊重多元文化，强调人的尊严，提倡人权的普遍性，坚持平等和不歧视的基本人权原则。

张彭春是《世界人权宣言》的起草人，他的多元主义人权哲学观的形成与他所接受的东西方文化教育密不可分，也是他不断提炼和升华包括人类世界、国家、社会、家庭、个人、人的尊严、良知和人性等在内的一系列概念的结晶。他在教育、戏剧、外交、中国文化传播、抗战时期的国际人权活动、联合国成立后的《世界人权宣言》起草等诸多领域都有贡献,丰富了他关于多元主义人权哲学的观点。这种以人的尊严为基础的人权哲学观,成为他在社会中进行自我行动的思想指南,为其阐述和表达个人的观点和立场找到了依归。

2. 个人经历

1937 年七七卢沟桥事变之后,日本空军对南开大学实施了轰炸,南开大学几乎被夷为平地。这所大学是由张彭春的胞兄——张伯苓创办的,是张彭春、张伯苓联手建设的。南开大学被炸后,随即被日军占领。无奈之下,张彭春只好男扮女装,连夜乘船逃离天津。他原本打算直接去上海,然后去南京,但后来听说海陆已经被日军封锁。所以,他只能从威海经陆路逃往南京。这种痛苦的经历使他看清了日本对中国的残忍和不人道。日本入侵的野蛮暴行也引发了他对人的尊严和价值的凝重思索,他深刻地认识和体会到人的尊严更有价值,人权的保护更为重要。然而,日本帝国主义野蛮而血腥入侵的历史,在他内心造成的痛苦和伤痛久久难以抹去。而目睹侵略者的野蛮暴行,也激发了他无限的爱国热情,他从事国民外交和抗日宣传活动的内在动力也得到了进一步强化。

1942 年,张彭春担任中国驻土耳其特命全权公使。他在伊拉克巴格达王室和巴格达大学发表了两个重要的演讲,他不仅详细阐述了中国传统文化和儒家思想,并在对巴格达王室的演讲中,以"我们为反对侵略者非人道的肆虐行为而战,为独立和自由环境下更美好的生活而战"[1]作为结束语。他继续提高声音说:"我们满怀热情地参与这场战争——一场为捍卫人的自由和尊严的战争,并为之而感到骄傲。"[2]在国际层面,他到处呼吁国际社会的支持,勇敢地发出中国的正义之声。他满怀"抗战必胜"的

---

[1] Chang Peng-chun, "Cultural development of China" in Ruth H. C. and Sze-Chun Cheng(Eds.), *Peng Chun Chang 1892—1957: Biography and collected works*, privately printed, 1995, pp.144—146.("We fight against the wanton inhumanity of aggressors. We fight for independence and for the betterment of living under freedom.")

[2] Ibid., "We feel proud and enthused to take part in this war—a war for the freedom and the dignity of man."

坚定信念，认为捍卫人类自由和尊严的战争一定会取得胜利。这也是他人文精神的一种体现。

正是基于上述经历，张彭春对人的尊严和价值有着深刻的理解，对人权的起源有着独到的见解：人权源于人的尊严，而人是具有理性和良知的个体。正是通过张彭春的努力，"仁"的概念才成功地融入了《世界人权宣言》，这是为所有国家和所有人民所设定努力实现的共同标准。而儒学的核心概念被认为是人类的本质属性，并成为整个宣言中人权和基本自由的哲学基础。它之所以具有重大意义，是因为它把《世界人权宣言》与西方之外的人权概念结合在一起，增强了《世界人权宣言》的普遍性。

（三）张彭春人权思想中"人的尊严"的使用

早在1945年旧金山会议上，各国代表讨论并对《联合国宪章》的内容进行了磋商，反对战争和对人的尊严和价值的尊重成为各国代表的共识。然而，他们的工作不可能实现对人类尊严和价值的具体保护。旧金山会议上，各国政府在法律上被赋予了尊重不可剥夺的人权的责任，这些权利属于每一个人，包括男人、妇女和儿童。这也是国际社会所提出的重要命题：人人享有人权或人的尊严。

联合国建立不久，国际社会在联合国经社理事会的具体领导下，成立了联合国人权委员会，并开启起草"国际人权法案"历程，同时开启《世界人权宣言》的起草工作，当时人权委员会中各国代表都强调宣言的重要性。例如，美国代表说，从真诚的和平愿望中获得灵感，宣言的基础依赖于"人必须有自由才能充分发展自己的个性，并使其尊严得到尊重"这一信念。加拿大代表说，《宣言》受到人类最高理想的鼓舞，表达了最崇高的原则和愿望。

中国代表张彭春强调，必须牢记宣言的起草背景、人的尊严、人权的平等原则和普遍适用原则。他以中国传统哲学特别是儒家思想为基础，强调世界文化的多元化现实，关注不同文化传统和历史差异，强调人的尊严，提升人权的普遍性。他以平等和不歧视原则为基础，把宽容与合作精神、权利义务关系、和谐相处、人的自由发展等作为其论证的核心内容。

换言之，人权源于人类的尊严，而人的尊严源于人类的理性和良知。理性和良知是区分人与动物的基本特征。在《世界人权宣言》的起草过程中，张彭春始终坚持儒家的道德原则和"仁"的核心理念，最终使得宣言第一条成功融入了儒家思想，而这一条又是贯穿于整个《世界人权宣言》的思想基础,为全人类在人权共同标准的达成过程中发挥了重要作用。

1. 张彭春在起草《宣言》之前对"人的尊严"的重视

人生痛苦的经历是张彭春时刻不忘"人的尊严"的内在动因,惨不忍睹的两次世界大战更是给他心灵留下永久的创伤,也加深了他对人的价值、人的尊严的理解,具体表现在他能够将"人的尊严"概念随时引用在自己的演讲和论著中。

前面已经提到,张彭春在就任中国驻土耳其特命全权公使的过程中,在伊拉克王室举行的一次演讲中义愤填膺地谴责了日本对中国的野蛮暴行,并表达了为反对侵略、维护自由和人格尊严而斗争的坚定决心。演讲的最后时,张彭春再次呼吁:"为反对侵略者非人道的肆虐行为而战,为独立和自由环境下更美好的生活而战。……我们满怀豪情地参与这场战争———一场为捍卫人类自由和尊严的战争,并为之而感到骄傲。"①他总结道,"我们为参加这场战争感到骄傲和热情———一场争取自由和人的尊严的战争。"②

另外,根据联合国档案文件显示,他第一次提出"人的尊严"是在 1946年 5 月 31 日下午举行的联合国经济社会理事会第二届第六次会议上。根据联合国文件记录,张彭春明确地指出,对于一个委员会来说,人权是一个太大的概念,联合国所有其他机构都关心落实这一概念。并"回顾了人权在过去 150 年的发展,认为现存有新的人道主义,要没有人道主义的话,就不会努力去争取人的自由和人的尊严"③。

2. 张彭春在《宣言》起草过程中的"人的尊严"主张

张彭春作为人权委员会和起草委员会副主席,在《世界人权宣言》的起草过程中,经常使用"人的尊严"("尊严"或"人的价值")的概念。根据对联合国档案文件的研究,张彭春发言记录中有关"人的尊严"内容,列表如下:

---

① Chang Peng-chun, "Cultural development of China" in Ruth H. C. and Sze-Chun Cheng(Eds.), *Peng Chun Chang 1892—1957*: *Biography and collected works*, privately printed, 1995, pp.144—146.("We fight against the wanton inhumanity of aggressors. We fight for independence and for the betterment of living under freedom."), "We feel proud and enthused to take part in this war—a war for the freedom and the dignity of man."

② 参见 Chang Peng-chun, "Cultural development of China";孙平华:《张彭春:世界人权体系的重要设计师》,第 189 页。

③ 参见 UN Document:E/PV.6, pp.41—42;孙平华:《张彭春:世界人权体系的重要设计师》,第 437 页。

表 1　张彭春在《宣言》起草过程中人的尊严思想

提及次数	会　议	日　期	张彭春的主要主张
第一次	联合国人权委员会第一届第七次会议	1947 年 1 月 31 日	• 关于提升人的尊严的概念应该确立一个标准。(A standard should be established with a view to elevating **the concept of man's dignity**.) • 张彭春敦促委员会牢记人权的历史背景，尤其是 16 世纪思想家对人的价值的强调。(P. C. Chang urged the Commission to bear in mind the historical background of human rights, particularly the emphasis placed on **humanvalues** by the 16th century thinkers.)
第二次	联合国人权委员会第一届第十三次会议	1947 年 2 月 4 日	张博士(中国)认为应该审议平等原则,铭记人的尊严概念。[Dr. CHANG(China) considered that the principle of equality should be examined, bearing in mind **the concept of human dignity**.]
第三次	起草委员会第一届第八次会议	1947 年 6 月 17 日	张博士建议应该使用"尊严"一词代替"生命",结果是第一句包含:"将尊重人的尊严"(Dr. CHANG suggested that the word "**dignity**" be used instead of "life" so that the first sentence would read:"There shall be respect for **human dignity**.")
第四次	起草委员会第一届第十三次会议	1947 年 6 月 20 日	他建议第一条应该写上:"所有人均为兄弟。被赋予理性和良心,作为一个家庭的成员,他们是自由的并拥有平等的尊严和权利。"(He suggested that Article 1 should read as it stands:"All men are brothers. Being endowed with reason and conscience, members of one family, they are free and possess equal **dignity** and rights.")
第五次	起草委员会第一届第十七次会议	1947 年 6 月 24 日	张彭春的建议被采纳。第 11 条写道:"各种形式的奴隶制,它与人的尊严不一致,均被禁止。"(P. C. Chang's suggestion was adopted. Article 11 then read:"Slavery, which is inconsistent with the **dignity of man**, is prohibited in all its forms".)

从该表可以看出,张彭春先生在《宣言》的起草过程,曾先后在联合国人权委员会和《宣言》起草委员会的会议上 5 次论及人的尊严。第一次提到人的尊严的概念和人的价值是在联合国人权委员会第一届第七次会议上;第二次提及人的尊严的概念是在联合国人权委员会第一届第十三次会议上;第三次是在起草委员会第一届第八次会议上,他建议将"尊重人的生命"改为"尊重人的尊严"①;第四次提及尊严是在起草委员会第一届第十三会议上,认为"所有人均为兄弟。被赋予理性和良心,作为一个家庭的成员,他们是自由的并拥有平等的尊严和权利。"②张彭春第五次提及人的尊严是在起草委员会第一届第十七次会议上,表明了他在起草不同条款内容时,牢记"人的尊严"的这一概念,表明了他对人的价值及尊严的刻骨铭心的感怀!

3.《宣言》中国建议案中"侮辱"(Indignity)的使用

早在本届会议开始之前的 1948 年 5 月 3 日,中国代表团便向联合国人权委员会提交了《世界人权宣言》中国建议案。这是所有提案中最为简明的一份宣言草案,整个草案共有十条内容。具体内容如下:

中国代表提交的《世界人权宣言》草案③

第一条	人人都有生命权。
第二条	人人都有权享有良心与信仰自由,集会和结社自由,信息、演讲以及表达的自由。
第三条	人人都有过体面生活的权利,以及工作和闲暇、健康、教育、经济与社会保障的权利。
第四条	人人都有权直接或通过代表参加政府事务的权利。
第五条	人人都有受到法律平等保护的权利。
第六条	人人都有寻求庇护避免迫害的权利。
第七条	任何人的私生活、家庭、住宅、通信或声誉不应当受到不合理的干扰。

---

① UN Document:E/CN.4/AC.1/SR.8, p.3.

② UN Document:E/CN.4/AC.1/SR.13, p.5.

③ UN Document:E/CN.4/AC.1/18;又见:UN Document:E/CN.4/95 Annex A, pp.14—15. 该中文译文内容见孙平华:《张彭春:世界人权体系的重要设计师》,第 253—254 页。

第八条	任何人不应当受到任意逮捕或拘禁。
第九条	任何人不应当使为奴隶或非自愿的奴役,或者遭受酷刑、残忍或不人道的处罚或侮辱(indignity)。
第十条	人人都有资格享有本宣言所载的人权和基本自由,不分种族、性别、语言或宗教。这些权利的行使需要尊重和符合所处社会中他人的权利及公正的要求。

中国草案的文本除了简洁外,还有如下突出的特点。首先,每句话的措辞以"每个人"(肯定形式)或"没有人"(否定形式)开头,反映了普遍性人权原则,权利主体遍及世界各地每一个人,不分种族、性别、语言或宗教。换言之,《宣言》宣示的权利属于人类社会的所有成员,而普遍人权原则适用于每一条款。

其次,"自由"和"平等"这两个人权原则,在中国草案中得到充分的体现。当然,"权利"一词在规定基本权利时使用最为频繁,但整个中国草案体现了"自由"和"平等"这两个核心概念,包括"良心信仰自由、集会结社自由和信息自由、言论和表达自由"以及"依法享有平等保护权"。即使没有直接使用这两个核心术语,每一条内容都体现了自由和平等的精神。

第三,尤其是,在这么简明扼要的一篇《宣言》草案建议案中,所使用的措辞是"侮辱"(indignity)一词,体现了中国代表对人的尊严的确切把握,并把违背人的尊严的行为(侮辱)列入被禁止的条款之中,从而使得宣言建议案具体体现了对人的尊严的尊重,表明了人的尊严的价值和意义。根据张彭春在联大全会上的发言来看,他一直倡导的重视人的尊严、强调自由和平等原则、普遍适用原则以及应包含非西方的人权理念等,在《世界人权宣言》中都得到具体体现。

此外,行使权利不可能不受任何限制,因为权利应该在不侵犯他人相同权利的情况下实现。这就要求权利主体承担一定的义务,但是一旦触犯了法律,侵害者就应受到相应的惩罚。

(四)"人的尊严"在《宣言》中的使用

正如前面提到的那样,根据联合国档案文件,张彭春于1946年5月31日,在联合国经社理事会第二届第六次会议上,代表中国代表团发言。

他发表了对人权事宜的看法,并首次提出了"人的尊严"。当时,联合国人权委员会还没有成立。而在人权委员会成立后,根据联合国档案文件,张彭春五次提到了人的"尊严"。无独有偶,令人神奇的是《世界人权宣言》中,"尊严"也碰巧使用了五次。

《世界人权宣言》序言的第一部分郑重地阐述了起草的原因和原则。这一部分的第一句话明确指出:"鉴于对人类家庭所有成员的固有尊严及其平等的和不移的权利的承认,乃是世界自由、正义与和平的基础"。①这句话明确地提出了人权的来源:人权源于人的尊严,这是自然人的固有属性。它确认了权利的主体范围,并暗示赋予固有尊严的人类家庭所有成员都是享有人权的主体。《世界人权宣言》中经常使用"每个人"和"任何人",体现了人权主体的普遍性。而平等是《宣言》的思想基础,平等对待每个人是人人应该持有的对人权的正确态度,这就要求不能歧视任何人。从属性上看,人权是固有的权利,但人权的承认必须有法律保障,人权的保护必须以法律为基础。这也可以看作是为国家、社会和其他个人设定的义务。

序言的第五句内容阐明了《联合国宪章》是《宣言》起草的法律依据,并再次明确了基本人权、人的尊严和价值以及男女平等的权利,表达了国际社会促进社会进步和提高人民生活水平的坚定决心。并且,该句还明确指出了"联合国国家的人民已在《宪章》中重申对基本人权、人格尊严和价值以及男女平等权利的信念,并决心促成较大自由中的社会进步和生活水平改善"。②在《联合国宪章》中,人权被提及七次。虽然没有给出人权的定义,也没有明确人权的内容,但《联合国宪章》为宣言的制定提供了法律依据。此外,序言第五句的措辞与《联合国宪章》相同,都是以基本人权、人的尊严和价值观念以及男女平等权利为重要依据。所有这些权利都来自人类的尊严和价值观,人权应由男女平等享有。因此,为了促进社会进步和人民生活水平的提高,必须保障这些权利的实现。

另外,在《宣言》的第 1 条、第 22 条和第 23 条中,尊严被一次次反复

---

① 孙平华:《〈世界人权宣言〉研究》,北京大学出版社 2012 年版,第 404 页。

② The fifth sentence, part Ⅰ, the Preamble of the Declaration, refer to Sun, Pinghua(2012). *The Study of the Universal Declaration of Human Rights*, Beijing: Peking University Press, p.392, Refer to Appendix Ⅰ.

使用。第1条规定:"人人生而自由、在尊严和权利上一律平等。他们富有理性和良心,并应以兄弟关系的精神相对待。"第22条则规定:"每个人,作为社会的一员,有权享受社会保障,并有权享受他的个人尊严和人格的自由发展所必需的经济、社会和文化方面各种权利的实现,这些权利依靠国家努力和国际合作并依据各国的组织和资源情况得以实现。"第23条第3款规定:"每一个工作的人,有权享受公正和合适的报酬,保证其本人和家属有人类尊严的生活,必要时并辅以其他方式的社会保障。"

总之,人权源于人类固有的尊严,享受人权的主体是人类家庭中所有的成员。人权需要通过法律来确认,人权是每一个个人应该享有的不可替代的权利。只有实现人权的真实享有,世界才有真正的自由、正义与和平。因此,《宣言》中先后五次使用"人的尊严"的措辞,借以强调尊严的价值与意义。

五、结　　论

国际社会所发布的《世界人权宣言》是国际人权史上的一个重要里程碑,被认为是20世纪人类最伟大的成就。作为主要起草者之一,张彭春为起草宣言作出了杰出的贡献。因此,他和其他三人,包括罗斯福夫人、勒内·卡森教授和查尔斯·马利克博士,被哈佛大学的玛丽·格伦登教授称为"奠基之父母"(founding parents)。张彭春在跨学科社会实践中形成、充实和完善了其人权思想,他的人权哲学思想既有理论基础,又有社会基础,有着丰富的内涵。他从委员会一开始就重视人的尊严,在起草过程中经常提醒人们人的尊严的价值和意义。他认为人的尊严是人权的源泉和基础。其中,他的关于人的尊严的建议和观点被采纳,并被写入《宣言》中。

通过对联合国档案文件的研究,我们可以得出一个结论,就是张彭春善于利用人的尊严价值和意义说服国际社会就人权标准达成共识。张彭春视野开阔,不仅以"会当凌绝顶"的高度和姿态,看待全人类的大问题,还以无限包容的态度、灵活多样的外交策略和技巧,处理一切相关问题。尤其是对中国传统文化和儒学的忠实和热爱,使得他能够随时通过引用儒家经典名言,将儒家经典思想与西方哲学家的理论相比较,增强了说服力并获得广泛的国际赞誉。在起草《宣言》的整个过程中,这一话语风格成为他演讲的一个重要特征。他对国际人权保护体系建构的杰出贡献,将永载在全人类发展史册。

南极科学研究委员会
与南极条约协商会议的关系演进*

潘　敏　胡　荣**

【内容提要】 南极科学研究委员会是国际科学联合会理事会下属的国际非政府组织，是南极条约协商会议的咨询机构。20世纪六七十年代，委员会与协商会议之间形成非制度化的密切合作关系，推动了南极条约体系的完善与发展；70年代末至90年代，委员会实际影响力逐渐下降，两者之间的关系演变为制度化的非密切合作。进入21世纪，委员会试图重振其重要地位，而这取决于两者对科学与政治的偏好以及南极整体政治环境的变化。

【关键词】 南极科学研究委员会；南极条约；协商会议

【Abstract】 The Scientific Committee on Antarctic Research(SCAR) is an international non-governmental organization of the International Science Council(ISC) and an advisory body to the Antarctic Treaty Consultative Meeting(ATCM). In the 1960s and 1970s, a close non-institutionalized cooperative relationship was formed between the SCAR and the ATCM, which promoted the improvement and development of the Antarctic Treaty system. From the late 1970s to the 1990s, the actual influence of the SCAR gradually declined, and the relationship between the two evolved into a weak institutionalized cooperation. Entering the 21st century, the SCAR seeks to revive its importance, depending on both scientific and political preferences and changes in the overall Antarctic political environment.

【Key Words】 The Scientific Committee on Antarctic Research, the Antarctic Treaty Consultative Meeting, the Antarctic Treaty system.

* 本文系国家重点研发计划专项"极地地缘政治风险与我国参与国际治理政策问题研究"（项目编号：2019YFC1408205）的子课题"新时期我国参与极地治理研究"的中期成果。

** 潘敏，同济大学政治与国际学院极地与海洋国际问题研究中心教授；胡荣，同济大学政治与国际学院极地与海洋国际问题研究中心2019级硕士研究生。

一、南极科学研究委员会的发展演变

南极科学研究委员会(the Scientific Committee on Antarctic Research,SCAR)是隶属于国际科学联合会理事会的国际非政府组织,建立于1957年,初衷是协调1957—1958年国际地球物理年期间的科学研究活动。SCAR是国际南极科学的最高学术权威机构,[1]主要负责制定、启动、推进和协调国际南极研究计划,以及作为南极条约协商会议的咨询机构,为政策和法律制定提供科学建议。SCAR成员包括32个正式国家会员、9个团体会员和12个准会员。1986年,中国成为SCAR的正式成员国。

南极科学研究委员会的发展演变,与南极科学研究委员会和南极条约协商会议(Antarctic Treaty Consultative Meeting, ATCM)的关系演进大致同步,可划分为以下三个阶段:

第一阶段是自成立至20世纪70年代末。"二战"后,南极陷入安全困境,[2]各国在南极领土主权和治理权力问题上的竞争进入白热化阶段,然而,又同时存在抑制冲突与合作的意愿。1957—1958年国际地球物理年的成功举办,为化解政治僵局和解决"南极问题"提供了契机。在此背景下,经美国倡议,国际科学联合会理事会邀请了十二个积极从事南极研究的国家,于1957年成立了南极研究特别委员会。[3]该组织于1961年更名为南极科学研究委员会。

早期SCAR的组织结构相对简单,主要分为决策机构和执行机构两大类。决策机构包括代表会议和执行委员会,代表会议为最高权力机构,执行委员会为处理日常事务的常设机构。代表会议每两年举行一次全体会议,采取协商一致的决策方式。主要负责科学事务的机构是工作组和

---

① 郭培清:《非政府组织与南极条约关系分析》,《太平洋学报》2007年第4期,第10—16页。

② 王婉潞:《联合国与南极条约体系的演进》,《中国海洋大学学报》(社会科学版)2018年第3期,第21—27页。

③ D.W.H.沃尔顿:《南极科学》,陶丽娜等译,海洋出版社1992年版,第57—58页。

专家组。工作组是常设性机构,代表生物学、地质学和气象学等主要的南极科学领域,成员由国家官方代表构成。早在第一届 SCAR 会议上就开始设立工作组。专家组是为特定科学问题而设立的,有特定时限。直至 1972 年,SCAR 才成立首个专家组,即海豹问题专家组。

SCAR 从一开始就确定了"不问政治"的立场和组织战略。在 1958 年初版组织章程中,SCAR 就将南极辐合带作为南极地区的总边界,[①]特别指出这是由科学特征决定的,与南纬 60 度的政治边界有所区别。设立专家组时也存在保护科学不受政治干扰的考虑。由于专家组的成员由 SCAR 直接任命,通常情况下成员是作为个人专家而不是国家代表,这意味着他们可以在更纯粹的科学基础上表达意见和作出决定,而不必受国家立场的限制。通过宣传不染指政治,SCAR 的专家角色得到了加强。[②] SCAR 的这种策略强化了科学权威,使其能在早期南极治理中发挥更大作用。

第二阶段是 20 世纪 70 年代末至 2002 年。SCAR 的组织结构和运作方式没有发生大的改变。只是随着南极矿产资源成为国际社会关注的焦点议题,越来越多的国家加入 SCAR。截至 2002 年,SCAR 的国家成员从 12 个迅速增加至 31 个。且参与人员中政治活动家增多,科学家减少。这对 SCAR 的内部管理造成冲击,导致 1988 年后勤人员脱离 SCAR 成立了独立的后勤组织,即国家南极局局长理事会(Council of Managers of National Antarctic Programs,COMNAP)。

70 年代末和 80 年代初,为矿产资源管理机制提供建议的要求,引发了 SCAR 内部关于如何处理科学与政治关系的讨论。部分科学家认为 SCAR 应专注于基础性科学研究,与政治划清界限,然而也有科学家认为,为政治决策提供建议可以保障和提升科学的影响力,政治是南极科学的基础。较多科学家表明了对 SCAR 政治化的担忧。在 1976 年第 14 届 SCAR 会议上,有科学家提出就矿物勘探提供咨询可能对基础性科研

---

① SCAR bulletin No. 001,January 1959,SCAR 网站,https://www.scar.org/scar-library/reports-and-bulletins/scar-bulletins/4195-scar-bulletin-1/file/。

② Herr,R.,"The Changing Role of NGOs in the ATS",in O. S. Stokke and D. Vidas,eds.,*Governing the Antarctic-The Effectiveness and Legitimacy of the Antarctic Treaty System*,Cambridge:Cambridge University Press,1996,pp.91—110.

产生不利影响。①在 1978 年会议上,虽然提供科学建议的重要性得到认可,但代表坚决反对就矿产资源管理问题向政府提供建议。②1981 年,SCAR 对议事规则进行修订,其中特别声明"SCAR 应避免参与政治与法律事务,包括制定可利用资源管理措施,除非已接受就相关问题提供建议的邀请"。③1984 年,在第 18 届 SCAR 会议期间,美国代表还批评 SCAR花费太多时间回答协商国问题。④然而,这种非政治化的立场没能继续维持。SCAR 在 ATCM 中成为正式"观察员"后,应协商国要求,在为政治决策提供建议方面不断增加投入,其科学研究优先事项明显受到外部性目标的影响。

第三阶段是 2002 年至今。面对地位和影响力衰落的情况,1998—2002 年期间,SCAR 进行了机构重组,这是其历史上的重大转折点。负责科学事务的主要机构发生了巨大变化。原本的工作组和专家组改组为生命科学、地球科学和物理科学这三大科学组,并在其下设立专家组、行动组、科学研究计划和科学计划规划组。当前,科学组在科学事务上拥有很大权力,在科学机构中处于核心地位。行动组处理需要在短时间内迅速关注的问题,而专家组则负责更长期性质问题。⑤现设专家组的职能与改革前完全不同,其重要性下降。科学研究计划代表了 SCAR 所确定的未来南极科研优先事项,拥有最高级别的投入,具有非常重要的地位。

---

① SCAR 第 56 号公告:第十四届 SCAR 会议,1977 年 5 月,SCAR 网站,https://www. scar. org/scar-library/reports-and-bulletins/scar-bulletins/2700-scar-bulletin-56/file/,第 190 页。

② SCAR 第 60 号公告:第十五届 SCAR 会议,1978 年 9 月,SCAR 网站,https://www. scar. org/scar-library/reports-and-bulletins/scar-bulletins/4320-scar-bulletin-60/file/,第 40—41 页。

③ National Research Council, *Antarctic Treaty System: An Assessment: Proceedings of a Workshop Held at Beardmore South Field Camp*, Washington: The National Academies Press, 1986, pp.157—158.

④ David W. H. Walton, Peter D Clarkson and Colin P, *Science in the Snow: Sixty years of international collaboration through the Scientific Committee on Antarctic Research*, Cambridge: Scientific Committee on Antarctic Research with Victoria Press, 2018, p.74.

⑤ Rules of Procedure for SCAR Subsidiary Bodies, May 2018, the Scientific Committee on Antarctic Research, https://www.scar.org/library/governance/5117-rules-subsid-bodies-may18/file/.

在科学与政治的问题上,SCAR 又重新偏向早期立场,将科学研究置于政策咨询之前。2004 年,SCAR 对组织章程进行修订。在组织"目标"一项中,在向南极条约协商会议提供咨询建议的"建议"前,特别增加"客观的"和"独立的"两个修饰词。①科学研究计划聚焦于基础性科学,如南极与全球气候系统、南大洋生态系统、南极冰盖和天文学与天体物理学等。组织结构上,将科学研究计划调整为科学事务的核心,也反映出 SCAR 独立性的增强。以资金投入为例,根据 2020 年财务报表,科学研究计划的年度预算为 10.5 万美元,在科学活动总预算中占比接近 50%,而负责提供科学咨询的南极条约体系常设委员会,其年度预算为 2 万美元,仅占 SCAR 年度预算的 3%。②

二、20 世纪 60 年代至 70 年代末:SCAR 与 ATCM 非制度化的密切合作期

自成立伊始,南极条约协商会议和南极科学研究委员会之间就形成密切合作的关系。SCAR 的科学建议为 ATCM 制定政策提供了智力支持,提高了 ATCM 治理南极的有效性,同时也让 SCAR 成为早期南极治理中的核心组织。

(一)非正式的科学顾问

南极条约协商会议从一开始就将 SCAR 视为其科学顾问。尽管在《南极条约》中没有被直接提及,但早在 1961 年召开的第 1 届南极条约协商会议上,SCAR 的咨询地位就得到确认。有 6 名 SCAR 的科学家出席了会议,他们参加了澳大利亚、法国、英国、苏联和美国等国家代表团。根据会议的最终报告,议程 9 专门讨论了 ATCM 与 SCAR 的关系。建议四

---

① SCAR 第 28 届代表会议工作文件(WP31),October 2004,SCAR 官网,https://www.scar.org/scar-library/papers/xxviii-scar-delegates-2004-bremerhaven-germany/4936-28-31/file/。

② SCAR Budget 2020, August 2018, the Scientific Committee on Antarctic Research, https://www.scar.org/finance/budgets/5068-scar-budget-2020/file/.

（Recommendation Ⅰ-Ⅳ）中，明确承认 SCAR 提出的科学建议对南极条约协商会议具有重要价值，并要求 SCAR 继续在科学问题方面发挥咨询作用，以促进南极国际科学合作。[①]在后来 ATCM 的报告和建议中，SCAR 在提供科学信息和咨询建议方面的重要作用也经常被提及。

20 世纪 60 年代和 70 年代末之前，南极科学研究委员会对南极条约协商会议具有强大的影响力，参与了每个重要公约的制定，分别为《南极动植物保护议定措施》（Agreed Measures for the Conservation of Antarctic Fauna and Flora）、《南极海豹保护公约》（Convention for the Conservation of Antarctic Seals，简称《海豹公约》）、《南极海洋生物资源养护公约》（Convention on the Regulation of Antarctic Mineral Resource Activities），对南极条约体系的完善和发展起到了明显推动作用。

在《南极动植物保护议定措施》出台的过程中，南极科学研究委员会是重要的倡导者和参与者。1957—1958 年的国际地球物理年活动并未包含生物学学科，南极的生物学家很少，该领域有意义的科学研究成果也不多。SCAR 的科学家最早意识到南极生物研究不足和保护措施缺乏，并致力于推动该问题的解决。部分科学家了解到南极生物保护问题没有被纳入《南极条约》，在 1960 年第 4 届 SCAR 会议上，生物学家制定了一些简单的南极生物保护规则，即"保护与养护南极生物资源的一般行为守则"（General rules of conduct for the preservation and conservation of living resources in Antarctica）。[②]在 SCAR 的倡议下，1961 年举行的第 1 届协商会议，将"生物资源保护与养护"列入会议讨论议程。针对该议题，澳大利亚、英国、美国和智利分别提交了工作文件。南极条约协商会议出台了建议八（Recommendation Ⅰ-Ⅷ），作为一项临时措施，其附件内容直接摘录自 SCAR 的文件。

在以往工作的基础上，SCAR 的生物工作组又编写了一份文件，进一步提出保护的六项原则和五项建议，在附件中列出了所有协商国的相关

① 《第 1 届协商会议最终报告》，1961 年 7 月，南极条约秘书处网站，https://documents.ats.aq/ATCM1/fr/ATCM1_fr001_e.pdf，第 6—7 页。

② David W. H. Walton, Peter D Clarkson and Colin P, Science in the Snow: Sixty years of international collaboration through the Scientific Committee on Antarctic Research, Cambridge, 2018, p.34.

法律或法规，并制定了相关技术定义和动植物采样方法等。①1962年，第2届协商会议围绕保护措施和草案展开了进一步讨论，并出台建议（Recommendation Ⅱ-Ⅱ）。建议二第4条特别指出应关注英国提交的第3号工作文件（WP003），②该文件的主题是南极生物保护公约草案，其核心内容正来源于SCAR生物工作组的文件。③1964年第3届协商会议经过充分讨论，出台建议八（Recommendation Ⅲ-Ⅷ），最终通过《南极动植物保护议定措施》。建议十（Recommendation Ⅲ-Ⅹ）还要求南极科学研究委员会继续就《议定措施》附件内容的制定提供报告。④此后，在《议定措施》执行过程中，ATCM依然不时要求SCAR提供关于物种状况和保护需求的科学报告。在1966年第4届协商会议上，建议十九希望SCAR能对各物种作为食物和科研对象等不同用途时的可捕捞量进行研究。⑤在1968年第6届协商会议上，建议九邀请SCAR收集和公布相关信息，并据此编写物种状况报告。⑥

在《南极海豹保护公约》的出台过程中，南极科学研究委员会的影响力更为显著。20世纪以前，海豹等自然资源的获利曾是人类在南极活动的主要推动力，但60年代时，商业性质的海豹捕捞已基本不复存在。1964年，为测试食蟹海豹的商业利用潜力，挪威的海豹考察队捕杀了322只海豹，这使得SCAR的科学家认为该资源可能被过度开发。⑦同年，SCAR成

① SCAR生物工作组报告：《南极的自然保护》，1961年5月，SCAR网站，https://www.scar.org/scar-library/reports-and-bulletins/scar-bulletins/4202-scar-bulletin-8/file/。

② 《第2届协商会议最终报告》，1962年7月，南极条约秘书处网站，https://documents.ats.aq/ATCM2/fr/ATCM2_fr001_e.pdf，第4页。

③ David W. H. Walton, Peter D Clarkson and Colin P, *Science in the Snow：Sixty years of international collaboration through the Scientific Committee on Antarctic Research*, p.34.

④ 《第3届协商会议最终报告》，1964年6月，南极条约秘书处网站，https://documents.ats.aq/ATCM3/fr/ATCM3_fr001_e.pdf，第20页。

⑤ 《第4届协商会议最终报告》，1966年11月，南极条约秘书处网站，https://documents.ats.aq/ATCM4/fr/ATCM4_fr001_e.pdf。

⑥ 《第6届协商会议最终报告》，1970年10月，南极条约秘书处网站，https://documents.ats.aq/ATCM6/fr/ATCM6_fr001_e.pdf，第21—22页。

⑦ David W. H. Walton, Peter D Clarkson and Colin P, *Science in the Snow：Sixty years of international collaboration through the Scientific Committee on Antarctic Research*, pp.55—56.

立有关海豹问题的小组委员会,并就海豹捕捞问题发表声明,指出关于食蟹海豹科学知识的缺乏,呼吁协商国建立南极生物资源利用的制度。①在1966年第4届ATCM会议上,海豹问题被列入会议议程。英国和美国联合提交了工作文件(WP057),其核心内容来源于SCAR编写的"南极海豹捕猎自愿管制临时准则"(Interim Guidelines for the Voluntary Regulation of Antarctic Pelagic Sealing)。②ATCM以建议(Recommendation Ⅳ-21)的形式通过了临时准则。应ATCM的要求,1968年,SCAR的生物工作组和海豹问题小组委员会编写了关于补充和修订临时准则的报告。同年,在第5届协商会议上,挪威、英国和美国就临时准则修订问题联合提交了工作文件(WP042),文件内容基本直接摘录自SCAR的报告。③ATCM出台建议七(Recommendation Ⅴ-7),通过了SCAR关于临时准则的修订版本。

临时准则的内容基本由SCAR确定,而它又构成《海豹公约》的基础,公约的很多内容与其相同,包括对海豹捕捞的数量、种类、区域、时间和方法的规定。④此外,《海豹公约》在法律上正式承认了南极科学研究委员会的咨询地位。公约全文反复提到SCAR,第5条规定,SCAR负责就海豹捕捞的所有方面向缔约方提供科学咨询,包括种群状况、可捕捞量和附件修订等。⑤SCAR直接参与了公约的执行。第4条第2款规定,缔约方不仅应向其他协商国汇报,也要向SCAR汇报签发许可证和捕获海豹等信息。⑥值得注意的是,让非政府组织参与国际公约在南极是不同寻常的,公

---

① SCAR第19号公告:第八届SCAR会议,1965年1月,SCAR网站,https://www.scar. org/scar-library/reports-and-bulletins/scar-bulletins/4214-scar-bulletin-19/file/,第355页。

② 第4届协商会议上英国和美国提交的工作文件(WP057),1966年11月,南极条约秘书处网站,https://documents.ats.aq/ATCM4/wp/ATCM4_wp057_e.pdf。

③ SCAR第32号公告:第二届南极生物学研讨会,1969年5月,SCAR网站,https:// www.scar.org/scar-library/reports-and-bulletins/scar-bulletins/4227-scar-bulletin-32/file/, 第755—758页;第5届协商会议上挪威、英国和美国提交的工作文件(WP042),1968年11月,南极条约秘书处网站,https://documents.ats.aq/ATCM5/wp/ATCM5_wp042_e.pdf。

④ 《南极海豹保护公约》,1972年,南极条约秘书处网站,https://documents.ats.aq/re-catt/att076_e.pdf;第5届协商会议最终报告,1968年10月,南极条约秘书处网站,https:// documents.ats.aq/ATCM5/fr/ATCM5_fr001_e.pdf,第13—16页。

⑤⑥ 《南极海豹保护公约》,1972年,南极条约秘书处网站,https://documents.ats.aq/ recatt/att076_e.pdf。

约草案早在 2 月就已确定,但文书签署被推迟至 6 月,即 SCAR 正式接受这项任务的第二天。①1972 年,SCAR 将海豹小组委员会升级为专家组。然而,此后从来没有出现商业捕捞,SCAR 的作用仅限于收集科研捕捞海豹的数据。

在《南极海洋生物资源养护公约》出台过程中,南极科学研究委员会的主要作用是引发问题关注和提供科学数据。磷虾是整个南大洋海洋生态系统中的核心物种,但最初人们并不知晓。苏联一直将磷虾作为渔业目标,对该物种进行了积极的研究。在 1968 年 SCAR 举行的第 2 届南极生物学研讨会上,苏联科学家在报告中介绍了磷虾的潜在利用价值,以及与其他南大洋生物之间的关系,这使得美国科学家意识到磷虾可能是南大洋食物网中的关键物种。②进入 70 年代后,越来越多的国家开始参与磷虾捕捞。1972 年,SCAR 开始关注南大洋海洋生物资源问题,生物工作组成立了相关小组委员会。在 1975 年的第 8 届协商会议上,海洋生物养护问题首次被列入会议议程。与之前有所不同,SCAR 并未直接参与养护规则的制定,其主要作用为协调相关科研合作,以及提供科学信息和数据。ATCM 出台的建议十(Recommendation Ⅷ-10)中,没有要求 SCAR 为养护措施的内容提供建议,仅希望 SCAR 尽快召开会议,并提交关于南大洋生物资源科研项目的报告。③SCAR 组织实施了相关的大型国际科研合作项目,即南极海洋生物系统及种群调查计划(Biological Investigations of Marine Antarctic Systems and Stocks,BIOMASS),为《养护公约》的制定和早期执行提供了关键的科学基础。

在早期的南极治理中,南极科学研究委员会是南极条约协商会议最重要的科学合作机构,两者相互配合以支持南极条约体系的运转和发展。这一时期,南极条约协商会议严重依赖南极科学研究委员会,④后者因而

①　David W. H. Walton, Peter D Clarkson and Colin P, *Science in the Snow:Sixty years of international collaboration through the Scientific Committee on Antarctic Research*, p.47.

②　David W. H. Walton, Peter D Clarkson and Colin P, *Science in the Snow:Sixty years of international collaboration through the Scientific Committee on Antarctic Research*, p.51.

③　《第 8 届协商会议最终报告》,1975 年 6 月,南极条约秘书处网站,https://documents.ats.aq/ATCM8/fr/ATCM8_fr001_e.pdf,第 40 页。

④　郭培清:《非政府组织与南极条约关系分析》,《太平洋学报》2007 年第 4 期,第 10—16 页。

具有强大影响力,其科学建议能够有效地推动和影响 ATCM 的政策制定。具体表现在,一是 SCAR 能够影响 ATCM 的议程设置,其关注的问题通常能够进入协商会议议程,甚至成为优先事项。南极动植物保护、海豹保护和海洋生物资源养护的问题,都是先被 SCAR 的科学家关注,后在其倡议和推动下,才被列入协商会议的议程。二是 SCAR 深入参与了政策制定过程,参与关键文件的前期起草工作,甚至直接决定了协议或公约的内容。除《养护公约》外,《议定措施》和《海豹公约》的很多内容是从 SCAR 报告中发展而来。SCAR 还在一定程度上负责政策的监督执行。例如,在《议定措施》的实施中,特别保护物种和特别保护区的申请,也需递交 SCAR 进行审核。SCAR 在偶数年召开会议,ATCM 在奇数年召开会议,这是一种建设性互动的安排。①给 SCAR 更多时间进行研究以回应 ATCM 的咨询请求。

值得注意的是,南极科学研究委员会是通过国家代表团这种非正式途径来提供科学建议。也许是为保留更多政治决策权力和避免南极事务国际化,在 1958 年制定《南极条约》的会议上,由于几国政府的反对,SCAR 参加会议和直接提交文件的权利被否定了,协商国最终都认为通过国家委员会与 SCAR 联系是较好的方式。②同时,SCAR 也奉行"不问政治"的策略,有意在科学和政治之间保持距离。因此,此后三十多年,在《南极条约》没有秘书处作为常设机构的情况下,ATCM 和 SCAR 之间没有任何形式的具体连接。早期只有协商国能够参加南极条约协商会议,SCAR 将其科学建议递交给成员国的国家委员会,再由成员国向 ATCM 提交提案,很多 SCAR 的建议都经由英国提交。SCAR 在 ATCM 没有代表权,科学家不能以 SCAR 代表的身份参加会议,但他们经常作为各国代表团成员参加会议和阐述观点。这意味着,尽管 SCAR 对 ATCM 有着强大影响力,甚至被视为南极条约体系的组成部分③,但两者在地位上是不平等的。SCAR 的权利没有正式制度支撑和保障,从根本上来说,还是需要通过协

---

① Aant Elzinga, *Changing trends in Antarctic Research*, Kluwer Academic Publishers, Dordrecht, 1993, p.37.

② David W. H. Walton, Peter D Clarkson and Colin P, *Science in the Snow: Sixty years of international collaboration through the Scientific Committee on Antarctic Research*, pp.21—23.

③ Herr, R., "The Changing Role of NGOs in the ATS," pp.91—110.

商国来发挥影响。

（二）密切合作的原因

这一时期,南极科学研究委员会与南极条约协商会议之间能形成如此紧密的合作关系,主要有以下几个原因:

首先,早期南极治理中,科学研究是南极活动的主要形式,因而科学与政治的一致性较强。《南极条约》的宗旨和原则赋予了科学研究重要地位,《条约》第2条规定,"在国际地球物理年内所实行的南极科学调查自由和为此目的而进行的合作,应按照本条约的规定予以继续"。①南极条约协商会议的核心目标与条约相同,因而也与南极科学研究委员会目标一致。科学研究工作还为协商国继续保留在南极大陆的"存在"和管理南极事务提供了正当理由,科学获得了作为政治资本的象征性价值。②协商国将科学视为发挥影响的手段,有利于SCAR获得更多支持。另外,从客观需求而言,早期南极治理知识极度缺乏,南极科学研究委员会在南极科学方面具有专业性和权威性,其专业知识可以提高南极条约协商会议治理的有效性,具有实用性价值。这也是特意安排ATCM在奇数年召开会议,SCAR在偶数年召开会议的原因,保障SCAR有充分时间来进行研究和回应咨询请求。③

其次,早期处理南极事务人员的重合和良好私人关系,有利于建立合作关系。虽然南极科学研究委员会是作为国际非政府组织成立的,但其成员由积极在南极进行科研的国家构成,它们同时也是南极条约协商会议的成员国,SCAR在某种程度上具有半官方的性质。由于早期了解南极事务的专家有限,很多国家在SCAR和ATCM的代表或代表团队很大程度上重叠。SCAR内很多代表团负责人是政府人员,他们参加了南极条约协商会议代表团,有的还是国家南极计划的官员。④这种人员重合和良好

① 《南极条约》,1959年12月,南极条约秘书处网站,https://documents.ats.aq/DCDC/fr/DCDC_fr002_e.pdf。

② Aant Elzinga, *Changing trends in Antarctic Research*, Dordrecht: Kluwer Academic Publishers, 1993, p.10.

③ Aant Elzinga, *Changing trends in Antarctic Research*, Dordrecht: Kluwer Academic Publishers, 1993, p.37.

④ 阿尔弗雷德·福勒:《国家南极局局长理事会——南极国家计划的管理者》,潘敏、王薇译,第7页。

私人关系,对 SCAR 与 ATCM 形成紧密的合作关系具有促进作用。

最后,早期南极事务的封闭性,增加了南极条约协商会议对南极科学研究委员会的依赖性。80 年代以前,由于协商国担心南极事务国际化会对其领土主权声索权利造成损害,南极条约体系属于排他性的俱乐部机制。①由于协商国排斥其他国际组织参与南极条约协商会议,SCAR 在南极科学事务方面具有垄断地位,成为了 ATCM 获取科学建议的最重要来源。

三、20 世纪 70 年代末至 90 年代:SCAR 与 ATCM 制度化的非密切合作期

自 70 年代末开始,南极资源问题的出现,以及随之而来南极条约体系整体的演变,使得南极条约协商会议与南极科学研究委员会之间关系发生重大变化,进入了新的阶段。南极科学研究委员会的咨询地位在法律制度上得到正式承认,与南极条约协商会议建立起直接联系,然而其实际影响力却逐渐下降。

(一)制度化联系的增强

80 年代,南极条约体系在外部压力下逐步走向开放。在《南极条约》签订后近二十年内,南极条约体系属于俱乐部机制,即南极条约协商国集团秘密治理的排他性机制。②其表现包括南极条约协商会议拒绝任何国际组织的参加,以及不愿与南极科学研究委员会建立直接联系。自 1983 年起,联合国大会开始将南极问题列入会议讨论议程,对南极条约体系的俱乐部属性进行激烈抨击,并试图将南极问题纳入联合国的框架下管理。生死存亡的压力促使南极条约体系走向开放,以增强自身合法性,允许非政府组织参加南极条约协商会议是重要举措之一。然而,协商国与环境非政府组织之间在矿产资源问题上有较大矛盾,他们对南极与南大洋联盟及其下属的绿色和平组织等环保组织极其厌恶。③如此一来,接纳南极

---

① ② 王婉潞:《联合国与南极条约体系的演进》,第 16—22 页。

③ Aant Elzinga, *Changing trends in Antarctic Research*, p.37.

科学研究委员会是一举两得的选择,既缓解了向非政府组织开放的压力,又避免了给予环保组织干涉南极事务的权利。

在这种背景下,南极科学研究委员会在南极条约协商会议中被赋予"观察员"地位,两者之间正式建立起制度化的联系。第12届协商会议的第12项议程"观察员",讨论了邀请特定国际组织出席会议的价值,专业知识的益处得到肯定。①在1985年的第13届协商会议上,出台了建议二(Recommendation XIII-2),邀请南极科学研究委员会成为南极条约协商会议的"观察员",在下次会议上提交报告。②这是两者关系发生转变的里程碑。1987年,协商国修改了"议事规则",新增第2条为邀请南极科学研究委员会代表作为观察员出席协商会议。③据此地位,SCAR主席或其任命代表有权出席会议,并向会议提交工作文件和信息文件。两类文件的区别在于,前者会被列入会议讨论议程,而后者不一定被讨论。其他作为"专家"应邀参加会议的国际组织,只能提交信息文件。同年,在第14届协商会议上,SCAR首次参加南极条约协商会议,并就人类对南极环境的影响、特别保护区和特别科学兴趣区,以及南极旅游议题发言。不过,"观察员"的权利有限,不能参与决策,也无法参加特别协商会议,除非协商国邀请。相关议程讨论时,代表可以在SCAR席位上发言,其余时间只能回到所属国家代表团。在1991年的第16届ATCM会议上,SCAR正式拥有了独立代表,可以自由地参加所有会议议程。

（二）实际影响力的减弱

从70年代末到90年代,资源利用和环境保护是南极条约协商会议的焦点议题,然而,在《南极矿产资源活动管理公约》(Convention on the Regulation of Antarctic Mineral Resource Activities,简称《矿产公约》)和《南极条约环境保护议定书》(Protocol on Environmental Protection to the Antarctic Treaty)出台过程中,南极科学研究委员会被边缘化。

在《南极矿产资源活动管理公约》出台过程中,南极科学研究委员会

① 《第12届协商会议最终报告》,1983年9月,南极条约秘书处网站,https://documents.ats.aq/ATCM12/fr/ATCM12_fr001_e.pdf,第14—16页。
② 《第13届协商会议最终报告》,1985年10月,南极条约秘书处网站,https://documents.ats.aq/ATCM13/fr/ATCM13_fr001_e.pdf,第35页。
③ 王婉潞:《联合国与南极条约体系的演进》,第16—22页。

被排除在外,其科学建议对公约内容和核心问题没有产生实质性影响。在 1972 年第 7 届协商会议上,矿产资源勘探和开发问题首次被列入会议议程。1973 年,SCAR 的科学家作为专家参加了讨论矿产资源问题的非正式会议。在 1975 年的第 8 届协商会议上,建议十四(Recommendation Ⅷ-14)正式要求 SCAR 评估矿物勘探和开发可能造成的环境影响,并继续协调推动地质学科研究项目,以获取南极洲地质结构的基础科学数据。①为回应咨询请求,南极科学研究委员会成立了南极矿产资源勘探与开发环境影响评估专家组,编写了初步评估报告。从 1977 年的第 9 届协商会议开始,协商国对 SCAR 的态度发生了巨大转变。对苏联而言,SCAR 评估报告的部分内容在政治上是不可接受的,因而南极条约协商会议从未正式发表该报告,随后成立政府间专家组,并产生了平行报告。②1979 年,SCAR 发表了进一步的评估,即《南极的石油与其他矿物:南极矿产勘探与开发的环境影响》,但 ATCM 对此没有作出回应。在 1981 年的第 11 届协商会议上,由于没有协商国提出要求,SCAR 的咨询答复和科学建议没有在会议上被讨论。③这是南极科学研究委员会与南极条约协商会议非正式联系途径的首次中断。会议出台建议一(Recommendation Ⅺ-1),再次就矿产资源问题向 SCAR 征求科学建议。④然而,此后协商国关于《矿产公约》的谈判,都是在一系列秘密会议上进行的。SCAR 无权参加这些会议,也没有被邀请出席,完全被排除在政策制定的过程外。在 1982 的第 18 届 SCAR 会议上,代表们提出如果协商会议不对矿物资源有关报告和建议作出正式回应,SCAR 不应继续展开工作。⑤1986 年,SCAR 在完成第三份报告的发表后,解散了相关专家组。

---

① 《第 8 届协商会议最终报告》,1975 年 6 月,南极条约秘书处网站,https://documents.ats.aq/ATCM8/fr/ATCM8_fr001_e.pdf,第 45 页。

② Aant Elzinga, *Changing trends in Antarctic Research*, pp.84—85.

③ SCAR 第 70 号公告:《SCAR 执行会议报告》,1981 年 9 月,SCAR 网站,https://www.scar.org/scar-library/reports-and-bulletins/scar-bulletins/4330-scar-bulletin-70/file/,第 88 页。

④ 《第 11 届协商会议最终报告》,1981 年 7 月,南极条约秘书处网站,https://documents.ats.aq/ATCM11/fr/ATCM11_fr001_e.pdf,第 21 页。

⑤ SCAR 第 73 号公告:《第 17 届 SCAR 会议》,1982 年 7 月,SCAR 网站,https://www.scar.org/scar-library/reports-and-bulletins/scar-bulletins/4333-scar-bulletin-73/file/,第 41 页。

与《矿产公约》不同,南极科学研究委员会参与了《南极条约环境保护议定书》的制定过程,但其发挥的影响相当有限。尽管 SCAR 最早意识到南极环境保护的重要性,并推动了一系列相关条约和政策的出台,然而它对《议定书》却在一定程度上持保留态度。南极科学研究委员会作为观察员出席了制定《议定书》的会议,包括第 11 届特别协商会议和第 16 届协商会议。SCAR 在提交的信息文件和会议发言中,多次表达过度立法可能限制科学研究的观点,但没有得到重视或肯定。[①]此外,1991 年,SCAR 与自然保护联盟联合制定出版了《南极保护战略》。尽管该报告耗费了很多心血,但最终没能被提交给南极条约协商会议,也未能对《议定书》产生实质性影响。[②]在《议定书》制定过程中,SCAR 最主要的贡献是在一些技术问题上提供科学建议,如设计"管理计划手册"和"访问报告表",以及与国家南极局局长理事会合作制定"环境影响评估准则"和"环境监测手册"。在1991 年出台的《南极条约环境保护议定书》中,SCAR 并没有被赋予重要作用,仅在第 11 条第 4 款规定,环境保护委员会应邀请南极科学研究委员会主席作为观察员参加会议。[③]SCAR 在《议定书》原始草案中被赋予更大的作用,而在最终出台的《议定书》中,关于 SCAR 作用的措辞被淡化了。[④]例如,在原始草案中,规定 SCAR 的建议应连同环境保护委员会的报告一起提交给南极条约协商会议,[⑤]此内容在最终《议定书》中被删去。

南极条约体系内一系列政府间咨询机构的设立,使得南极条约协商

① 第 16 届协商会议上 SCAR 提交的信息文件(IP014),1991 年 10 月,南极条约秘书处网站,https://documents.ats.aq/ATCM16/ip/ATCM16_ip014_e.pdf;第 11 届特别协商会议最终报告,1990 年 12 月,南极条约秘书处官网,https://documents.ats.aq/SATCM11_1/fr/SATCM11_1_fr001_e.pdf,第 91—92 页。

② David W. H. Walton, "The Scientific Committee on Antarctic Research and the Antarctic Treaty", *Science Diplomacy: Antarctica, Science, and the Governance of International Spaces*, Washington, DC: Smithsonian Institute, 2011, p.81.

③ 《南极条约环境保护议定书》,1991 年,南极条约秘书处网站,https://documents.ats.aq/keydocs/vol_1/vol1_4_AT_Protocol_on_EP_e.pdf。

④ Bonner, W. N., "The Development of the Science-Politics Interface in the Antarctic Treaty and the Role of Scientific Advice" in A. Elzinga, ed., *Changing Trends in Antarctic Research*, Kluwer Academic Publishers, 1993, p.39.

⑤ 《第 11 届特别协商会议最终报告》,1990 年 12 月,南极条约秘书处官网,https://documents.ats.aq/SATCM11_1/fr/SATCM11_1_fr001_e.pdf,第 117—118 页。

会议对南极科学研究委员会的依赖逐渐减少。1980 年,《南极海洋生物资源养护公约》首次设立了单独的科学委员会,专门为养护委员会提供咨询。从制度上而言,在为南大洋生物资源管理提供科学数据和建议方面,养护委员会下属的科学委员会取代了南极科学研究委员会的作用。然而,由于缺乏相关的科学研究,《养护公约》最初依然严重依赖于 SCAR,而非新建立的科学委员会。且早期科学委员会还陷于程序问题,难以有效发挥作用。①从 80 年代末开始,科学委员会在决策过程中发挥着越来越重要的作用。②它承担了大部分原本由 SCAR 负责的科学任务,例如评估南大洋海洋生物和生态系统的状况、确定可捕捞量和捕捞区域等。

1988 年,南极科学研究委员会关闭了后勤工作组,国家南极局局长理事会继而成立。由于南极自然条件恶劣,开展科学研究工作与后勤支持之间具有紧密联系。SCAR 首先注意到该问题的重要性,早在 1960 年就设立了后勤工作组,此后近三十年间,一直承担着就后勤事务向南极条约协商会议提供科学建议的任务。矿产资源开发谈判吸引了许多国家加入 SCAR,部分新成员认为在 SCAR 内开展后勤工作是不合适的,"既然管理者被政府雇佣,他们就不能成为非政府组织的附庸"③。然而,新组织在成立后没有马上得到认可。随后,COMNAP 调整了自己的策略,选择与 SCAR 紧密合作。在 1991 年第 16 届协商会议上,COMNAP 被 ATCM 正式承认,"会议认识到 SCAR 与 COMNAP 在互补领域相互合作的重要性……根据建议 XIII -2,应赋予 COMNAP 与 SCAR 同等的地位"④。此后,尽管 SCAR 与 COMNAP 经常联合向 ATCM 提交文件,但在向 ATCM 提供关于航空、电信等后勤问题的建议方面,COMNAP 已然取代了 SCAR 的重要地位。

根据《环境保护议定书》,应设立环境保护委员会(Committee for En-

---

①② Bruce W. Davis, "The effectiveness of CCAMLR", in O. S. Stokke and D. Vidas, eds., *Governing the Antarctic-The Effectiveness and Legitimacy of the Antarctic Treaty System*, Cambridge: Cambridge University Press, 1996.

③ David W. H. Walton, Peter D Clarkson and Colin P, *Science in the Snow: Sixty years of international collaboration through the Scientific Committee on Antarctic Research*, p.75.

④ 《第 16 届协商会议最终报告》,1991 年 10 月,南极条约秘书处网站,https://documents.ats.aq/ATCM16/fr/ATCM16_fr001_e.pdf,第 10 页。

vironmental Protection，CEP），作为专门的咨询机构，向 ATCM 提供与《议定书》相关的建议。环境保护委员会于 1998 年正式成立，接管了许多曾属于 SCAR 的咨询工作。以南极保护区管理计划为例，在计划草案提交给 ATCM 之前，以往都由 SCAR 负责审查，其环境事务与养护专家组会提出建议和协助修正，然而在 CEP 开始运作后，所有草案审查事务都由它负责，SCAR 的作用仅限于审查科学问题。①且 CEP 似乎有意与 SCAR 相竞争，"CEP 中部分人对 SCAR 存在敌意，认为应该由 CEP 而非 SCAR，向 ATCM 提供相关咨询建议"②。

80、90 年代时，尽管南极科学研究委员会与南极条约协商会议建立了制度化的联系，但相较于前一阶段，两者合作的密切程度明显下降，SCAR 作为 ATCM 主要咨询机构的重要性降低。具体表现在，一是在决策制定过程中，科学咨询更多地扮演了工具性角色。早期，SCAR 是基于其科研成果主动向 ATCM 提出科学建议，进而影响 ATCM 的议程设置和政策内容。然而，在《矿产公约》和《议定书》出台过程中，SCAR 的科学建议基本都是对 ATCM 咨询请求的回应，发挥提供信息和执行监督的作用，更多的是为政策提供科学论据。可以明显发现 SCAR 功能的弱化，它难以再参与到核心的决策环节之中。SCAR 自身也认识到这一点，其在 1991 年提交给 ATCM 的报告中，就明确表示了对 SCAR 作用和影响可能减弱的担心。③二是南极条约体系内新设立的一系列政府间咨询机构，分割了部分原属于 SCAR 的职能。在南极治理机制上，《南极海洋生物资源养护公约》的科学委员会、国家南极局局长理事会和环境保护委员会，分别接管了南大洋生物资源、后勤问题和环境保护的科研事项，以及向 ATCM 提供相关科学建议的任务，这些以往都由 SCAR 负责。随着时间的推演，各政府间科学机构获得越来越多的专业治理经验，在治理实践中

---

① David W. H. Walton，Peter D Clarkson and Colin P，*Science in the Snow*：*Sixty years of international collaboration through the Scientific Committee on Antarctic Research*，pp.97—98.

② David W. H. Walton，Peter D Clarkson and Colin P，*Science in the Snow*：*Sixty years of international collaboration through the Scientific Committee on Antarctic Research*，p.150.

③ 《第 16 届协商会议最终报告》，1991 年 10 月，南极条约秘书处网站，https://documents.ats.aq/ATCM16/fr/ATCM16_fr001_e.pdf，第 236 页。

也发挥出更强的作用。且 SCAR 作为观察员直接与 ATCM 提供建议这一渠道的有效性不高,经常通过政府间咨询机构间接地影响决策。

这一时期,南极科学研究委员会与南极条约协商会议之间合作水平下降,主要原因是:首先,政治环境的变化与相关压力的增加,导致科学发挥作用的空间减小,特别是基础性科学。随着资源利用成为 ATCM 的焦点议题,协商国围绕这一问题展开了激烈的政治博弈。部分协商国明确表示不喜欢非政府组织参与政府事务。①由于 SCAR 的科学建议与各协商国的政治利益可能并不一致,它们不愿在涉及重要国家利益的事项上受到科学的影响或制约。同时,这种政治压力,导致科学的实用性功能强化,削弱了基础性科学的地位。为应对资源利用和环境保护问题,ATCM 对应用性科学知识的需求增加,为此成立了一系列政府间的咨询机构。SCAR 主要聚焦于基础性科学,其影响力自然下降。且《议定书》签署后,环境保护成为了南极最优先的议题,科学已失去了其在早期南极治理中的那种显赫地位。南极影响力的政治表达将采取其他形式,②也导致了对科学支持的减少。

其次,南极治理体系整体逐渐走向多层治理和制度化,减轻了 ATCM 对 SCAR 的依赖程度。在外部压力和冲击下,南极条约体系原本的封闭性逐渐减少,越来越多非国家行为体参与到治理中,多层治理的趋势明显。南极问题得到具体的功能性划分,不同的组织分管不同治理领域的具体事务。同时,南极条约体系制度化进程的开启,使得这些组织的设立成为可能。在这种情况下,SCAR 无法再像南极治理早期那样,包揽科学事务和后勤管理。

最后,处理南极事务人员的变迁。原本 12 个原始缔约国在 SCAR 和 ATCM 的代表人员存在重合和良好私人关系,这对两者的合作有正面影响。70 年代末开始,随着越来越多的国家参与到南极事务中,负责南极事务人员出现更新换代。外交人员和科学家关系的疏远,在一定程度上影响了 SCAR 和 ATCM 的亲密关系。此外,SCAR 本身"不干涉政治"的立场和组织战略,也限制了其影响力的发挥。

① Aant Elzinga, *Changing trends in Antarctic Research*, p.39.
② Aant Elzinga, *Changing trends in Antarctic Research*, p.41.

四、21世纪:科学与政治的平衡

21世纪初,南极科学研究委员会进行重组后,其与南极条约协商会议的关系也得到了重新调整。SCAR采取了新的组织战略,试图重振其在ATCM中的重要地位。

SCAR认识到其在提供科学建议时过于被动的问题,更积极主动地在ATCM中发挥影响。SCAR在2004年出版的战略计划中,明确了为实现提供科学建议目标而采取的战略方法,包括"促进科学家和决策者之间的有效联系"和"确保科学为相关国际法律文书做出贡献"。[1]在2009年第32届ATCM会议上,SCAR提交了一份重要的信息文件(IP007),即"SCAR在南极条约体系中的作用"。该文件明确指出除协调南极科学研究外,提供科学建议是最重要的任务,SCAR将致力于在提供科学建议上发挥核心作用。[2]在实践中,SCAR向ATCM提交文件的数量急剧增加。在2002年至2019年期间,SCAR提交给ATCM的文件共计196份,其中工作文件53份,信息文件129份,仅2019年提交的文件就多达23份。SCAR积极地参与ATCM关于气候变化和生物勘探等南极治理中前沿议题的讨论。2009年,SCAR发布"南极气候变化与环境报告"。这促使协商国于2010年召开关于气候变化的南极条约专家会议,且SCAR的报告成了会议的主要指导文件。同年,ATCM通过了第4号决议(Resolution 4),鼓励SCAR继续报告气候变化的最新情况。[3]在2008年第31届协商会议上,SCAR被要求审查涉及生物勘探的研究。[4]在2010年第33届协商会议上,SCAR将"南极地区的生物勘探:对当前研究的保守概述"这份报告作

---

① SCAR Strategic Plan 2004—2010,2004年1月1日,SCAR网站,https://www.scar.org/scar-library/other-publications/strategic-plans/769-strategic-plan-2004-10/file/。

② 第32届协商会议SCAR提交的信息文件(IP007),2009年4月,南极条约秘书处网站,https://documents.ats.aq/ATCM32/ip/ATCM32_ip007_e.doc。

③ 《第33届协商会议最终报告》,2010年5月,南极条约秘书处网站,https://documents.ats.aq/ATCM33/fr/ATCM33_fr001_e.pdf。

④ 《第31届协商会议最终报告》,2008年6月,南极条约秘书处网站,https://documents.ats.aq/ATCM31/fr/ATCM31_fr001_e.pdf,第61—63页。

为工作文件（WP002）提交，该报告揭示了相关活动范围，以及南极生物的未来生物技术潜力。①此外，SCAR 还制定了一系列南极科学考察与研究的行为守则，包括"南极实验动物使用行为守则"、"冰下水生环境勘探与研究行为守则"、"南极陆地地热环境内活动行为守则"和"南极陆地科研区环境行为守则"。这些准则都被南极条约协商会议以"决议"方式通过。

值得注意的是，与 80、90 年代时期不同，SCAR 强调将南极科学研究作为组织工作的核心，在此基础上积极向 ATCM 提出科学建议。这直观地反映在"SCAR 在南极条约体系中的作用"中，文件清晰地指出，SCAR 的任务是"成为促进和协调南极研究的领先独立组织，并在更好的科学理解的基础上，确定应引起决策者注意的问题"。②在 2002 年改革完成前，SCAR 主要的科学机构为工作组和专家组，工作组是按科学学科设立的常设机构，专家组经常应 ATCM 的咨询请求而设立，专家组的重要性在工作组之上。改革后，SCAR 将国际科学研究计划作为科学事务的核心。这些研究计划是由科学团体所确定的，大部分聚焦于基础性科学研究。

南极科学研究委员会与南极条约协商会议的未来关系，首先取决于它们如何处理科学与政治的问题。60 多年间，SCAR 在 ATCM 中的角色不断变化，其背后是科学与政治的博弈。在 60 年代至 70 年代末的早期南极治理中，SCAR 是具有强大影响力的咨询机构，表现在 ATCM 对其不同寻常的依赖上。科学被用以帮助政治确定治理的优先事项和实施方案。然而，在 80、90 年代，科学与政治之间出现紧张关系。SCAR 提供科学咨询的垄断地位被打破，其独立性受到影响，在某种程度上成为 ATCM 的从属。科学咨询出现政治化倾向。在 21 世纪初的改革后，SCAR 重新在科学与政治之间找到平衡。它努力保证自身科学独立，聚焦于长期的、具有真正科学价值的科学研究，而不仅是生产与政策直接相关的工具性知识。同时，SCAR 又与 ATCM 保持了紧密的联系和互动，积极参与政治决策。

当前，SCAR 似乎想要将科学研究与政策制定结合起来，以促进科学在政治决策中发挥更大影响力。在 2020 年 SCAR 第 36 届会议上，第 44

---

① 第 33 届南极协商会议 SCAR 提交的工作文件（WP002），2010 年 5 月，南极条约秘书处网站，https://documents.ats.aq/ATCM33/wp/ATCM33_wp002_e.doc。

② 第 32 届协商会议 SCAR 提交的信息文件（IP007），2009 年 4 月，南极条约秘书处网站，https://documents.ats.aq/ATCM32/ip/ATCM32_ip007_e.doc。

项会议议程"将法律、政策需求与南极研究联系起来",讨论了关于进一步加强科学与决策有效联系的必要性和具体方法。①第三代国际科学研究计划于 2021 年开始正式实施,其中"支撑南极与南大洋养护的综合科学"与一般基础性科研项目不同。它旨在回答关于南极洲和南大洋保护、管理的基础科学问题,并侧重于能够推动决策和政策变化,以及为之提供信息的科学研究。回顾历史,当科学与政治能够各司其职又密切合作时,才会形成健康良性的互动关系。如果决策者对具体科研内容的干扰过强,很可能导致科学政治化,这不仅会伤害科学的独立性,长远来看也会减弱科学咨询的影响力。

其次,两者之间的未来关系,还取决于南极整体政治环境的变化。南极治理面临生物资源勘探、气候变化和旅游问题等愈来愈多的新挑战,这导致对科学知识需求的增加。很多非政府组织仍未在 ATCM 中取得正式合法地位,而与体系内的政府间咨询机构相比,SCAR 在科学知识生产的独立性和综合性方面具有特定价值。因而,尽管南极条约体系逐渐走向多层治理,SCAR 未来在 ATCM 中应依然能发挥重要影响。然而,未来南极各议题的政治化趋势可能进一步加剧。领土主权问题从未真正得到解决,各协商国正以申请陆地与海洋南极保护区的形式,进行"圈地"和加强实质性存在。同时,更广泛的国际政治局势也在影响南极事务。美国以及领土主权要求国与中俄逐渐形成对峙,各国之间的博弈明显加剧,例如美国等国阻止了中国申请冰穹 A"特别管理区"。这种趋势将不利于 SCAR 与 ATCM 良好关系的发展,SCAR 可能再次被排除在外,或成为政治博弈的工具。

---

① 《第 36 届 SCAR 会议议程》,2020 年 SCAR 会议网站,https://az659834.vo.msecnd. net/eventsairseasiaprod/production-leishman-public/706c9afb93b046668ee04de77b64fd93。

英国"全政府—社会"国际发展援助体系初探 *

邵红峦 **

【内容提要】 在布莱尔"整体政府"和"第三条道路"思想影响下,英国在国际发展援助中加大了与社会组织合作援助的力度,构建了政府与社会组织的合作援助网络体系。本文通过对此种合作援助体系的研究,将之总结和界定为"全政府—社会"国际发展援助体系。本文从制度与搭桥效应两个方面对"全政府—社会"发展援助体系中的政社关系、体系结构、机制与过程进行分析,并思考国家与社会组织合作援助网络体系的理论合理性以及发展前景和方向。

【关键词】 "全政府—社会";发展援助体系;政社关系;制度效应;搭桥效应

【Abstract】 Under the influence of Blair's "Joined-up government" and "the Third way" ideas, the United Kingdom has increased its cooperation with CSOs in international development aid, and has established cooperation aid network system between the government and CSOs through a series of institutions and norms. This paper defines it as "Whole government-society" international development assistance system, and analyzes state-society relationship, structure, process and mechanism of the "Whole government-society" international development aid system from perspectives of institutional effect and bridging effect. Finally, this paper summarizes and discusses the theoretical rationality and development prospects of the cooperative aid network system between the state and CSOs in the post-aid era.

【Key Words】 "Whole Government-Society" International Development Aid System, State-Society Relationship, Institutional Effect, Bridging Effect

* 本文系 2021 年院级课题青年项目——"全政府"模式的外援政策与民意关系研究(项目编号:21YQN-01)的阶段性研究成果。

** 邵红峦,天津社会科学院舆情研究所助理研究员。

引　言

2016年10月,英国新任首相特蕾莎·梅首次提出"全球英国"的外交理念,伴随着脱欧进程,"全球英国"成为英国对外政策的基础理念。这对英国国际发展援助也起到一定的影响作用。英国国际发展援助机构和政策也在不断改革。

虽然国际发展部自1997年以来成为独立的部长级机构,但随着两党政权更迭,至今天保守党执政,该部门的独立性正不断削弱。①2020年9月1日外交、联邦和发展事务部(Foreign, Commonwealth and Development Office, FCDO)的成立,宣告英国国际发展部(DFID)独立的结束,但发展援助规范、制度和政策仍具有延续性。②

英国的对外援助部门一直经历着独立与被合并的改革,并且表现出阶段性特征。(见表1)第一,DFID是否独立与执政党具有相关性。工党执政期间,DFID的职权地位上升。第二,伴随着与外交部的合并和分立,发展援

---

① 1997—2010年工党政府期间,英国国际发展部(DFID)负责英国政府开发援助(ODA)的全部支出。2013年DFID仍然负责整个援助预算的近87.8%的份额,2011—2015年,DFID的ODA支配比例继续下降至85%。2015年《英国援助:以国家利益应对全球挑战》发布以来,跨政府合作方式(Cross-government approach)正式打破了自1997年DFID独立开展发展援助事务的格局。外交部和财政部也具有一定份额的ODA支配权,并制定了跨政府合作基金项目:"冲突、稳定与安全基金","ODA危机储备","繁荣基金"(HM Treasury, et al., 2015; HM Government, 2015)。"冲突、稳定与安全基金",是由外交部主要负责的援助基金,中东是主要受援地区;"繁荣基金"主要针对中等收入国家贫困地区的援助,中国是主要受援国。在ODA支配方面,外交部成为仅次于国际发展部的最大部门。至2016年DFID的支配额下降至ODA的73.8%。数据来源参见:House of Commons International Development Committee, 5th Report of Session 2017—2019: Definition and Administration of ODA(HC 547), London: Authority of the House of Commons, 2018.06.05。
HM Treasury and Department for International Development, UK Aid: Tackling Global Challenges in the National Interests(CM 9163), London: The Stationery Office.
以及 HM Government, National Security Strategy and Strategic Defence and Security Review 2015: A Secure and Prosperous United Kingdom(CM 9161), London: The Stationery Office, 2015。
② 国际发展专责委员会仍在国会保留,并由工党议员钱皮恩(Sarah Champion)担任主席。英国发展援助仍然在DFID的减贫目标导向和外交和联邦事务部(FCO)的国家利益导向之间存在争议,DFID的一些制度遗产仍然发挥作用,与社会组织合作,公私合营(PPP)模式仍然在继续发展和推广。

助的目标在国家利益和全球减贫之间调整。第三,调动社会资本,与社会组织合作援助是1997年DFID成立后的突出特征,并且此种合作援助持续发展。

表1　英国国际发展援助体系发展历程比较

影响因素 ＼ 阶段	1964—1997	1997—2016	2016—2020	2020后
政党政治	高	低	一般	高
DFID地位	无	高	中(跨政府合作)	重新并入外交部
外交政策相关性	高	一般	逐渐提高	高
全球贫困治理理念	一般	高	一般	一般
社会组织合作援助	一般	兴起+迅速发展	高	高

实际上,政府与社会组织合作援助由来已久,也是OECD成员国开展援助的主要方式之一。从全球国际发展援助发展进程看,冷战结束后,以人道主义援助为重点,全球减贫为导向,全球伙伴关系为模式的全球发展理念逐渐成为国际发展援助的新的主题。社会组织参与国际发展援助的作用和地位逐渐凸显和提高。[①]

DFID一直注重与社会组织的合作,通过与社会组织的合作援助,在国际援助领域发挥重要影响力。这在一定程度上沿袭了其前身海外发展部的政策。[②]至20世纪90年代中期,英国当时的五大发展型社会组织已

---

① 从制度层面看,OECD成员国政府与社会组织的两种合作机制分别为:对社会组织直接援助(Aid to NGOs)、通过社会组织渠道实施对外援助项目(Aid channeled through NGOs)。前者侧重建立基金,由社会组织申请项目和基金使用;后者侧重于成员国的主导作用,社会组织在政府的项目计划下,发挥执行作用。OECD规定了四种可获得政府基金资助的社会组织类型:援助国社会组织(Donor-country based NGOs);国际社会组织,常充当伞状组织,整合其他社会组织,发挥组织调控作用;发展中国家社会组织,即受援国本土社会组织;其他社会组织(Undefined)。

② 英国对外援助部门于1964年成立,名为海外发展部(Ministry of Overseas Development),1970年保守党执政后更名为海外发展管理局(Overseas Development Administration),1997年工党执政后更名为国际发展部。自成立以来,该部门则在对外援助活动中,注重对社会组织的双边援助,主要援助对象有本国社会组织、国际社会组织、南方社会组织,采取通过本国社会组织的中介作用支持南方社会组织的援助方式。与美国不同,美国更加注重通过合同承包的方式,援助本国社会组织,至今仍是如此。英国采取的是资助方式(Grants)同时对本国社会组织、南方社会组织、国际社会组织援助。

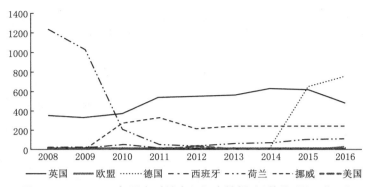

图 1　2008—2016 年国家对社会组织直接援助(单位:百万美元)

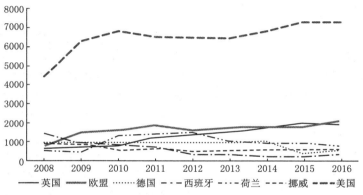

图 2　2008—2016 年国家对社会组织渠道型资助(单位:百万美元)

资料来源:OECD, *Aid for Civil Society Organisations*: *Statistics based on DAC Members' Reporting to the Creditor Reporting System Database*(CRS), *2015—2016*. Paris:OECD,2018。

在不同程度上对英国海外援助部门具有依赖性,政府资金来源占组织总收入的 20%—55%。①DFID 在 1997 年发表白皮书《消除世界贫困:21 世纪的挑战》,②在随后的制度安排中,社会组织不断地被纳入其国际发展援助机制当中。据 OECD 统计,2015 年、2016 年,英国对社会组织的援助占

①　Michael Edwards and David Hulme, ed., NGOs, States and Donors:too Close for Comfort? London:St. Martin's Press, 1997, p.7.

②　Department for International Development, Eliminating World Poverty:A Challenge for the 21st Century(CM 3789), London:HMSO, 1997.

其当年所有双边对外援助份额的 22% 和 19%，较 DAC 成员国同期占比的 16% 和 15% 高。①（见图 1、图 2）英国对外援助部门与社会组织的合作程度高于 DAC 成员国的平均合作程度。

长久以来，英国国际发展援助表现出了较为突出的政府与国内、国际社会组织合作伙伴关系的特征，以及国内动员与国际发展援助并行的特征。并且这种政社合作援助方式是布莱尔"整体政府"（Joined-up government）②"第三条道路"理念在发展援助领域中的重要体现。虽然经历着 DFID 独立性的削弱，政府与社会组织合作援助仍在相关规范、制度的基础上持续发展。这种合作援助在人道主义援助方面尤为突出。2017—2018 年英国对叙利亚人道主义援助中，52% 的援助经联合国开展；45% 通过社会组织进行。联合国、社会组织、企业是 DIFD 对叙利亚开展的人道主义援助途径。③

本文将这种政府——社会组织协同治理与国际发展援助议题相结合进行讨论，将之界定为"全政府——社会"发展援助体系。本文将集中探讨一下问题。这一体系中政府与社会组织在援助中的关系如何？这一体系的核心要素、结构、过程和发展机制是什么？这种体系的发展方向如何？内生性矛盾是什么？

一、制度基础与体系发展

在国际发展援助领域，社会组织充当多元角色。第一，作为发展行为体。促进民主规则与善治，为民众表达政治、社会、经济诉求提供一种机

---

① OECD，Aid for Civil Society Organisations：Statistics based on DAC Members' Reporting to the Creditor Reporting System Database（CRS），2015—2016. Paris：OECD，2018.

② Tom Christensen and Per Lægreid，"The Whole-of-government Approach to Public Sector Reform"，Public Administration Review，2007，67（6），pp.1059—1066.

③ Foreign，Commonwealth & Development Office，"Policy Paper：Profile of Development Work-Syria"，https://www.gov.uk/government/publications/profile-of-development-work-syria，登录时间：2020-09-02。

制,发挥代表作用。①第二,作为援助主体、渠道和受助方。北方社会组织通常作为援助方,社会组织同时充当援助渠道和受助方,在政府援助方与其他社会组织间充当中介作用,而南方社会组织通常充当 ODA 的受援方。②

DFID 充分肯定了社会组织在减贫事务中的重要作用,是政府和私人部门(市场)的重要补充性行为体。从英国对外援助体系框架的具体情况看,2000 年全球减贫白皮书中提到了参与国际发展援助的几类组织:工会、NGO、少数族裔团体、社区组织等。③DFID 设立公民社会部(Civil Society Department,CSD)。迄今为止,英国对外援助部门与社会组织保持着长久的紧密的合作关系(见表2)。

通过合作援助制度构建,英国的国际发展援助不断吸纳社会组织,通过社会组织以及社会网络,形成以基金资助为连带关系的"政府——社会组织——社组织网络"构成的协同援助体系。在这一网络体系中,囊括政府援助机构、跨国社会组织、北方和南方社会组织,共同开展国际发展援助事务。即"全政府—社会"发展援助体系。

---

① 具体方式包括:激活草根社群、贫困及边缘人群力量;对政府以及援助行为体的政策和实践监督、问责;致力于研究和政策对话;提供服务;为加强社会协调力和影响力而构建组织联盟和网络;调动资金和人道主义援助资源;发挥教育作用,塑造社会价值、社会正义。

② OECD 分别于 2003 年、2005 年、2008 年、2011 年举办的四届高层论坛,社会组织也参与其中。《阿克拉行动议程》主张包容性合作伙伴关系式援助,号召社会组织积极参与发展问题;《釜山宣言》再次强调应发挥社会组织在参与人道主义事务中的独立性作用,倡导协作援助方式。2011 年 OECD 专门发布题为《发展援助委员会成员如何与社会组织开展合作》报告。2012 年,OECD 又发布 DAC 成员与社会组织合作手册,强调发挥其针对发展中国家的援助事务的补充性作用。见 OECD, "The Accra Agenda for Action", https://www.oecd.org/dac/effectiveness/45827311.pdf,2021-12-01。

OECD, "Busan Partnership for Effective Development Co-operation: Fourth High Level Forum on Aid Effectiveness", http://www.oecd.org/dac/effectiveness/49650173.pdf, 2021-12-01.

OECD, "How DAC Members work with Civil Society Organisation", https://www.oecd.org/dac/peer-reviews/Final_How_DAC_members_work_with_CSOs%20ENGLISH.pdf, 2021-10-15.

OECD, "Partnering with Civil Society 12 Lessons from DAC Peer Reviews", https://www.oecd.org/dac/peer-reviews/partneringwithcivilsociety.htm, 2021-10-15.

OECD, "Towards Better Humanitarian Donor-ship: 12 Lessons from DAC Peer Reviews", https://www. oecd. org/dac/peer-reviews/towards-better-humanitarian-donorship-9789264174276-en.htm, 2021-10-15.

③ Department for International Development, Eliminating World Poverty: Making Globalization Work for the Poor(Cm 5006), London: HMSO, 2000.

表 2　DFID 与社会组织的合作方式

合作方式	合作内容和目标
制定政策,帮助社会组织为贫困群体发声	提供援助物资与服务
提高财务透明度,提高社会服务有效性	公民赋权
为解决社区冲突提供途径	推动社会组织提高国内国际的影响力、倡议力
在全球倡议中发挥作用	共同与英国政府其他部门合作
	激活社会力量,促进能力构建

资料来源:UNDP Bureau for Development Policy,Oslo Governance Center and the Bureau for External Relations and Advocacy and Civil Society Division of DFID, *Donors' Civil Society Strategies and Partnership Modalities*:*A Resource Guide*, New York:United Nations Development Programme,2012,p.38。

(一)概念界定

本文从社会网络视角对"全政府—社会"援助体系界定,试图呈现一幅英国政府与社会组织合作援助的图景。在这一图景中,有英国对外援助政府机构、英国社会组织、跨国社会组织、南方社会组织的身影。这是一种由英国政府主导的各种社会组织参与"国内+国际"的跨国协同援助网络和体系。

政府通过资助关系构建与社会组织的连带关系,将社会组织纳入国际发展援助框架。与此同时,利用社会组织的中介作用,将社会组织的社会网络关系嵌入至国家国际发展援助和治理体系之内。(见图3)

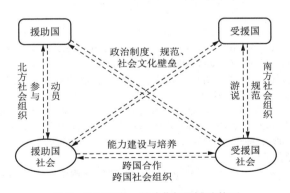

图 3　"全政府—社会"发展援助体系

资料来源:作者自制。

　　这种体系主要是在社会学和政治学视域下的"政社关系"讨论层面而言的。

　　第一,从社会学角度看。实际上,国家—社会组织关系的讨论是政治学领域关于国家治理的核心议题之一,然而这种讨论主要集中在国家治理层面。①20 世纪 90 年代,帕特南和埃文斯侧重于从社会资本方面讨论国家—社会协同关系,埃文斯认为这种关系有两个核心要素:互补性和嵌入性。②基于此,目前仍有学者从社会网络理论视角讨论在这种协同关系中,社会组织利用社会资源在国家和社会之间发挥的沟通作用。③

　　第二,从政治学角度看。还有诸多学者从政府或市场失灵理论、治理理论、合作主义理论对政府—社会组织协同关系进行研究。④在具体研究中,有的学者进而从政府和社会组织协同治理的效能提升、路径、模式等层面进行深入讨论。⑤协同治理中,社会组织根据其自主性、代表性和民主性特质,在公共社会服务层面发挥效能,国家与社会相互增权成为共识。在此种模式中,政府负责、社会协同,政府治理和社会自我调节形成良性互动。⑥

---

　　① 黄晓春、周黎安:《政府治理机制转型与社会组织发展》,《中国社会科学》2017 年第 11 期,第 118—138、206—207 页。苏曦凌:《政府与社会组织关系演进的历史逻辑》,《政治学研究》2020 年第 2 期,第 76—89、127—128 页。

　　② Peter Evans, *State-society Synergy: Government and Social Capital in Development*, Berkeley: University of California Press, 1997.

　　③ Danielle M. Varda, "A Network Perspective on State-society Synergy to Increase Community-level Social Capital", *Nonprofit and Voluntary Sector Quarterly*, 2011, 40(5), pp.896—923.
Aruna Jayathilaka and P. L. T. Purasinghe, "Bridging the Great Divide between State and Society: A Study on Two Initiatives of Enhancing the State? Society Synergy in Sri Lanka", *Asian Development Policy Review*, 2017, 5(2), pp.81—89.

　　④ 张宇、刘伟忠:《地方政府与社会组织的协同治理:功能阻滞及创新路径》,《南京社会科学》2013 年第 5 期,第 71—77 页。

　　⑤ 郑巧、肖文涛:《协同治理:服务型政府的治道逻辑》,《中国行政管理》2008 年第 7 期,第 48—53 页;杨志军:《多中心协同治理模式的内涵阐析》,《四川行政学院学报》2010 年第 4 期,第 29—32 页;韩沛锟:《政府与社会组织协同治理路径探究》,《现代管理科学》2016 年第 11 期,第 81—83 页。
张继亮、王映雪:《政府与社会组织协同治理效能提升的三个维度》,《学术交流》2018 年第 6 期,第 70—76 页。

　　⑥ 顾昕、王旭、严洁:《公民社会与国家的协同发展——民间组织的自主性、民主性和代表性对其公共服务效能的影响》,《开放时代》2006 年第 5 期,第 103—111 页。

　　这些研究大多是针对国家治理层面，社会与政府的协同关系和作用。实际上，正如上文所述，在国际发展援助领域中，国家与社会也存在类似的协同关系。这就是本文所指的国际发展援助框架下的政社关系。这种协同援助形式实际上伴随着全球治理兴起、非国家行为体国际参与度提升、后援助时代①的大背景下发展起来的。在国家治理层面的政府—社会组织协同关系在国际发展援助场域得以适用和推广。

　　（二）思想来源和制度构建

　　虽然社会组织参与国家主导的对外援助在西方国家中由来已久。就英国的具体情况而言，1997年国际发展部成立后的一系列制度构建以及社会组织及其网络的嵌入。政府—社会组织协同发展援助体系开始有所发展。②逐渐形成"全政府—社会"发展援助体系。

---

　　① 经过2005—2011年OECD召开的四次援助有效性高级别论坛，援助有效性转变为"发展合作有效性"（Effective Development Co-operation）。《釜山宣言》以后，以"援助有效性范式"（Aid Effectiveness Paradigm）为标志的南南合作机制、三方合作和社会组织合作机制结合的国际援助的新格局初见端倪。见 Emma Mawdsley, Laura Savage and Sung-Mi Kim, "A 'Post-aid World'? Paradigm Shift in Foreign Aid and Development Cooperation at the 2011 Busan High Level Forum", *The Geographical Journal*, 2014, 180(1), pp.27—38。OECD, "Busan Partnership for Effective Development Cooperation: Fourth High Level Forum on Aid Effectiveness", http://www.oecd.org/dac/effectiveness/49650173.pdf，登录时间：2021-12-01。
此后，"后援助时代"或"发展有效性新时代"、"援助2.0时代"被越来越多地使用，"南南合作"成为国际援助的新的重要主题。社会组织不断地参与和协同援助方式也发挥重要作用，关于社会组织如何在"后援助时代"发挥作用，尤其是在"南南合作"中的嵌入性作用也被讨论。并且，这样的讨论也是基于传统发达国家尤其是英美的实践基础之上的。见 Jose A. Puppim de Oliveira, Yijia Jing and Paul Collinsde, "Public Administration for Development: Trends and the Way Forward", *Public Administration and Development*, 2015, 35(2), pp.65—72。
Nicola Banks, David Hulme and Michael Edwards, "NGOs, States, and Donors Revisited: Still too Close for Comfort?", *World Development*, 2015, 66, pp.707—718。
Susan Appe, "Directions in a Post-aid World? South-South Development Cooperation and CSOs in Latin America", *International Journal of Voluntary and Nonprofit Organizations*, 2017, 29(8), pp.1—23.
Susan Appe, "Civil Society Organizations in A Post-aid World: New Trends and Observations from the Andean Region", *Public Administration and Development*, 2017, 37(2), pp.122—135.
Andrew Sumner and Richard Mallett, *The Future of Foreign Aid: Development Cooperation and the New Geography of Global Poverty*, London: Springer, 2012.
　　② 而在20世纪六七十年代就开始参与英国国际发展援助的老牌社会组织则成为参与此协同援助体系的奠基人式的行为体。

1. 政治思想基础

二战后英国出现"共识政治",①保守党和工党在解决社会经济问题方面的政策出现趋同现象。保守党撒切尔夫人政府向右转,实行新自由主义政策。1997 年上任的布莱尔工党政府则在新自由主义政策的基础上进行改良,施行所谓的"第三条道路"②,倡导"整体政府"③。在这一政治思想的影响下,英国海外发展部正式更名为英国国际发展部,并迅速发布1997 年、2000 年全球减贫导向的国际发展援助白皮书以及《2002 年法》及系列修正案。

吉登斯认为英国作为一个世界性的国家,应该同时在促进本国社会的包容性和培育跨国治理体系方面发挥重要作用。他将"积极的公民社会"、"世界性的国家"作为第三条道路的纲领之一。他认为国家要扩展公共领域的作用,加大透明度和开放性。政府应当遵循以更小的代价获取更大的收益的原则。他主张激活公民社会,加强政府与社会合作伙伴关系,积极引导和欢迎第三部门的介入,激发地方的主动性和积极性。④

因此,DFID 在重新获得执政党地位的工党所倡导的"第三条道路"的政治文化背景下运作。在新自由主义以及吉登斯、布莱尔"第三条道路"的政治文化的引导下,各种利益群体和社会组织逐渐参与政府的公共政策,成为执政党公共政策的有效制约力量。社会组织被作为政府政策和社会保障利益群体之间的中介网络,成为政府直接干预与市场机制之外的补充方式。⑤政府和公民社会逐渐形成伙伴关系,协同推动社会经济发展。

---

① 王振华:《重塑英国:布莱尔主义与"第三条道路"》,中国社会科学出版社 2000 年版。

② 20 世纪 90 年代,西方社会出现"第三条道路"思潮,这条道路既不是国家干预为主的民主社会主义,也不是右翼主张的自由放任,而是中间道路。在这一时期中,英国工党政府(布莱尔政府)是最典型和积极的"第三条道路"的倡导者,1998 年布莱尔撰写《第三条道路:新世纪的新政治》(The Third Way: New Politics for the New Century),在此政治文化导向下,安东尼·吉登斯 1998 年出版《第三条道路:社会民主主义的复兴》(中译本由郑戈翻译,2000 年北京大学出版社出版)。

③ Tom Christensen and Per Lægreid, "The Whole-of-government Approach to Public Sector Reform", *Public Administration Review*, 2007, 67(6), pp.1059—1066.

④ 安东尼·吉登斯:《第三条道路:社会民主主义的复兴》,郑戈译,北京大学出版社 2000 年版。

⑤ 郭静:《当代英国政党政策行为的特点及其社会根源——英国执政党社会保障政策分析》,《政治学研究》2009 年第 2 期,第 117—126 页。

通过 DFID 一系列的政策、法规和基金制度安排的建立,社会组织参与英国国际发展援助活动的制度环境形成。以政府与社会组织的合作援助网络为特征的英国国际发展援助体系呈现出新局面,即"全政府—社会"发展援助体系。

2. 制度构建

关于在国际发展援助领域中国家与社会组织合作的制度主要包括两个方面:一是 1997 年白皮书、2000 年白皮书、《2002 年法案》(*International Development Act 2002*)以及后续的修订法案;二是各项具体的基金项目的规则和指导原则等。前者框定了社会组织参与国际发展援助的法律环境;后者则对社会组织的国家国际发展合作援助的参与方式以及在国家制度框架下的行为方式进行更加具体的制度约束,对社会组织的国家发展援助行为进行具体的约束与规制。

(1)基础性制度结构构建

1997 年白皮书标志着了英国政府国际发展援助新方式的产生。就合作伙伴关系层面,一方面,白皮书指出英国在国际发展援助中,注重与地方机构和本土组织的相互衔接,共同治理,体现了英国与本土行为体合作的援助方式。另一方面,指出英国将发展新的合作方式,引入国内私人部门以及跨国志愿性团体共同开展国际发展工作。援助合作主要包括教育、卫生、基础设施建设、收入与就业领域。(见表 3)

表 3　1997 年白皮书规定的不同机构参与的公共事务

	教育	卫生安全	基础设施	收入与就业
政府	✓	✓	✓	✓
国际组织	✓	✓		
私人部门			✓	✓
本土社群组织	✓		✓	
本国发展援助组织		✓		

资料来源:Department for International Development,*Eliminating World Poverty*:*A Challenge for the 21st Century*(*CM 3789*),London:HMSO,1997。

2000 年白皮书在 1997 年白皮书基础上有所继承和发展。第一,在探讨提高援助有效性方面,再次强调传统的政府——政府援助模式在很多情境下已出现失灵状况。并强调将社会组织纳入国家对外援助体系具有必要性。第二,在实际的援助工作层面,指出英国将继续加强对发展援助型社会组织的支持,以充分利用后者与发展中国家的社会的联系,提高援助有效性,使援助落到实处。第三,充分肯定发达国家的社会力量在解决全球贫困问题中能起到的重要作用。为此,英国政府也将会与英国国内社会组织开展紧密合作,使其在国际援助中发挥优势作用。①

《2002 年法》对英国的国际发展援助有所界定。②并对开展合作援助的第三方进行了明确的制度规范。其中规定由 DFID 授权的任何可以提供援助的行为体均为合法的参与援助的第三方。该法规定此类法定团体应致力于实现英国以外的一国或多国的可持续发展,社会福利的提升,自然、人为灾害及紧急灾难的救援。法案还规定 DFID 应为适当的行为体的援助行为提供支持,主要方式包括资助以发展援助为目标的组织,资助以促进全球减贫观念提升的活动。③

综合来看,英国国际发展援助表现出一定的特征。第一,注重受援国与本土行为体的重要性,并致力于与之建立合作关系;第二,积极推广政府与私人部门合作的 PPP 援助模式。《2002 年法》及其修订案确立英国国

---

① 值得注意的是 2000 年白皮书提及为使发达国家尤其是英国的公民社会组织发挥协同援助作用,英国将加强对后者的监督和管理,提高组织透明性和改善责任机制。这一文件精神指导着此后 DFID 对社会组织的管理原则和管理办法。

② 《2002 年法》对发展援助进行界定,即第一是援助。援助包括资金援助、技术援助和物资援助。技术援助包括人事培训、研究、奖学金等,财政援助包括赠品、贷款、担保,财政援助要获得财政部的允许。第二是发展援助。将发展援助定义为:(1)以实现除英国以外的一国或多国的可持续发展为目标的援助;(2)为改善除英国以外的一国或多国的人口社会福利为目标的援助。发展援助是以消除贫困为目的的。第三是人道主义援助。国际发展大臣为任何英国以外的一国或多国中的个人或团体提供因自然和人为灾害或其他紧急状况造成的伤害的救援。2014 年出台国际发展(性别平等)法案,就发展援助和人道主义援助中关于提高性别平等的项目作了详细的规定。见 Her Majesty's Stationery Office, "International Development Act 2002:2002 c.1", Section1(1), Section1(2)(a)(b), http://www.legislation.gov.uk/ukpga/2002/1/contents,登录时间:2021-11-15。
Her Majesty's Stationery Office, "The International Development(Gender Equality) Act 2014:2014 c.9", http://www.legislation.gov.uk/ukpga/2014/9/contents,登录时间:2021-11-15。

③ Privy Council of the United Kingdom, "The Transfer of Functions(International Development) Order 2017:2017 No.1283", http://www.legislation.gov.uk/uksi/2017/1283/contents/made,2021-11-15。

际发展援助、人道主义援助方式的法律地位,也确立了第三方参与国际援助的法律依据,即确立了英国国内和跨国社会组织被纳入英国国际发展援助体系的法律地位。

(2)多项基金政策与项目辅助

在基本的制度基础之上,DFID又制定了一系列的配套的资助基金项目。

表4 DFID的部分基金项目汇总

性质	基金名称	基金内容	开始时间	结束时间
DFID独立运作	PPA	向与DFID有共同战略目标的社会组织提供长期基金资助	2000年	2016年
	CSCF	致力于构建社会能力,改善贫困人群生活	2000年	2015年
	DAF	提高英国社会的国际发展援助意识	2002年	2010年
	SGA	致力于社会组织能力构建,使之在国际发展援助中发挥作用	2002年	2007年
	GPAF	以需求为导向的致力于为实现贫困国家的"千年发展目标"而提供公共服务	2010年	2014年
	GTF	致力于提高发展中国家公民政治参与的基金资助(一次性基金),提高普通公民在世界的话语,提高本土组织公共事务参与的能力①	2008年	2018年
	人道主义应对基金(Humanitarian Response Funding)	人道主义救援	2013年	开放中

---

① 该基金2008年即有38个组织参与,已有100多个国家的1000余个组织参与,2012年参与该基金的社会组织就项目的执行情况以及实施经验进行6个主题性的公共讨论。其中,"基督教援助社"开展了题为"How does 'value for money' express itself in citizen voice and accountability programmes?"的主题会议。

性质	基金名称	基金内容	开始时间	结束时间
与其他社会组织共同运作	共同基础倡议（The Common Ground Initiative）	与喜剧救济（Comic Relief）这一组织共同供资及管理，通过英国小型社会组织、社群组织实施对非洲的发展援助	2010 年	2019 年
	残疾人权利基金（The Disability Rights Fund）	多方共同捐助的基金，支持残疾人组织在国家层面推进《联合国残疾人权利公约》	2008 年	开放中

资料来源：Department for International Development，"Policy Paper：Working with Civil Society，" 2013-11-05，https://www. gov. uk/government/publications/working-with-civil-society/working-with-civil-society. 2019-07-25；Department for International Development，"Disability Rights Fund：Building Community Capacity to Achieve the Human Rights of All Persons with Disabilities：Archived on 4 Dec 2019，" 2014-08-26，https://webarchive. nationalarchives. gov. uk/20191204123300/https://www. gov. uk/international-development-funding/disability-rights-fund. 2020-01-02；Development Tracker，"Comic Relief-Common Ground Initiative Fund：IATI Identifier：GB-1-200645，" 2019-07-02，https：//devtracker. dfid. gov. uk/projects/GB-1-200645. 2020-01-02。

这些是自 2000 年起至今的几个重要的针对社会组织参与英国国际发展援助的基金项目，不同的基金针对不同的社会组织，开展具有针对性的援助合作项目，也制定了相应的监管制度。

（3）革新与转型

基金如 CSCF 与 PPAs 分别于 2015 年、2016 年相继结束，由其他项目陆续接替，并有所更新。新的基金项目相较于以前，加强了对社会组织的监督和管理，合作方式由之前的自下而上改为目前的自上而下模式（Projected-based Funding）。

此改革的主要目的是提高竞争、增强透明性、改善问责机制。但此种新的合作方式降低了社会组织的行动自主性及他们为适应不断变迁的外部环境而制定长期战略的能力和可能性。①

---

① Independent Commission for Aid Impact，"DFID's Partnerships with Civil Society Organisations：A Performance Review"，https://icai.independent.gov.uk/wp-content/uploads/DFIDs-partnerships-with-civil-society-organisations.pdf，登录时间：2021-07-29。

2011 年颁布的《公民社会部行动计划》①、2016 年 11 月发布的《公民社会伙伴评估》标志着 DFID 与社会组织的合作援助开始转型。②

第一,在提高国家基金使用绩效方面,英国国际发展援助有了制度性的提升。这改变了以往的冗杂、模糊不清,进而更加系统化、规范化。2011 年行动计划提出应加强与"伞形集团"和领导型组织的合作提高对社会组织援助的基金的使用。2012 年发起英国援助透明度保障(UK aid Transparency Guarantee),2013 年发起"发展追踪系统"(Development Tracker),对 DFID 的所有项目数据与信息进行网上公开。

第二,DFID 与社会合作共同应对全球贫困的目标、方式以及工具得以重新定义。英国政府与发展援助型社会组织的伙伴关系从以往的由组织计划的,政府不限制的援助项目类的基金,转为更倾向于针对大型社会组织的、竞争性的、成果导向的基金模式。③

在与社会组织合作的方式层面,DFID 侧重于与关键性社会组织发展合作关系,并利用后者的领域领导力,共同进行国际发展援助。此外,DFID 还会帮助营造有利于社会组织能力发展的外部环境。与此同时,还会增强 DFID 各国援助办公室与受援地社会组织的合作。

在合作与援助工具层面,DFID 对以往的基金资助模式有所改革。原

---

① 该行动计划自 2011 年公布,每年进行更新,目前分别有 2011 年、2012 年、2013 年、2014 年四版更新计划。

② 主要参见 Department for International Development,"DFID Civil Society Department Operational Plan 2011—2015:2011 version",https://www.gov.uk/government/publications/dfid-civil-society-department-operational-plan-2011-2015-2011-version,登录时间:2019-07-29;Department for International Development,"DFID Civil Society Department Operational Plan 2011—2015",https://www.gov.uk/government/publications/dfid-civil-society-department-operational-plan-2011-2015,登录时间:2019-07-29;Department for International Development,"DFID Civil Society Department Operational Plan 2013",https://www.gov.uk/government/publications/dfid-civil-society-department-operational-plan-2013,登录时间:2021-07-29。
Department for International Development,"Operational Plan 2011—2016 Civil Society Department",https://www.gov.uk/government/publications/civil-society-department-operational-plan-2014,登录时间:2021-07-20。

③ Department for International Development,"Civil Society Partnership Review",https://www.gov.uk/government/publications/dfid-civil-society-partnership-review,2019-07-29.

有的基金项目有的被关闭，或被纳入新的体系。①

（三）体系内容和发展进程

通过一系列的制度构建和政策制定，包含"国内动员网络"和"跨国援助网络"的英国"全政府—社会"发展援助体系逐渐发展。

1. 跨国合作援助网络：政府与国际社会组织

该网络为"全政府—社会"发展援助体系中的核心结构，属于战略层面制度安排。2001 年首次加入 PPAs 的十个英国跨国社会组织中，大部分均早已与英国政府在此领域有广泛合作。该基金制度安排的核心即是通过利用伙伴组织的社会网络以及嵌入性社会资源，改变传统的国际发展援助方式，使英国的国际发展援助更有效。（见图 4）

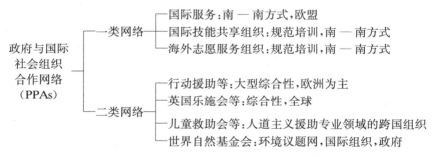

图 4　政府与国际社会组织主要合作网络

资料来源：作者自制。

DFID 在 2000 年前后通过 PPAs、CSCF、DAF、SGA 制度安排构建

----

①　主要包括四个部分：(1)英国援助匹配基金(UK Aid Match)。此类基金旨在通过将公众的私人捐款与政府对外援助预算相匹配的方式，使公众拥有政府官方援助去向的发言权。即加强英国对外援助中公共社会的主动性与话语权。(2)UK Aid Direct。此类基金主要针对中小型公民社会组织进行资助，使它们能为解决世界贫困问题作出贡献。(3)英国援助联结基金(UK Aid Connect)。针对以往的英国全球援助体系存在的社会组织独立实施单一援助项目的问题，此类基金旨在创造一个供众多社会组织及各类公私部门协同作业与创新的合作型倡议，以新型的资助组织集群(Consortia Grants)的方式应对国际发展援助事务。(4)英国援助志愿者项目(UK Aid Volunteers)。旨在有针对性地支持全球志愿项目，履行英国扩大国际公民服务项目，帮助全球青年投身志愿者事务中的承诺。受援国本土基金资助层面，DFID 各国援助办公室会继续对社会项目进行直接资助，在当地合作伙伴的选择中充当主导作用，辅助该部门的工作，提高项目绩效。

的跨国、国内协同援助网络和动员网络,不同的基金制度安排构建的协同网络具有不同的结构与特征,且国内、国际社会组织在不同的网络结构中占据不同的网络位置。

PPAs为战略性制度安排,最初被纳入这一机制的跨国社会组织已经拥有各自的社会网络。而这一基金制度的安排就是在DFID以及这些拥有多样关系的社会网络之间搭建桥梁。通过PPAs而建立起来的合作援助网络是政府与跨国社会组织之间的协同援助网络的核心部分。因此,PPAs制度使英国政府以被纳入体系的社会组织为桥梁,扩展和延伸了不同层面的社会网络关系。

综合来看,此体系主要包括几个领域。第一,治理领域层面。医疗卫生和环境跨国社会组织所拥有的跨国网络最早纳入英国政府国际发展援助网络。通过这一网络的纳入,跨国社会组织将治理深入至发展中国家社区、社群层面,弥补官方发展援助的政府—政府模式的援助绩效问题。同时也在一定程度上改革捆绑式对外援助方式。

第二,多元社会关系层面。通过各类跨国志愿性组织,人员交流、人员培训、相互派遣等方式形成的"南—南"交流和能力相互构建的方式丰富了英国与社会组织的关系模式和关系网络。此种连带关系更加侧重于人—人沟通,在一定程度上提升了援助的有效性。

2. 国内动员网络:政府与英国社会组织

(1) 政府—中小型英国社会组织跨国动员网

这一动员网络结构中的主要社会组织为英国中小型非营利性质的社会组织。此类社会组织普遍参与全球减贫议题的倡议活动,以CSCF为基础而形成,该项目由公民社会部(CSD)负责管理。根据基金管理相关规范,此网络中的行为体包括社区组织、工会等其他社会组织。

这一网络旨在通过北方社会组织(主要是在英国注册的跨国社会组织)在受援地的草根组织基础,对南方社会组织的可持续发展能力进行培养。在这一援助网络中医疗、教育等援助活动是工具,民主推广和社会构建为目标。主要项目网络主要集中在非洲与印度为主的亚洲。

(2) 政府—跨国英国社会组织国内动员网

在英国政府与社会组织的国际发展合作援助中,还以本国为基础,发展英国社会组织国内动员网络,为跨国动员网络奠定国内社会基础。较早的国内动员网主要以 DAF 和 SGA 两个基金项目为指导支撑的。

第一,教育系统网络为主的 DAF 网络。

该机制将致力于培养社会组织参与发展议题的意识,以及将其网络纳入政府主导的国家发展援助制度场域,发挥社会组织的中介桥梁作用。①

第二,以提升社会组织援助能力建设为主的 SGA 形成的动员网络。

该基金旨在对社会组织进行能力构建,使它们能够在国际发展援助事务中发挥重要作用。该基金机制侧重与非传统援助伙伴以及新的组织的合作,这些组织的工作侧重点和行为导向不一定是国际发展。②该基金项目运行时间为 2002—2007 年,共有以下组织(联盟)参与。(见图 5)

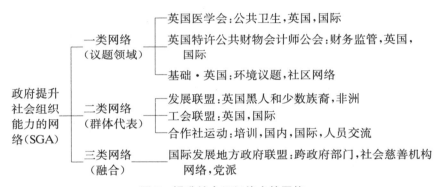

图 5　提升社会组织能力的网络

资料来源:作者自制。

---

① Department for International Development，"Development Awareness Fund：Archived on 11 Oct 2010"，https://webarchive.nationalarchives.gov.uk/20101011140336/http://www.dfid.gov.uk/Working-with-DFID/Funding-opportunities/Not-for-profit-organisations/DAF/，登录时间：2021-11-20。

② 这些申请组织需满足四个方面的要求：第一是在国际减贫工作有做出贡献的潜力；第二是符合 DFID 全球减贫承诺以及千年发展目标要求；第三是拥有发展与 DFID 进行战略合作的能力,能够合理使用和分配项目基金；第四可以在国际发展问题上做出长期贡献的组织。见 Department for International Development，"Strategic Grant Agreements：A New Way to Support UK Groups in Making A Contribution to International Development：Archived on 2 Aug 2004"，https://webarchive.nationalarchives.gov.uk/20040802191515/http://www2.dfid.gov.uk/aboutdfid/intheuk/strategicgrantagreementsflyer.asp，登录时间：2021-11-09。

由此来看,CSCF、DAF、SGA 三种基金制度安排主要为动员型网络,分为跨国动员和国内动员两种网络。这类网络旨在调动社会组织的社会资源,增强政府动员与获取社会组织所拥有的社会资本,从而使英国社会以及发展中国家社会共同参与英国国际发展援助,弥补政府—政府模式的缺点。相比于 PPAs 这一战略性制度安排,这三种基金制度安排更侧重倡议型网络的构建。通过动员网络,尤其是教育方面的制度化组织①、大众传媒的社会动员作用,基金制度安排使政府与社会就全球发展和相互依赖意识与观念层面形成共识,构建信任关系。从而,使社会有效参与政府的国际发展援助活动。促进共同利益、共同目标的实现。

综观全政府—社会发展援助体系的网络结构和特征,该网络是以资金流动关系为基础而形成的非限制性双向互动的网络结构。

由于资金的单向流动,此网络具有一定程度的等级性结构特征,资金来源方对接收方具有管理和控制作用。然而,该网络中的社会组织也具有一定的自主性,基金的非限制性特征使社会组织具有向上建议和向下执行的双重身份。社会组织在此网络结构中处于中介桥梁位置,沟通国家与社会。以资金流向为基础赋予的社会组织的桥梁角色使它一要在政府的制度安排框架下行动;二可以利用自身的社会连带关系、社会资源而形成的社会资本,更有效地帮助政府开展国际发展援助;三可以依托自身社会网络带来的社会资本,发挥组织自主性。

二、理 论 逻 辑

"全政府—社会"发展援助体系主要包含两类行为体。第一,国家——主导构建国际发展援助的制度;第二,社会组织——在国家制度框架内将自身的社会网络嵌入与政府的关系网络当中,发挥能动性。

从格兰诺维特到迪马吉奥,嵌入性关系发展逐渐被运用至政府与社

---

① 林南在其关于社会资本的研究中将"制度化组织"定义为学校式的教育机构,该类组织的目的是对行动者进行训练和灌输,使之具有符合现行制度的意识与行为的价值和技能。制度化的组织与社会网络可以将资源转化为社会资本。

会组织就公共服务事务层面的协同治理领域当中。①在国家主导构建的国际发展援助制度中,国家与社会组织发展着协同援助的嵌入性关系。我在一种结合式的网络制度主义路径之上,提出"制度效应"和"搭桥效应",对这一体系进行理论分析。

（一）制度效应

全政府—社会发展援助体系是在政社合作援助制度的基础上形成的。政社协作援助制度侧重于描述一种"资金援助—接受者"制度关系。作为制度的主要制定和推动者,国家占据主动地位,而参与国际发展援助的社会组织属被吸纳或者说是嵌入现有制度的角色。②

根据制度主义和网络理论关于组织研究的观点,要探究制度对组织行为的影响,制度环境约束和制度同形机制是影响路径,组织行为和发展为影响的表现和结果。由此,本文用"制度效应"来界定国际发展援助中,国家与社会组织的关系。

1. 制度环境与组织策略

迈耶认为制度环境即是组织行为与策略的约束性的规则、规范、习惯等,其中包括法律、法规、社会规范、认知观念、政治文化等。俞可平指出制度环境包括五个方面——宪法、法律、行政法规、执政党的政策、非正式制度。制度环境对行为体必然存在直接或间接的制度约束性影响。③在制度环境的影响下,组织策略会遵循不同的路径:相互模仿与学习、脱耦。④(见表5)

---

① 社会组织与政府的"嵌入性发展"关系主要有三种模式:社会组织嵌入政府,提供公共服务;至政府嵌入社会组织,形成公共政策,合作治理,双赢互惠;再至相互嵌入,共创共享的不同阶段特征。参见:Peter Evans, *State-society Synergy*: *Government and Social Capital in Development*, Berkeley: University of California Press, 1997。

刘春荣:《国家介入与邻里社会资本的生成》,《社会学研究》2007年第2期,第64—83、248页。

齐久恒:《从"分类控制体系"走向"嵌入性发展"——政府与社会组织之间互动关系及其优化》,《西南大学学报》(社会科学版)2015年第2期,第26—33页。

② 虽然参与国际发展援助的社会组织拥有主权国家以外的多种资金来源渠道,可在一定程度上平衡来自"捐助方"(国家)的不对称权力制约;但与国家资助方的协同关系则是社会组织难以绕过的重要制度环境。

③ 俞可平:《中国公民社会:概念、分类与制度环境》,《中国社会科学》2006年第1期,第110—123、208—209页。

④ 脱耦(Coupling)是关于组织制度化过程的概念。在制度化过程中,组织采取表面遵循制度要求,实际上却将组织行为与制度要求脱钩,以寻求组织在制度环境下的生存。实际上是一种表里不一的组织策略。

表 5　制度环境与组织策略

制度环境要素	组织策略
政治文化、 社会规范、 观念认知、 宪法与法律、 行政法规、 非正式制度等	(1) 相互模仿与学习： 　• 改变正式结构 　• 采纳外部评估标准 　• 制度内化 (2) 脱耦

2. 制度同形与组织策略

迪马吉奥提出"强制"、"模仿"、"规范"三种制度同形机制。迈耶从组织策略层面，提出三种与现存制度环境同形的过程和方式：脱耦，增强忠诚与信心的仪式活动，回避监督与效率评估。

从网络理论视角看，林南将制度同构分为两个进程："组织—社会的制度同构"；"组织—网络的制度同构"，体现在规则的重叠和网络间结构（如商会、俱乐部、非正式机构）对资源的价值赋予的重叠之上。林南[①]强调"同构"进程，这种制度同构是"组织—网络—社会"的制度同构，与迪马吉奥、迈耶的过于强调组织的制度同形有所不同。前者侧重组织的社会化、内化进程；后者在关注制度通过"关系系统"[②]进行扩散的同时，也侧重微观层面的组织策略，即组织的能动性。

在本文所探讨的制度同形机制中涉及三个要素：制度、组织、网络。同形机制有三种：强制、模仿、规范。组织策略包含：遵守/脱耦、模仿学习、构建扩展网络。(见表6)值得注意的是，在本文的组织策略分析路径中，结合网络理论，对组织策略进行分类。即制度主义视角的模仿、学习、脱耦、趋同化策略；以及网络理论视角的"搭桥"策略。"搭桥"行为，是将网络因

---

①　林南：《社会资本——关于社会结构与行动的理论》，张磊译，上海人民出版社 2005 年版。

②　斯科特明确了制度的四类传递者（扩散机制）——"符号系统"、"关系系统"、"惯例"与"人工器物"。其中"关系系统"建立在社会网络基础上，制度扩散通过组织行为体和社会连带而进行。关系系统传递是组织制度主义与社会网络理论结合的产物，这也是本文要重点讨论的内容。参见理查德·斯科特：《制度与组织：思想观念与物质利益》，姚伟，王黎芳译，北京：中国人民大学出版社 2010 年版。

素纳入分析路径的关键。在组织的现实策略中,通过搭桥行为构建社会网络和组织间网络的行为具有普遍性。

表 6 制度同形机制和组织策略分析

分析要素	制度同形机制	组织策略
制度	强制	严格遵守/脱藕策略
组织	模仿	模仿与学习
网络	规范	构建、扩展关系网

因此,将构建和扩展关系网作为不同于组织制度主义的传统的组织策略的第二类策略,而将搭桥行为产生的结果界定为搭桥效应。

（二）搭桥效应

格兰诺维特的弱连结理论用"Ego"、"Leader"以及"High-status individual"界定网络的中心行为体,用"Follower"界定网络的跟随者。[①]他的"桥梁"概念讨论强关系与弱关系。"桥梁"概念侧重于弱关系,即超出行为体所处的同质性网络,与另外的网络群组构建关联的异质性搭桥行为。

本文认为"搭桥"是组织行为体发出的构建弱关系的动态过程。至于搭桥效应,威廉·德玛尔斯与丹尼斯·戴克泽乌教授[②]在研究社会组织与国际关系中,对社会组织的搭桥效应进行的界定。他们将"实践"、"搭桥"、

[①] 格兰诺维特用四个指标界定行为体的网络位置。这四个维度指标(线性)分别为:感情力量(Emotional Intensity)、亲密程度(The Intimacy)、互动频率(Combination of The Amount of Time)、互惠交换(The Reciprocal Services),四个维度指标具有不可通约性。参见 Mark S. Granovetter, "The Strength of Weak Ties," *American Journal of Sociology*, 1973, 78(6), pp.1360—1380; Anna Collar, "Network Theory and Religious Innovation", *Mediterranean Historical Review*, Vol.22, No.1, 2007, pp.149—162; 付春香:《非政府组织成员消极行为的扩散及应对策略——基于社会网络的分析》,《理论与现代化》2014 年第 5 期,第 90—95 页;李梦楠、贾振全:《社会网络理论的发展及研究进展评述》,《中国管理信息化》2014 年第 3 期,第 133—135 页;潘以锋、盛小平:《社会网络理论与开放获取的关系分析》,《情报理论与实践》2013 年第 6 期,第 21—26 页。

[②] 他们研究的搭桥效应建立在社会组织的国际、国内实践特征之上。社会组织通过两种实践在隐藏部分真实政治要素或意图以及显示国际社会道德的显性行为中周旋,构建跨国社会网络。这两种实践具体表现为:第一,将私人利益目标公有化;第二,将跨国的社会和政治伙伴连接起来。参见 William E. DeMars, Dennis Dijkzeul, eds., *The NGO Challenge for International Relations Theory*, London: Routledge, 2015, pp.5—27。

"权力"作为国际关系中的社会组织的三个核心概念。这种在国际关系中活跃的社会组织的锚定实践(Anchoring Practices)产生七个层面①的连接效应,在世界政治的七对相对应的层面建立了联系,通过构建关联的行为,社会组织形成松散且多样化的国际机制的网络形式。这种搭桥行为在关于跨国关系的研究中,具体表现为一种跨国空间网络的构建。(见图6)

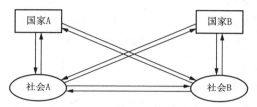

图6　社会组织在两国之间的"国家—社会搭桥效应"

本文对"搭桥效应"的概念界定主要源于德玛尔斯和戴克泽乌的研究,并将具体深入地讨论社会组织在"国家与社会"、"援助与受援"层面的搭桥效应。在国际发展援助中,存在着北方与南方的相对分割与矛盾。长期以来,作为援助方的北方与作为受援方的南方保持着不对称、不平等的关系。在这一制度环境下,以及英国的国际发展援助的本土化倾向的双重影响下,社会组织在其中发挥重要作用,在北方国家、南方国家、北方社会、南方社会中开展搭桥活动。

三、核心要素、结构与过程

本文利用制度效应和搭桥效应探讨英国"全政府—社会"发展援助体系的核心要素及体系结构与发展过程。

(一)核心要素

在国家主导的国际发展援助场域,政治制度、规范、社会文化等差异会成为援助行为不可避免的问题,甚至是壁垒。传统的官方—官方路线

---

① 七个方面分别为:(1)国家与社会,以及公私之间的界限;(2)社会内部中家庭与市场;(3)规范与物质;(4)宗教与世俗;(5)行为体与网络;(6)冲突与合作;(7)国内与国际。

难以独自应对后援助时代背景下的发展援助和发展合作。这在一定程度上，使多元行为体参与援助活动具有现实的必要性。

在"全政府—社会"发展援助体系中，包含国家、社会组织、社会网络三大核心要素。国家和社会组织是体系中的行为体，社会网络是行为体之间的连带关系结构。一方面，国家通过制度构建，对社会组织进行引导和监管，发挥制度效应，将社会纳入国际发展援助场域。另一方面，社会组织通过搭桥行为，发挥搭桥效应，连接和沟通国家与社会，共同在国际发展援助场域互动。正是这三大核心要素，构成"全政府—社会组织发展援助"模式的主要内容。

第一，援助方和受援方是一对主要核心要素，构成这种模式的主要框架，即援助国、受援国、援助国社会、受援国社会四个相互区别的领域。

第二，各种类型的社会组织则在这四个领域发挥搭桥作用，处于中介位置，沟通和连接相互区别的领域，从而形成国际发展援助的跨国网络空间。

（二）体系结构与过程

"全政府—社会组织发展援助"模式的合作同援助结构与作用机制基于制度效应和搭桥效应逻辑。

1. 体系的结构

国家、社会组织、社会网络三大核心要素是这一结构的基础。在制度约束和搭桥活动双重作用下，三大核心要素相互连结，形成横向、纵向、对角向的网络结构。横向指代跨国层面，纵向指代国内层面，对角向指代跨国跨行为体性质层面。其中，社会组织既是社会的代表，也是国际发展援助制度的参与者，编织了三大关系结构。（见图3）

在这种协同援助结构中，在援助方国内和受援方国内两种纵向结构中，存在一定的差异。

第一，在援助方侧面，政府、北方社会组织、援助型社会组织、援助国社会是主动型的。作为国际发展援助的发起方，这一侧面存在共同目标、共同援助理念的积极结构。即使政府与社会存在一定的分隔，社会组织双重身份也可以在一定程度上发挥弥合作用。

第二，在受援方侧面，政府、北方社会组织、援助型社会组织、援助国社会是被动型的。作为国际发展援助的接受方,与援助国政府存在着矛盾关系,国家主权、自主性、国家利益等问题与发展援助关系交织。政治制度、规范等因素发挥着壁垒性的影响作用。由于横向关系、对角向关系的存在,形成跨国社会空间,受援国在社会组织的影响下,出现两种情况。一种是积极的合作式减贫和共同发展关系;一种是自下而上的"运动式治理关系"。因此,受援国层面的复杂状况可能对这种援助模式的影响力有所削弱,这是这一模式面临的主要问题之一。

2. 体系发展的过程与机制

"全政府—社会"发展援助体系中,社会组织拥有两种类型资源。一是社会组织的资源禀赋;二是基于社会组织所拥有的社会网络的社会资本。前者是社会组织参与国家发展援助体系以及不断扩展社会网络的基础,后者是在前者的基础上,社会组织通过社会网络获取的社会资本。社会资本的多少在一定程度上影响着制度效应和搭桥效应的影响作用。

制度效应和搭桥效应发挥动态式的影响作用。两种效应在不同条件下发挥作用的大小不同。相应地,在两种效应下,援助体系中的社会组织也朝制度化或独立化方向发展。在"全政府—社会"发展援助体系中,根据社会组织的资源禀赋以及社会资本,政社关系呈现不同的发展方向。

第一,制度效应优先。社会组织在制度约束的效应下,调整组织策略,进行制度化。也就是说,社会组织在国家主导的国际发展援助制度效应下,通过采取相互模仿与学习的组织策略,或者脱耦策略,受到制度同形机制的影响,进行着制度内化的发展。这是一个社会组织通过一系列组织策略,而不断适应国际发展援助制度的进程,也是一个独立性、自主性逐渐降低的过程。

第二,搭桥效应优先。社会组织通过"搭桥活动",构建组织间网络与自身社会网络,获取镶嵌在社会网络中的社会资源和社会资本,从而获得网络权力,通过社会网络这一中介力量,提高组织独立性。

造成两种效应作用大小的关键性因素是镶嵌在社会网络之中以社会资源为基础的社会资本。

在这种全政府—社会模式中,(1)北方社会组织、南方社会组织通过倡议、治理实践,分别在本国国内发挥搭桥作用;(2)国际社会组织通过跨国合作、能力建设和培养方式,在援助国和受援国社会这一跨国层面发挥搭桥作用;(3)政府与社会组织在此过程中共建、共享、协同、相互赋权。

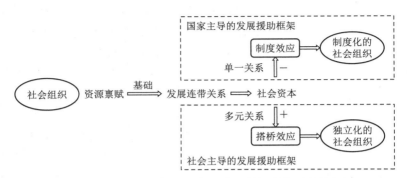

图7 "全政府—社会"发展援助体系的机制与过程的假设

四、影响与困境

后援助时代背景下,英国的国际发展援助体系中,政府与社会组织的合作援助模式逐渐发展。通过制度构建,英国政府与社会组织形成"全政府—社会"发展援助体系。

这种政府和社会组织合作的援助模式具有一定的创新性,既给英国在全球国际发展援助事务中影响力的发挥带来一定影响,也存在着一定程度难以解决的内生性矛盾。

(一)对英国发展援助国际地位的影响

冷战格局结束以来,中等国家—社会组织联盟的形式越发显现。总体上看,这种联盟形式虽然在军事和经济方面影响力较弱,但在全球政策议程设置,尤其是人道主义援助事务中的影响力较大。这种联盟关系的产生既有时代背景,也有利益目标导向。后冷战时代,基于在全球正义、人权、环境保护等方面的共同目标,中等国家与社会组织构建伙伴关系。这种全球性网络伙伴关系的构成要素包括中等国家、联合国、社会行为体。冷战结束,通过与社会组织的伙伴关系网络的构建,中等国家在国际舞台上拥有更多的发展空间。这种由国家行为体和非国家行为体在共同目标的基础上构建的全球伙伴关系网络被称为"新外交"、"网络外交"。①此种伙伴关系提高了中等国家在人类安全议程设置领域的话语权和领导权，使得它们在此方面一定程度上摆脱了大国追随者的国际地位。②

而对英国来说，在布莱尔政府的"第三条道路"政治思想的基础上，在全球政策、人道主义援助、全球贫困治理、国际发展援助领域，"国际好公民"和"道德外交政策"等对外关系导向应运而生。③这是二战后，以及撒切尔夫人收缩对外发展援助事务的背景下，英国利用国际发展援助工具，进行的国际身份认同和对外关系的自我调适。人类安全、全球公共事务议程、全球贫困治理、人道主义援助、"国内＋国际"协同援助等内容，成为英国在对外关系和国际社会上的价值理念、目标导向和行动纲领。

对于英国来说，"全政府—社会"发展援助体系在一定程度上是提高其国际影响力的战略工具。英国的这种与社会组织合作援助的模式，既不同于美国与社会组织合作援助的立足点，也不同于中等国家与社会组织合作的状况。英国的这种方式，更多的是在后冷战时期的自我调整，借鉴了中等国家—社会组织联盟影响全球政策议程设置的方式，但又接近于美国霸权式的人权外交模式。"全球减贫"、"人道主义援助"、"国际发展目标"乃至后来的 MDGs、SDGs，是英国国际发展援助的长期特征。

如今，在"全球英国"理念下，脱欧后的英国持续发展"全政府—社会"发展援助体系，且朝更加正式化、规范化方向发展。英国"全政府—社会"发展援助体系的构建和发展是国际发展后援助时代的题中之意。

第一，推动国家对外援助与全球治理框架的新融合。在国际发展援助领域，存在着一般意义上的二元分类。一是侧重主权国家的政府—政

① Matthew Bolton and Thomas Nash, "The Role of Middle Power-NGO Coalitions in Global Policy: the Case of the Cluster Munitions Ban", *Global Policy*, 2010, 1（2）, pp.172—184.

② Ronald M. Behringer, "Middle Power Leadership on the Human Security Agenda", *Cooperation and Conflict*, 2005, 40(3), pp.305—342.
Raffaele Marchetti, "Civil Society-government Synergy and Normative Power Italy", *The International Spectator*, 2013, 48(4), pp.102—118.
Raffaele Marchetti, ed., *Government-NGO Relationships in Africa, Asia, Europe and ME-NA*, New York: Routledge, 2018, pp.176—193.

③ Nicholas J. Wheeler, Tim Dunne, "Good International Citizenship: A Third Way for British Foreign Policy", *International Affairs*, 1998, 78(4), pp.847—870.

府援助;二是侧重全球社会视角的社会—社会援助,即非政府援助。前者更接近于国家利益理念驱动的对外政策工具的概念;后者更接近于全球人类社会发展理念驱动的全球治理理念。而英国国际发展援助的政府与社会组织合作援助模式与网络则是在后援助时代背景下的新现场。在这一援助现场中,国际发展援助的多元行为体的调动更能够付诸实践,国际援助的全球伙伴关系的构建和发展也有了实施的空间。在这一援助援助现场中,国家对外援助和人类社会导向的全球治理趋向于真正的融合。

第二,充分发挥和利用社会组织的搭桥效应。社会组织通过搭桥活动构建和扩大社会网络,产生在国际和国内的多层面国家—社会搭桥效应。英国"全政府—社会"发展援助体系正是将社会组织的搭桥效应运用至其国际发展援助事务中的实践。通过社会组织的中介作用,在一定程度上使政府援助得以深入受援国社会层面,促进其以本土导向的援助的发展,进而在一定程度上使援助的有效性有所提升。

（二）国家—社会组织合作援助的困境

此种合作援助体系也面临困境。主要表现在以下几个方面。

在这种政府与社会组织合作援助模式中,宏观层面存在着三个主要矛盾。

第一,国际发展援助的官方路线与民间路线的矛盾。英国国际发展援助的政府与社会组织合作援助模式中,国家占据主导位置,主导合作援助制度的构建,以及合作援助开展的方式。社会组织在这一模式中,仍然是面临不对称性制度约束。因此,这种模式虽然结合了国家与社会的资源和力量,但仍然是国家中心。这就决定了这种合作援助模式虽然在一定程度上适应了后援助时代的全球发展理念导向;但在实践层面,国际发展援助的国家利益驱动和政策工具性质仍然是主导因素。社会组织的人类社会发展导向理念在制度效应下的发挥空间受限。也就是说,这种模式虽然纳入了社会组织国际发展援助的民间路线,但官方路线影响力仍占绝对优势,民间路线是服务于官方路线的。

第二,社会组织的独立性与合作性的矛盾。从参与国际发展援助的社会组织视角看,主动嵌入或被纳入国家主导的国际发展援助体系,是其达到实施援助目标的工具和途径。追求组织独立性,人类发展导向仍然是其援助行为的根本目标。因此,对于国家来说,在国际发展援助体系中纳入社会组织,利用社会组织的社会网络资源,进而发挥社会组织的合作援助作用,面临着不可回避的一对矛盾。那就是社会组织的独立性和合作性的矛盾。国家援助部门既要调动社会组织合作援助的积极性,又要避免和压制社会组织的独立性。这是国家开展与社会组织的合作援助所面临的困境。

第三,援助国与受援国、援助政府与受援社会组织两对矛盾并立的情况存在。在传统的国际发展援助的官方模式中,援助国与受援国的关系是主要矛盾。集中体现在援助国的国家利益,尤其是政治利益、经济利益导向和受援国的独立主权之前冲突与争议。虽然国际组织在一定程度上通过整合和规范引导作用缓和了这方面的冲突,但援助国导向仍然占据主导位置。受援国的发展需求、独立性、援助有效性等问题仍然是难题。然而,在英国的这种政府与社会组织的国际发展合作援助体系中,不仅存在援助国与受援国的矛盾,政府与参与援助的社会组织的矛盾与冲突同样是难以调和的内生性矛盾。

综合来看,在英国国际发展援助中,纳入社会组织,相互合作,产生了互惠的效果。社会组织的参与使英国国际发展援助实践与 21 世国际发展援助的全球发展理念更加契合。然而,在实践操作层面,存在着制度构建与援助活动的差距。就英国国际发展援助体系而言,政府与社会组织的合作援助并不是其开展对外发展援助的主流方式,而是辅助性方式。虽然社会组织的搭桥活动产生的搭桥效应活跃了传统的官方援助模式,社会组织所拥有的社会资源和社会资本在政府主导的国际发展援助体系中得到了较为充分的调动。然而,"全政府—社会"发展援助体系仍然是国家主导的发展援助。在这一体系中,社会组织间网络结构发挥作用的空间有限,且与政府的关系存在着独立性与合作性调和的矛盾。当在社会组织间网络力量发挥到一定程度,独立性逐渐增强,政府调和的难度将越来越大。

结　　语

政府与社会组织协同治理方式存在于国家治理的方方面面,社会组织关联的社会网络是对政府开展国家治理的有效、有力补充。这种方式在国际发展援助中也同样具有优越性。社会组织通过搭桥行为，不断构建跨国社会网络空间，这正是解决全球发展问题的发展援助所需要的有效支撑和辅助。英国"全政府—社会"发展援助体系的构建和发展是当今国际发展援助事务中的典型体系和模式。这不仅是发达国家在全球治理特征凸显的后援助时代下的自我调适，也是国家身份认同下，依托发展援助事务提高国际影响力，实现国家利益，对外政策的战略行为。将政府与社会的协同治理关系服务于对外发展援助，是弥合国家与社会相对分隔，甚至对立的有效路径。

总而言之，这种政社协同援助方式和体系既是基于丰富的国别实践经验，更是基于合理性理论逻辑之上而构建、发展和扩展的。

这种结合式的逻辑包含两种分析路径。一是制度主义视角的制约路径；二是社会网络理论视角的构建路径。就英国"全政府—社会"发展援助体系而言，其中包含三类行为体：(1)英国国际发展援助的捐助方，国家在这个援助活动中充当主要捐助源和援助制度制定者；(2)参与英国国际发展援助的北方社会组织；(3)参与英国国际发展援助事务的社会组织间网络以及社会网络。

第一，制约性路径的逻辑。指在制度环境和制度同形机制的影响下，组织行为即组织策略的分析。

一方面，社会组织通过政策学习，受到制度环境以及同形机制作用，从而朝专业化、科层化方向发展。另一方面，从参与国际援助的社会组织视角看，在国家援助方之外，还有社会层面的援助。因此，在其参与国家国际发展援助时，面临着一种境遇：社会组织的资金来源越少，即连带关系越单一，受限程度越大。社会组织在国内和国际上的行为从管理机构层面看是依赖于国家的，因此社会组织服务于边缘以及草根社群的目标受到一定程度的制约与限制。这即是社会组织面临的合法性、效率、组织认同的矛盾。

国家制定合作援助制度，对社会组织和社会网络产生制约效应。制约效应的影响路径是国家—社会组织—社会网络。

第二，构建性路径的逻辑。在制度效应的影响下，社会组织运用两个层面的组织策略：(1)模仿、学习、脱耦；(2)网络搭桥互动。

社会组织通过搭桥行为,构建异质性连带关系,扩展网络。以此,通过搭桥活动的效用,获得更多的社会资本,对网络中其他组织、网络结构以及国家援助制度产生影响。

社会组织对网络环境的塑造以及对治理结构的塑造,主要依赖于资金来源的多样性、多元化,在多元资助行为体之间平衡。改变政策结果是这种能动性最直观的体现。通过以网络为基础的介入方式,社会组织可以对国际援助中信息不对称情况进行应对和缓解。它们将自己嵌入到本土层次关系网络,而后将学习经验传送至其与资助方的网络。与模仿、学习、脱藕不同的是,搭桥策略产生的效应是社会组织得以与国家开展国际发展合作援助的同时维持独立性的关键。社会组织的搭桥行为产生的组织间网络结构是社会组织增强影响力的手段和工具。

在英国"全政府—社会"发展援助体系中,政府与社会组织是在共识和信任的基础上建立的网络伙伴关系。从而在全球公共政策领域,寻求相互增权的双赢结果。这是一种以国家为主导的传统的合作援助方式的延续。

然而,制度效应与搭桥效应哪一种在这种体系中发挥优先作用,即哪一种效应发挥主导作用,则决定着这一体系中国家与社会组织的关系以及合作援助方式,即向政府主导或社会组织主导两个方向的无限趋近。其中,当制度效应发挥更大影响力时,共同参与援助的社会组织趋向于工具人角色;当搭桥效应发挥更大影响力时,政府与社会组织的合作模式将出现新路径,社会组织在资源禀赋和社会资本的基础上,与国家在特定议题的发展援助事务,例如人道主义援助中平衡两者关系。

民族主义视野下的上海公共交通事业

——以20世纪20年代为中心

徐　畅　马建标*

【内容提要】 20世纪20年代是上海公共交通行业繁荣发展的重要时期,其间的新变化不仅体现在电车向公共汽车的转移,更重要的是,中国人兴办公交的意愿和能力也逐渐显现。促成这一变化的,一方面是洋人治下的租界给予中国人的启示和刺激;另一方面是中国人自"五卅运动"以来越发意识到捍卫自身权益的必要性与可行性。这两方面因素相互结合,培育出不同于19世纪末盛行的"盲目排外"式的"新民族主义",也推动上海公共交通事业乃至整体城市建设水平迈上新的台阶。

【关键词】 公共交通;电车;公共汽车;上海租界;民族主义

【Abstract】 This research lays emphasis on the 1920s, during which the public transportation in Shanghai ended in prosperity, with the development core changing from trams and trolleys to motor buses. Besides, it also witnessed the gradually evident willingness and ability of Chinese people to join the field of public transportation. The reasons leading to the phenomenon can be analyzed form the perspective both of the illumination and stimulation by the up-to-date Western management experience and Chinese native nationalism after the May Thirtieth Movement. As a result, Chinese people were increasingly aware of the necessity and feasibility of defending their own rights and interests, which can be concluded as a new type of nationalism different from the one famous for "blind opposition to everything foreign" in the late nineteenth century. These two combined factors contributed to the construction of the public transportation industry and the whole city.

【Key Words】 Public Transportation, Tram & Trolley, Motor Bus, Shanghai International Settlement, Nationalism

* 徐畅,复旦大学历史系硕士研究生;马建标,复旦大学历史系教授,博士生导师。

一、引　言

"公共交通"一词顾名思义指的是人们出行所仰赖的各类具有公共属性的交通工具。首先有必要指出的是，从更广义的角度而言，鉴于"交通的本质是一种社会交往，而交通发展使社会关系中的相互依赖性增强"①，因此不仅是往来行驶于道路上的车辆，电报、电话、报纸等各种能够承载和传播信息的媒介，似乎都可以被纳入"公共交通"的讨论范畴。但本文仍将采用相对"狭义"的定义视角来理解"公共交通"，将其界定为以电车和汽车为主，辅以人力车、轮渡等其他诸种交通工具共同构成的一项城市公用事业，而这也更符合"公共交通"概念的常识认知。

或许正因为公共交通与生活密切相关，人们也早已将其视为司空见惯的城市生活的基本配置，检视学术界已有的研究成果，与"公共交通"相关的话题实在称不上是上海城市史研究中的"显学"和热门。②然而即使是在已有的数量有限的专门著述之中，研究的重点主要还是聚焦于公交企业的经营管理形式及其笼统的社会效应③，对于影响公共交通进展背后的历史动因缺乏足够的深究，也未能充分结合中外交锋的 20 世纪的时代背景和华洋杂处的上海的空间环境的特殊性，在问题意识和研究立意方面略显单薄，难免给人以停留于表层"就事论事"的观感。

另一方面，围绕本文着重探讨的另一个关键词，即 20 世纪 20 年代的

---

①　黎德扬等著：《交通社会学》，中国社会科学出版社 2012 年版，第 33—43 页。

②　以上海市地方志办公室主编的从 1988 年至 2014 年出版的 22 辑《上海研究论丛》为例，通过对其目录的统计归类后，与上海城市公共交通领域直接相关的论文仅有一篇（即高红霞，周燕：《黄浦江轮渡与上海城市发展》，载上海市地方志办公室编：《上海研究论丛（第 16辑）》，上海社会科学院出版社 2015 年版，第 154—172 页）。相较于卫生防疫、报纸传媒、慈善组织、教育文化、建筑艺术等其他同属城市公共事业类的题材，对上海公共交通问题的研究似乎呈现出相对薄弱和边缘化的地位。

③　在此方面比较典型的代表成果有：陈文彬：《近代化进程中的上海城市公共交通研究：1908—1937》，学林出版社 2008 年版；李沛霖：《电车交通与城市社会：1905—1937 年的上海》，社会科学文献出版社 2019 年版。对于本文重点关注的民族主义视野下的分析，只略见于其中"国家利权的维护"这一小节。

"民族主义"的理论研究成果可谓汗牛充栋。①而探讨民族主义在实践领域的表现的论述,主要从基层的工人运动②和中央政府对待群众运动的态度③两条线索展开。但这些论著大多仍从外观的思想史或政治史的视角切入,又总令人不满足于其与人们日常生活的脱离感和隔膜感。④而这两方面正是本文从相对宏观的民族主义视野观察相对微观的上海公共交通事业的发展变迁所试图阐述的意义,期望能为增进了解 20 世纪 20 年代上海公共交通行业的历史以及民族主义话语对市民生活的渗透作用,提供一种有益的新视角和新观点的补充。

二、华洋共竞:20 世纪 20 年代上海公共交通事业的发展成就

上海公共交通的历史,通常被认为肇始于 1908 年英商运营的第一条有轨电车通车之际,⑤也由此标志着在交通运输领域以现代化、机械化、公共化为特征的"公众乘物"时代的到来。⑥具体而言,在 20 世纪 20 年代之前,对上海的乘客来说,已有有轨电车和无轨电车两种主要的出行方式可供选择,并且尽管此时上海城市内部的行政格局仍至少分属公共租界、法租

---

① 经典的代表作如:罗志田:《乱世潜流:民族主义与民国政治》,上海古籍出版社 2001年版;王建伟:《民族主义政治口号史研究(1921—1928)》,社会科学文献出版社 2011 年版;邓文初:《民族主义之旗:革命与中国现代政治的兴起》,中国政法大学出版社 2013 年版。

② 仅以上海公交行业为例,典型成果如:上海市公共交通总公司编:《上海英电工人运动史》,中共党史出版社 1993 年版;上海市公共交通总公司编:《上海法电工人运动史》,中共党史出版社 1991 年版。而"罢工"作为最典型的工人运动形式,研究典范可见裴宜理:《上海罢工:中国工人政治研究》,刘平译,江苏人民出版社 2001 年版,第 298—327 页(即其中的第九章"运输业")。

③ 冯筱才:《沪案交涉、五卅运动与一九二五年的执政府》,《历史研究》2004 年第 1 期。

④ 对此,冯筱才的另一篇论文(《罢市与抵货运动中的江浙商人:以"五四"、"五卅"为中心》,《近代史研究》2003 年第 1 期)注意到了民族主义运动的典型事件中的商人群体与商业活动,与本文的旨趣较为接近,但侧重关注的领域仍有不同。

⑤ 可见上海市公用事业管理局编:《上海公用事业(1840—1986)》,上海人民出版社1991 年版,第 331—335 页;上海市交通运输局公路交通史编写委员会主编:《上海公路运输史》第 1 册,上海社会科学院出版社 1988 年版,第 36—40 页等。

⑥ "公众乘物"之语出自 1936 年上海市公用局局长徐佩璜所作的概括,见李沛霖:《电车交通与城市社会:1905—1937 年的上海》,第 313 页。

界、华界三大区域和三股势力,彼此间的交通联系多有壁垒,但英电(英商上海电气建设有限公司)、法电(上海法商电车电灯公司)、华电(上海华商电车有限公司)三家企业又并非完全"不相往来",而是互有联系地承办着城市整体的公交事业,比如英法电经营的电车线路之间的联营互通策略,①以及华电和法电有条件地合用电车轨道并共同经营线路。②此外,更偏向私人专享性质的出租汽车和黄包车(人力车)亦风行于当时的上海滩。③总而言之,上海的公共交通事业自20世纪初兴起之后逐渐走向繁荣。

　进入20世纪20年代,公共交通繁荣发展的势头并未停歇,尤其是在公共交通的载体形制上更显示出多样化的新趋势。如前所述,上海最早出现的公共交通工具是有轨电车,但有轨电车的线网布局到20世纪头10年大致已基本定型,④而且考虑到无轨电车"在路狭地段可靠边行驶,对道路宽度要求不高,运行中较有轨电车灵活,改线调整比较方便而且基建投资较少"⑤的优势,以无轨取代有轨,成为20年代公共交通重点发展的主流形式——在公共租界内,无轨电车线路数量和行驶范围的扩张计划和筹备事项屡见报端,⑥法租界也从1926年开始通行无轨电车,并且法电公司旗下的全部5条无轨线路均与英电实行联营,⑦某种意义上也可谓是无轨电车运营模式在法租界的延伸。但这些都还不足以称为20世纪20年

---

① 早期的英法电车互通采用"通车不通人"或"通人不通车"模式,双方公司约定可将各自的电车车辆开行至对方的线路站点内,只是跨界乘车的乘客需重新买票并分别支付两边的车资。见上海市公共交通公司编:《上海市街道和公路营业客运史料汇集》第6辑,第370—371页,转引自陈文彬:《近代化进程中的上海城市公共交通研究(1908—1937)》,第41页。
② 华、法两家电车公司签订协议,共同经营行驶在民国路(原上海县城城墙北半环,今人民路)上的电车。见蔡君时主编:《上海公用事业志》,上海社会科学院出版社2000年版,第331页。但这次"合作"也为日后双方的争端埋下隐患,下文还将述及。
③ 《上海公路运输史》第1册,第59、65—66页。
④ 最直观的证据可参看1909年、1913—1914年以及1919年时不同机构出版的上海地图上所绘的有轨电车线路分布图,均收录于钟翀,孙逊整理:《城市印记:上海老地图》(珍藏版),上海书画出版社2017年版。
⑤ 《上海公用事业(1840—1986)》,第347—348页。
⑥ 《租界电车之大计划》,《申报》1922年3月9日,第14版;《租界电车之大扩充》,《申报》1922年11月30日,第13版。
⑦ 据学者统计列出的《1912—1937年公共租界与法租界互通电车一览表》中所示信息,1926年时互通的5条线路具体应是14、15、16、17、18路,且均呈南北走向,将苏州河以北的公共租界境内与靠近华界南市的法租界一边串联起来。见陈文彬:《近代化进程中的上海城市公共交通研究(1908—1937)》,第42页。

代上海公交领域最具变革性的"创举"。真正引领此后发展潮流的"新变化",是将机动性能更高、限制条件更少的汽车引入公交客运的队伍中。

值得一提的是,上海城内最早的公共汽车线路虽然也出现在公共租界范围内,但却是由中国商人主持开办的。1922年,甬籍商人董杏生组建公利汽车公司,先后购入2辆德国汽车,以静安寺为起讫点,环极司菲尔路(今万航渡路)、曹家渡、兆丰公园(今中山公园)、愚园路,开行绕圆路而驶的公共汽车线路。在公利公司之后,1924年,华界闸北地区又有华商余锡品等人创办的沪北兴市公共汽车公司,投入汽车12辆,以淞沪铁路天通庵站和沪宁铁路上海站为中心,开通了3条全线行驶于闸北境内的公共汽车线路,开一地风气之先。①但这两家最先由华商主办的汽车公司及其开通的线路后续的经营境况都不理想,持续时间并不长久:1924年公利公司经营的线路因财力不足、设备有限,加之英商汽车线路的竞争压力,最终宣告停驶②;1927年沪北兴市公司也因难以维系而走向歇业。③

尽管两家华商公共汽车公司的创办均以失败而告终,但属于运行效率更高、更便捷的"公共汽车时代"毋庸置疑已经疾驶而来。1923年6月,英商中国公共汽车公司(简称英汽)组建成立,并获得在公共租界经营公共汽车客运业务的营业许可权。④次年10月9日,英汽公司的第一条公共汽车线路9路正式通车营业,行驶路线自静安寺起,沿着福煦路(今延安中路)、爱多亚路(今延安东路)一路抵达洋泾浜外滩(今延安东路中山东一路口);同年11月10日,该线东端终点又再延伸至外白渡桥。⑤当时的乘客对此亦抱有极大的热情与殷切的期望——"他日电车路线不能即遽扩充之处,公共汽车通行自易"⑥;"电车之不敷于用,已无可讳饰。今沪人士有

①　《上海公用事业志》,第319、335页;《上海公用事业(1840—1986)》,第349—350页。
②　《上海公路运输史》第1册,第55—56页。
③　对其歇业的具体原因解释是"该公司的车辆设备比较简陋,车身很小,乘客'乘车其中,颇觉不适',再加上车价远比租界为贵,终因'资本不足,经济不充',在勉强营运三年后,于1927年歇业。见陈文彬:《近代化进程中的上海城市公共交通研究(1908—1937)》,第52页。
④　关于英汽公司这项经营权的性质有两种矛盾的说法,一种认为其仍然属于"专营权"(见《上海公用事业志》,第318页),另一种却强调"英商公共汽车公司开办时仅取得租界当局的营业许可权,而无专营权"(《上海公路运输史》第1册,第57页)。对此有待进一步考证探究。
⑤　《上海公用事业(1840—1986)》,第351页。
⑥　《吾人所望于公共汽车公司者》,《申报》1923年7月14日,汽车增刊第21版。

公共汽车公司之组织,是诚为解决海上今日交通困难问题之善法也"。①在此背景下,依靠英商、法商和华商等不同来源的资本支持的公共汽车公司与线路纷纷酝酿而生,回应与满足市民的热忱期待。

英商方面,1924 年 10 月以后的 18 个月间,除最先开通的 9 路外,又陆续新辟了曹家渡到临青路的 10 路、北火车站到三茅阁桥(今延安东路河南路口)的 5 路、公园靶子场(今鲁迅公园)到格兰(今隆昌路)的 6 路、二洋泾桥(今延安东路四川路口)至公园靶子场的 2 路等 5 条线路,初具规模。②法商方面,1927 年 2 月,法电公司也着手运营法租界内的公共汽车线路,共开辟两条线路,均以爱多亚路外滩(今延安东路外滩)为起点,分别为至打浦桥的 21 路和至贝当街(今衡山路)的 22 路。③华商方面,1928 年起,三家专司经营公共汽车的公司先后成立并开通汽车营运线路,包括闸北地区有由雷兆鹏、黄中文等本土绅商组建的华商公共汽车公司,初期以沪宁铁路的上海站(北火车站)周边为核心开通 3 条线路,1933 年后又配合上海市政府迁往江湾新址,增辟连接北火车站与市政府的 4 路和从市政府宿舍出发的 5 路、6 路两线;沪西地区有商人夏树香开办的乾康长途汽车公司,设线在虹桥路上行驶往返于徐家汇与虹桥机场之间;南市地区有以乾康公司的资产为基础,另新组建的沪南公共汽车公司,借中华国货展览会开幕的契机,开通以老西门为原点绕经展览会举办地新普育堂和国货路的 1 路环线公共汽车,翌年又继续以老西门为大本营,开行至龙华的 2 路和至小东门的 3 路汽车。④在 20 年代末期至 30 年代,公共汽车的运营方式也涌现出不少创新之举,如英商中国公共汽车公司于 1929 年别出心裁地开出两条"特别快车"路线,分别行驶于曹家渡和外白渡桥、兆丰公园和爱多亚路外滩之间,除首末站外中间一律不再停靠其他站点;1934 年又在公共汽车 1 路投入 13 辆双层汽车,票价收费方面规定双层车的上层价

① 《论本埠通行公共汽车》,《申报》1923 年 6 月 16 日,汽车增刊第 21 版。
② 《上海公路运输史》第 1 册,第 58 页。线路起讫站和开辟时间顺序,另参考校对自上海市公共交通公司编:《上海市街道和公路营业客运史料汇集》第 4 辑,第 7 页,转引自陈文彬:《近代化进程中的上海城市公共交通研究(1908—1937)》,第 36 页。
③ 《上海公路运输史》第 1 册,第 102 页。
④ 同上书,第 103—108 页;《上海公用事业(1840—1986)》,第 352—354 页。

格略高于下层,而下层与普通单层公共汽车相同。①

　　这一时期,"公共交通"概念的涵盖范围也有所突破——如果把视线从相当于如今上海行政区划范围的租界与南市、闸北等华界向外延展,在更广阔的上海县周边的华界区域,陆续产生一批与上海有密切关联的"长途汽车"客运公司与线路——以1922年1月沪太路的修筑和沪太长途汽车公司的成立为起点,上南长途汽车公司(1922年8月)、沪闵南柘长途汽车公司(1922年12月)、上川交通公司(1925年10月)、宝山城淞杨长途汽车公司(1927年8月)、上松长途汽车公司(1932年10月)、锡沪长途汽车公司(1935年8月)、青沪长途汽车公司(1936年7月)等企业纷纷开通普通汽车或行驶于公路轻轨之上的钢轮汽车线路,从靠近上海"市区"的一端向外辐射,连接起包括大场、罗店、浏河、颛桥、闵行、周浦、川沙、宝山、杨行、松江、南翔、常熟、无锡、青浦等十余处上海周边的近郊与邻县,②从而将上海公共交通的格局由狭义的"城内"推向广义的"城外"。此外,除了陆上的公共交通,具有"安全迅速"优势的新式汽轮等水上交通工具也理应被视为城市公交体系的一部分。例如1927年以后陆续开通的庆定线、东东线、其威线、塘董线等市属对江轮渡线,为沟通黄浦江的东西两岸发挥了尤为关键的作用,从此上海城市的可达范围突破浦江天堑的分割,将浦东地区也纳入其中。③这些航行于黄浦江上的汽轮渡线的出现,也进一步丰富了上海公共交通的多元组织体系。总体而言,20世纪20年代上海公共交通事业呈现出华洋共竞、欣欣向荣的景象。

---

　　①　《上海公路运输史》第1册,第101—102页,双层车与单层车的车资对比,详见上海图书馆编:《老上海风情录·交通揽胜卷》,上海文化出版社1998年版,第174—175页。

　　②　以上内容可见《上海公用事业志》,第337—340页;《上海公用事业(1840—1986)》,第354—361页;《上海公路运输史》第1册,第120—142页。有趣的是,虽然三本书都记述了这方面的内容,但《上海公用事业志》将它们列为"市郊线路",而《上海公用事业(1840—1986)》则将它们归类为"长途汽车",相较之下,《上海公路运输史》更是直接将这部分内容划出"城市公共交通"的章节,归入"省际公路运输"板块,三书对此类线路的分类处理的分歧最为突出,或许正是在暗示对这些"跨越上海边界"的线路定性的复杂性与为难之处,背后折射的是对"上海城"的历史空间的理解差异。

　　③　高红霞、周燕:《黄浦江轮渡与上海城市发展》,第162—164页。

三、"租界经验"的借鉴：上海公共交通 事业起步与演进的动力

通过对 20 世纪 20 年代上海公共交通事业发展过程的简要回顾与梳理，不难发现公共交通作为一种新的出行方式或是一种新的行业形态，取得日趋繁荣的突出成就，而在逐渐多样化的交通工具形式和越发向外拓展的线网布局的表象背后，还隐隐浮现着中国人日渐强烈的自主兴办公共交通事业的愿望。这就不能不引人深思，作为中国土地上新兴与外来的"公共交通"模式，为何能引发中国人热忱的投办兴趣与竞争意愿？或者说"公共交通"这项"新事物"何以能契合当时的城市发展与市民生活的需求，以至于使得它在引入上海不到 20 年的时间里，成为了都市生活中合情合理和不可或缺的存在？

上海的公共交通最先创办和起源于租界区域，毫无疑问带有鲜明的外来痕迹。然而"外来"与"先进"之间并不必然存在对等的关系。事实上，租界也并不是从一开始就脱颖而出成为城市建设中的示范区的。回溯 19 世纪中叶西方人初踏中国土地时的场景，他们亦对当时上海租界内既有的基础设施建设水平颇有微词，尤其是在每天必经的"又窄又破的碎石路上"行走的体验，真不外乎是一种"痛苦且难言丝毫惬意的折磨。"[1]但这种怨词很快就变成了过去式。仅仅十年后的 19 世纪 70 年代，在时人报刊的笔下，上海俨然已是具有典范意义的"模范租界"(Model Settlement)，[2]甚至不禁令人发出"世界上再也没有比上海管理得更好的地方了"[3]的赞叹。如此惊人的转变得益于租界内西化的市政建设与管理模式的迅速跟进。

---

[1] "Amongst the many changes and improvements made or proposed for our Model Settlement", *The North-China Herald*, 1861, p.50.

[2] 相比十年前的情景，平整通畅的碎石路面、夜间点亮的灯光和组织有序的安保力量，都成了上海租界管理得当和充满活力的"模范"标志。See "Shanghai: A Model Settlement", *The North-China Daily News*, 1870, p.8079.

[3] 据称，这是《上海时报》记者引述上海最高法院第一位英国法官洪比(Edmund Hornby)所发的感慨。见连玲玲：《打造消费天堂：百货公司与近代上海城市文化》，社会科学文献出版社 2018 年版，第 52 页。

对初来乍到东方"异域"的外国人,大约是很自然地想要在上海的"落脚点"(即租界区)照搬自己所熟悉和已适应的西方国度的习惯,尽可能地贴近和延续他们原先的生活方式。①但对世世代代生长于斯的中国人而言,西风渐进的上海租界则更像是无意间打开了一只管窥西方各种新奇产物的万花筒,教人情不自禁地流露出羡慕与惭愧的神色。眼见租界道路整齐开阔,华界却仍遍布羊肠小道场景的中国人也在感受着同样的心灵震撼,②与租界的通达相比,华界俨然是闭塞和陈腐的旧世界。

然而仅仅有了宽阔的马路还不够令人满足,许多新式的代步工具与交通组织形式也随之应运而生,并且相较于道路建设仅带来城市外貌的改观,甚至可以说后者的变化"才是导致整个城市道路与生态环境重大转型的真正原因"。③其中最显著也最深远的变化莫过于这些新工具、新形式与公共属性的结合。从19世纪末到20世纪初,基数庞大且源源导入的城市常住与流动人口,使得产生出行需求的主体和公共交通工具服务的潜在的客源对象都在日渐扩大④;而城市建设在空间分布上具有的片区化和不平衡的特性,⑤导致长距离、跨区域的通行需求相比前近代变得更加迫切,也因此导致人们对"快速"和"高效"的诉求,不再是可有可无的附加条件,而转变为城市化的生活中最基本的必需配套,同时这种需求的实现在

---

① 例如有人提议要在租界内仿照英国的习惯设立图书室和海员俱乐部。See "Amongst the many wants of the Model Settlement", *The North-China Daily News*, 1872, p.571. 这也可以印证早期的来华西人不自觉地怀有"此时的欧美国家有什么,上海就应该同样有什么"的心理预期,因此他们一方面厌弃中国本土的"落后",另一方面又致力于建设租界内的"模范新世界"。

② 例如南市乡绅李平书就曾经感叹:"愧则愧于同一土地,他人踵事增华,而吾则因陋就简也;悲则悲夫同一人民,他人俯视一切,而吾则嘴踽促辕下也。"见瞿慕均:《开埠后南市商业的奋起》,载政协上海市南市区委员会文史委员会编:《南市文史资料选辑》第5辑,第124页。

③ 陈琍:《上海城市生态的近代转型——以晚清上海道路为中心》,《中国历史地理论丛》2007年第3期,第80页。

④ 据统计,上海的人口总数自1910年前后的近130万人,至1937年前已达到385万人的规模,总量翻了接近3倍,见邹依仁:《旧上海人口变迁的研究》,上海人民出版社1980年版,第90—91、93—96页。

⑤ 公共租界的中区是上海和全国闻名的商业中心,相比之下,东区(杨树浦)和西区(曹家渡)则都是当时新兴的轻工业企业扎堆设厂和工人聚居的区域,可见邹依仁:《旧上海人口变迁的研究》,第17—18页;苏智良:《上海:城市变迁、文明演进与现代性》,上海人民出版社2011年版,第196—203页。最早开通的电车和汽车线路基本都以覆盖和串联这几个区域为主。

经济成本上又最好能够收费低廉,务必使各级群众都承受得起。①

综合以上若干要素观之,具有机械驱动、运输量大、行驶快速,又能为大众共享、分摊成本、经济便利等突出优势的公共交通是最适宜也最符合现代人需求的备选项。而那些曾在上海街头占据过一席之地的轿子、小车、马车、人力车等旧式的交通运输工具,终究因"规模、速度和舒适度,都已不能满足上海乘客的要求"而不堪重任。②更何况公共交通的主流形式也经历着从有轨电车到无轨电车,从电车再到汽车的演化,而这一过程正印证了上海交通问题中存在的矛盾张力——"一方面日益膨胀的人口需要更多的公共交通设施,另一方面私属车辆的数量增长又会占用更多的道路交通资源,抑制交通需求的发展势头。"③

以公共交通的方式提高运营效率,适应和缓解扩大中的城市人口的出行需求,是上海租界的外国管理者提出的解决思路。但这样的"外来经验"能否为中国人所理解和接受? 20 世纪初屡见不鲜的人力车与电车之间的冲突现象,④似乎又在提示后世的观察者,在当时还有现代化的公共交通方式不为社会大众接纳的另一面向值得注意。但与其说人力车夫反对和抵触的是新型的公共交通工具本身,不如说他们其实是在发泄对自身黯淡的人生前景的愤懑和行将失去生计的恐惧,因此人力车与电车的矛盾的实质,并不是中国与外国或传统与现代的对立冲突,而涉及如何及时和恰当地化解群体性的失业危机的"社会问题"。⑤退一步而言,即使人

---

① 正所谓"在今日吾劳动界或能因车价之不相宜,舍汽车而利用别种车辆,在日后恐将因地点之关系,有不得不藉公共汽车为往还者,正未可知"。见《吾人所望于公共汽车公司者》,《申报》1923 年 7 月 14 日,汽车增刊第 21 版。其中"不得不"一词道出了广大劳动群众对公共交通的依赖,也声明了公共交通主要的服务对象。

② 廖大伟:《华界陆上公交的发展与上海城市现代化的演进(1927—1937)》,《档案春秋》2003 年第 3 期,第 41 页。

③ "Motor Buses for Shanghai", in *The North-China Daily News*, May.20, 1920, p.8.

④ 学术界已有不少有关此类"人车矛盾"的研究成果,如邱国盛:《人力车与近代城市公共交通的演变》,《中国社会经济史研究》2004 年第 4 期;马陵合:《人力车:近代城市化的一个标尺——以上海公共租界为考察点》,《学术月刊》2003 年第 11 期;何益忠:《近代中国早期的城市交通与社会冲突:以上海为例》,《史林》2005 年第 4 期。

⑤ 正如论者已指出的,触发人力车夫破坏电车与公共汽车的动机往往是源自"出于被抢夺饭碗的愤恨",而且由于"生活悲苦和受害者的双重身份,(人力车夫)最易博得社会同情",后世的研究者更不应该陷入这种被放大的主观情感,掩盖了对问题实质的分析,详见王印焕:《交通近代化过程中人力车与电车的矛盾分析》,《史学月刊》2003 年第 4 期,第 99—103 页。

力车夫的凄惨、愤怒和反抗都是事出有因和可被理解的,却未必说明他们便是占理的那一方,相反他们被冷落的真实际遇恰恰可以证明"新胜于旧"的优势显现与时势转变,①他们的顽固排斥乃至暴力破坏,或许正是因为切身利益相关的立场所限而不能真切地体会或心甘情愿地承认公共交通的优越性与重要性。

那么,公共交通究竟为生活在城市中的人们提供了哪些便利与益处呢? 其中最显著的一条,莫过于在城市的街头巷尾川流不息的公交车辆联结了城市中众多可供大众享用的活动空间。截至 1930 年,上海 35 条主要的电车和公共汽车线路沿途,有多达 13 座影剧院、8 所酒店旅馆、6处行政机关、6 座教堂(及寺庙)、5 家商场、5 座公园(游乐场)、4 所学校、3 所银行、3 所俱乐部、3 座体育场馆、3 所邮局、2 座码头、2 家医院②等近乎囊括现代城市中各种所能设想到的公共场所,覆盖几乎所有日常可能涉及的休闲、娱乐和消费场景。对市民而言,这无疑是生活便捷的鲜明象征;而对商家而言,得益于公共交通线路的开辟和延伸,原先居住在市区外围和超过步行通勤范围的人,现在也可能成为市中心商场的潜在客源,特别是那些"仰赖大量生产,大量消费的百货公司"最是受益匪浅——城市内的公共交通系统为其吸引和带来了足以维持其规模的顾客群体。③很难想象如果离开了公共交通的联系,上海的城市生活将变得怎样枯燥和凋敝。

在这方面可作为反证的另一种"糟糕的体验"则是迟至 1926 年,虽然"租界平均公交线网密度已达到 2.3 km/km²……但在公共租界和法租界

---

① 早在上海电车创办之初,外国人就曾预言"在电车开通以后,毫无竞争优势的人力车的衰败和淘汰是不可避免的大势所趋"。See "Since the advent of the tramcars," In *The North-China Daily News*, Oct.8, 1908, p.7. 对此,中国方面的统计数字呈现出相反的趋势,在 1908 年电车通行以后,人力车的数量呈不减反增之势,见沙公超:《中国各埠电车交通概况》,《东方杂志》1926 年第 23 卷第 14 期,第 49—50 页。这或许可以解释为恰恰是由于电车初期的发展水平还不够高,暂时给了人力车苟延残喘的生存空间,但随着公共交通体系的进一步完善,以人力车为代表的前近代交通工具在城市中的竞争力和必要性又将会逐渐回落降低。

② 笔者根据线路站点及途经建筑的名称和功能进行分类统计,得出上述数据,而这些信息综合取自陈文彬:《近代化进程中的上海城市公共交通研究(1908—1937)》,第 140—141页;商务印书馆编译所编:《上海指南》第 4 卷,商务印书馆 1930 年版,第 27—55 页。

③ 连玲玲:《打造消费天堂:百货公司与近代上海城市文化》,第 57—58 页。

的西部地区之间仍缺乏联系。"①这意味着，一位居住在徐家汇地区的居民如果想去静安寺，那么除非他拥有可供其私人专享的某种交通工具，否则他只能乘公共汽车（或电车）绕道外滩后再折向西，这一大圈路程将会耗费相当多的时间精力，甚至抵消由乘坐公交车带来的便利与舒适感。直到 20 世纪 30 年代，当时的乘客仍不无惆怅地感叹："居民却西偏一些的多，自然到繁华的中心去，有着许许多多的电车、汽车，然而如果要作一次横的短短的旅行，那只好兴'咫尺天涯'之感，除非到繁华中心再转过去，兜那么大一个圈子。"②

由此可见，大部分乘客在见识和享受过公共交通的便捷之后，还是会欣然"用脚投票"作出选择。虽然据说那些"住在闸北华界要到兰路（今兰州路）和华德路（今长阳路）做工；住在租界中区，要到提篮桥一带去做工"的工人，"为了节省开支，平日里总是依靠步行来回，即使往返两地可能需要耗上两个钟头之久，只有怕早上迟到不能进厂的时候，才会难得坐坐电车"③，虽然他们的悲惨境遇不免令闻者为其心酸不已，但假如连偶尔能带给他们避免厄运的电车也不复存在，这些可怜的工人又该寄希望于何处呢？更何况即使是最同情劳苦工人的论者也承认"在交通发达的都市上海，普通人如不坐'稳快价廉'的电车，而宁愿步行，那是没有的事。"④可见一条能够帮助工人节省每日往返通勤耗费在路上的大把时光的公交线路，仍然势必备受青睐和认可。事实上，纵使是最初那些被视为"尚未开化"的乡人邑民，因望文生义而产生了"电车带电，一触即死"的联想和谣言，⑤在经历了朝夕相处的实践体验之后，他们原先怀抱的种种疑虑、畏惧

① 张松、丁亮：《上海租界公共交通发展演进的历史分析》，《城市规划》2014 年第 1 期，第 54 页。
② 白华：《新电车的旅行》，载吴健熙，田一平编：《上海生活（1937—1941）》，上海社会科学院出版社 2006 年版，第 47—50 页。
③ 朱邦兴、胡林阁、徐声合编：《上海产业与上海职工》，上海人民出版社 1984 年版，第 574 页。
④ 同上书，第 468 页。
⑤ 1908 年第一条有轨电车开通时的场景便是如此："路边围观的人议论纷纷，说外国人不会做好事的，这是在愚弄中国人，电车上是有电的，上去后要电死人的。"见王维：《轮子上的世界》，中国铁道出版社 2015 年版，第 231 页。英电公司为此还特地"邀请中外名人乘坐，招摇过市，大肆宣传"，见《上海公路运输史》第 1 册，第 38 页。

和抵触心理也烟消云散,转而深深地为其所吸引并不由自主地欣然接受,正所谓"一旦与这些新科学、新技术接触之后,人们很快就会对各种新鲜事物表现出极大的热忱并积极欢迎。"①至少到了 20 年代,这种"从最初的无知、不适应、抵制到适应和接受"②的心态转变已经成了普遍和不可逆转的现象,也难怪时人会发出"'迅快稳廉,大众可坐'之标语,固吾人所心许默认者"③的感叹,"稳快价廉"的公共电汽车早已成为人心所向的现代化与城市化的典型标志物。

进一步而言,这种"租界经验"实现了向上海周围区域的辐射与拓展。从某种程度上来说,"上海"也许从来不是专属于一个特定县城的名称,那些被目为"华界"的地区,是在与"外国租界"的对比下才得以成立的称谓,但如果把"租界"也只是视为上海城内部的一块"特区",那么同属中国政府直接管辖的那些上海县、宝山县、松江县、青浦县、无锡县等都可以被理解和定义为居于中心地位的"市区"之外的广袤的"郊区"。借助 20 年代起逐渐兴盛的长途汽车线网的联结,它们都融入广义的上海城的意指范围的组成部分。

外商在沪上兴办公共交通企业与线路的举措,固然使同处一个屋檐下的中国民众便利地坐享其成,但更是一种莫大的刺激和启发,中国人不仅可以坐电车,更有能力也有资格办电车的想法逐渐滋生并成为现实。尤其是"目下各埠已经通行电车之处,其一部或全部,皆属于租界或仅限于租界区域以内"的现状更令亲眼见证了上海租界内电车通行的种种优势的华人深感失落,不无悲观地坦言"国内电车事业,似无发达之希望",但随即又激发出逆势生长的倔强与奋进之志,"俱认改良交通为必要之图,故急起直追者,亦颇不少"。④华商公交创办伊始,自应带有这种追赶与进步的冲动。

不仅如此,中国人自营的电车还要办得和租界内一样好,外商经营的线路处处成为激励华商学习和比照的标杆。试看时人所发之议论,"南市

---

① 张仲礼:《近代上海城市研究(1840—1949)》,上海人民出版社 2014 年版,第 186 页。这里借用的是作者在分析上海市民对淞沪铁路的态度转变时所发的议论,进一步可将其视作近代上海以乐于尝试、开放包容为特征的海派精神的体现。

② 马长林、黎霞、石磊:《上海公共租界城市管理研究》,中西书局 2011 年版,第 219 页。

③ 《上海之公共交通问题》,《申报》1935 年 7 月 21 日,第 7 版。

④ 沙公超:《中国各埠电车交通概况》,第 47 页。

电车,与租界等……租界电车既已置装栅门,南市为乘客安全计,何以至今尚不设备耶?"①针砭之对象虽在华界,但参考的楷模范例却在租界,最重要的是,既然外国人可以做到将乘客安全置于公交运营首位的考虑因素,华人自己更没有理由达不到同样的标准,必须想方设法迎头赶上才行,最好在某些方面还能更上一层楼,超越外商已经达到的经营水平。且看1922年公利汽车公司开线之初在《申报》上登载的广告词:

> 要求事业速成,必须交通便利。要求事业速成,必须时间经济。请看欧美列强,由人力车而马车,由马车而脚踏车,由脚踏车而火车、汽车、电车,愈来愈省时间,有利于农工商学各界不少。本公司有鉴于此……②

这其中不惟寓示着生活节奏加快的社会风尚与人心观念变化,③同时更不容忽视的是,中国人已经默认了以"欧美列强"为参照对象,以他们的发展规律为本民族发达兴旺的必经之路;不仅追求"快",而且追求"强";不仅是比从前的中国"快",而且还要比欧美列强更快、更强。最能让人直观感受到"快"的公共汽车此刻便成了最佳的宣传意象;同时也正因为洋人还没有在上海创办出公共汽车线路,华商更有必要捷足先登,率先开展将汽车用于公交客运的业务以图实现先发制人。

四、"唤醒民族"的自省与抗争:民族主义对上海公共交通的影响力

20世纪20年代的"民族主义"风潮的内涵和表现形式是多元而复杂

---

① 《南市电车亟宜装置铁栅门》,《申报》1924年3月15日,汽车增刊第21版。
② 《华商公利公司开行圆路汽车启事》,《申报》1922年8月13日,第1版。此外该公司为招揽乘客而设计的宣传语也颇有趣,"有求事业速成而欲通过上列各路者乎?请乘我圆路汽车。我车必能助君以成功也。何以故?乘我公利圆路汽车,欲速则必达故。"见《申报》1922年8月14日,第1版。"欲速必达"之语或许能从一个侧面证明近代中国人求快求强的集体心理。
③ 陈文彬:《近代化进程中的上海城市公共交通研究(1908—1937)》,第16页。

的,首先依托人们自发体会到的情绪感触,尤其是有了与现实可见的"外"的对比之后,更让这种情感体验显得格外强烈和真切。具体到上海公共交通领域,如前所述,面对珠玉在前的"租界经验",中国本土的有志之士除了表露出后发者对先行者依样画葫芦式的效仿与超越的渴望外,更萌生出一种饱含着艳羡与愤慨、自卑与自强相交织的矛盾心情。

概言之,租界不止是华界追逐与较劲的对象,还天然地构成中国人观察与反省自身行为的一面镜子,借以映照和发现自己身上的不足。换句话说,中国人这种"不甘屈居人后"的民族自尊心,既可以激发出奋起直追的昂扬斗志,又或多或少带有唯恐贻笑大方的隐忧。前述的"南市电车"安全问题如是,车上乘客的道德问题亦如是:"然乘电车者,亦须具高尚之道德,庶不为人所指摘……此种情形若为外人所见,必叹吾国国民道德程度之低。"①而对于中国人乘坐电车时的陋习的批判和揭露还有更生动的例子,比如《申报》上就曾刊登过以乘客自述的口吻记载的一则见闻:

> 有一天的下午,我坐着一路电车回家去,虽然只坐了十几分钟,可是倒看见三件事情。(一)等到车到新世界的时候,走上一位外国妇女,那位西装少年连忙立起来……原来车里让妇女坐,只有外国妇女有这权利,我们中国妇人是没有的;(二)当买票的时候,他同买票员以目示意就可以不买票了……难道他有月季票么,不过我倒没有听见他说一声呢;(三)还有一位正坐着唱……他固然得意,不知道旁人都十分讨厌,而且歌词十分鄙俗,亏他这般年纪还不知道羞耻呢。②

这番言辞中无不流露出对这三位"不文明乘客"的鄙夷与奚落之意,而这起案例最具典型意义之处在于,它反映出当时的中国人一方面不满于外国人被"特别优待"并呼吁"中外平权",一方面又耻于在大庭广众之下,特别是身边有外国人的情况下"丢人现眼"的双重心理。更进一步解读,看来无论是办电车还是乘电车,不遵行规,不守公德,自觉理亏,尚且事

---

① 《电车中应注意之道德》,《申报》1923 年 10 月 13 日,汽车增刊第 21 版。
② 《电车中之所见》,《申报》1923 年 9 月 4 日,第 19 版。

小，折损民族颜面形象于外人，方铸大谬，真可谓是"一举一动，足以表示吾国国民道德之优劣！"①这种无所不在而又刻骨铭心的道德包袱，对华民华商想必都有强大的监督鞭策之效。

更叫人不安的是，这种时刻警惕"为外人所见"的忧虑情绪恐怕还真不是个别好事者杞人忧天的危言耸听。1924年英商第一条公共汽车线路通车首日，《字林西报》在报道宣传此事时还特别加入了一段对中国乘客的评头论足——"汽车公司用筹码牌代替铜元的做法在中国人中引起了一阵困扰，他们花了好一会时间才明白过来并没有任何铜元因此而被没收或是损失。"②原作者添缀此笔的本意已不可索解，也许他只是偶然记录下车上所见的一桩趣闻，但拜其所赐，读者眼前浮现的恐怕是一群愚昧滑稽而又没有见过世面的中国人的形象。尽管这几位中国乘客大可为自己辩解，毕竟在面对新生事物时，不知所措的反应本是无可厚非的人之常情，但他们的行为还是不幸地被贴上"见识短浅"的标签，沦为他人笑柄，甚至可以大胆猜想，如果这则报道被当时的某些中国读者看到的话，是否会将此上升为民族尊严受辱或是外国人蓄意嘲弄中国人的高度呢？尽管这只是无确凿依据的假想，但归根结底是由于公共交通的开放性和外来性，使得公交车厢在某种程度上被赋予了展现中国人精神面貌和道德评议的公开竞技场的特殊含义，在民族主义兴盛的时代语境下更容易引起曲解和联想。

当然所谓"民族主义的影响力"不只表现为基于"耻感"焦虑的道德压力，其作用范围也不仅局限于因报纸上零星的指摘文字所引起的国人的心理波动，更主要的表现形式还反映在客观现实的利权斗争之中，特别是那些涉及中外之间的经营权争端与交涉事件。在公共交通领域，法、华民国路电车通行的权益之争已较为人熟知。③简而言之，1913年沿旧上海县城城墙辟筑的民国路和中华路建成之际，北界的法方和南界的华方就曾

---

① 《电车中应注意之道德》，《申报》1923年10月13日，汽车增刊第21版。

② "New Service Opened Yesterday: Tokens at first confuse Chinese", *The North-China Daily News*, Oct.10，1924，p.14.

③ 关于中法间围绕此题的争议与谈判过程，虽然未见专题论文，但在述及近代上海的公共交通业与民族权益的关系时，这是最通常的典型案例，可见陈文彬：《近代化进程中的上海城市公共交通研究（1908—1937）》，第171—180页；李沛霖：《电车交通与城市社会：1905—1937年的上海》，第358—365页等处。本文对此拟不多赘述。

订立合同,共享在此路面上铺设的电车轨道,①但双方经营的电车线路实际并不相通,而是各自占用半幅轨道独立开行,乘客必须在老西门和小东门两端中断换乘。等到 1927 年上海特别市成立以后,新的政府部门开始着手尝试将两段电车轨道接通,并排斥法商电车"越界"驶入华界一边的区域内,由此拉开与法国方面一系列唇枪舌剑的拉锯谈判。撇开繁琐的谈判细节不论,最终"听华公司接轨"②的和解结果总是令人欣喜的,另外在此过程中,特别值得关注的是,当时社会各界致函公用局的呼吁声中不乏类似于"租界电车行驶华界,有损我国主权"③"外商电车侵越华界主权"④之类的表述,这种明确地将电车行驶权与"国家主权"、"民族权益"挂钩的意见,可谓是 20 年代上海公交事业众多申诉与抗争事件中颇具代表性的范例。

而当中国人试图涉足新兴的公共汽车经营业务时,所遭受的艰难与抗争就表现得更为明显。如果说 1924 年董杏生主持的公利汽车公司因入不敷出,无力缴纳工部局索要的高昂的"执照费"和"道路捐"而告败退的事例,多少还有些愿赌服输的成分⑤和可待争辩的余地:毕竟工部局一视同仁地对当时所有经营公共汽车的企业都提出了高昂的收费索求,⑥而非完全是针对中国人的歧视和压制政策。⑦但当 1928 年,华商乾康公司面临英

---

① 《上海市公用局调查民国路分界及华法共同行使电车契约》,上海市公用局档案 Q5-2-820,上海市档案馆藏。

② 《上海特别市公用局业务报告(1928 年 7—12 月)》,转引自陈文彬:《近代化进程中的上海城市公共交通研究(1908—1937)》,第 173 页。

③ 《上海市公用局关于市党部调查外商电车行驶华界条约(1928 年 8 月)》,上海市公用局档案 Q5-2-824,上海市档案馆藏。

④ 《法商六路电车不入华界》,《申报》1929 年 8 月 31 日,第 15 版。

⑤ 董杏生对工部局核准其公司资质时开出的条件,曾经是持"一概应允"的态度的,尽管这些条件可能有苛刻刁难的嫌疑,如"(1)需缴纳行车执照费,每辆每季规定为白银 100 两,道路捐税每英里每季 10 两。(2)车辆构造式样应由工部局核定。(3)行车事项应遵守工部局所发布的一切规章。(4)工部局因公共交通需要时可令其更改路线。(5)汽车司机应经工部局特别考试及格。(6)票价及停车地点应呈报工部局核定。"见《上海公路运输史》第 1 册,第 55 页。

⑥ "Shanghai Motor-Bus Scheme:Failure of Negotiations", *The North-China Herald and Supreme Court & Consular Gazette*, Aug.21, 1920, p.501.

⑦ 但也应指出,公利汽车公司的对手——英商安利洋行"一方面向工部局申请专利权,一方面以两辆汽车行驶于同一线路"(见《上海公用事业(1840—1986)》,第 350 页)的恶意竞争手段即使在今天看来也是令人不齿的。

汽公司企图再次故伎重演,以三倍于华方的汽车数量和八分之一于华方的极低票价,排挤和垄断在徐家汇与虹桥机场之间路线的经营权时,中国商人这一次无论如何也不肯心甘情愿地认输了,公司经理雷兆鹏转而向市公用局和华界政府当局极力抗议,他的陈词之中充满了愤慨和热血的壮志豪情:

> 谁料该处(指虹桥路,引者注)自被英人越界筑路以来,英电车公司①得寸进尺,放有 5988、5989 号公共汽车二辆往来载送旅客,不特破坏营业……敝公司历来营业以乾康汽车公司名义向英工部局捐照处领取公共汽车执照,现届秋季期满,例应将原有执照向英工部局换捐冬季执照,竟被揩拒不给,查该处路权为吾国所有,英人觊觎已久,心存占越……反将吾中国主人翁之路权完全剥夺,甚至不给营业执照,实为情理所不容!②

信函中将华商公司忍辱负重、委曲求全,以及相对照的英国人官商勾结、狼狈为奸的形象刻画得淋漓尽致。英国人无理刁难和无序竞争的行为,不仅触及商业伦理底线,也违背交通主管部门审核发放经营执照的管理职能之本意,更何况徐家汇至虹桥机场一线的虹桥路的性质本就属于英方"越界筑路"的灰色地带,③且不论他们越界经营理亏在先,实际上在此路上运行公交车辆与否,由谁享有运行资质的审定权理应在华不在西,租界工部局授权经营的"惯例"之举当属僭越无效。雷兆鹏的这一番申辩真可谓直指问题要害。最终此次风波在上海特别市政府的出面调停与沟通下,由中英双方达成协议,两家公司约定自 1930 年 1 月起,各安排 3 辆汽车在同一路线上行驶往来,并且票价也必须保持统一,还协商议定两公

---

① 此处或当指英商汽车公司,因为根据其他的文献记载,英电公司并不兼营公共汽车业务。

② 《上海市公用局关于华商公共汽车行驶徐家汇及虹桥飞机场之间(1928 年 10 月)》,上海市公用局档案 Q5-2-646,上海市档案馆藏。

③ 虹桥路筑成于 1901 年,但当时公共租界的西界仅至静安寺一带,法租界西端也不过徐家汇,从徐家汇地区继续向西辟筑的虹桥路当属"越界"确凿无疑,见杨文渊主编:《上海公路史(第一册)》,人民交通出版社 1989 年版,第 48 页。

司在该线具体的行车时间,①明确由两家合营该线,保持良性竞争。虽然谈判结果尚未能实现将越俎代庖的英商汽车与工部局从此路上完全驱逐出去,但从民族利权的抗争与捍卫的角度而言,中国人已较此前取得了难能可贵的进步。

然而,比起上述的中外两家公司之间的纠纷与争诉过程,更引人瞩目的是雷兆鹏的诉词中使用的诸如"吾中国主人翁之路权"、"英人觊觎"等强调突出中外对立矛盾且明显充满主观的褒贬情绪的话语,其中激情洋溢的民族主义色彩不得不令人想到1925年五卅事件爆发以来民族觉醒的强烈意识与社会思想氛围。诚如论者所言,"从'(五卅)惨案'到'(五卅)运动'的转换……激发了时人的民族危机意识,将五卅事件与国家危亡联系起来成为一种普遍的思维方式。""五卅惨杀已经非常明白地证实'反对帝国主义'与'中国民族自由运动'是'同一意义的两个名词',英美日等帝国主义者是中国的敌人……'反帝'运动等同于中国民族革命,要想实现民族革命,必须打倒帝国主义。"②推而广之,在民族危机的预设关怀下,经办某一具体事业的中国人很容易将现实中的利权争夺与捍卫民族权益的崇高目标联系起来,尤其是当与自己争夺的另一方是踏足中国土地、参与和干涉中国事务的外国商人及官僚机构的时候,更会油然而生出一种深刻而迫切的正义感,同时对手的行为自然也就应被视为"帝国主义侵略"的行径,必将使中国本民族的利益受到极大的威胁,乃至有走向灭亡深渊的危险,这正是"反帝"宣传最希望达到的深入人心的影像效果。在"反帝"声浪蔚为主流的氛围中,中国本民族的振兴与权益的张扬,势必与"反对帝国主义"的斗争紧密结合起来,而且"反"得越激烈,民族的未来越兴旺。且看同时代的宣传者是如何不遗余力地塑造一般民众对帝国主义的认知,并将"反帝"理念打造为最流行和有说服力的口号的:

> 但是大家不相信,以为外人之于中国,处处是善意的援助,他们
> 始终不相信英美真有侵略中国的事实,他们理想中的英美,是慈祥和

---

① 关于虹桥路公共汽车线在协商后的经营状况,见《上海公路运输史(第一册)》,第106—107页。

② 王建伟:《民族主义政治口号史研究(1921—1928)》,第33—37、123页。

蔼惯以小惠给人的……"五卅"惨案发生以后，英日帝国主义者的枪弹已经使中国民众从睡梦中醒转过来，大家才知道宰割中国社会政治经济的是"国际帝国主义"……所谓文明种族的英帝国主义竟演出野蛮的兽行，其假面具已完全揭破于世界，公理苟存，英帝国主义者终当无所逃于天地之间。①

这番苦口婆心的劝说和其中隐含的无奈与执着，恰恰可以说明"反帝国主义"的理念其实并未从提出的那一刻起就被大多数人接受。尽管唯恐落于人后和为人耻笑的心态确实广泛存在和深埋于人们的心中，但指责与警惕的矛头还停留在抽象和泛指的"外人"的模糊轮廓上，而不是有针对性地落到"帝国主义敌人"身上。也正是鉴于大部分民众这种"尚未被唤醒"的现状，少数掌握宣传机器和话语权的知识精英，感到更有必要利用"五卅惨案"这样极端的流血冲突事件，化短暂的悲愤为长久的抗争动力。总结来说，"反帝"宣传惯用的三部曲式的策略，大致是从渲染最近的同胞遇害的惨痛场景出发，"顺藤摸瓜"般延伸到过去，将近百年的中国沉沦的历史原因重新解释为帝国主义对中国的侵略，最后回到眼下，号召广大中国民众将被成功激起的满腔悲情与豪情，运用到现实和将来的斗争实践中去。因此，当时更有甚者已然明确地喊出向帝国主义侵略者"宣战"的讨檄誓言：

　　一切不甘奴服、不甘被压的国民，都已先后集中于"反帝国主义"的革命的旗帜之下了！我们受帝国主义压迫最烈的上海人民，现在亦已忍无可忍，一致团结起来与全国被压迫同胞，一同向帝国主义宣战！②

在这种话语逻辑下，以英国为代表的"帝国主义列强"③无疑是造成从

---

　　① 杨幼炯：《英帝国主义与中国》，北京反帝国主义同盟会1925年版，第1—2、82页。

　　② 李汉石：《反帝国主义运动》，上海经济研究会1925年版，第21页。这段话又出自同一时期的另一篇"上海反帝国主义大联盟宣言"。

　　③ 在此处特别单独强调"英国"，是因为五卅以后北京政府和国共两党在宣传口径上都采用和默许了"单独对英"的策略，把英国视为"帝国主义侵略"的罪魁祸首和"反帝"运动的众矢之的，参见冯筱才：《沪案交涉、五卅运动与一九二五年的执政府》，第54—58页；许冠亭：《五卅运动期间上海总商会的外交策略》，《史林》2012年第6期。

鸦片战争以来到最近的五卅惨案的一切罪恶的源头,对他们的仇恨是理所应当并且怎样夸张都不为过的,对他们的揭露和斗争则是在伸张正义和公道。而且以"反帝"和"民族觉醒"为核心的政治宣传的影响力并没有随着 1925 年五卅事件的平息而烟消云散,而是成为 20 年代后期遍及全社会的时代风潮。①前举的华商乾康公司的激烈抗诉即为一大明证。试想终日浸润在这样的语境熏染中,大概也就不难理解为什么该公司的经理在向工部局领取执照受阻时,会顺理成章且义正辞严地将此问题上升到"丧失主权,有关国体"②的"国耻"层面——由此,既可以找到背负罪责的元凶,还可以获得社会的普遍同情和响应,为争取和维护自己的权益找到最充足、最可靠、最正当的理论依据。

最后还应指出的是,公共交通行业并不是被动地接受民族主义单向度的灌输和改造,它也承担着促进政治话语传播和城市认同凝聚的平台作用。一方面,公交车厢自身就是一种时刻处于移动中的公共空间。从登上电车或汽车的刹那间起,乘客就不自觉地成为这个空间的一分子,任何私人的行动与表现都带上了为"众目睽睽"所监督和分享的公共属性,而这种公共属性正是现代城市与前现代乡村生活的最显著差别。难怪研究者会感慨"上海工人的罢工、游行、狂欢绝不会在泥泞的乡间小道和老县城狭窄的陋巷中产生,它只能在现代的柏油马路上进行。"③从这句话中可以解读出双重含义——宽阔的马路使得工人的集体活动有了足以伸展拳脚的实体空间,同时这种空间存在的事实,即宣告了公众集体捍卫自我权益的新气质与新生活方式的到来。

另一方面,公共交通也成为引发大众热议的重要社会话题,共同的生活体验给予乘客可供讨论的众多素材,也引导公众参与讨论的积极性与主体性。最先"有幸"体验过公共交通服务的外国乘客首当其冲地发出感

---

① 其影响力的广泛和持久在以往的著述中也多有表现,参见罗志田:《乱世潜流:民族主义与民国政治》,第 142—274 页;邓文初:《民族主义之旗:革命与中国现代政治的兴起》,第 93—162 页。而这种影响力又主要依赖于各种"口号"政治的宣传和动员,参见王建伟:《民族主义政治口号史研究(1921—1928)》,第 83—291 页。

② 《上海市公用局关于华商公共汽车行驶徐家汇及虹桥飞机场之间(1928 年 10 月)》,上海市公用局档案 Q5-2-646,上海市档案馆藏。

③ 忻平:《从上海发现历史——现代化进程中的上海人及其社会生活 1927—1937》,上海大学出版社 2009 年版,第 319 页。

叹:"上海电车在运输公众方面的服务实在是难负适意之名,在你体会过从早到晚都异常拥挤的车厢之后就会更同意这种说法了。何况车里面还总是脏兮兮的,而且行驶中的车辆也总是摇摇晃晃的,就像出厂时没造好害了病一样。"①这段充满画面感和生活气息的生动描写,说明"拥挤"、"肮脏"、"颠簸"的电车已悄然成为乘客控诉与宣泄的共同对象,是忙碌而紧张的城市生活的具象表征。对此,中文世界的读者和乘客大概也很能感同身受。仍以这一时期的《申报》为例,市民反馈和讨论的有关公共交通的内容繁多,涉及电车拥挤②、让座礼仪③、行车安全④、服务态度⑤等方方面面。此外,在犀利议论之余,也不乏许多给公交公司的恳切建议,包括缓解拥挤对策⑥、延长运营时间⑦、改善服务质量⑧、保证运营安全⑨等等。凡此种种,都表达了对公共交通事业与运营方的关切之情,而这种对他人与集体的关切也等于在关心和保卫自己的切身利益。⑩因此,20世纪20年代的报刊媒体上才会涌现那么多对公交公司的改良呼吁和衷心期望。

而这也为民族主义的发酵和传播培育了良好的环境,因为民族主义

---

① "Is Shanghai a Model Settlement?",*The North-China Daily News*,Mar.26,1919,p.4.

② "电车乘客众多……然在夏令,乘客拥于电车中,愈挤愈热而臭气尤令人不堪。"见《救济电车拥挤之一法》,《申报》1923年7月14日,汽车增刊第21版。

③ "凡妇女无论其为老为少,为贫为富,在电车中而无位置者均当起立让之。"见《电车中让坐之问题》,《申报》1923年7月21日,汽车增刊第23版。

④ "稳乃车务要点,而今时常出险,多数客人未免寒心。"见《电车应改良之我见》,《申报》1923年5月5日,汽车增刊第23版。

⑤ "电车上之卖票恶劣居多,常侮慢乘客,而于三等尤甚。"见《我所望于电车公司者》,《申报》1923年7月21日,汽车增刊第23版。

⑥ "于车外悬一'满员牌',使乘车者见之不致再继续登车,且月台之上严禁乘者站,立法至善也。"见《救济电车拥挤之一法》,《申报》1923年7月14日,汽车增刊第21版。

⑦ "人事日繁,终夜路上固未绝行人,公共汽车宜日夜不停。"见《我所希望于上海交通者》,《申报》1923年6月23日,汽车增刊第22版。

⑧ "各站标明地名于红柱;禁卖票人慢客;从容任人上下完竣,始行拉铃吹叫。"见《上海电车急应改良之点》,《申报》1924年7月5日,第27版。

⑨ "售票者先行照察乘客上下,则不致有拥挤倾轧之弊,且可扶助老幼妇女以免倾跌等患。"见《上海电车宜改良之点》,《申报》1923年10月20日,汽车增刊第22版。

⑩ 正如报上论者所言"盖拥挤过甚,公司、乘客二皆不利",见《我所望于电车公司者》,《申报》1923年7月21日,汽车增刊第23版。虽然上述各例中似乎都是为电车公司考虑所提的建言,但隐含的则是对乘客自身利益的考量和维护之意。

正需要凝结大众的集体认同,公共交通至少在某一方面提供了创造认同的可能性,使得乘客逐渐意识到原先印象中遥不可及的"公众事务"正变得与自己息息相关,而且自己有充分的表达诉求的发言权。这些变化虽然未必因公交而生,但确实与其息息相关,而且对于 20 世纪民族主义和共同体观念的构建也都至关重要。

五、结　　语

回顾 20 世纪 20 年代上海公共交通的发展历史,"租界经验"与"民族觉醒"两股力量始终环绕其间。华商公交始创虽晚,但与外人争利的意识却贯穿始终,矢志不渝,而且在五卅运动以来的宣传和启示之下,中国人的"反帝"思想和民族自省意识日渐增强,开始认识到"上海城"不等同于狭隘的租界,上海城的公共交通事业也不是外人专享的逐利场,尤其是在租界以外的地区,中国人对这片土地上的公共事务的管辖权和谋利权其实长期以来都受到了侵犯和不公正的待遇,从而更有必要也必须站出来捍卫公平竞争和行使自我应得的权利。要言之,20 世纪 20 年代的"民族主义"已经和 19 世纪末时以义和团①为代表的那种朴素的、"盲目排外"式的"旧民族主义"大为不同了。尽管两者都蕴含着"以我为尊"的精神内核,但这种"新民族主义"的差别与特点是在借鉴和吸收"租界经验"的基础上要求实现"反客为主",或者毋宁称之为恢复原本应有的"当家作主"更恰当。仍就公共交通领域具体而言,经过十余年的接触与体验,兴办公共交通之于现代城市的发展的益处已经不言而喻,中国人越发清醒地认识到这些利益决不能让西方列强一方独占,反过来,中国人热切地盼望由自己来获取甚至独占这些益处,最终将"帝国主义列强"从中华土地上驱逐出去。可以说,这是对过去单纯的情感上的"被压迫后的反抗"的超越与升华,赋予了 20 年代中国民族主义理论以新的内涵。

---

① 将义和团纳入"民族运动"和"反帝国主义"的叙事序列之中,并持褒扬态度的做法,实际上也是 20 世纪 20 年代才逐渐开始流行的一种宣传话语的选择,详见王建伟:《民族主义政治口号史研究(1921—1928)》,第 110—111 页;金富军:《中共早期反帝理论与策略研究(1921—1925)》,清华大学 2005 年博士学位论文,第 109—129 页。

　　同时，也不应遗忘以上所有观察和析论所立足的重要的空间限定——"上海"。毋庸置疑，上海在近代中国民族主义传播中扮演着前沿阵地的独特角色。上海固然是"半殖民地半封建社会"的见证，过去当人们这样提及上海时，通常是强调它这种"半"属性带有屈辱和沦陷的一面，但相应的，在"半"属性的另一面也同样有开化和革新的一面。更重要的是，对大部分远离沿海口岸、身处内地的中国人而言，他们实际上只能在"遥远的传说"里听说或想象"帝国主义"意象的存在，但在上海这种感受和对比却是格外的鲜明和直接，甚至可以说只有在上海这样的口岸城市里，帝国主义在华势力才是"可见"的。①另外也很有必要强调这种"鲜明和直接"的感受其实也具有两面性。一方面，以公共交通为代表的从外国输入的现代化的生活方式为上海市民所熟知，不自觉地教人乐观地相信"英美今日之发达"与"中国明日之希望"间的关联性；另一方面，相较于易于感知和认同的生活上的便利，所谓"帝国主义敌人"在政治上的侵略却不易为人察觉，需要少数精英的唤醒和对大众的长久熏陶才能最终实现彻底和全面的"反帝"目标，但以往的研究者多带着后见之明预知了"反帝"事业的成功，忽视了民族主义宣传早期面临的"利与害"、"民众与精英"、"日常感受与政治鼓动"的矛盾与挑战，结果可能反而弱化了中国民族觉醒与抗争的艰难处境与非凡成就，而这些问题也正值得进一步的反思与深究。

　　但也正是从这个意义上来说，上海才真可谓是 20 世纪 20 年代，乃至整个 20 世纪和中国近代历史上"租界经验"与"民族觉醒"结合得最紧密的地方，也由此才能恰当地诠释上海最适合于民族主义传播的中心地位和历史价值。因为这里的人们对帝国主义之于中国的利弊的理解与体会是最真切而清晰的，也只有在这里，民族主义的宣传与动员才能够引起足够热烈的反响和广泛的共鸣。

---

　　① Lucian W. Pye, "How China's Nationalism Was Shanghaied", *The Australian Journal of Chinese Affairs*, 1993, 29, pp.107—133.

多元一体视野下的民族图像类型化研究

——以《皇清职贡图》为例

张　勤　杨潼潼*

【内容提要】 "文图互录"是中国历史记录的一种重要撰写方法。出现在南北朝的"职贡图"是一种用来记载少数民族、域外民族向中央朝廷进贡的专题图像记录,较好反映了周边民族与中央王朝的关系。本文以乾嘉时期《皇清职贡图》中的民族形象为主要研究对象,结合所绘制民族的历史、地理等背景,通过对其人物形象书写中类型化特征的分析,揭示出《皇清职贡图》类图册中所蕴含的"多元一体"的文化格局以及形成机制。《皇清职贡图》从"图志"的角度体现了中华文化的向心力与影响力。

【关键词】 皇清职贡图;多元一体;中华文化;影响力

【Abstract】 The interplay of text and image(Wen Tu Hu Lu)is an important method of writing historical records in China. The "tribute map"(Zhi Gong Tu), which appeared during the Northern and Southern Dynasties, was a thematic pictorial record of the tribute paid to the central court by ethnic minorities and extra-territorial peoples, and reflected the relationship between the surrounding peoples and the central dynasty. This article takes the images of the ethnic groups in the Qianjia period's "Huang Qing Zhi Gong Tu" as the main object of study. By analysing the typological features in the writing of their figures, the article reveals the cultural pattern of "unity in diversity" and the formation mechanism embedded in the "Huang Qing Zhi Gong Tu" type of atlas, taking into account the historical and geographical background of the ethnic groups drawn. The "Huang Qing Zhi Gong Tu" is a manifestation of the centripetal force and influence of Chinese culture from the perspective of the "Tu Zhi".

【Key Words】 Huang Qing Zhi Gong Tu, Unity in diversity, Chinese Culture, Influence

* 张勤,复旦大学中文系副教授;杨潼潼,复旦大学中文系硕士研究生。

在我国历史记录的书写传统中,"文图互录"是一种重要的撰写方法。"左图右史"作为一种传统的历史书写模式,从《山海经》开始,一直延续到晚清《点石斋画报》等报刊。在这一过程中,以图配文的方法逐渐向着文图并重的方式演变,图像从最初的文字补充,开始走向独立,这个过程可以从上个世纪初涌现出的大量画报类作品可以窥一二。历史记录中的图像,从源头上看可以追溯到"舆图"、"图说"等文献。从周代设立"职贡"一职进行边地地区管理以来,绘制山川形制、考证疆域范围与变更,便成为"舆图"类作品主要的内容。西汉以降,随着中央王朝权利的集中,统辖范围逐渐扩大,仅仅靠"舆图"、"图志"等方式是不能够完成对边地地区各个民族乃至域外民族的形制风貌等内容进行记录。因此从南北朝开始,出现了"职贡图"一类的历史文献。"职贡图"作为一种用来记载少数民族,域外民族向中央朝廷进贡的专题图像记录,在传统"舆图"的基础上,着重对上述民族的体态形貌、服饰特点进行绘制,同时辅以文字的方式,结合图像人物的外貌、服饰,对其精神气质、生活风俗等内容进行简明扼要的描述。作为记录中央王朝与境内周边民族和域外民族历史、经济和文化往来的图录,"职贡图"还要对周边民族与中央王朝的关系进行说明。如南朝·梁萧绎在《职贡图序》中所云:"臣以不佞,推毂上游,夷歌成章,胡人遥集……瞻其容貌,讯其风俗,如有来朝京辇,不涉汉南,别加访采,以广闻见,名为职贡图云尔。"[1]这类"职贡图"编撰大都奉王命所编,都有着"由朝廷敕命绘制的表现朝贡使臣形貌的画卷"的目的。

本文以乾嘉时期《皇清职贡图》中的民族形象为主要研究对象,结合所绘制民族的历史、地理等背景,通过对其人物形象书写中类型化特征的分析,揭示出《皇清职贡图》类图册中所蕴含的"多元一体"的文化格局以及形成机制。(以下简称《职贡图》)

一、域外民族人物民众形象书写中的"华化"特征

我国是一个多民族的国家,先秦时期在《荀子·王制》、《山海经》等典

---

① 萧绎撰、许逸民校笺:《金楼子校笺》,中华书局 2011 年版,第 1092 页。

籍中已经有了明确的"东夷"、"西戎"、"北狄"和"南蛮"的华夏四夷说、四海大荒的文化区域说。"北海则有走马吠犬焉，然后中国得而畜使之；乃则有羽翮、齿革、曾青丹干焉，然而中国得而财之；东海则有紫皮鱼盐焉，然而中国得而衣食之；西海则有皮革、文旄焉，然而中国得而用之。"①这里所言"中国"即指以黄河中下游为文化中心的华夏腹地。对于周边散居的少数民族已有"中央——边地"的概念。另外在"五服说"里，同样有了以华夏文明为主体的文化中心思想。《尚书·禹贡》卷六云：

> 五百里甸服：百里赋纳总，二百里纳铚，三百里纳秸服，四百里粟，五百里米。五百里侯服：百里采，二百里男邦，三百里诸侯。五百里绥服：三百里揆文教，二百里奋武卫。五百里要服：三百里夷，二百里蔡。五百里荒服：三百里蛮，二百里流。②

这里所言"五服"，即以地缘为标准进行统一的行政管理。类似"四服"、"六服"，都是周王朝根据王畿与其他地区远近来进行管辖的制度。无论是每岁一次的"要服"，还是一代人一次的"荒服"，周王朝时期已经开始对九州之外的"蕃国"进行管辖。此种基于地缘关系的政治文化交往，较之于血缘为中心的宗法制，具有极大的包容性。从商汤时期"莫敢不来享"（《诗经·商颂·殷武》）到西周"四夷咸宾"，强调中华民族与周边民族的隶属和等级关系的"朝

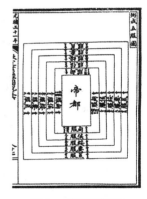

图 1　禹贡五服图

贡"制度成为历朝历代邦交政策的主要政策。从商周开始，华夏中央王朝统治从王畿地区向四海拓展。从公元前 3 世纪到公元 19 世纪，东亚、东南亚以及中亚地区逐渐形成了以中华帝国为中心的朝贡体系。《禹贡·序》云："贡者，从下献上之称，谓以所出之谷，市其土地所生异物，献

---

① 　杨倞注：《荀子》，上海古籍出版社 2010 年版，第 84 页。
② 　孔安国撰、孔颖达疏：《尚书注疏》，清嘉庆二十年南昌学府重刊宋本十三经注疏本。

其所有,谓之厥贡".①"服"即顺服、服从之意。周天子辖制四方,边地各族以及周边国家在认同周天子统治权的基础上,必须定期向周天子纳贡觐见,正所谓"有不贡,则修名。"《集解》韦昭注曰:"名,为尊卑职贡之名号也"。②又《逸周书·祭公解》中祭公云:"天子自三公上下,辟于文、武,文、武之孙大开封,方于下土。天之所锡武王时疆土,丕维周之基,丕维后稷之受命,是永宅之。维我后嗣旁建宗子,丕维周之始并"。③周代分封多集中在宗族子弟,以姬、姜等姓为主。既尊周天子为王,所以以周天子册封之君为正,并且遵循一定的礼仪制度,如称臣朝贡、册封回赐等,正所谓名正则言顺。如邵循正先生所言:"曩者中国雄居亚洲,藩属环附,俨然自成一国际家庭……在此制度之下,中国之地位若君若父若兄,藩属之地位若臣若子若弟。"④为了与中国建立关系,并获得其庇护,首先周边国家需要获得古代中国统治王权的承认。

从先秦时期的"四夷"与"诸夏"一直到清朝"朝贡"制度,中华民族与周边民族与地区一直保持着密切的往来。如汉魏时期的夫余、高句丽、沃沮、涉等东夷四国;隋唐时期中亚被称为"昭武九姓"的粟特诸国;两宋时期的"志蛮"与"志国"。明太祖朱元璋和明成祖朱棣在位时期,与明朝建立藩属关系的诸国和地区多达100多个。以《明史》中所记"外国"为例,从卷三百二十《外国一》到卷三百二十八《外国九》中的朝贡国就有89个。作为最后一个封建王朝的清代,出于"奉正朔,永作屏藩"⑤的目的,继续延续着前朝的朝贡制。在其鼎盛时期,藩属国达到四十余个,这其中就包括了今天的阿富汗、哈萨克斯坦⑥等国和地区。据《清史稿·地理一》所记:

> 太宗之四征不庭也,朝鲜首先降服,赐号封王。顺治六年,琉球奉表纳款,永藩东土。继是安南、暹罗、缅甸、南掌、苏禄诸国请贡称臣,

① 孔安国撰、孔颖达等正义:《尚书正义》,十三经注疏,中华书局1980年版,第146页。
② 韦昭、徐元诰、王树民:《国语集解》,中华书局2019年版。
③ 张闻玉译注:《逸周书全译》,贵州人民出版社2007年版,第284页。
④ 邵循正:《中法越南关系始末》,河北教育出版社2000年版,第50页。
⑤ 赵尔巽等撰:《清史稿·列传二百五十》,中华书局2003年版,卷463,第12733页。
⑥ 关于阿富汗、哈萨克斯坦与清廷交往,详见《清史稿》卷十二所记。如《本纪十二·高宗本纪三》所言:"(乾隆)二十八年春正月庚申……甲子,上御紫光阁,赐爱乌罕、巴达克山、霍罕、哈萨克各部族使人宴。"

列为南服。高宗之世,削平西域,巴勒提、痕都斯坦、爱乌罕、拔达克山、布哈尔、博洛尔、塔什干、安集延、东西布鲁特、左右哈萨克,及坎巨提诸回部,联翩内附,来享来王。东西朔南,辟地至数万里,幅员之广,可谓极矣。泊乎末世,列强环起,虎眈鲸吞,凡重译贡市之国,四分五裂,悉为有力者负之走矣。①

清统治前期继续推行明朝以来旨在"人心向附"②的外交政策,一方面加强与四邻藩属国的宗藩关系,如朝鲜、琉球、越南等;另一方面也对曾经中断的南亚、中亚地区建立联系,如阿富汗、巴达克山地区。除了外交上继续推行怀柔的宗藩政策,对内在奉行"华夷一家"的基础上,清政府推行"因地施治"③民族政策。从清太宗(皇太极)提出"朕于满洲、蒙古、汉人,不分新旧,视之如一"④的思想,到康熙"朕中外一视,念其人(指蒙古族)皆朕赤子,覆育生成,原无区别"⑤的观点,最终形成"天下一统,华夷一家"⑥为主体的民族思想。对外以谋求"共保承平"⑦为目的,对内以强化中华民族一体为中心,可以说清朝在内外政策上的种种措施有利于对庞大的帝国施行有效的统一管辖。从康熙年间开始,清朝十代一共编订了包括《皇清职贡图》、《卫藏识图》、《大清一统志》、《皇舆全图》、《四川通志》等在内的大型官修文献,这些有着丰富图像资料的文献为清政府边地治理和外交政策提供了佐证与依据。在诸多文献中,乾隆时期绘制的《皇清职贡图》便是一例。

乾隆十六(1751)年六月初一日,乾隆颁布谕旨:

大学士忠勇公臣傅恒奉上谕,我朝统一区宇,内外苗夷输诚向化。其衣冠、状貌各有不同。着沿边各督、抚于所属苗猺黎獞以及外夷番众,仿其服饰绘图,送军机处,汇其呈览,以昭王会之盛。各该督、

---

① 《清史稿》五百三十六卷《志》三十六《地理一》,民国十七年清史馆本,第873页。
② 《世祖章皇帝实录》卷一,《清实录》,清内府抄本,第56页。
③ 左宗棠:《奏稿七》,《左宗棠全集》,刘泱泱等点校,岳麓书社2009年版,第373页。
④ 《太宗文皇帝实录》卷二四,《清实录》,清内府抄本,第628页。
⑤ 《圣祖仁皇帝实录》卷一八四,《清实录》,清内府抄本,第4452页。
⑥ 《世宗宪皇帝实录》卷八十六,《清实录》,清内府抄本,第2564页。
⑦ 《明实录·明太祖实录》卷五〇,戊午条。

抚于接壤处,俟公务往来乘便图写,不必特派专员。可于奏事之便传谕知之。钦此。①

《职贡图》由傅恒、董浩等纂,门庆安等绘,作为一本"御制"的官修文献,从乾隆十六年启动,到乾隆二十六年(1761 年),《职贡图》历经十年编订完成。《皇清职贡图》恭贺诗记云:

> 《皇清职贡图》九卷乾隆十六年奉敕撰。以朝鲜以下诸外藩为首,其余诸藩诸蛮,各以所隶之省为次。会圣武远扬,戡定西域,拓地二万余里。河源月出骨之外,梯航鳞集,琛赆旅来。乃增绘伊犁、哈萨克、布鲁特、乌什、巴达克山、安集延诸部,共为三百余种。分图系说,共为七卷,告成于乾隆二十二年。迨乾隆二十八年以后,爱乌罕、霍罕、启齐玉苏、乌尔根齐诸部,咸奉表入觐,土尔扈特全部自俄罗斯来归,云南整欠、景海诸土目又相继内附,乃广为《续图》一卷。每图各绘其男女之状,及其部长属众衣冠之别。凡性情习俗,服食好尚,罔不具载。②

通过记录国之交往来彰显帝国气象同时也是《职贡图》编订的初衷之一。从 1820 年清嘉定时期的清地图来看,王朝版图已经从西部帕米尔高原向东北部延伸,直达北部与俄罗斯分界的帕塔尔巴哈台山、萨彦岭、恰克图、额尔古纳河一线,最后抵达库页岛,濒临鄂霍次克海;东南含括台湾岛,海南岛及南海诸岛;西南一线直抵喜马拉雅山南麓、包括西藏在内,与印度莫卧儿帝国、尼泊尔、不丹分界,领土面积达到一千三百多万平方公里。美国学者罗威廉在《中国最后的帝国:大清王朝》中谈道:

> 大清帝国在性质上与之前各代相继的汉人或异族王朝有所不同。作为标准的近代早期欧亚大陆形态之多民族帝国,其在扩展"中

---

① 《皇清职贡图上谕》,文渊阁四库全书本,第 594 册,台湾商务印书馆 2008 年版,第395 页。

② 董诰、傅恒:《四库全书—史部—地理类—外纪之属皇清职贡图》,1751,13。

国"的地理范围,将如蒙古、女真、西藏、内亚穆斯林与其他非汉族民族,整合成一种新形态、超越性的政治体上,取得惊人的成功。渐渐地,中国士人开始接受此种新定义的中国,并认同其为自己的祖国。①

因此,作为一个统一帝国,亟需《职贡图》此类文献来体现"大中国"的盛世气象。据《四库提要》所云,《职贡图》乾隆时期经历了五次增补,后又在嘉庆年间的重绘和增补,并于嘉庆十年(1805年)十一月最终定型。《职贡图》共有图册600余幅,涉及民族300余个。《职贡图》以"文图互录"的方式,对乾嘉时期清疆域内边地地区少数民族、周边国家和民族的地理分布、历史沿革、宗教信仰、生活习俗和服饰饮食等内容进行了全览式的书写。

《职贡图》全书分为九卷,卷一域外,卷二西藏,卷三关东、福建、湖南,卷四广东、广西,卷五甘肃,卷六四川,卷七云南,卷八贵州,卷九系续增。全书图像以人物形象为主,每一种民族的图像皆分别以男子和女子之像代表。卷一域外民族图像以"某某国民人"和"某某国门妇"为类,如果与清廷存在属国关系,会额外补充以"某某国夷官"和"某某国官妇"为类。如卷一记录"朝鲜国"是分别绘制了四幅图,如图2、3、4和5。

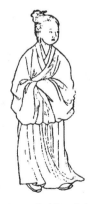 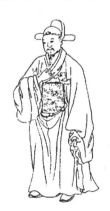

图2　朝鲜国官妇　　　　　图3　朝鲜国夷官

---

① 罗威廉:《中国最后的帝国:大清王朝》,李仁源、张远译,《哈佛中国史》,中信出版集团2018年版,第294页。

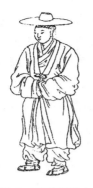 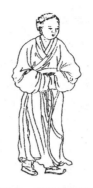

图 4　朝鲜国民人　　　　图 5　朝鲜国民妇

再例如卷一"琉球国"中的"琉球国",条目下辖四幅图,分别如图 6—9 所示。

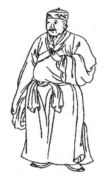 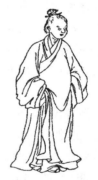

图 6　琉球国夷官　　　　图 7　琉球国官妇

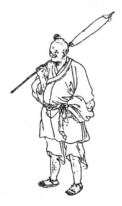 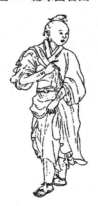

图 8　琉球国夷人　　　　图 9　琉球国夷妇

427

总体来看,《职贡图》对于藩属国民众的形象书写,在图像方面着重突出其容貌特征,文字方面除了容貌与服饰特征以外,则以条目形式来记录该国民众社会生活,叙述极为简洁。对于中国有长期宗藩关系的民族,如朝鲜、琉球、安南等国家,对其国历史,尤其是两国交往史会作较为详细记录,既表达以礼德化的态度,同时也暗示了华为中心的思想。

如在"朝鲜国"中的"夷官"和"官妇"条目中,《职贡图》记曰:

> 朝鲜,古营州外域,周封箕子于此。汉末扶余人高姓据其地,改国号高句骊,亦称高丽。唐李勣征之高氏,遂灭。至五代时有王建者,自称高丽王,历唐至元屡服屡叛。明洪武中李成桂自立为王,遣使请改国号为朝鲜。本朝崇德元年,太宗文皇帝亲征克之,其国王李倧出降,封为朝鲜国王,赐纽金印。自是朝鲜遂服,庆贺大典俱行贡献礼。其国分八道、四十一郡、三十三府、三十八州、七十县。王及官属俱仍唐人冠服,俗知文字,喜读书,饮食以笾豆。官吏娴威仪,妇人裙襦加襈,公会衣服皆锦绣,金银为饰。①

此段文字将"朝鲜国"的历史,以及与中国历朝历代的宗藩关系都做了说明,尤其是在"朝鲜遂服"一句中,标明了清朝与朝鲜国之间的等级关系。清政府与朝鲜关系为例,根据日本历史学家荒野太典、石井正敏统计,从 1637 年到 1881 年的 245 年期间,仅朝鲜一国就向明、清两代中央政府派遣使节 495 次。②从清顺治到嘉庆年间,朝鲜先后在顺治十六年(1649年)、十七年(1650 年),康熙十四年(1675 年)、六十年(1721 年),雍正三年(1725 年),乾隆四十一年(1776 年),嘉庆六年(1801 年),派遣使臣来华,分别就朝贺、陈奏等事宜上报清政府。美国学者费正清《中国的世界秩序:中国传统的对外关系》一文中论及中华文明与东亚文明关系时曾指出:"这个地区深受中国文化影响,例如汉语表意文字系统、儒家关于家庭和社会秩序的经典教义、科举制度,以及中国皇朝的君主制度和官僚制度等

---

① 董诰、傅恒:《四库全书—史部—地理类—外纪之属皇清职贡图》,1751,21。
② 荒野太典、石井正敏:《亚洲中的日本史—外交与战争》,东京大学出版会 1994 年,第225—226 页。

等。中国因其地大物博,历史悠久,自然成为东亚世界的中心"①。诚然,中华文明作为东亚文明的核心,古代中国对周边国家的影响是巨大的,从生活习俗到语言文化,无不囊括在内。

如上图琉球国和朝鲜国中官吏服饰"乌纱帽"和"圆领袍",平民男子多"束发于顶";官妇"多著襦衫",下裳多为裙,平民妇人下裳内多著长裤。这些服饰特点皆效仿国汉唐以来的服饰古制。图10图为1793年石里洞秀所绘《琉球入朝图引》。队列最前面有中山王府的字样,代表琉球国中山王派出的使团。图中使臣所著官服与明时官服极为相似。据《舜水先生行实》中的记载,朱舜水在日本奉上命制官服,衣冠皆参照明制。《附录》云:"甲寅,先是上公使先生制明室衣冠,至是而成,朝服、角带、野服、道服、明道巾、纱帽、幞头之类也"②。从上述文献和图像中所讲所绘来看,周边民族深受华夏文化浸染。

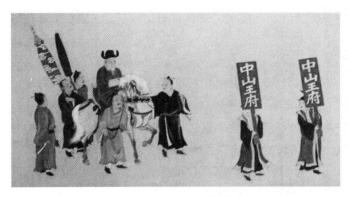

图10 《琉球入朝图引》

亚洲各国围绕中华中原文明构建起来了以中国为中心的亚洲秩序。这种秩序的建立最早由地理环境决定。与欧洲诸国相比,东亚、东南亚、中亚诸国基于地域相邻,交通往来的便利,使得亚洲内陆国家最先与古代中国建立了联系。古代中国以其在经济文化等方面的优越性带动了周边国家与民族地区的发展,使周边国家与地区在一定程度上都对中华文化产

① 费正清:《中国的世界秩序——传统中国的对外关系》,杜继东译,中国社会科学出版社2010年版,第1页。

② 朱舜水著、朱谦之整理:《朱舜水集附录一》,中华书局1981年版,第620页。

生了一定的依赖性,并由此而形成了一个庞大的"中华文化辐射圈"。中国的政治外交关系在古代,正是随着中华文明向四周的传播建立和发展起来的。此种影响力并不在于军事上霸权,而是基于中心国家在制度、经济、文化等方面的优越性。这使得东亚文化圈中各个国家与地区的交流是基于共同发展前提。以共同发展作为彼此互动的基础,仿效华文化成为东亚各个国家或地区用以提升或发展本土文化的重要途径。《职贡图》论及异域文化时便以一种"文化互动"态度来考察他者文化。除了日本、朝鲜等与中国自古存在宗藩关系的东亚国家或地区以外,在《职贡图》中还有部分东南亚国家与地区,同样与古代中国有着密切的联系,如卷一中所记"安南国"。

> 安南古交趾地,唐以前皆隶中国,五代时始为土人。……明永乐间讨黎季牦篡陈氏之罪,因郡县其地,后黎利构乱,因而抚之。嘉靖中,莫登庸篡黎氏,旋为黎惟潭恢复。本朝康熙五年,黎惟禧款附因封为国,王嗣后五年一贡。土地膏腴,气候炎热,一岁二稔。其夷目冠带朝服,多仍唐制,皂革为靴。惟武官平顶纱帽,靴尖双出以为别。贵家妇人披髪不笄,耳带金环,以大小分等级,内服绣襦外,披氅衣,履如芒履。①

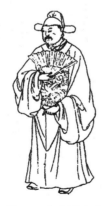
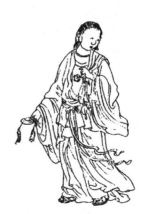

图 11　安南国夷官　　　　图 12　安南国官妇

---

① 董诰、傅恒:《四库全书—史部—地理类—外纪之属皇清职贡图》,1751,29。

"安南国"，即今天的越南，古称"交趾"，汉武帝平南越，隶属"交趾刺史部"，唐时属安南都护府。先秦时期，作为南越一部分，"交趾"已经属于中国领土一部分。《淮南子·主术训》记云："昔者神农之治天下也，神不驰于胸中，智不出于四域，怀其仁诚之心，……因天地之资而与之合同。……其地南至交阯，北至幽都，东至旸谷，西至三危，莫不听从。当此之时，法宽刑缓，囹圄空虚，而天下一俗，莫怀奸心"①。又《礼记·王制》所记："中国戎夷……南方曰蛮，雕题交趾，有不火食者矣。……北方曰狄"②。这里所言"交趾"，大致地理范围包括了今天越南全境。古越南与中华文明的联系由来已久，尽管唐末由于帝国势衰，交趾地区逐渐脱离唐王朝掌控，丁部领于公元 968 年称帝，国号"大瞿越"，安南正式建立了独立政权。北宋期间，乘北宋疲于应付北部辽与西夏，当时交趾地区李氏王朝崛起，屡次进犯宋之南境。宋神宗熙宁九年（1076 年），宋军大败李氏，李仁宗向宋朝求和。后于南宋孝宗赵昚淳熙元年（1174 年），李朝国王李天祚遣使入贡，孝宗始正式"诏赐国名安南，封南平王李天祚为安南国王"。又淳熙二年（1175年）八月，孝宗"赐安南国王印"。至此，古交趾正式定名为"安南国"，并成为宋朝宗藩国之一，"安南"一名一直沿用到清嘉庆时期。嘉庆八年（1803年），清政府定"安南国"为"越南国"，册封阮福映为"越南国王"。从越南的建国历史来看，自先秦到清末，越南一直处于中华文化圈之中。所以不难看出《职贡图》中关于越南官员的书写，从图像到文字，尤其在人物形态上都呈现出鲜明的"华化"特征。

除了琉球、朝鲜、越南等在"中华文明辐射圈"中出于中央区的国家以外，《职贡图》中还谈及部分在辐射圈边缘地区的亚洲其他国家和地区。如马辰（今印度尼西亚）、文莱、柔佛（今马来西亚）等。较之朝鲜等国着重类"华化"书写的不同，在对国家或地区的民众形象进行绘制时，图像往往突出其"异华化"的特征。如图 13 中的"马辰国夷人"。从图中裸露上衣与负筐的形态上，远不及南掌、朝鲜等民众形象的端正。如图 13 马辰国夷人形

---

① 何宁撰：《淮南子集释》，中华书局 1998 年版，第 610—611 页。
② 郑玄注、孔颖达等正义：《礼记正义》，上海古籍出版社 1990 年版，第 246—247 页。

象,不仅裸露上身,并且在绘制时还着重突出其下颚髭须森竖,身体毛发浓密等特征。这与华夏文化中追求"君子之容舒缓"①(《礼记集解》卷三十,《玉藻》第十三之二)的审美要求是大相径庭的。

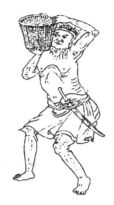　　　　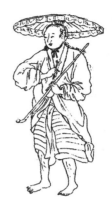

图 13　马辰国夷人　　　　　　图 14　南掌国老挝

　　从如《职贡图》中对琉球、朝鲜、马辰等国家的民众形象书写可以看出,其形象的建构是基于中央王朝与诸国在政治上的亲疏远近的关系。这种亲疏远近关系在一定程度上决定了该国的华夏文化普及程度。若将《职贡图》中的各番国的朝贡关系程度进行排序,能够发现各国与中央的朝贡关系维持时间越长,则中央对该国族群形象的评价也会更高。而与中央朝贡关系较为疏离的国家在《职贡图》中更容易被描述为"未开化"且"犷悍"的,该国的图像多被呈现为想象式图景,这很可能是中央王朝对不熟悉所导致。例如南掌国(老挝)在明朝以前不通中国,有与中央不同的重女轻男习俗,图像中的南掌国民跣足,其人"多犷悍","喜啖生肉",呈现出一种未开化的样貌②。(如图 14)相比之下,与中央关系较为密切,且华夏文化普及程度高的琉球国、朝鲜国的平民形象则被描述为"俗尚文雅,鲜盗贼"。③老挝与中国的交往始于明初,进贡间隔为十年,相比其他宗藩属国,

①　孙希旦撰、沈啸寰、王星贤点校:《礼记集解》,中华书局 2007 年版,第 834 页。
②　董诰、傅恒:《四库全书—史部—地理类—外纪之属皇清职贡图》,1751,44。
③　董诰、傅恒:《四库全书—史部—地理类—外纪之属皇清职贡图》,1751,26。

其"华化"程度较低,因此在平民图像上更多突出其"跣足"、"披发"、"以足布绕下体"等异域文化特征,文辞记录上也以"犷悍"来形容。除了老挝以外,《职贡图》在对柬埔寨、咖喇吧国(今印尼雅加达)等民众形象书写时,也着重突出其"异华化"的特征。如记录"柬埔寨国夷妇"时云:"女挽髻露肘,臂惟蔽其乳,围裙跣足。"(如图15)记录"咖喇吧国夷妇"时云:"夷妇垂髻施簪珥,以花布缠上体,短衣长裙,露胸跣足。"(如图16)位于东南亚地区的柬埔寨、印度尼西亚等国,由于地势疏远,与中央并无长期稳定的宗藩关系,在对这些民众形象进行书写时,更多地是依据民间贸易往来,所谓"华人之贸易者多流聚于此"。[1]因此《职贡图》在书写这些民族的民族性时,用贸易关系来代替政治关系,文辞上多"机巧"、"奸诈"、"教化"、"工巧"等用语,着重突出这些民族与中华民族的差异。

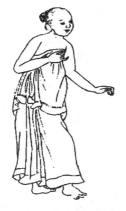
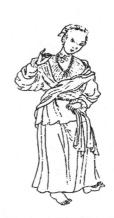

图 15　柬埔寨国夷妇　　　　图 16　咖喇吧国夷妇

　　总的来看,作为官修类书的《职贡图》,在对周边国家和民族的书写时,在中华文化的辐射力为视角,根据朝贡关系、贸易关系等因素来考察他者文化。因此在人物形象绘制以及文辞记录上,重点表现为"华化"与"异华化"两种类型化属性。图册中域外民族形象的类型化书写是中华文化优越性的体现,这也是先秦"华夷之辨"观念在清朝政治外交思想的延续。

---

　　①　董诰、傅恒:《四库全书—史部—地理类—外纪之属皇清职贡图》,1751,88。

二、边地民族民众形象书写中的地域性特征

《职贡图》共九卷,除了卷一以外,余下八卷皆是对于清王朝疆域内的各个边地民族的记录。与域外民族形象书写中强调该民族文化"华化"属性不同,余下八卷中更加关注中华各民族习性风俗的差异。究其原因,一方面出于"百里不同风,千里不同俗"的认识,另一方面从边地治理的角度看,这是对中华文明主体性的强调。无论是边民形象的绘制,还是文辞的记录,都呈现出明显的"情景化"的类型特征。比如在北方民族的形象绘制上,突出以"毛皮"为主要材料的"皮帽"、"毛靴"、皮质"外裳"等服饰特征;南方民族的形象绘制上,则突出"椎髻"、"跣足"等形貌特征。前者的文字记录中多以"养鱼捕鹿"、"鱼盐之利"为主要内容,后者文字记录中多以"耕织"、"捕蛇鼠"、"生啖"来描述与之相关的生活生产情境。这种类型化的民族人物图像记录类似叙事文本,担负并完成了在多元一体的文化总体格局下,对不同区域内的各个民族文化进行解读。

不同地区,由于自然气候、地理环境的差异,形成不同的地域文化。《汉书·地理志》就曾提出:"凡民函五常之性,而其刚柔缓急,音声不同,系水土之风气,故谓之风;好恶取舍,动静亡常,随君上之情欲,故谓之俗"。① 以地理气候依据作为判断民俗传统差异之本的观念古已有之。《国语·周语》云:"是日也,瞽师、音官以风土。"韦昭注云:"风土,以音律省土风,风土和则土气养也"。②"土气"自然地理之习性。又《礼记·王制》云:"凡居民材,必因天地寒暖燥湿,广谷大川异制,民生其间者异俗,刚柔轻重迟速异齐,五味异和,器械异制,衣服异宜。修其教,不易其俗,齐其政,不易其宜"。③可见,在关于文化差异的认识上,不仅以地理环境、气候条件作为民俗传统形成的根本原因,同时也认识到在边地治理、国家治理中需要因地制宜。类似的记载在《史记》、《后汉书》、《洛阳伽蓝记》、《荆楚岁时记》、《辽

---

① 班固撰、颜师古注:《汉书》,中华书局 1996 年版,第 1460 页。
② 左丘明著、韦昭注:《国语》,上海古籍出版社 2015 年版,第 13 页。
③ 郑玄注、孔颖达等正义、黄侃经文句读:《礼记正义》,上海古籍出版社 1990 年版,第 246 页。

史》等古籍文献中比比皆是。如《辽史》卷三十二《营卫志·中行营》曰："天地之间，风气异宜，人生其间，各适其便。王者因三才而节制之。长城以南，多雨多暑，其人以耕稼以食，桑麻以衣，宫室以居，城郭以治。大漠之间，多寒多风，畜牧畋野以食，皮毛以衣，转徙随时，车马为家。此天时地利所以限南北也"。①基于区域内自然地理差异，清王朝延续了古代中国对内"因地施治"的治理方法，因此对域内边地各个民族的传统生活习俗风气，还是秉持着开放调和的态度。前文提出，清朝在统治极盛时期，民族政策是比较包容的。从皇太极、顺治、康熙到雍正，一直奉行"华夷一家"的政策。雍正帝就曾指出：

> 盖天下之人，有不必强同者，五方风气不齐，习尚因之有异。如满洲长于骑射，汉人长于文章，西北之人，果决有余东南之人，颖惠较胜，非惟不必强同，实可以相济为理者也。至若言语嗜好，服食起居，从俗从宜，各得其适。此则天下之大，各省不同，而一省之中，各府州县亦有不同，岂但满汉有异乎？②

在统治者看来，对于清朝统治而言，囿于华夷之别来进行王朝治理是不合时宜的。囿于地域差异，民俗各有区别，从帝国治理角度而言，需要正视这种区别，而不是一味讲究华夷之别。同时清统治者还从中华民族形成和发展的角度，肯定了"华夷一家"思想和政策的有效性：

> 本朝之为满洲，犹中国之有籍贯。舜为东夷之人，文王西夷之人，曾何损于圣德乎？……若以戎狄而言，则孔子周游不当至楚应昭王之聘，而秦穆之霸西戎，孔子删定之时不应以其誓列于周书之后，矣盖从来华夷之说？……且自古中国一统之世幅有不向化者，则斥之为夷狄，如三代以上之有苗荆楚狁狁，即今湖南湖北山西之地也。在今日而目为夷狄可乎？至于汉唐宋全盛之时，北狄西戎世为边患，从未能臣服而有其地，是以有此疆彼界之分。自我朝入主中土，君临天

---

① 脱脱等撰：《辽史》，中华书局1974年版，第373页。
② 《世宗宪皇帝实录》卷八十六，《清实录》，清内府抄本，第2564页。

下,并蒙古极边诸部落俱归版图。是中国之疆土,开拓广远,乃中国臣民之大幸,何得尚有华夷中外之分论哉。①

不仅如此,雍正帝在其《大义觉迷录》宗还提出,"既云天下一家,万物一源,如何又有中华、夷狄之分?"的观点。②在其看来,天下本为一家,"九州四海之广,中华处百分之一,其东西南朔,同在天覆地载之中者,即是一理一气,岂中华与夷狄有两个天地乎?"清王朝极盛时期,统治者对于华夷一家的认识,延续到了《职贡图》对边地民族民众形象的书写中。如卷四中对分布在湖南、两广以及岭南地区的瑶族、黎族等民族的民众形象进行书写时,着力突出"适地宜民"的习俗特点。例如记录"连州猺人"时云:"连州猺人,畜髪为髻,红布缠头,喜插鸡翎……常着芒鞋登山樵采,婚姻以唱歌相谐。"③"芒鞋"、"登山"、"樵采",寥寥数语,描绘除了瑶族百姓以山猎为主要生产方式的生活习俗。从生存环境,着眼人和自然的生态关系来记录边地各个民族民众的形象,这样一种记录方式已经颇有几许文化地理的味道。

以黄河、长江为"南北"地理标志的思想乃我国传统史地观的最初形态。从外部环境上看,中华民族地处亚欧大陆的东南部,西部和西南部的帕米尔高原、喜马拉雅山,北部蒙古高原、荒漠,东部的太平洋及其诸岛,这样的自然地貌如同天然屏障,将中华文明与南亚文化、西亚文明以及西方海洋文化隔绝开了,形成了独立自成体系的文化体系。从内部来看,由于从气候条件到地质特点都存在较大差异,因此形成了多样化的内部自然空间。仅仅从经济生产角度上看,就有北部草原文化体系、中部农耕文化体系、南部山地游耕文化体系等三大经济文化圈。各个文化圈内的民族或族群在长期居住的自然环境中,创造出了具有该区域自然特点的物质文化,同时也形成了与自然气候、地理环境相一致的人文环境。这样一种地理依据在《职贡图》中非常明显。

以《职贡图》卷八为例,卷八共有图82幅,记录了贵州境内多个部族的情况。涉及地区包括贵阳、大定、铜仁、黎平、贵定、修文、贵筑、平越、永丰、

---

① 《世宗宪皇帝实录》卷八十六,《清实录》,清内府抄本,第2563—2566页。
② 雍正皇帝著:《大义觉迷录》,北方儿童妇女出版社2001年版,第119页。
③ 董浩、傅恒:《四库全书—史部—地理类—外纪之属皇清职贡图》,1751,215。

清平、广顺、普定、定番、都匀、遵义、余庆、平远、镇远、荔波、普安等地苗、罗罗、仡佬、瑶、僰等部族。西南地区少数民族众多，从古史时代"九黎"、"三苗"，到秦汉时期的"西南夷"，从中华文明的缔造初始，西南地区少数民族就以"九黎三苗"、"氐羌"、"百濮"、"百越"等多种身份参与到中华民族文化的建构中。以贵州少数民族为例，就曾以"南蛮"、"武陵蛮"、"牂柯蛮"、"濮越"等多种名称出现在先秦以来的古籍文献中。从南宋开始，历经元明清三代，贵州少数民族地区与王朝中央的联系越来越紧密。但是由于囿于自然环境造成的交通不便，所以尽管苗族与中原地区交流古已有之，但是相对封闭的生存环境，使得贵州少数民族从语言到习俗都保留着比较突出的民族性。因此《职贡图》对贵州少数民族的民众形象进行书时，在将其放入中华民族整体框架的同时，着力强调这些民众形象的独特性是源自于独特的生活空间。

贵州省是全国唯一一个没有平原支撑的省份，平均海拔 1100 米，以高原山地地貌为主，在纵横的群山中星罗棋布地分布着丘陵与盆地，俗语所言"地无三里平"就形象地概括了贵州全境的地势特征。从生存空间上看，贵州属于典型的高原山地地貌，其世居民族大多生活在山区，无论是沿着山脊分布的山地聚落式民居建筑，还是"层磴横削为梯，举手扪之足始跻"的生产生活方式，都具有典型的高原山地文化特点。以"山"为主体的内容成为贵州各个民族形象的标志，继而在整体民族文化书写方面呈现出地域化倾向。如书写黑苗时所云"陟巘巖捷如猿猱"的生活习性，书写铜仁府"红苗"强调其"山深箐密"的生活环境，书写贵定等地区瑶族时，强调其民"勤耕种颇知医，暇则入山采药"的传统。①在此类书写方式中不难看出，以山地为主要特征的生活环境成为编纂者记录这些边民生活习性的主要视角。

另外，西南地区大部分是高原山地地貌，特别是在贵州中东部、东南部以及贵州与广西、湖南接壤地带，是典型的喀斯特岩溶地貌。山林密布，沟壑纵横，"游耕"是生活在这里的民众长期流行的劳作方式。《职贡图》卷八关于贵州境内各个民族生产生活习俗进行介绍时，"耕猎"成为其主要描述的内容。譬如在书写贵筑龙里等处的"东苗"时，强调其民"春猎获禽必以祭跳月"②，清平县属凯里地方的"九股苗"善于"右持标杆，口衔利刃，

---

① 董诰、傅恒：《四库全书—史部—地理类—外纪之属皇清职贡图》，1751，627。
② 董诰、傅恒：《四库全书—史部—地理类—外纪之属皇清职贡图》，1751，559。

捷走如飞又善造强弩"①,贵阳安顺等处"补笼苗"常以"毒药染箭镞出入,
恒持强弩利刃"②,都匀黎平"狔犷苗"以"男子卜而耕,女子度身而织,暇则
以渔猎为事"③,镇远施秉等处狑兜苗以"佩刀弩入山,以捕猎为事"④,贵
定都匀等地"蛮人""性喜渔猎恒佩刀弩"等等。⑤诸如此类的书写方式突出
了以"耕猎"为主要方式的劳作模式。画师在绘制这些民众形象时也特别
着墨于农耕和狩猎相结合的样态。比如图17中手执利标的红苗,图18中
持弓弩和标枪而立的平伐苗,图19中手执弓弩、腰佩利刃的青苗,图20中
背负弓弩箭匣的谷蔺苗等。

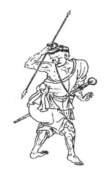

图 17　铜仁府属红苗

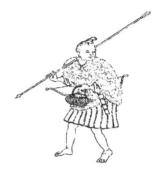

图 18　贵定县平伐苗

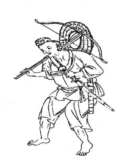

图 19　修文镇宁等处青苗

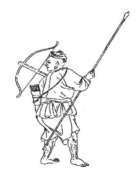

图 20　定番州谷蔺苗

---

① 董诰、傅恒:《四库全书—史部—地理类—外纪之属皇清职贡图》,1751,571。
② 董诰、傅恒:《四库全书—史部—地理类—外纪之属皇清职贡图》,1751,579。
③ 董诰、傅恒:《四库全书—史部—地理类—外纪之属皇清职贡图》,1751,591。
④ 董诰、傅恒:《四库全书—史部—地理类—外纪之属皇清职贡图》,1751,613。
⑤ 董诰、傅恒:《四库全书—史部—地理类—外纪之属皇清职贡图》,1751,631。

其实不仅是《皇清职贡图》,在嘉庆时期陈浩编纂的《八十二种苗图并说》、伯麟绘制的《滇省夷人图说》中,涉及云贵高原边地民族民众的形象书写时,也都突出了以"耕猎"为主要方式的山地农耕文化的特点。如图22中的"上门贩布"、图23中的田间耕种、图24中的坡地耕种、图25中的山中伐木等情景。上述诸图在描绘云贵地区民众的生产生活场景时,都突出了云贵地区高原山地的地理特征。云贵地区湿热,多山谷坡地、多密林,边民生存的地区少有大面积的平原。生存环境使得当地边民在形貌服饰上表现出一致性,这被如实地反映在清时期私人编撰的历史地理文献中。图像中的边民形象往往以跣足,着素色短衣裤为主,这与云贵地区气候特点有关。椎髻也是云贵边民图像中明显的类型特征。云贵边民无论男女,常以椎髻发式为主,这不仅是温度所致,还是为了避免披发和长裙在密林环境中的不便。对于这些具有类型化特征的词语,文章对其进行量化处理,得出下列结果:"短衣""跣足""椎髻"等词在"百苗图"、《滇省夷人图说》和《皇清职贡图》三本图册中分别出现了110、59、35次,出现频次比较高,如下图21"高频词云图"。

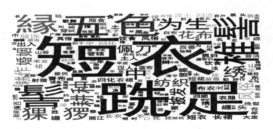

图21 高频词词云

这些特征也在图像中得到了更为明显的体现。在《百苗图》和《滇省夷人图说》所描述的188张民族生活情境图像中,174张图像包含跣足特征,163张图像呈现出短衣的特征,150张图像中人物保持着椎髻特征。这些特征也在图像中得到了一致的体现。在《职贡图》卷八84张图像中,74张图像为短衣,69张图像为跣足,68张图像中人物保持椎髻特征。以卷八为例,《职贡图》域内民族形象书写时,有意突出在地理、气候等环境因素影响下形成的习性与习俗。

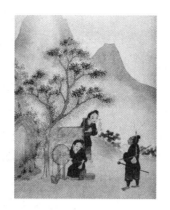

图 22　杨庭硕编《百苗图抄本汇编》
刘甲本古蔺苗

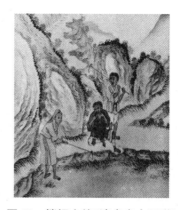

图 23　揣振宇编《滇省夷人图说》
白刺鸿

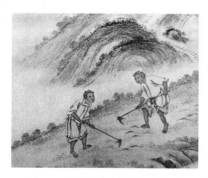

图 24　《滇省夷人图说》山车族

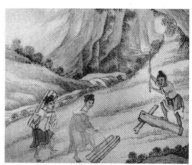

图 25　《滇省夷人图说》阿度族

总的来说,在东亚大陆这块土地上,中华各个民族不断融合、发展,最终形成了"大杂居、小聚居"的民族分布格局。以黄河、长江两大区域为中心,多元的各民族文化不断发展演变,尤其在北方草原文化与中原农耕文化的不断整合中,最终形成了"一体"的中华民族共同体。基于这样一个自成体系的地理空间,从中华文明形成的历程上看,多元文化既指多民族文化,同时还应该包括建立在自然空间多样性的基础上的地域文化。自1988 年提出"多元一体"的理论,到 2000 年在《与时俱进继往开来——写在〈民族团结〉更名为〈中国民族〉之际》一文中再论"多元一体格局"时,费孝通先生就曾指出,"多元"内涵应该包括"中国有着众多的民族、地方和民间文化小传统","一体"则是指"中国又有一个为大家认同的历史文化大传统,中国文化指的就是这样一个由单数大传统和复数小传统构成的相互依存的体系"。①"一体"是在中华民族文化形成过程中逐渐发展起来的,"你中有我"、"我中有你"是其最为鲜明的存在格局。地理位置的特殊性让中华民族的文化在保持独立发展的同时,各个区域的民族在不断地文化碰撞与交流中彼此融合,最终形成统一的中华民族文化共同体。

作为一本官修的史部地理类著作,《皇清职贡图》在确立中华民族文化作为一个完整的独立体的前提下,一方面从"华化"与"非华化"两个角度记录了清王朝与周边国家与地区的政治、文化与经济往来情形;一方面从文化地理的视角,对中华民族生活多样性情状进行了呈现。可以说《职贡图》以百余幅图像的绘制完成了对多元一体中华民族文化的书写,体现了中华民族文化的向心力与影响力。

---

① 费孝通:《与时俱进继往开来——写在〈民族团结〉更名为〈中国民族〉之际》,《中国民族》2001 年第 1 期。

图书在版编目(CIP)数据

全球卫生与国际关系/秦倩主编.—上海:上海
人民出版社,2023
(复旦国际关系评论;第30辑)
ISBN 978-7-208-18057-4

Ⅰ.①全… Ⅱ.①秦… Ⅲ.①公共卫生学-研究②国
际关系-研究 Ⅳ.①R1②D81

中国版本图书馆 CIP 数据核字(2022)第 225143 号

责任编辑 赵荔红
封面设计 夏 芳

复旦国际关系评论 第 30 辑
全球卫生与国际关系
秦 倩 主编

出　　版　上海人民出版社
　　　　　　(201101　上海市闵行区号景路 159 弄 C 座)
发　　行　上海人民出版社发行中心
印　　刷　上海商务联西印刷有限公司
开　　本　635×965　1/16
印　　张　28
插　　页　2
字　　数　424,000
版　　次　2023 年 1 月第 1 版
印　　次　2023 年 1 月第 1 次印刷
ISBN 978-7-208-18057-4/D・4047
定　　价　110.00 元